Manfred Köhnlechner
Erfolgsmethoden gegen die Krankheiten unserer Zeit

Manfred Köhnlechner

Erfolgsmethoden gegen die Krankheiten unserer Zeit

Ratgeber

CARL HABEL VERLAG

Gesamtherstellung: Carl Habel GmbH, Darmstadt
Printed in West Germany
ISBN: 3-87179-120-2

Inhalt

III. Teil: Die chronischen Krankheiten

1. *Erkrankungen des Herzens und der Gefäße*

2. *Krankheiten der Atemwege*

4. Krankheiten des Bewegungsapparates

5. Kopfschmerzen

Vorwort

Der Mediziner versteht unter »chronischer Krankheit« eine Krankheit, die sich langsam entwickelt, langsam verläuft.

Derjenige, der darunter leidet, versteht unter »chronischer Krankheit« eine Niederlage der Medizin. Denn trotz Behandlung wird er nicht von seinem Leiden befreit, oft verschlimmert es sich sogar und bleibt ihm über viele Jahre oder den Rest seines Lebens erhalten.

Chronisch kranke Menschen neigen deshalb dazu, die Ärzte einerseits zu verdammen und andrerseits nach immer neuen Wegen zu suchen, die vielleicht doch noch eine Heilung bringen könnten.

Ich möchte gleich zu Beginn klar zum Ausdruck bringen: Dieses Buch ist weder eine Anklage gegen die Ärzte, noch ist es ein Garantieschein für die Gesundheit. Wer sich für die möglichen Ursachen und für die möglichen Behandlungsweisen der chronischen Krankheiten interessiert, sollte dieses Buch unbedingt mit Aufmerksamkeit und Aufnahmebereitschaft lesen.

Bereits bei den möglichen Ursachen vieler chronischer Leiden ist der Leser direkt angesprochen. Er selbst kann durch sein Verhalten, sein ganzes bisheriges Lebensmuster an der Entstehung des Leidens entscheidend mitbeteiligt gewesen sein. Wer sich gegen diesen Gedanken wehrt, die »Schuld« nicht annehmen will oder kann, dem ist vielleicht nicht ernsthaft daran gelegen, eine chronische Krankheit zu verlieren, die ihn seit Jahren intensiv beschäftigt.

Liegen die Ursachen nicht im eigenen Verhalten verborgen — etwa in der Ernährungsweise, im Rauchen, im Alkoholgenuß, Bewegungsmangel oder in gewissen seelischen Einstellungen —, können schädliche Einflüsse durch Erbanlagen oder äußere Gegebenheiten wie Klima, Wohnung, Arbeitsplatz zur Entstehung des Leidens beigetragen haben.

Zu diesen schädlichen Einflüssen von außen zählt manchmal auch eine problematische Maßnahme des Arztes. Es läßt sich nicht leugnen, daß einige Erkrankungen die Folge ärztlicher Maßnahmen sind, die gegen eine andere Krankheit gerichtet gewesen sind oder aus zwingenden Gründen gerichtet gewesen sein mußten. Der

Segen lebensrettender Medikamente trägt bisweilen den Fluch eines Leidens in sich, das »nur chronisch« ist.

Das geduldige Aufspüren jener Schädigungen, die zu irgendeinem Zeitpunkt an der abwehrschwächsten Stelle im Organismus zum körperlich erkennbaren Leiden führen, ist die Voraussetzung für eine mögliche Befreiung von diesem Leiden.

Es ist eine Illusion, allein durch die Behandlung der Krankheitszeichen gesund werden zu können. Es mag gelingen, eine gewisse Zeitlang schmerzfrei oder beweglicher zu werden. Aber man ist trotzdem krank wie zuvor. Das Leiden wird nur überschminkt und nicht beseitigt.

Beim Aufspüren der Ursachen soll man nicht übersehen, wie geringfügig, fast lächerlich die Schädigungen manchmal erscheinen. Krankheiten, die den Patienten jahrelang plagen, können durch minimale Schädigungen entstanden sein, die bereits über Jahrzehnte hinweg auf den Menschen eingewirkt und sich erst dann zum Auslöser des Leidens summiert haben.

Eine Schneeflocke ist ein harmloses »Nichts«. Das harmlose Nichts kann sich summieren zur alles vernichtenden Lawine.

Die Behandlung chronischer Krankheiten erfordert deshalb neben den Maßnahmen zur Erleichterung des herrschenden Zustandes — etwa Schmerz, Bewegungseinschränkung, Schwäche, Depression — die Ausschaltung der zum Leiden führenden Ursachen, der sogenannten »Noxen«.

Dies wird nicht immer im wünschenswerten Maße durchführbar sein. Ein zur Gesundung vielleicht notwendiger Berufs- oder Wohnungswechsel oder die Lösung aus bestimmten schwierigen Familienverhältnissen scheitern oft an Lebenssituationen, deren Änderung kaum zumutbar ist. Das ist gerade bei älteren Menschen der Fall, die von den chronischen Krankheiten hauptsächlich betroffen sind. Hinzu kommt die verringerte Elastizität vieler Patienten, die es Ihnen erschwert, sich nach all den Jahren einer gesundheitsgefährdeten Lebensführung auf eine zwar gesundheitsförderliche, aber als Einengung empfundene Lebensführung umzustellen.

Das bedeutet: Alles, was die Medizin zur Unterstützung bei der Abwehr der zum chronischen Leiden führenden Ursachen einsetzen kann, muß zusätzlich eingesetzt werden.

Und zwar nicht nach der Regel, nur das zu nehmen, was die Wissenschaft empfiehlt. Sondern nach der Regel, alles zu nutzen, was sich aus der Erfahrung heraus im jeweils gegebenen Fall mit hoher Wahrscheinlichkeit als hilfreich und mit hoher Sicherheit als unschädlich erwiesen hat.

Also auch kein Verzicht auf die scharfen und stark in den Organismus eingreifenden Medikamente und Maßnahmen der modernen Hochschulmedizin. Der Patient muß alles an Hilfe erhalten, was die größte Hilfe bei der geringsten Belastung verspricht.

Dann kann es gelingen, selbst bei jenen chronischen Krankheiten doch noch eine Besserung oder sogar Beschwerdefreiheit zu erzielen, bei denen die bisher angewendeten Medikamente und Methoden nicht den gewünschten Erfolg gebracht haben.

Über das Aufspüren der möglichen Ursachen und möglichen Behandlungen chronischer Krankheiten soll dieser Band den interessierten Laien informieren. Auf zwei Punkte möchte ich besonders hinweisen, die bei der Lektüre zu beachten sind: Erstens konnten hier selbstverständlich nicht sämtliche chronische Krankheiten aufgeführt werden, die wir in der Medizin kennen, sondern nur diejenigen, die zu den wichtigsten und in unseren Zivilisationsländern leider am stärksten verbreiteten chronischen Leiden zählen (abgesehen vom Krebs, auf den im Rahmen dieses Buches nicht eingegangen werden konnte). Zweitens ist der Begriff »Erfolgsmethoden« nicht als Anspruch zu verstehen, man habe nun sämtliche zuvor ungelöste Probleme der Medizin mit einem Schlag gelöst und könne jeden Patienten durch ein Patentrezept von seinem Leiden garantiert befreien. Eine nie versagende medizinische Maßnahme gibt es ebensowenig wie eine perfekte Gesundheit.

Dafür gibt es oft ein gewisses Mehr an medizinischen Maßnahmen und ein gewisses Mehr an Gesundheit. Gerade auf dem Gebiet der chronischen Krankheiten. Dieses Mehr zu nutzen ist das Angebot an den Leser: Die zusätzliche Hilfe zu einem lebenswerteren Leben.

H. Bochow

I. TEIL

Gesundheit und Krankheit

Am »gesündesten« ist zweifellos die Amöbe!
Egon Friedell

Diese etwas absurd anmutende Formulierung des berühmten Kulturhistorikers Egon Friedell trifft in karikaturhafter Weise einen bemerkenswerten Sachverhalt: je komplizierter und je höher entwickelt ein Organismus ist, desto anfälliger ist er in der Regel für eine Störung seines Zustandes und seiner Funktionen.

Allein die Tatsache, daß das Leben überhaupt existiert, erscheint uns als ein Wunder. Ebenso unerklärbar ist die Fähigkeit des Lebens, »sehr komplizierte Systeme zu bilden, die sich entgegen der physikalischen Wahrscheinlichkeit erhalten«.

Die Aufrechterhaltung des Lebens gegenüber dem Bestreben der Materie, einen möglichst inaktiven, trägen, »leblosen« Zustand anzunehmen, kann nur durch zahlreiche, sinnvoll aufeinander abgestimmte Regulationssysteme gewährleistet werden. Diese »Regelkreise« arbeiten mit höchster Präzision und bewirken, daß die lebenswichtigen Funktionen mit größter Genauigkeit eingehalten werden.

Schon geringe Abweichungen von der Norm — eine Änderung in der Körpertemperatur, in der Blutzusammensetzung, in der Sauerstoffzufuhr, im Wasserhaushalt — können zu lebensbedrohlichen Störungen führen. Je höher die Organisation eines Lebewesens, desto mehr solcher »Konstanten« müssen im Gleichgewicht gehalten werden, desto größer ist die Gefahr der »Unausgeglichenheit«, der »Labilität«, der »Entgleisung«.

Ein ständiger Energiefluß ist nötig, um die Balance in diesem komplizierten Kräftespiel zu erhalten. Bertalanffi spricht deshalb in diesem Zusammenhang von einem »Fließgleichgewicht des Lebens«, womit zum Ausdruck gebracht werden soll, daß trotz des permanenten Stoffwechsels und der ständigen Strukturwandlungen die äußere Form und Gestalt des Individuums in unverwechselbarer Weise — zumindest über größere Zeiträume hin — gewahrt bleibt.

Einfache Lebewesen besitzen die erstaunliche Fähigkeit zu einer weitgehenden Regeneration, das heißt, sie sind in der Lage, verlorengegangene Funktionen und Gewebe wieder vollständig zu ersetzen. Die Skala reicht vom nachwachsenden Eidechsenschwanz bis zum zerschnittenen Ringelwurm, dessen Einzelteile sich wieder zu einem kompletten Organismus regenerieren können. Viele einzellige Organismen — wie zum Beispiel die Amöbe — sind in gewisser Hinsicht sogar unsterblich. In einer für sie günstigen Umgebung finden Stoffwechsel, Wachstum und Teilung statt. Aus einer Amöbe werden zwei, aus zwei vier, aus vier acht, und so weiter. Dieser Prozeß würde ungehemmt weitergehen, wenn nicht durch negative Umweltbedingungen und »Feinde« dieser unendlichen Reihe eine Grenze gesetzt würde.

Auch die Zellen von hochentwickelten Lebewesen können in gleicher Weise »unsterblich« sein, wenn sie in einer für sie optimalen Umgebung gezüchtet werden. Gewebekulturen von embryonalen Hühnerzellen kann man auf künstliche Weise sozusagen unbegrenzt am Leben und Wachstum erhalten, sofern nur die äußeren Bedingungen für die Aufrechterhaltung der Lebensfunktion gewährleistet sind.

Die Fähigkeit der einzelnen Zelle, sich in zwei Tochterzellen aufzuteilen, führt zu einer fortwährenden Zellerneuerung und damit zu einer Zellverjüngung. Auch die Zellen der menschlichen Organe unterliegen — abgesehen von den Gehirnzellen — diesem Gesetz. Durch die ständige Zellteilung ist spätestens nach sieben Jahren jede Zelle des Organismus durch eine neue ersetzt.

Ein Organ besteht jedoch nicht nur aus einem Komplex gleichartiger Zellen (zum Beispiel die Leber aus Leberzellen), sondern auch aus dem zwischen den Zellen befindlichen Stütz- und Bindegewebe. In diesem Netzwerk von Faserstrukturen, den sogenannten »Interzellularräumen«, findet der eigentliche Stoffwechsel zwischen der Zelle und dem ernährenden Blutstrom statt: aus der Gewebeflüssigkeit in den Maschen der Bindegewebsräume nehmen die Zellen Sauerstoff und Nährstoffe auf und geben ihre »Stoffwechselschlacken« in den gleichen Raum ab. Diese Abbauprodukte werden dann wieder vom Blut aufgenommen und über die Lunge und die Niere an die Außenwelt abgegeben.

Dieses außerhalb der Zellen liegende Bindegewebe hat selbst einen sehr trägen Stoffwechsel und die eher fatale Eigenschaft, die Schlackenstoffe nicht nur aufnehmen, sondern auch speichern zu können. Mit der Zeit kann es dadurch zu einer Verschlechterung der Lebensbedingungen der Zellen kommen, so daß die ständige Zellverjüngung in Mitleidenschaft gezogen wird. Relativ geringfügige Krankheitsursachen können dann in diesem Zustand den

Tod lebenswichtiger Zellen und damit den Tod des Gesamtorganismus herbeiführen.

So wie für den Menschen als Gesamtorganismus die Reinerhaltung der Umwelt eine Notwendigkeit darstellt, so braucht die einzelne Zelle ein intaktes »Milieu«, soll sie ihre lebenswichtigen Funktionen optimal ausführen können. »Gesundheit ist Freisein von Giften und Giftschäden.«

H. Reckeweg

Alter und Krankheit

Altern ist keine Krankheit

Die Lebensspanne der Menschen konnte dank der großen medizinischen Fortschritte in den letzten 100 Jahren erheblich verlängert werden. In den siebziger Jahren des vorigen Jahrhunderts betrug die mittlere Lebenserwartung noch 36 Jahre, um 1900 bereits 46 Jahre, und sie liegt jetzt bei ca. 68 bis 69 Jahren.

Um kein Mißverständnis aufkommen zu lassen: Die maximale Altersgrenze, die erreichbar ist, hat sich seit Jahrtausenden kaum geändert. In anschaulichen Zahlen ausgedrückt bedeutet das, daß sich seit 1900 die Anzahl der Menschen über 65 Jahre vervierfacht hat.

Aus der Steigerung der Lebenserwartung ergibt sich die medizinische und humanitäre Forderung, das Leben auch lebenswert zu erhalten und vorzeitiges und krankhaftes Altern zu verhindern.

Schon in der Antike wurde diskutiert, ob »Altern« eine Krankheit sei oder nicht. Die Philosophen äußerten sich eher pessimistisch: Aristoteles (384—322 v. Chr.) war der Auffassung, daß Krankheit vorzeitig erworbenes Alter, Alter aber »natürliche« Krankheit sei. Seneca (gest. 65 n. Chr.) bezeichnete das Alter als eine unheilbare Krankheit. Dagegen vertrat Galen (129—199 n. Chr.), Leibarzt mehrerer römischer Kaiser, mit Nachdruck den Standpunkt, daß Altern — wenn auch nicht frei von Plagen — keine Krankheit sei. Er argumentierte, Krankheit sei immer wider die Natur, und dieses Kennzeichen fehle dem Vorgang des Alterns.

Auch die heutige Medizin vertritt die Ansicht, daß Altern keine Krankheit ist. Man versucht, eine Unterscheidung zwischen natürlichen Altersveränderungen und pathologischen Alterskrankheiten zu treffen. Mit zunehmenden Lebensjahren kommt es zu »normalen« Abnutzungserscheinungen und Funktionseinbußen des Organismus, und fast immer werden im Alter auch Krankheiten auftreten. Man darf aber diese Begleiterscheinungen nicht mit dem Prozeß des Alterns verwechseln und für das Leben als wesentlich ansehen.

Die ständigen Veränderungen, denen der Mensch von der

Geburt bis zum Tod unterworfen ist, bezeichnet man nach Bürger als *Biomorphose* = Lebenswandlung. Diese Wandlungen des Menschen verlaufen in Phasen: Der Phase des Aufbaus folgen die Phasen der Lebenshöhe und die des Abbaus.

Jeder dieser Lebensabschnitte muß für sich betrachtet und bewertet werden.

Schon Hippokrates, der Vater der abendländischen Medizin, erkannte, daß die Prognose einer Krankheit davon abhängt, ob die Erkrankung dem Alter des Patienten entspricht. Phlegmatiker hielt er im Alter für besonders gefährdet, während die Choleriker sich angeblich bester Gesundheit erfreuten.

Wer Altern als Krankheit betrachtet, macht den Fehler, den optimalen Zustand auf der Höhe der biologischen Entwicklung als Kriterium für Gesundheit anzusehen. Nun läuft aber die biologische Kurve nicht mit der gesamtmenschlichen parallel. Was biologisch bereits nach Abstieg und Verfall aussieht, kann verbunden sein mit einem gleichzeitigen Aufstieg in der geistigen Entwicklung. In allen Kulturen wird Weisheit erst im Alter für möglich gehalten.

Das Alter des Menschen wird kalendarisch bestimmt. Sehr häufig muß aber zwischen dem kalendarischen und dem biologischen Alter eines Menschen unterschieden werden, das heißt, die Menschen altern verschieden. Es gibt vorgealterte junge und junggebliebene alte Menschen. Bei den vorgealterten jungen Menschen wird mit Sicherheit irgendeine krankhafte organische Veränderung nachzuweisen sein, sei es eine Lungenerkrankung mit Auswirkungen auf das Herz, seien es degenerative Gelenkerkrankungen oder eine Arteriosklerose.

Ein jüngerer Mensch wird durch diese krankhaften Veränderungen sehr viel mehr in seiner Leistungsfähigkeit, seinem Lebensgefühl und damit in seinem Wohlbefinden betroffen sein als ein älterer Patient. Der Organismus des alten Menschen vermag den im Alter naturgemäß verminderten Leistungsanspruch eher auszugleichen.

Eine Alterskrankheit besteht erst dann, wenn der Betroffene darunter leidet, wenn die Führung eines einigermaßen normalen Lebens nicht mehr möglich ist. Dies wird immer der Fall sein, wenn die normalen Vorgänge des Alterns in erheblich gesteigerter Form auftreten, sozusagen krankhaft entarten.

Unter diesen Gesichtspunkten betrachtet, kann die Arteriosklerose eine völlig symptomlose, das heißt, keine Beschwerden verursachende »normale« Altersveränderung sein. Erst durch das Auftreten einer schmerzhaften Gehbehinderung wird sie zur Alterskrankheit, die dann noch zu weiteren Komplikationen führen kann.

Tritt diese Alterskrankheit unter dem Einfluß eines oder mehrerer zusätzlicher Faktoren vorzeitig auf, so spricht man von einem vorweggenommenen Altersleiden, für dessen Verlauf dann wieder andere Gesetzmäßigkeiten gelten.

Eine Verjüngung des Organismus durch therapeutische Maßnahmen ist letztlich nicht möglich. Als wesentliches therapeutisches Ziel der modernen Medizin muß es jedoch gelten, vorzeitiges und krankhaftes Altern zu verhindern, d. h. eine echte Krankheitsvorsorge zu betreiben. Das »Rezept« wäre relativ einfach: Anleitung und Motivierung des Menschen zu einer gesunden Ernährungs- und Lebensweise.

Ernährung und Krankheit

Wenn man beginnt, über den Zusammenhang zwischen Ernährung und Krankheit zu schreiben, ergibt sich sofort ein Problem: Welche Krankheit steht wohl nicht damit in einem Zusammenhang?

Es ist schwierig, hier die Grenze zu ziehen. Alle klassischen Väter der Medizin, ob es nun der Grieche Hippokrates oder der Deutsche Paracelsus oder sonst einer der stets zitierten Weisen der Heilkunst ist, sie alle haben es erkannt und ihren Schülern gepredigt: Fast jede Krankheit findet ihren Anfang durch das, was wir aufnehmen. Durch das, was wir und wie wir einatmen oder aber durch das, was wir und wie wir essen und trinken. »Der Tod sitzt im Darm.«

Vom Kopfschmerz bis zu arteriellen Durchblutungsstörungen in den Beinen, vom Herzversagen bis zur Gicht, hinter jedem Leiden kann als Ursache ein aus dem Bereich der Verdauungsorgane heraus wirkender Schaden stehen.

Diese kaum abzugrenzende Wirkung falscher Ernährungs- und Lebensweise auf den gesamten Organismus läßt die ungemein große Bedeutung erkennen, die alle Ernährungsvorgänge für unsere Gesundheit besitzen.

Die Bedeutung der gesunden Ernährung ist heute jedem Menschen zwar hinreichend bewußt, trotzdem läßt sich nicht vermeiden, hier nochmals die Verantwortung für die Gesundheit demjenigen klarzumachen, der sie hauptsächlich trägt: dem einzelnen Menschen selbst.

Wenn uns die Wichtigkeit gesunder Ernährung nicht nur bewußt wäre, sondern auch zu der Konsequenz einer tatsächlich praktizierten gesunden Ernährung führen würde, dann wäre unter anderem die Drohung gemildert, in 20 Jahren vielleicht nur noch zur Deckung der Kosten arbeiten zu müssen, die wir für den fälschlicherweise »Gesundheits«wesen genannten medizinischen Reparaturdienst aufzubringen haben.

Daß gute Ratschläge für Gesundheitsvorsorge und vernünftigeres Leben berechtigt sind und wirklich zu einem unbeschwerten Dasein beitragen, macht sie nicht sympathischer und reizvoller.

Denn gutes Essen ist bei uns immer noch gleichbedeutend mit

reichlichem Essen. Genuß ist für uns nicht so sehr Qualität als Quantität. Der Hinweis, weniger und besser zu essen, wird nicht als Wegweiser zu einem neuen Genuß begriffen, sondern als Verbot eines altgewohnten Genusses.

Deswegen ist die Hauptwaffe für die Gesundheit die in vernünftigem Rahmen beachtete und eingehaltene richtige Lebensweise — die es gar nicht erst zur Erkrankung kommen läßt —, nicht so sehr eine Waffe der Medizin, sondern mehr noch der Soziologie und Psychologie.

Solange wir Menschen zu unserem guten Lebensgefühl auf den ärmlichen, aber stets erreichbaren Ersatz einer Zigarette, eines Schluckes Alkohol oder eines Stückchens Sahnetorte nicht verzichten können, weil wir den Zugang zu einem echteren, von innen nach außen strömenden Lebensgefühl nicht finden, so lange wird sich die Medizin mit den Folgen dieser permanenten Selbsttröstung auseinanderzusetzen haben.

In jedem zweiten Klinikbett liegt ein Wohlstandskranker. Seit 1950 nimmt trotz aller technischen und wissenschaftlichen Fortschritte auf medizinischem Gebiet die Lebenserwartung wieder ab. Als Ursache kommen vor allem Herz- und Gefäßerkrankungen, Diabetes, chronische Bronchitis, Bronchialkrebs und schwere Leberschäden in Frage, die sich geradezu epidemiehaft zu Volkskrankheiten entwickelten. Dr. Burger weist darauf hin, daß bestimmte Krankheitsursachen von der Medizin immer noch zu wenig berücksichtigt werden. Er nennt an erster Stelle die falsche Ernährung, das Übergewicht mit all seinen Folgekrankheiten, den Nikotin- und Alkoholmißbrauch, aber auch die kritiklose und übertriebene (Selbst-)Anwendung von Medikamenten.

»Wenn Krankheiten aber aus einer falschen Lebensweise entstehen, so können sie auch nur durch eine richtige Lebensweise wieder geheilt werden.«

Hippokrates

»Ernährung = Nahrung × Verdauung«

(Dr. E. Rauch)

Der Mensch steht mit seiner Umwelt auf dreifache Weise in Verbindung: durch die Nahrung, durch die Atmung und durch die Sinnesorgane. Die zugeführten Nahrungsstoffe werden durch das Verdauungssystem allmählich abgebaut und in körpereigene Substanzen umgewandelt, Unbrauchbares wird ausgeschieden. Es findet also ein Stoffwechsel statt. Die Atmung liefert den Sauerstoff, mit dessen Hilfe die aufgenommenen Nahrungsmittel unter Energiegewinnung umgesetzt — »verbrannt« — werden. Die bei diesem Verbrennungsvorgang frei werdende Kohlensäure wird über die Lungen abgeatmet; somit liegt auch der Atmung (Aufnahme von Sauerstoff — Abgabe von Kohlensäure) ein Stoffwechsel — ein Gasaustausch — zugrunde.

Mit der Atmung und der Ernährung nehmen wir Stoffe der Umwelt in unseren Organismus auf und verdauen die Welt physisch. Durch die Sinne wandeln wir die Außenwelt um in unsere Vorstellungen, wir verleiben uns einen Seeleninhalt ein, wir verdauen die Welt seelisch (Hauschka).

Die Nahrung ist der erste Besitz, den sich der Mensch einverleibt. Mit der Nahrungsaufnahme erfährt der Säugling Befriedigung, Umsorgtsein, Geborgenheit, Liebe. Diese Erlebnissphäre — Essen, Liebe, Besitz — bleibt das ganze Leben bestehen. Die Psychotherapie bezeichnet diesen Komplex als »oral« (von lat. os = Mund), das heißt, bei jedem Menschen gehen Einverleibung von Nahrung und Einverleibung von Besitz im weitesten Sinne eine feste Bindung miteinander ein. Die Liebe geht durch den Magen, sagt der Volksmund und meint damit nicht, daß ein Mensch nur aufgrund seiner Kochkunst liebenswert ist.

Die Stoffe, die durch die Verdauung in menschliche Substanz umgewandelt werden, sind die Nahrungsmittel. Nahrungsmittel sind nicht einfach nur Brennstoff- und Energielieferanten für den Körper und seine Milliarden Zellen, vielmehr hängt das »Gedeihen« vom ersten Tag des Lebens unmittelbar von einer »gedeihlichen« Nahrung ab. Das Verdauungssystem des Säuglings verträgt zunächst nur ein Nahrungsmittel: die Milch. Erst später lernt der Verdauungsapparat, pflanzliche und tierische Stoffe zu »verkraften«. Die Ernährung dient, wie gesagt, nicht nur der Energielieferung, sondern auch der ständigen Zellerneuerung. Im Laufe von sieben Jahren werden praktisch alle Zellen des Organismus durch neue Zellen ersetzt. Der Mensch ist also stofflich gesehen nach sieben Jahren immer ein anderer, auch wenn er sich in seiner äußeren Gestalt weitgehend ähnlich geblieben sein mag. Leben heißt ständige Wandlung, Bewegung, Stoffwechsel. Gesundheit und Integrität des Individuums können nur durch eine Vielzahl von Gleichgewichtsprozessen gewahrt werden, die ständig neu errungen werden müssen. Man hat daher den Lebensvorgang auch als »Fließgleichgewicht« beschrieben, und Leonardo da Vinci hat ihn mit einer Kerzenflamme verglichen: Zu keinem Augenblick sind die Teilchen gleich, das Bild der Kerzenflamme bleibt es doch. Sollte es wirklich gleichgültig sein, aus welchen Nahrungsquellen der Mensch seinen Körper speist, muß nur die »Stoffbilanz« stimmen? Die Nahrungsaufnahme ist der »verbreitetste Willkürakt des Alltags« (Loeckle). Ohne Zweifel ist die tägliche mehrmalige Wiederholung über die gesamte Lebensdauer von weitreichender Bedeutung für das Gedeihen des menschlichen Körpers. Die vermeintliche Wortspielerei, daß der Mensch ist, was er ißt, hat wohl doch einen tieferen Sinn.

Schon die alten Völker kannten Ernährungsvorschriften. Bis in unsere Zeit gelten in allen großen Religionen rituelle Speisegesetze — Anweisungen und Verbote. So verschieden, widersprüchlich und überholt sie auch erscheinen mögen, eine Zielsetzung ist allen gemeinsam: das physische Wohlergehen des Menschen zu sichern, denn die Nahrung ist nun einmal die leibliche Wurzel unseres Daseins. Die Wichtigkeit einer geregelten Nahrungsaufnahme zu bestimmten Tageszeiten oder auch die Einschränkung der Nahrung oder das Fasten zu bestimmten Jahreszeiten waren früher eine Selbstverständlichkeit. Was der Arzt nicht heilen kann, heilt der Fastenmonat Ramadan, heißt ein persisches Sprichwort. Die heilsame Wirkung des Fastens oder einer zeitweise eingeschränkten Nahrungsaufnahme auf Geist und Körper ist in unserer Zeit »wiederentdeckt« worden. Paradoxerweise müssen Patienten heutzutage »Hungerkuren« in Sanatorien teuer bezahlen. Alles spricht dafür, daß der Mensch nach der »Befreiung« von Ernährungstabus und -anordnungen auch weitgehend seinen Instinkt dafür verloren hat, was und wieviel ihm zuträglich und bekömmlich ist.

Viele Krankheiten haben ihre Wurzeln in Ernährungs- und Verdauungsstörungen. Die vier Kardinalfehler, die zu schwerwiegenden Gesundheitsstörungen führen können, sind:

- das Zuviel an Kalorien
- die falschen Nahrungsmittel
- die falsche Nahrungsaufnahme
- die mangelhafte Ausscheidung

Das Optimum der Nahrungsaufnahme liegt in der Nähe des Minimums. Zu viele Kalorien machen dick. Diese simple Weisheit muß nicht erst mit Statistiken über Kalorienbedarf und mit Nährwerttabellen bewiesen werden. Heute werden zirka 300 Kalorien pro Kopf und Tag mehr verbraucht als vor 100 Jahren, obwohl es heute kaum noch Schwerstarbeiter gibt. 30 Prozent der Bevölkerung der Bundesrepublik — 20 Millionen Menschen — leiden denn auch an Übergewicht. Daß dieser Zustand ein Leiden darstellt und nichts mit kraftstrotzender Vitalität zu tun hat, geht aus der Tatsache hervor, daß 30 Prozent der Männer und 60 Prozent der Frauen vorzeitig invalidisiert werden müssen, wobei die »gewichtigen« Personen den Hauptanteil stellen.

Die Rationierung der Lebensmittel im Zweiten Weltkrieg brachte in allen betroffenen Ländern ein rasches Absinken an Diabeteserkrankungen, an Herzinfarkt und anderen Gefäßleiden. Es folgte ein ebenso steiler Anstieg dieser Krankheiten in den Nachkriegsjahren, und das Ende der Kurve ist noch nicht abzusehen. Eine mäßige Lebensweise und eine gesunde Ernährung hat bereits Hipokrates als Voraussetzung für ein langes Leben gepriesen. Der Zusammenhang zwischen Unmäßigkeit und verkürzter Lebenserwartung war schon immer bekannt. »Der schlimmste Feind des Alters ist ein guter Koch«, sagt ein arabisches Sprichwort. »Hör auf zu schlemmen«, heißt es bei Shakespeare, »wisse, daß das Grab dir dreimal weiter gähnt als anderen Menschen.«

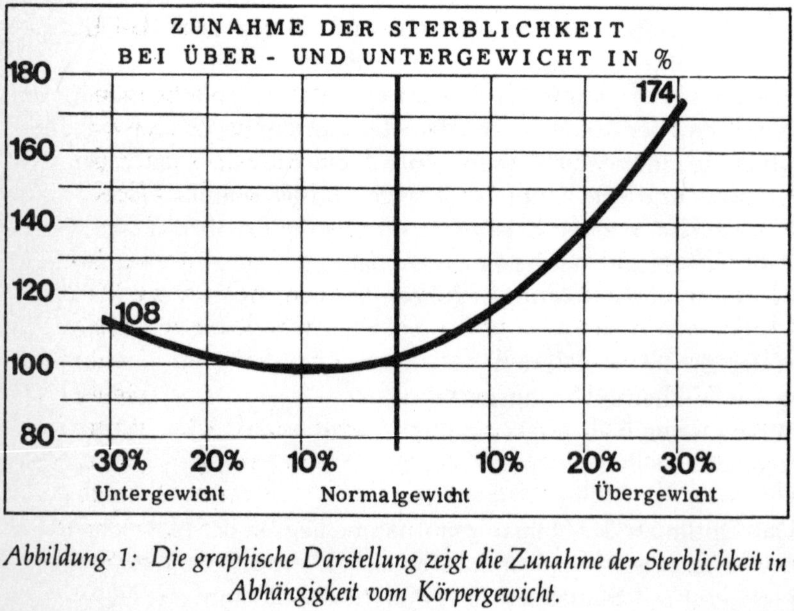

Abbildung 1: Die graphische Darstellung zeigt die Zunahme der Sterblichkeit in Abhängigkeit vom Körpergewicht.

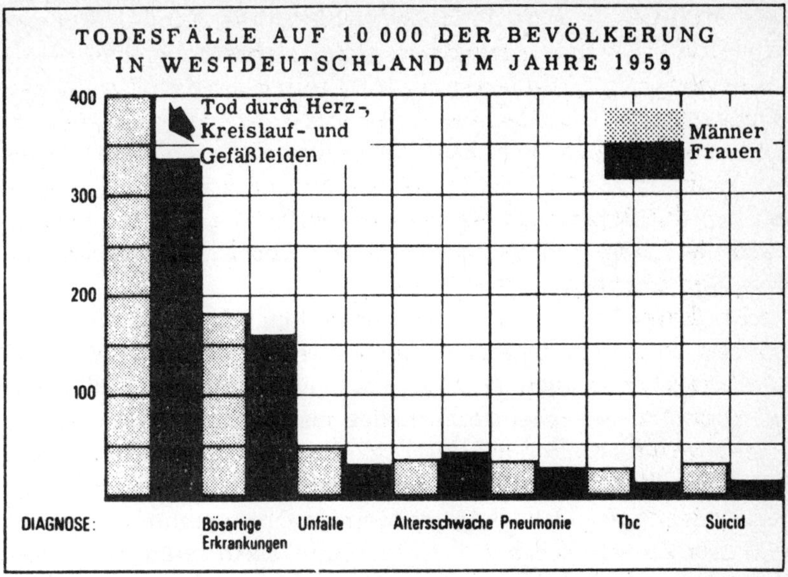

Abbildung 2: Bis 1966 ist die Zahl der ernährungsabhängigen Krankheiten weiter angestiegen. Sie wurde vom Statistischen Bundesamt als alarmierend bezeichnet. Herzinfarkte haben gehäuft jetzt bereits die Altersgruppen zwischen 40—44 Jahren der Männer erfaßt.

Abbildung 1 zeigt die Zunahme der Sterblichkeit bei Übergewicht.

Auch die moderne Wissenschaft hat diese Tatsache »wiederentdeckt«. In den USA sind die Lebensversicherungsprämien für Übergewichtige wesentlich höher. Auch bei Abschluß einer privaten Krankenversicherung in der Bundesrepublik wird das Gewicht als Risikofaktor gewertet.

Ernährungsanweisungen und Diät gehören zu den ältesten Maßnahmen der Krankenbehandlung bei allen Völkern. Man hielt Medikamente vielfach nur bei heftigen Krankheitserscheinungen für empfehlenswert und war überzeugt, daß viele Krankheiten durch Diät geheilt oder gebessert werden könnten. Heutzutage stößt man auf die weitverbreitete Meinung, daß Ernährung und Medizin wenig miteinander zu tun hätten; man ignoriert, daß die Nahrung das entscheidende Bindeglied zwischen Mensch und Umwelt darstellt. Dabei ist es erwiesen, daß bei Übergewicht Stoffwechselkrankheiten besonders häufig auftreten. Stoffwechselkrankheiten sind somit *Ernährungskrankheiten*.

Stoffwechselkrankheiten sind Ernährungskrankheiten

Die wichtigsten Stoffwechselkrankheiten sind:

- Diabetes (Störung des Zuckerstoffwechsels)
- Hyperlipämie (Störung des Fettstoffwechsels)
- Gicht (Störung des Eiweißstoffwechsels)

Fettsucht löst, wie Untersuchungen der Weltgesundheitsorganisation (WHO) ergaben, Diabetes aus. Mehr als 80 Prozent der Diabetiker im Erwachsenenalter sind übergewichtig. Den Diabetes des übergewichtigen älteren Erwachsenen bezeichnet man heute als Altersdiabetes. Die Fettsucht geht dabei der Zuckerkrankheit oft jahrelang voraus. Die Kombination von Fettsucht und Diabetes ist bereits ein wesentlicher Risikofaktor für das Auftreten von Gefäßerkrankungen. Kommt noch ein hoher Blutdruck hinzu, ist eine Arteriosklerose fast unvermeidbar. Die gezielte Behandlung des Altersdiabetikers muß daher die Gewichtsreduktion sein. Somit ist die Diät die Grundlage jeder Therapie des Diabetikers. Allein durch eine Verminderung des Gewichts ist es vielfach möglich, den Diabetes des Erwachsenen erfolgreich zu behandeln. Gewichtskontrollen sind deshalb fast wichtiger als Blutzuckerkontrollen. Der Patient muß sich sein Gewicht nicht nur merken, sondern auch aufschreiben, damit eine echte Verlaufkontrolle möglich ist.

Um keine Mißverständnisse aufkommen zu lassen: der Patient wird durch die Diät erscheinungsfrei, das heißt, sein Stoffwechsel unterscheidet sich nicht von dem eines Gesunden. Daß keine Heilung stattgefunden hat, zeigt sich sofort bei einem groben Diätfehler. Diese Erkenntnisse haben den Optimismus erheblich gedämpft, dem Diabetiker durch Medikamente ein diätfreies Leben erlauben zu können. Die Tablettentherapie beim übergewichtigen Altersdiabetiker stellt vielfach eine »Blutzuckerkosmetik« dar, die nicht dem Patienten, sondern eher der pharmazeutischen Industrie nützt (Ditschuneit). Überhaupt ist die bisher übliche Diabetestherapie mit Diät und Tabletten in Frage gestellt worden. In den USA kam ein Forscherteam (University Group Diabetes Program = U. G. D. P.) zu der Schlußfolgerung, daß die Kombination von Diät und Tabletten zur Verlängerung des Lebens der Diabetiker nicht wirksamer sei als Diät allein. Darüber hinaus wurde sogar festgestellt, daß die medikamentöse Behandlung das Auftreten von Gefäßerkrankungen eher fördert.

Diese Behauptungen haben natürlich zu heftigen Auseinandersetzungen und Gegendarstellungen geführt. Die Folgerungen der U. G. D. P. sind bisher noch nicht eindeutig widerlegt worden.

Analog zur Zuckerkrankheit, die sich in einer Erhöhung des Blutzuckers äußert, machen sich Störungen des Fettstoffwechsels in erhöhten Blutfettwerten bemerkbar. Es können sowohl die Neutralfette (= Triglyzeride) als auch fettähnliche Verbindungen, zu denen in erster Linie das Cholesterin gehört, vermehrt im Blutserum auftreten. Man unterscheidet heute bereits fünf verschiedene Arten von Fettstoffwechselstörungen und spricht deshalb von Typ I, II und so weiter. Der Einfachheit wegen bezeichnet man jede Erhöhung der Blutfette — unabhängig, welcher Typ vorliegt — mit dem Sammelbegriff »*Hyperlipämie*« (griechisch: vermehrtes Blutfett).

Bis auf eine seltene, vererbbare Fettstoffwechselstörung, die bereits im Kindesalter auftritt, finden sich alle anderen Arten ebenfalls viel häufiger bei übergewichtigen Menschen. Wie beim Diabetes ist auch bei der Hyperlipämie die Diätbehandlung die erste und wesentlichste Maßnahme. Die Empfehlungen zur Gewichtsreduktion beschränken sich meist auf die Forderung nach kalorienarmer Kost, Vermeidung tierischer Fette und die Verwendung sogenannter ungesättigter Fettsäuren.

Auch die Hyperlipämie wird vielfach nur medikamentös behandelt — viele Patienten wissen deshalb ihren letzten Cholesterinspiegel so gut wie ihren letzten Blutzuckerwert auswendig. Die verwendeten Arzneimittel zeigen zwar bei bestimmten Formen der Fettvermehrung im Blut eine gute Wirkung, ob sich diese jedoch auch im Bereich der Gefäßwand auswirkt, auf die es ja im wesentlichen ankommt, ist bis heute noch nicht geklärt.

Es soll hier nicht der Eindruck entstehen, daß ausschließlich der Diät das Wort geredet werden soll: eine sinnvolle medikamentöse Ergänzung wird in jedem Fall von Nutzen sein. Der Patient darf jedoch nicht zu dem Glauben verführt werden, daß er mit der Tabletteneinnahme bereits genügend für seine Gesundheit tue und seine alten Fehler ruhig beibehalten könne.

Von der Antike bis in unsere Zeit galt die Gicht als Wohlstandskrankheit, die nur die Begüterten und Wohlhabenden heimsuchte, die sich üppiges Essen und Trinken leisten konnten. Obwohl unbestritten eine erbliche Veranlagung zur Gicht vorliegt, kommen als krankheitsauslösend ausschließlich Umweltfaktoren in Frage, in erster

Linie übermäßiges Essen und Trinken. Es wird also nur die Veranlagung zur Harnsäureerhöhung vererbt.

Nachdem in den letzten 25 Jahren in den reichen Ländern ein Nahrungsüberfluß vorher nicht gekannten Ausmaßes herrscht, ist die Gicht nicht mehr die Krankheit der Privilegierten. Sie ist eine Volkskrankheit geworden. In den letzten zehn Jahren wurde eine Zunahme um mindestens das Zehnfache registriert, während sie in den kargen Nachkriegsjahren als so gut wie ausgestorben galt. Die Gicht gehört somit zu den klassischen Zivilisationskrankheiten. Es bestätigt sich die Regel, daß bis zum Auftreten einer Zivilisationskrankheit eine Latenzzeit von ca. 15 Jahren vergeht. Hieraus erklärt sich das sprunghafte Ansteigen in den letzten zehn Jahren.

Heute sind zwei bis drei Prozent der männlichen Bevölkerung als gichtkrank anzusehen, auch wenn sich noch keine akuten Krankheitserscheinungen bemerkbar gemacht haben sollten.

»Die Gicht ist zu einem Paradebeispiel geworden, daß Selbstschädigung durch bestimmte Faktoren zur Krankheit führt« (Miehlke).

Die einseitige medikamentöse Therapie der Ernährungskrankheiten, wie sie vielfach geübt wird, erweist sich als äußerst problematisch. Viele Medikamente zeigen unerwünschte Nebenwirkungen, vor allem, da sie über einen längeren Zeitpunkt eingenommen werden müssen. Wird zum Beispiel ein Hochdruckkranker längere Zeit mit einem Saluretikum — einem Salz und Wasser ausschwemmenden Medikament — behandelt, weil man ihm eine salzarme Diät ersparen will, kann es dadurch zum Auftreten einer Diabetes oder einer Gicht kommen. Diese Krankheiten erfordern nun wieder neue Medikamente. Gefäßkranken werden gern Mittel verordnet, die Nikotinsäure enthalten, da sie eine Gefäßerweiterung und eine Senkung des Blutfettspiegels ermöglichen. Andererseits bewirken diese Präparate wieder eine Erhöhung des Blutzuckers. Die bei erhöhtem Cholesterinspiegel häufig verordnete Substanz, das Clofibrat, verursacht in der erforderlichen hohen Dosierung oft Magenbeschwerden, Übelkeit, schmerzhafte Muskelverspannungen und sogar Herzrhythmusstörungen.

Die Bedeutung einer richtigen Diät für den Kranken wird gerade in unseren Krankenhäusern leider noch zuwenig beachtet. Die diätetische Versorgung des Patienten scheint um so unzureichender zu sein, je größer die Klinik ist.

1897 wurde von nahezu allen führenden Repräsentanten der Medizin in Deutschland gemeinsam ein Werk über »Ernährungstherapie und Diätetik« herausgebracht, in dem es heißt, daß die Ernährungstherapie den therapeutischen Anordnungen nicht gegenübergestellt und gleichsam untergeordnet werden darf, daß sie vielmehr eine eigene therapeutische Methode sei, die ihre eigenen Indikationen und ihre eigenen Leistungen hat.

Von der Verwirklichung dieser Forderung scheint man weiter entfernt denn je. Die Folgen der einseitig orientierten medikamentösen Therapie sehen meist so aus: der Patient, der zur Behandlung seines Gefäßleidens in der Klinik war, erhält bei seiner Entlassung eine Liste der einzunehmenden Arzneimittel. Von Diät und einer erforderlichen Umstellung der Lebensweise hat er meist nicht viel gehört. Er nimmt also Herz- und Blutdruckmittel ein, Cholesterin und Harnsäure senkende Medikamente, gefäßerweiternde Substanzen und ggf. »Zuckertabletten«. Das ergibt oft eine Summe von 15 Tabletten am Tag — gleich 5000 Tabletten im Jahr, eine Menge, die man vielleicht nicht mehr als sinnvoll ansehen kann. Die moderne Arzneimitteltherapie führt sich so selbst ad absurdum.

Die ungesunden Nahrungsmittel (Zivilisationskost)

Die heute noch gültige Ernährungslehre denkt fast ausschließlich in quantitativen Kategorien: Soundsoviel Gramm Fett, Eiweiß und Kohlenhydrate pro Tag sind für die Ernährung eines Menschen notwendig; auch die Vitamine, Mineralien und Spurenelemente werden in Gramm, Milligramm und noch kleineren Abwägungen angegeben. Man versteht die ganze Verdauung als einen nach genau meßbaren Gesetzmäßigkeiten ablaufenden physikalisch-chemischen Prozeß. So faszinierend die genauen Forschungsresultate auf dem Stoffwechselgebiet in den letzten Jahrzehnten auch sind, die physikalisch-chemischen Gesetze gelten hundertprozentig nur im toten Stoff. Im Lebendigen aber gelten nicht nur Maß, Zahl und Gewicht allein, sondern auch Dynamik, Wandlung (Metamorphose) und Entwicklung (Evolution).

Die technische Revolution in den letzten 100 Jahren hat auch entscheidende Veränderungen auf dem Ernährungssektor herbeigeführt, insbesondere durch die Technik der Nahrungsmittelbehandlung. Aus den natürlichen Lebensmitteln wurden durch physikalische und chemische Verfahren vermeintlich besonders hochwertige Nahrungsmittel gewonnen. Diese künstlichen Veränderungen der Lebensmittel zum Zwecke der Entfernung angeblich wertloser Nahrungsbestandteile nennt man Raffinierung. Der praktische Vorteil der Raffinierung ist die bessere Haltbarkeit der Nahrungsmittel gegenüber den Naturprodukten. Das ausgemahlene Mehl, der raffinierte Zucker, die gehärteten Fette und die raffinierten Speiseöle stellen ausgesprochene Konserven dar. Beim Ausmahlen des Getreides zur Schaffung der Auszugsmehle wird der Keim als das eigentlich Lebendige vom Mehlkörper abgetrennt und zur Tierfütterung verwendet. Vitamin B_1 verschwindet bei diesem Prozeß zu 85 Prozent, Vitamin E zu 100 Prozent. Drei Viertel von Kalium, Phosphorsäure, Eisen und Kupfer gehen verloren. Der kristalline Zucker enthält natürlich keinerlei Vitamine mehr, seine Qualitätseinbuße zeigt sich auch in der Gestalt. Es liegt nur noch ein »totes« Mineral vor.

Aufgrund des einseitigen Genusses einer derartigen »denaturierten« Zivilisationskost kommt es im Laufe der Jahre und Jahrzehnte zu einem sogenannten Zivilisationsnährschaden, der sich in mannigfachen Organerkrankungen äußern kann. Zu den Zivilisationskrankheiten gehören der Gebißverfall, die chronische Verstopfung, die Gallen- und Nierensteinbildung und auch die Arterienverkalkung mit ihren Komplikationen des hohen Blutdruckes, des Herzinfarktes und des Gehirnschlages. Auch die zahlreichen »rheumatischen« Beschwerden, Muskelrheuma und die »Abnutzungserscheinungen«, Arthrosen der Gelenke, haben zum Teil ernährungsbedingte Ursachen. Die Qualität eines Nahrungsmittels ist somit ausschlaggebend, ob sich die Nahrung als gesundheitsfördernd oder als krankmachend auswirkt. Diese Erkenntnis bedeutet einen wichtigen Schritt in die Überwindung der alten Ernährungslehre.

Die Energieträger Fett, Kohlenhydrate und Eiweiß werden im menschlichen Organismus nur unter Mitwirkung von sogenannten Vitalstoffen — auch Biokatalysatoren genannt — abgebaut. Zu diesen Vitalstoffen gehören die Vitamine, Salze, Schwermetalle, Spurenelemente, sowie manche Fettsäuren, Fermente, Aromastoffe und vielleicht auch unbekannte Frischwerte, die ebenfalls in unserer Nahrung enthalten sein müssen.

Bei gesundem Stoffwechsel, der keinen Mangel an Vitalstoffen aufweist, werden nämlich sowohl die Kohlenhydrate als auch die Fette unter Energiegewinnung vollständig zu Wasser und Kohlensäure abgebaut, die über die Niere bzw. die Lunge ausgeschieden werden. Es bleiben also keinerlei Schlacken zurück. (Der beim Eiweiß-Stoffwechsel anfallende Harnstoff und die Harnsäure werden ebenfalls über die Niere ausgeschieden.) Können die Kohlenhydrate und Fette aus Mangel an Vitalstoffen nicht mehr vollständig abgebaut — verbrannt — werden, so entledigt sich der Körper dieser Schlacken meist durch Ablagerung. Von der einfachsten Form der Deponierung von überflüssigen und überschüssigen Stoffwechselprodukten, von der Fettsucht, soll hier gar nicht die Rede sein.

Das äußerst komplizierte und vielschichtige Geschehen der Stoffwechselkrankheiten in den zivilisierten Ländern ist natürlich nicht mit ein paar Hinweisen auf gesunde Ernährungs- und Lebensweise zu lösen. Vorbeugende Maßnahmen zur Verhinderung der Zivilisationskrankheiten müssen bereits frühzeitig einsetzen. Hierzu gehört zum Beispiel eine Kost, die möglichst wenig raffinierte Fette und Kohlenhydrate enthält. Die Vernunft beginnt bereits in der Küche, sagte Friedrich Nietzsche.

Die falsche Nahrungsaufnahme »Wer klug ist, ißt klug«

Der einzige Verdauungsvorgang, auf den wir willkürlich Einfluß nehmen können, ist der Kau-Akt. Hierbei wird die Nahrung zerkleinert, zum Teil schon gelöst, temperiert und vor allem geschmeckt. Bereits beim Kauen, beim Erschmecken der Speisen, werden die Verdauungssäfte aufeinander abgestimmt. Schon der Anblick von appetitlichen Speisen läßt einem »das Wasser im Munde zusammenlaufen«. Durch das schnelle Verschlingen geht nicht nur das Geschmackserlebnis verloren, auch der Sättigungsreflex wird verbildet.

Ein würfelförmiger Bissen von einem Kubikzentimeter kann ohne Schwierigkeiten auf einmal verschluckt werden, die Angriffsfläche für die Verdauungssäfte im Magen-Darm beträgt dann sechs Quadratzentimeter. Bei ausgiebigem Kauen ist eine Zerkleinerung bis zu einer Teilchengröße von $1/_{1000}$ mm^3 möglich; dies ergibt eine Kontaktfläche von nunmehr sechs Quadratmetern! Nicht umsonst heißt es im Volksmund: Gut gekaut ist halb verdaut. In unserer schnellebigen Zeit wird aber nicht nur zu hastig, sondern auch zu viel, zu oft und zu vielerlei gegessen. Es ist deshalb nicht verwunderlich, daß mehr als die Hälfte der Bevölkerung an Verdauungsstörungen leidet. Ein Großteil der heutigen Krankheiten und Alltagsbeschwerden läßt sich auf Verdauungsschwäche, Stoffwech-

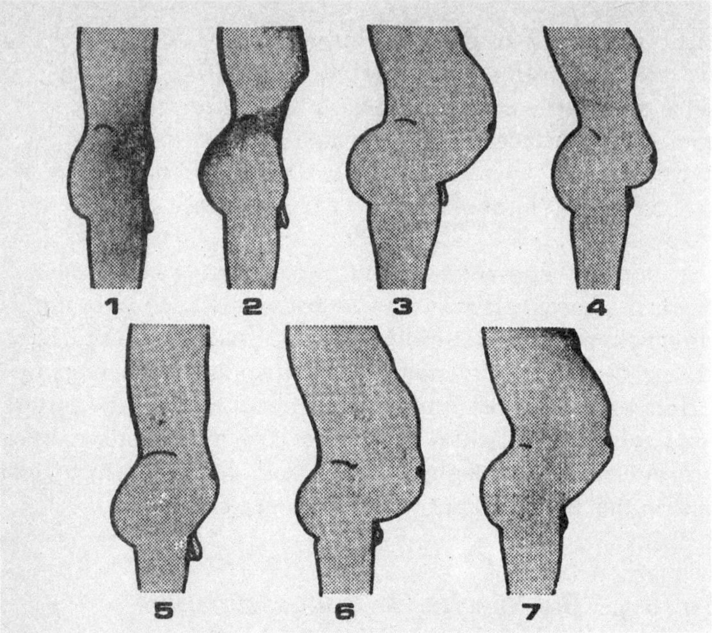

Abbildung 3: Die wichtigsten Bauchformen: 1. Normalbauch, 2. entzündlicher Kahnbauch, 3. Gasbauch, 4. schlaffer Kotbauch, 5. entzündlicher Kotbauch, 6. schlaffer Gas-Kotbauch, 7. entzündlicher Gas-Kotbauch.

selträgheit und Absonderungshemmung zurückführen. Diese wiederum sind die »Hintertüren« der obengenannten Zivilisationskrankheiten. Als nicht mehr gesund und noch nicht krank ist heute der Gesundheitszustand vieler Menschen einzuschätzen. Über die Frage, was Gesundheit sei, hat sich vor allem der Karlsbader Arzt Franz Xaver Mayr Gedanken gemacht. Er bemängelt das Fehlen einer Diagnostik der Gesundheit. Sollte Gesundheit nicht ebenso meßbar sein wie krankhafte Zustände? Mayr war aufgefallen, daß gerade der Zustand der im Bauchraum befindlichen Verdauungsorgane des Menschen entscheidende Hinweise auf den Gesundheitszustand, die Körperhaltung und sogar die Schönheit des Menschen gibt. Seine beiden Hauptwerke tragen den Titel: »Darmträgheit, das folgenreichste, das verbreitetste und doch unbekannteste aller Übel« und »Schönheit und Verdauung«.

Jahrzehntelange Ernährungssünden — falsche Nahrungszusammensetzung, Zivilisationskost und falsches Essen, zu hastig, zu viel, zu oft — bleiben nicht ohne Folgen für den Gesundheitszustand des Menschen. Die Überforderung der Verdauungsorgane durch naturwidrige Ernährungsgewohnheiten führt zunächst zu einer Erschlaffung und Entzündung des Darmes.

Nach Dr. F. X. Mayr unterscheidet man vor allem zwei Formen von krankhaften Zuständen des Bauchraumes, den *Gasbauch* und den *Kotbauch*. Bei *Gärungsvorgängen* infolge falscher Ernährung mit Überlastung und Erschlaffung des Darmes kommt es z. T. zu erheblichen Blähungserscheinungen, die bis zur ballonartigen Gasauftreibung des Bauchraumes führen können. Stehen mehr *Fäulnisvorgänge* im Vordergrund, wird der Darm durch Kotrückstände vermehrt belastet und erweitert, es entwickelt sich ein schlaffer Kotbauch. Die bei Gärung und Fäulnis immer vermehrt auftretenden Zersetzungsprodukte und Giftstoffe führen mit der Zeit zu einer krankhaften Veränderung der Darmflora und zu einer direkten Reizung und Entzündung des Darmes. Es entsteht ein entzündlicher Kotbauch, der sich besonders durch seine Druckschmerzhaftigkeit auszeichnet. In vielen Fällen liegt eine Kombination beider Bauchformen, ein *Gas-Kotbauch*, vor, auch hier kann man nach dem Schweregrad der Darmerkrankung zwischen einem schlaffen oder entzündlichen Gas-Kotbauch unterscheiden. Die wichtigsten Bauchformen nach Dr. E. Rauch, einem Schüler von Dr. F. X. Mayr, zeigt Abbildung 3.

Die mangelhafte Ausscheidung

»Kein Mensch ist so gesund und daher auch so wohlgenährt, wie er sein könnte« (Dr. F. X. Mayr). Kein Organ unseres Körpers kann nämlich im besten Ernährungszustand und in bester Verfassung sein, wenn nicht auch der Darm vollkommen in Ordnung ist.

Wenn die physische »Wurzel« des Menschen, der Darm, ständig mit fäulnis- und gärungsreichem Darminhalt versetzt ist, so hat dies unweigerlich auch Auswirkungen auf das Äußere, insbesondere auf die Beschaffenheit der Haut. Die gesunde Haut ist glatt, elastisch und sauber. Das ungesunde Äußere vieler Menschen hat seine Ursache häufig in chronischen Stoffwechselstörungen, wobei eine regelmäßige Stuhlentleerung noch kein Beweis für eine normale Darmfunktion ist.

Die Frische des Aussehens, der Duft und die Reinheit der Haut gehen verloren; die Haut wirkt verquollen, wird schlaff und vorzeitig faltig. Kosmetik mit Salben, Gesichtsmasken und Reinigungscremes kann nur dann einen dauerhaften Erfolg haben, wenn gleichzeitig eine Darmsanierung durchgeführt wird. Störungen im Darm führen bei entsprechender Intensität und Dauer immer auch zu Störungen in der Leber. Dünndarmträgheit bewirkt eine Blutstauung in der Pfortader, und Darmbakterien können sich bis in die Gallenwege und Leber führen. Das Auftreten von Gallensteinen ist meist nur eine Frage der Zeit. Oft klagen die Patienten über ein unklares »Organgefühl« in der Lebergegend, so als sei die Leber geschwollen. In dem Maße, wie das Hauptausscheidungsorgan des Organismus, der Darm, in seiner Leistung gestört ist, müssen die anderen Ausscheidungsorgane die Entgiftung übernehmen. Die Wichtigkeit der Ausscheidung und Entgiftung im Organismus zeigt sich schon darin, daß die Natur zwei Einfuhrwegen — Mund und Nase — fünf bis sechs Ausscheidungswege gegenübergestellt hat. Neben der Entgiftung über die Lunge und den Darm werden Stoffwechselprodukte ausgeschieden über die Niere, die Galle, die Haut und in Notfällen auch über den Magen in Form von Erbrechen. Ein Lehrsatz der chinesischen Medizin lautet demnach auch: Was der Darm nicht ausscheidet, muß die Leber ausscheiden; was die Leber nicht ausscheidet, muß die Haut ausscheiden; was aber die Haut nicht ausscheiden kann, ist unheilbar.

Die Zersetzungsprodukte im Darm bei Darmträgheit, wie zum Beispiel Ammoniak u. a., gelangen in die Blutbahn, wodurch die Bildung von Nierengrieß und Nierensteinen gefördert wird. Die heute wieder weitverbreitete Gicht mit ihren Folgezuständen der Gelenkentzündung und der Schrumpfniere ist ganz sicher ernährungsbedingt, und die chronische Stuhlverstopfung ist eine häufige Begleiterscheinung der Gicht. Die in das Blut aufgenommenen Darmgifte wirken sich auch unmittelbar auf die Blutgefäße aus. Die Patienten klagen über ein andauerndes Kältegefühl, vor allem in Händen und Füßen. Oft wird auch unangenehmes Herzklopfen angegeben und über Kurzatmigkeit geklagt, da die Hochdrängung des Zwerchfells den Atmungsraum im Brustkorb einengt. Auch das vegetative Nervensystem wird unmittelbar von der Stuhlverstopfung (Obstipation) betroffen, und manche nervösen Erscheinungen werden ursächlich durch die Obstipation ausgelöst. Am häufigsten finden sich Kopfschmerzen, Schwindel, Schlaflosigkeit, in manchen Fällen Schlafsucht, gestört durch schwere Träume, rasche körperliche und geistige Ermüdbarkeit, Reizbarkeit, Überempfindlichkeit der Sinnesnerven und Neuralgien (Lobstein).

Nicht die Darmträgheit, sondern vielfach erst die Folgezustände führen den Patienten zum Arzt: Es nimmt nicht wunder, daß in so vielen Fällen eine Heilung nicht möglich ist, weil nicht die Ursache, sondern die Symptome der Folgekrankheiten behandelt werden. Leider wird der Verdauungsträgheit noch zuwenig Bedeutung beigemessen; sie ist so weit verbreitet, daß sie schon fast als normal angesehen wird. Doch nur wenn der Darm seine Aufgabe erfüllt, ist unser Organismus in dem beschriebenen »Fließgleichgewicht«. Unsere Ernährung ist eben ein Produkt aus zwei Faktoren: der Ernährungsweise und der Verdauung.

Das Leben ist ein »Verbrennungsvorgang«. Die Flamme kann aber nicht warm und leuchtend brennen, wenn sie durch Anhäufung von Rückständen daran gehindert wird.

»Da der größte Fehler der Menschen in ihren Ansichten besteht, ist es folglich notwendig, ihr Denken den Lehren der Natur anzupassen.«

Leonardo da Vinci

Genußmittel und Krankheit

»Die instinktlose Lebensführung, der Mißbrauch an Genußmitteln, die mißverstandene Freiheit des modernen Menschen, das eigene Leben und die eigene Gesundheit zu ruinieren, bedeuten bei der innigen Verflechtung der Einzelschicksale in einem modernen staatlichen Gemeinwesen eine starke soziale Last. Das menschliche Leben ist in ein eigenartiges Spannungsfeld gestellt, denn zwischen Sinneslust und Seelenfrieden neigt unsere Entscheidung gewiß nicht immer nach der Seite der Enthaltsamkeit. Dennoch: Schopenhauer hat ganz recht, wenn er meint, daß Gesundheit zwar nicht alles, aber ohne sie alles nichts sein könne.«

Prof. Dr. Doerr

Rauchen

Es ist außerordentlich schwer, die Menschen zu überzeugen, daß ein Übel ein Übel ist.

G. B. Shaw

Obwohl die Raucherkrankheiten ein epidemiehaftes Ausmaß angenommen haben, das jede große infektionsbedingte Seuche früherer Zeiten in den Schatten stellt, obwohl man heute von der Zivilisationsseuche Nr. 1 spricht, geschieht wenig zu ihrer Bekämpfung. Das Deutsche Ärzteblatt Nr. 33/74 meldet nur beiläufig unter der Nachrichtenrubrik, daß das Bundesgesundheitsministerium den Schaden, der der Volkswirtschaft durch raucherbedingte Gesundheitsstörungen und vorzeitige Sterbefälle entsteht, auf 20 Milliarden Mark im Jahr schätzt. Außerdem gebe es jährlich 100 000 Frührentner, deren Invalidität auf Nikotinmißbrauch zurückzuführen sei. Die Berichterstattung erfolgt kommentarlos, als ob es sich um die Berechnung von Blechschäden bei Autounfällen handle. In Wirklichkeit steht das Leben und die Gesundheit von Millionen Menschen auf dem Spiel. Heute sind 30 Prozent der weiblichen und 70 Prozent der männlichen Bevölkerung Raucher. Frauen rauchen fast ausnahmslos Zigaretten, die Männer ziehen zur Hälfte Zigarre oder Pfeife vor. Um 400 Prozent hat der Zigarettenkonsum in den letzten 25 Jahren zugenommen. Trotzdem ist noch keine »Sättigung« des Marktes festzustellen: 1961 wurden in Deutschland 78 Milliarden Zigaretten geraucht, 1971 waren es 124 Milliarden, das sind ziemlich genau 2500 Stück jährlich pro Kopf der Bevölkerung. Eine »stolze« Bilanz — allerdings nur für die Zigarettenindustrie. Mit geradezu grotesk anmutenden Werbeslogans von der Milde, Güte und Reinheit ihrer Produkte verstehen sie es, nicht nur die absolute Unschädlichkeit, sondern auch die Selbstverständlichkeit des »Genusses« zu suggerieren.

Paradoxerweise hat nun gerade die Einführung milderer Tabaksorten das Rauchen besonders gefährlich gemacht, da sie zum ständigen Inhalieren verleiten. Nikotin und Teer wurden kaum weniger, nur der unmittelbare Reiz auf die Schleimhäute des Halses und der Bronchien ist schwächer. Außerdem wird der leicht säuerliche Zigarettenrauch von den Schleimhäuten eher toleriert als der alkalische Pfeifen- und Zigarrenrauch. Da Zigarren- und Pfeifenraucher nur wenig oder gar nicht inhalieren, bekommen sie seltener als Zigarettenraucher ein Raucherbein.

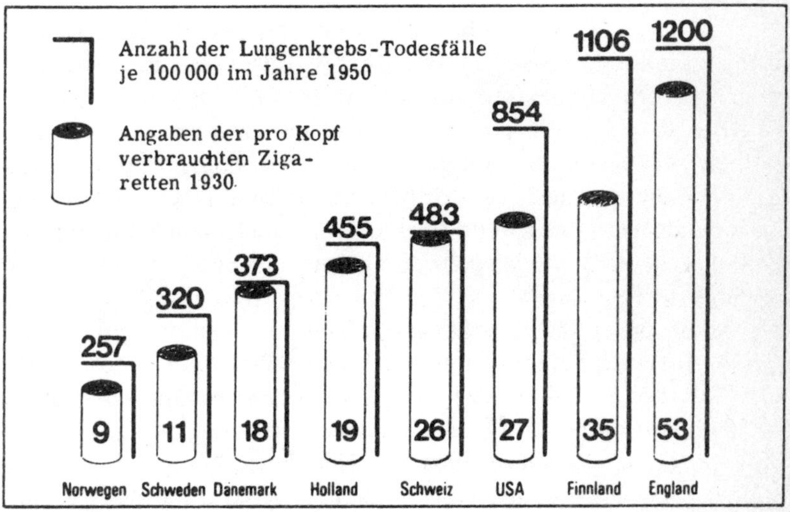

Abbildung 4: Gegenüberstellung der pro Kopf der Bevölkerung im Jahre 1930 verbrauchten Zigaretten und der Zahl der Todesfälle durch Bronchialkrebs im Jahre 1950, also nach einer Latenzzeit von zwanzig Jahren.

Sir George Godber vom britischen Gesundheitsministerium schreibt in diesem Zusammenhang: »Das beste wäre, man würde die Zigaretten einfach verbieten. Die Leute wären dann gezwungen, Zigarren oder Pfeife zu rauchen.«

Beim Lungenkrebs ist der direkte Zusammenhang zwischen der Zahl der gerauchten Zigaretten und die Häufigkeit seines Auftretens nach 20 Jahren schon 1950 nachgewiesen worden (siehe Abbildung 4).

Der gleiche lineare Zusammenhang besteht zwischen der Höhe des Zigarettenverbrauchs und der Zahl der Gefäßkranken, wie die Ergebnisse der sogenannten Framingham-Studie und des Terry-Berichtes zeigen. Wie es infolge des Rauchens zu einem Gefäßschaden kommt, ist noch nicht sicher bekannt. Entscheidende Faktoren sind aber offensichtlich das Nikotin und seine Abbauprodukte.

Das Nikotin regt eine Ausschüttung des Neurohormons Adrenalin an, das durch seine Freisetzung an den Nervenendigungen des Sympathikus eine Gefäßverengung bewirkt. Ferner kommt es zu einer Beschleunigung der Herztätigkeit und einem Ansteigen des Blutdruckes. Weiterhin werden vorübergehend Fettsäuren freigesetzt und eine Verstärkung der Blutgerinnung hervorgerufen. Im sogenannten »Zigarettenrauchmodell« wurden Kaninchen für drei Stunden dem Rauch von Zigaretten ausgesetzt: unmittelbar danach fand man bereits festhaftende Ablagerungen von Blutplättchen (Thrombozyten) auf der ganzen Gefäßwand.

Neben dem Nikotin enthält der Tabakrauch noch einige Gase, darunter das Kohlenmonoxyd zu drei bis vier Prozent, dessen giftige Wirkung auf die Sauerstoffbindung im Blut allgemein bekannt ist. Eine zigarettenrauchende Sekretärin atmet mehr Kohlenmonoxyd ein als ein Verkehrspolizist an einer Straßenkreuzung in der Großstadt.

Wie die vielen kleinen Strapazierungen rasanten Fahrens bei einem Autoreifen die Laufzeit erheblich verringern, so ist der Kreislauf des Menschen bei ständigen Schädigungen eben auch vorzeitig »am Ende«. Die Raucher von 20 Zigaretten pro Tag haben gegenüber Nichtrauchern eine um acht Jahre kürzere Lebenserwartung; bei einem täglichen Konsum von 40 Zigaretten ist die Lebenserwartung um 16 Jahre verkürzt. Sollte es Zufall sein, daß die durchschnittliche Lebenserwartung bereits wieder abnimmt?

»Die Menschen sterben jedoch lieber, als daß sie denken«, sagte Bertrand Russell.

Alkohol

Alkohol ist sicherlich die älteste Droge der Welt, und so alt wie sein Gebrauch dürfte auch der Mißbrauch sein. Zeugnisse gibt es aus allen kulturgeschichtlichen Epochen. Die Frage des Alkoholkonsums kann freilich nicht nur unter gesundheitsschädigenden und krankmachenden Gesichtspunkten betrachtet werden, denn immerhin gehört die Entdeckung der alkoholischen Gärung und die Gewinnung der daraus resultierenden Genußmittel — vor allem Wein und Bier — zu den ältesten Kulturleistungen der Menschheit. Die Droge Alkohol in ihrer janusköpfigen Doppelgesichtigkeit — einerseits stimulierende Wirkung und Erweiterung des Bewußtseins, andererseits zerstörerische, die Persönlichkeit auflösende Wirkung — bietet ein besonders zutreffendes Symbol für die Möglichkeit der Selbstgefährdung des Menschen überhaupt.

Es soll in diesem Zusammenhang nicht einem übertriebenen Abstinenzlertum das Wort geredet werden. Bier und insbesondere Wein in Maßen genossen, stellen ein außerordentlich wertvolles Nahrungsmittel dar, das sich vielfach sogar gesundheitsfördernd auswirken kann. Es geht in diesem Zusammenhang um den Sucht-Alkoholismus, dem in der Bundesrepublik Deutschland schätzungsweise mindestens 1,5 Millionen Menschen verfallen sind; das sind immerhin drei Prozent der gesamten Bevölkerung. Bei Jugendlichen soll es allein seit 1971 zu einer Steigerung der Alkoholismusgefährdung um 600 Prozent gekommen sein. Ähnlich wie beim Nikotin ist auch für den Alkohol wohl die Befürchtung zutreffend, daß sämtliche Errungenschaften der Medizin während der letzten 40 Jahre durch das Fehlverhalten der Menschen wieder zunichte gemacht werden können. Erst seit 1968 gilt der Alkoholismus z. B. in der Bundesrepublik Deutschland als Krankheit in versicherungsrechtlichem Sinn; als Kriterien gelten der Verlust der Selbstkontrolle und das Nicht-mehr-aufhören-Können des Alkoholikers. Nach der Definition der WHO (Weltgesundheitsorganisation) ist der Alkoholiker ein Mensch, »der durch exzessives Trinken körperliche, psychische und soziale Schäden davongetragen hat. Er ist physisch und/oder psychisch von der Droge abhängig. Die psychischen Veränderungen reichen über Enthemmung, Persönlichkeitsverlust und Aggressivität bis hin zur Hirnschädigung mit Verblödung oder dem Auftreten des immer noch lebensbedrohlichen Deliriums.

An Organschäden ist bekanntermaßen natürlich besonders die

Leber betroffen, die den Hauptumschlagplatz des Alkohols darstellt. Die einfachste Form der Leberschädigung stellt die alkoholische Fettleber dar, die durch Abstinenz wieder rückbildungsfähig ist; die schwerste und bis jetzt noch unheilbare Form ist die Leberzirrhose. Die Folgekrankheiten des Alkoholismus bleiben nicht auf den Bereich der Leber beschränkt. Besonders häufig finden sich Entzündungen des Magens und Dünndarms, der Bauchspeicheldrüse. Weiterhin kommen gehäuft Lungeninfekte, Hodenatrophie und Impotenz vor.

Nicht unerwähnt darf schließlich bleiben, daß der Alkohol im Gegensatz zu früher heute eine noch weitere verhängnisvolle, ja todbringende Rolle spielt: Es ist dies der Alkohol im Straßenverkehr. Daß sich jährlich etwa 100 000 Straßenverkehrsunfälle abspielen, die auf Alkoholeinfluß zurückzuführen sind, macht jeden Kommentar zu diesem Thema überflüssig.

Seele und Krankheit

Das Kennzeichen des Lebens ist, daß es eine Seele besitzt, und alle Merkmale des Lebens, die wir feststellen, sind Äußerungen dieser Seele.
Aristoteles

Der Mensch ist eine Geist-Seele-Leib-Einheit. Es gibt keine Krankheit, die nur den Körper oder nur die Seele betrifft. Auch wenn degenerative Erkrankungen wie Arteriosklerose, Lungenemphysem, Arthrosen sich vorwiegend im körperlichen Bereich abspielen, so trifft eine derartige Krankheit immer auch den ganzen Menschen.

Der Mensch in seiner Gesamtheit erfährt eine Schwächung, einen Mangel, gleichgültig, ob das nun eine Einschränkung der körperlichen Leistungsfähigkeit ist, ob er eine soziale Einbuße durch seine Krankheit in Kauf nehmen muß oder ob er infolge einer Angina pectoris schwere Angstzustände erlebt.

Die Erfahrung lehrt, daß heute etwa die Hälfte aller Patienten, die den Arzt aufsuchen, unter degenerativen Erkrankungen und ihren Folgezuständen leiden; die andere Hälfte der Patienten in Klinik und Praxis leidet vorwiegend an vegetativen und psychischen Störungen.

Streß

Ein wichtiges Kriterium alles Lebendigen ist die Reizbarkeit. Auf Reize antwortet das Leben mit Reaktionen. Unser Organismus ist ständig einer Vielzahl von Reizen ausgesetzt, angefangen von der Luft, die wir einatmen, von der Flüssigkeit, die wir trinken, bis zu der Nahrung, die wir essen. Zahllose Wellen und Schwingungen treffen den Organismus: Vom Sonnenlicht bis zum Kunstlicht, von der Klimazone, in der wir leben, bis zur momentanen Wetterlage, von der natürlichen Umgebung in der freien Natur bis zur künstlichen Umwelt in der Wohnung, im Kraftfahrzeug oder im Düsenjet.

Ständige Reaktionen des Organismus sind nötig, um die Balance in diesem komplizierten Kräftespiel — Reiz und Reizantwort —

auszugleichen. Die Kompensationsfähigkeit und Anpassungsfähigkeit des Organismus sind zwar erstaunlich groß, es kommt jedoch unweigerlich zu krankhaften Reaktionen, wenn schädliche Reize eine besondere Intensität erreichen oder lange genug einwirken.

Man rechnet bei den heute grassierenden Zivilisationskrankheiten mit einer Latenzzeit von ca. 20 Jahren, d. h., nachweisbare krankhafte Erscheinungen treten im Durchschnitt erst nach diesem Zeitraum auf. Es gibt heute keinen Zweifel mehr, daß Bluthochdruck, Gefäßerkrankungen, Diabetes, Gicht und Rheuma chronische Erkankungen sind, die in direkter Konsequenz zu unserer falschen Ernährungs- und Lebensweise auftreten.

So sehr uns Umweltverschmutzung, Zivilisationskost, Genußmittelmißbrauch im Laufe der Jahre und Jahrzehnte krank machen können, so trägt ein gesundheitsschädigender Faktor unserer Zeit doch einen anderen Namen, er heißt »Streß«. Streß ist aber nichts anderes als die allgemeine Antwort des Organismus auf einen *psychischen Reiz*. Streß allein ist indessen nicht der Übeltäter, als der er überall angeprangert wird. Streß ist notwendig, denn er hilft uns bei der Bewältigung des Lebens. So wie es kein Leben ohne Luft und ohne Nahrung gibt, so gibt es kein Leben ohne Streß. Der Mensch vermag vielleicht ohne psychische Reize zu existieren, eine sinnvolle Gestaltung und Bewältigung des Lebens ist ihm ohne Reaktion auf Streß nicht möglich. Für diesen positiven, lebensfördernden Streß prägte man den Begriff Eustreß, für die krankmachenden psychischen Reize den Begriff Distreß. Distreß heißt, daß man den psychischen Herausforderungen nicht mehr auf adäquate Weise begegnen kann, es kommt zu ungelösten Konflikten im Beruf oder in der privaten Sphäre.

Unbewältigtes, Unerledigtes, Versäumtes, Schuldgefühle führen zu Unzufriedenheit, Einsamkeit und ängstlicher Erwartungsspannung im Hinblick auf die Zukunft. Hinzu kommen noch die Überforderungen des Menschen im psycho-sozialen Umfeld. Monotonie und unproduktive Atmosphäre am Arbeitsplatz können ebenso streßerzeugend wirken wie ein aufregender Beruf. Weiterhin bedingt der Doppelberuf der Frauen eine zusätzliche Belastung. Die Reizüberflutung durch das Fernsehen und der Mangel an sinnvoller Aktivität in der Freizeit tragen nicht unwesentlich dazu bei, daß der Gesundheitszustand der Menschen immer schlechter wird. Sogar die Lebenserwartung ist wieder rückläufig, ein mehr als bedenkliches Phänomen angesichts der technisch perfekten Medizin unserer Tage.

Die Folgen gestörter Streßverarbeitung fordern ihren Tribut auch auf dem körperlichen Sektor:

Unlustgefühle, Leistungsschwäche, Störung der Konzentration und Merkfähigkeit, abnorme Reizbarkeit, Schlafstörungen und Störungen des vitalen Gefüges im allgemeinen.

Hinzu treten unterschiedliche Organbeschwerden wie Kopfschmerzen, Herzsensationen, Druckgefühl in der Halsgegend, Magenbeschwerden, Störung der Verdauung oder der Blasenfunktion, bei Frauen Unterleibschmerzen und bei Männern Impotenz und Prostatabeschwerden.

Die genannten Beschwerden sind keineswegs als harmlose »Betriebsstörungen« aufzufassen, sondern sie signalisieren, daß unser Organismus bereits in einen Zustand der »chronischen Ungesundheit« geraten ist, der eine sorgfältige ärztliche Anteilnahme und Therapie notwendig macht, um das Auftreten irreparabler Zustände oder Folgekrankheiten zu verhindern. Die weitgehende Ignorierung dieser »Vorboten« von chronischen Erkrankungen oder ihre nur symptomatische Behandlung bedingt, daß die Schulmedizin den Massenerkrankungen unserer Zeit mehr oder minder hilflos gegenübersteht. Aber auch der Patient verschließt die Augen vor den Warnzeichen seines Organismus. So ergab die Untersuchung von 109 Patienten, die sich als gesund und beschwerdefrei bezeichnet hatten, daß 55 schmerzstillende Mittel nahmen, 30 Beruhigungsmittel, 16 Abführmittel. 25 klagten über Schlaflosigkeit, 31 über Kopfschmerzen und 22 über Schwindel, ohne dies als Zeichen von Krankheit zu werten.

Die häufigste Form psychovegetativer Störungen betrifft alle Altersstufen und wird als MNS-Syndrom bezeichnet: *müde, nervös, schlaflos*. Der ständige Energiefluß, der nötig ist, um die Gesundheit — als »Fließgleichgewicht« — des Lebens aufrechtzuerhalten, ist an irgendeinem Punkt ins Stocken geraten. Eine Stauung aber bewirkt immer ein *Zuviel* auf der einen und ein *Zuwenig* auf der anderen Seite. Die Bilanz ist nicht mehr ausgeglichen. Der Griff nach der Tablette ist nur zu verführerisch, aber weder der künstliche Schlaf noch der künstliche Seelenfrieden bringt den Menschen innerlich wieder ins Gleichgewicht. Nebenwirkungen in Form von Gewöhnung, Antriebsmangel, Libidoverlust bis hin zur Verarmung des Gemüts bleiben nicht aus. Der Vitalitätsverlust durch die ständige Einnahme von Beruhigungsmitteln fördert wiederum den Verbrauch von Aufputschmitteln (wie Pervitin) oder stimmungsaufhellenden Substanzen, wie sie in Form der Antidepressiva vorliegen. Patienten mit nur vegetativen Störungen geraten bei unkontrollierter Einnahme derartig hochwirksamer, auf das zentrale Nervensystem wirkender Medikamente rasch in eine Abhängigkeit, die eine Entstehung der Suchtkrankheit nicht ausschließt. Als oft verkannte Nebenwirkungen dieser Medikamente kann es zu Kopfschmerzen, Appetitlosigkeit, Verstopfung, Mundtrockenheit, Störungen der Blasenfunktion und der Potenz kommen. Auch Verkrampfungen der Muskulatur und grobschlägiges Zittern wie bei der Parkinsonschen Krankheit sind möglich.

Das Leben des Menschen verläuft in Phasen. Der Phase des Aufbaus folgen die Phase der Lebenshöhe und die des Abbaus. Im Hinblick auf Gesundheit und Krankheit muß jeder dieser Lebensabschnitte für sich betrachtet und bewertet werden. Im Alter von 50 Jahren etwa wird von der Natur eine Zäsur gesetzt, die bei jedem Menschen das Nachlassen der körperlichen Vitalität und der allgemeinen Leistungsfähigkeit einleitet. Bei der Frau hängt diese Phase eng mit dem Beginn des Klimakteriums zusammen. Beim Mann sind die Übergänge in den anderen Lebensabschnitt etwas fließender. Man hat die häufig zu konstatierende Änderung des seelisch-körperlichen Befindens des Mannes in diesen Jahren mit dem Namen Midlife Crisis belegt. Verläuft die Lebenskurve eines Menschen physiologisch, so wird ihm dieser Lebensabschnitt keine gravierenden Beschwerden verursachen, denn Gesundheit ist nicht identisch mit dem Höhepunkt der biologischen Entwicklung. Treten jedoch natürliche Altersveränderungen — wie Nachlassen der körperlichen Vitalität, Erschlaffung von Haut und Muskulatur, Steifigkeit des Bewegungsapparates und allgemeine Leistungsschwächen — vorzeitig oder mit besonderer Intensität auf, so erfordern diese Beschwerden ein umfangreiches therapeutisches Konzept (z. B. eine regenerative Behandlung), zumal sich als Folge des reduzierten Gesundheitszustandes depressive Verstimmung und Antriebsschwäche einstellen können.

Die Hälfte aller Berufstätigen geht heute aus Krankheitsgründen vorzeitig in Rente. Welche Folgelasten daraus dem Staat und natürlich dem chronisch Kranken erwachsen, ist gar nicht abzusehen. Vorbeugen ist daher besser und letztlich auch billiger als Heilen.

»Ein guter Arzt verhindert das Auftreten von Krankheit, ein schlechter Arzt behandelt bereits bestehende Krankheiten.«

Chinesisches Sprichwort

Vegetative Dystonie

Der Oberbegriff vegetative Dystonie umfaßt Regulationsstörungen einzelner Organe oder ganzer Organsysteme ohne nachweisbare Organschädigung. Etwa die Hälfte aller Patienten, die eine allgemeine Praxis aufsuchen, leiden unter Fehlsteuerung des vegetativen Nervensystems. Die Leitsymptome psychovegetativer Störungen sind: Irritierbarkeit, Rückzug von der Außenwelt und Minderung der Leistungsfähigkeit. Hinzu kommen eine erhöhte Streßempfindlichkeit in Form einer beeinträchtigten Umweltverarbeitung und eine verminderte Belastbarkeit. An psychischen Symptomen herrschen vor: Denk- und Entschlußunfähigkeit, Apathie, depressive Verstimmung, Angst, innere Unruhe und Leere. Die vegetativen Allgemeinsymptome äußern sich in nächtlicher Schlaflosigkeit, Müdigkeit und Abgeschlagenheit während des Tages, zittrige Schwäche, Schwitzen, Frieren, Überempfindlichkeit gegen Kälte und Wärme, gegen Wetter- und Klimawechsel. An organbezogenen Beschwerden finden sich: Appetitmangel, Übelkeit, Erbrechen, »Knödel«-, Würge- und Trockenheitsgefühle im Hals, Sodbrennen, Blähungen, Verstopfung, Durchfälle, Reizblase. Von seiten des Herz-Kreislauf-Systems kommen vor: Druck und Stechen in der Herzgegend, Herzklopfen, Herzrhythmusstörungen, Kollapsneigung, Schwindel und Engegefühl auf der Brust. Die vorwiegenden Schmerzsymptome sind Kopfschmerzen, Migräne und insbesondere Schmerzen in der Muskulatur, vor allem im Schulter-Nacken-Bereich, sowie Kreuzschmerzen, häufig aufgrund von Muskelverhärtungen in Form sogenannter Myoselosen.

Menschen mit gesteigerter Sensibilität leiden bevorzugt unter psychovegetativen Störungen. Sie wandeln berufliche oder familiäre Konflikte in körperliche um und dies führt zur Fehlregulation einzelner Organe, ohne daß eine nachweisbare Schädigung vorliegt. Psychovegetative Organbeschwerden dieser Art führen auch bei längerer Fortdauer fast niemals zu schweren organischen Erkrankungen. Die Lebenserwartung ist sogar überdurchschnittlich hoch. Dennoch fühlen sich die Patienten mit vegetativer Dystonie als krank, und sie *sind krank*. Obwohl alle organischen Befunde normal sind, besteht doch eine Fehlfunktion vorwiegend es sympatischen Nervensystems. Es handelt sich dabei um ein funktionelles Versagen des lange Zeit unter übermäßiger Spannung (Streß) gehaltenen Adrenalinhaushalts des Organismus (Adrenalin = Hormon der Nebenniere).

Die Behandlung der vegetativen Dystonie und ihrer Folgezustände stellt große Anforderungen an Arzt und Patient. Die in größtem Umfang geübte, meist stupide Verordnung von »Beruhigungsmitteln« ergeben für den Patienten nur vorübergehend eine Hilfe. Als Behandlungsziele sind anzustreben: Anhörung des Patienten über die Art seines Leidens. Der Arzt muß Verständnis für den subjektiven seelischen Leidensdruck des Patienten zeigen, ihm jedoch auch seine autoritative Meinung über die objektive Ungefährlichkeit der Störung sagen. Dazu soll möglichst eine Aufhebung der Störfaktoren und Konfliktsituationen angestrebt werden sowie eine Stabilisierung des gesamten vegetativen Nervensystems. Wenn irgend möglich, werden sämtliche Ursachen gleichzeitig angegangen, andernfalls ist ein Erfolg in Frage gestellt. Werden beispielsweise nur die Schlafstörungen oder die Konfliktsituationen behandelt, Muskelverspannungen jedoch übersehen, läßt sich kein befriedigender Erfolg erzielen.

Die psychosomatischen Krankheiten

Von einer psychosomatischen Krankheit sprechen wir dann, wenn bei einer im vordergründigen körperlichen Bereich (griech.: soma = Körper) ablaufenden Krankheit seelische Faktoren (griech.: psyche = Seele) eine entscheidende Rolle spielen, wenn also Zeichen einer seelischen Störung und einer seelischen Fehlentwicklung nachweisbar sind. Derartige abnorme Funktionen können zu körperlich faßbaren Krankheiten führen, beispielsweise die nervöse Fehlatmung zum Asthma bronchiale, eine Gastritis zum Magengeschwür, eine Blutdruckschwankung zum fixierten Hochdruck.

Wodurch dieser qualitative Sprung erfolgt, wissen wir letztlich nicht; wahrscheinlich geschieht er über das vegetative Nervensystem. Die überlegene therapeutische Chance der Naturheilkunde besteht nun gerade darin, daß eine Vielzahl ihrer Behandlungsmethoden direkt am vegetativen Nervensystem ansetzt. Denn das vegetative Nervensystem muß als Bahn zur Krankheit und zur Heilung in den Mittelpunkt aller therapeutischen Interessen gestellt werden.

»Das vegetative Nervensystem ist das Instrument der Seele, der Mittler zwischen Geist und Körper, das Organ der Reizbeantwortung und damit der Lebensnerv.«

Dosch

Bei der Abhandlung der einzelnen Krankheitsbilder wird ausführlich auf die psychische Komponente der sog. spezifisch menschlichen Krankheiten (Jores) eingegangen, so daß sich weitere Ausführungen zum Thema »Psychosomatik« an dieser Stelle erübrigen.

»Das aber ist der größte Fehler bei der Behandlung der Krankheiten, daß es Ärzte für den Körper und Ärzte für die Seele gibt, wo beides doch nicht getrennt werden kann.«

Platon, 427—347 v. Chr.

Depressionen

Viele körperliche Beschwerden können auch Ausdruck einer Depression sein. Seitdem erkannt wurde, daß Depressionen und andere Verstimmungen auch körperliche Aspekte haben können, erhalten Depressionszustände eine zunehmende Bedeutung für die Allgemeinpraxis. Mindestens 300 000 Personen in der Bundesrepublik Deutschland erkrankten wenigstens einmal in ihrem Leben an einer sogenannten endogenen, d. h. nicht verständlichen Depression. Sie dauert im Durchschnitt sechs bis neun Monate.

Die traurige Stimmungslage ist zwar ein wichtiges und häufiges Merkmal, jedoch keineswegs ein wirkliches Leitsymptom, und sie kann auch fehlen. Wer traurig ist, braucht keineswegs depressiv zu sein und wer depressiv ist, braucht keineswegs als »traurig« zu erscheinen. Außerdem kommt es zu einer Verarmung des Gefühlslebens, die Patienten können sich nicht mehr recht freuen. Die Störung der Erlebnisfähigkeit äußert sich in Gehemmtheit und Entschlußlosigkeit, Grübelzwang, Schuldgefühlen, Versündigungswahn. Als leibliche Folgeerscheinungen ergeben sich allgemeine Abgeschlagenheit, Mattigkeit, innere Unruhe, dazu meist lokalisierte Mitempfindungen, wie ein Gefühl von Druck und Enge, auch Schmerzen, Kribbeln, Verdickung der Organe usw. An vegetativen Funktionsstörungen finden sich Schlaflosigkeit, besonders in Form vorzeitigen Erwachens, von Appetitlosigkeit, Gewichtsabnahme, Erlöschen der Libido und Potenzstörungen, Obstipation, Schweißausbrüche, Schwindelzustände sowie Herzklopfen. Die Beschwerden können offenbar so mannigfaltiger Art sein, daß es kaum ein Symptom gibt, das nicht vorkommen, und kein Organsystem, das nicht betroffen werden kann. Depressionszustände, bei denen die körperliche Symptomatik im Vordergrund steht, sind wesentlich schwerer zu erkennen als die klassischen Depressionen, weil die augenfälligen psychischen Symptome fehlen. Der Arzt läßt sich durch die körperlichen Klagen täuschen; dies führt dann zwangsläufig zu einer umfangreichen körperlichen Diagnostik und organbezogenen Therapie. In Wirklichkeit liegt jedoch eine larvierte (= versteckte) oder atypische Depression vor.

Die modernen Antidepressiva gehören zu den großen Errungenschaften der modernen Medizin. Antidepressiva wirken nicht kausal, sondern nur symptomatisch. Die Dauer der depressiven Phase wird nicht abgekürzt. Je nach Symptomatik gibt man bei einer endogenen Depression stimmungsaufhellende, antriebssteigende oder dämpfende Antidepressiva. Es ist bemerkenswert, daß die Nebenwirkungen derartig hochwirksamer Substanzen in Form von Schwindel, Zittrigkeit, Sehstörungen, Schweißausbrüchen, Harnverhalten und anderes mehr um so geringer ausfallen, je ausgeprägter die depressive Symptomatik ist.

Eine weitere Problematik der Therapie von Depressionszuständen besteht darin, Rückfälle zu verhindern. Die häufig geübte Lithiumdauerbehandlung reduziert nachweislich die Häufigkeit und die Intensität melancholischer Phasen. Allerdings stellt die Lithiummedikation hohe Anforderungen an den behandelnden Arzt, denn es besteht immer auch die Gefahr einer Lithiumvergiftung.

II. TEIL

Die Heilmethoden

Gesunde Ernährung

Die Frage, welche Ernährung die beste sei, ist nur individuell zu lösen. Der Arzt muß deshalb große Erfahrung im Hinblick auf die Ernährung in gesunden und kranken Tagen besitzen, weil sich eine Diätverordnung immer nach dem jeweiligen Gesundheitszustand, der Konstitution und der etwaigen Krankheit des Betreffenden zu richten hat. Ausdauer, Geschick und Geduld sind erforderlich, um den Menschen zu einer Änderung seiner Ernährungsgewohnheiten zu bewegen. Um eine Diät auch psychisch schmackhaft zu machen, sollten Verbote weniger im Vordergrund stehen als das Gebotene, das Aufbauende. Die Ernährung darf auf keinen Fall einseitig und langweilig sein. Der Arzt muß Diätvorschriften immer auch erklären. Am wirksamsten sind individuelle schriftliche Empfehlungen, die mit dem Namen des Patienten versehen werden. Nur dann ist gesichert, daß der Patient Ernährungsrichtlinien auch in wünschenswertem Umfang beibehält. *Die* richtige Ernährung schlechthin gibt es nicht. Dies gilt sowohl für den sogenannten gesunden als auch für den kranken Menschen.

Aus diesem Grund sollen an dieser Stelle auch keine »neuen« Ernährungsrichtlinien oder Diäten empfohlen werden — die babylonische Sprachverwirrung auf dem Ernährungssektor ist schon vollkommen. Dennoch gibt es für eine richtige Ernährung und Verdauung allgemein gültige Regeln, die der Mensch nicht vernachlässigen darf, wenn er gesund bleiben oder aus der Krankheit heraus wieder gesunden will.

Unser ganzes Leben ist auf rhythmischen Gesetzmäßigkeiten aufgebaut. Neben den großen kosmischen Rhythmen im Wechsel von Tag und Nacht, von Ebbe und Flut, von Sommer und Winter, ist auch das menschliche Leben bis in seine kleinste Zelle in einen biologischen Rhythmus eingebunden. Geburt und Tod, Wachen und Schlafen, Atmung und Herzschlag, Aufnahme und Ausscheidung unterliegen einem zeitlichen Rhythmus. Wenn wir den Verdauungsvorgang und die Verdauungsorgane in ihren Funktionen erforschen, so zeigt sich, daß auch hier ein natürlicher Rhythmus vorhanden ist, der tunlichst nicht durch unzeitgemäße Nahrungsaufnahme gestört werden sollte.

»Der Darm steht mit den Hühnern auf und geht mit den Hühnern schlafen«, sagte Dr. F. X. Mayr.

Als Ernährungsregel Nr. 1 hat das alte Sprichwort: »Frühstücke wie ein König, esse zu Mittag wie ein Bürger und abends wie ein Bettler« nach wie vor eine eminent wichtige Bedeutung für die Gesunderhaltung des Verdauungsapparates. Leider ist es für den gehetzt lebenden Menschen unserer Zeit kaum möglich, sich nur einigermaßen nach diesen simplen Ernährungsweisheiten zu richten. Nach schlechtem Schlaf aufgrund eines überladenen Magens durch üppige Abendmahlzeit werden morgens als »Weckmittel« ein oder zwei Tassen Kaffee hinuntergestürzt, am Vormittag — um »durchhalten zu können« — der Koffeinkonsum fortgesetzt, die Mittagsmahlzeit wird dann hastig in der Kantine hinuntergeschlungen, wobei das vielfach subventionierte »billige« Essen selbst in Krankenhausküchen nur schlicht als »Fraß« bezeichnet werden kann. Ein Essen in Ruhe, das zudem noch bekömmlich ist und den Luxus gestattet, gut gekaut zu werden, ist für den Berufstätigen beinahe zur Utopie geworden.

So nimmt es nicht wunder, daß die Abendmahlzeit zu Hause durchwegs am üppigsten ausfällt, gefolgt vom Nebenher-Essen und -Trinken beim Fernsehgenuß bis spät in die Nacht. Besonders für die Abendmahlzeit mag der Ausspruch des Bismarck-Arztes Karl Ludwig Schleich gelten: »Iß nur, wenn du wirklich hungrig bist, seltener aus Vergnügen.«

Zweite Grundregel der richtigen Ernährung: Vermeiden Sie, so gut es geht, raffinierte Nahrungsmittel. Hierzu gehören in erster Linie isolierte Kohlenhydrate in Form von Zucker und Süßigkeiten. Das gleiche gilt für Auszugsmehle und daraus hergestellte Nahrungsmittel wie »einfaches« Bäckerbrot, Teigwaren usw. Auch gehärtete und raffinierte Fette sind im Gegensatz zu »natürlichem« Fett, z. B. Butter und kaltgepreßten Ölen, ungesund. Ein gelegentliches Stück Torte oder eine Süßspeise wird niemandem schaden; auch kann man heutzutage auf Konserven nicht ganz verzichten, zumal sie in großem Umfang auch in den Großküchen Verwendung finden. Tiefkühlkost darf als relativ bekömmlich gelten. Daheim sollte der Speiseplan, so gut es geht, auf gesunde Ernährung ausgerichtet werden.

Ein »lebensfrisches« Müsli am Morgen kann bereits die tagtäglichen unvermeidlichen »Ernährungssünden« kompensieren helfen.

Der dritte wesentliche Faktor — um es noch einmal zu wiederholen — ist die *Ruhe beim Essen.*

Gleichzeitige Nebenbeschäftigung wie Zeitunglesen, Fernsehen etc. wirken sich mit der Zeit als außerordentlich schädlich aus und untergraben den Gesundheitszustand des Menschen auch in seelischer Hinsicht. Wer sich in abgehetztem, übermüdetem Zustand seine Nahrung einverleibt, wird nicht nur seinen Magen, sondern auch seine seelische Grundstimmung erheblich beeinträchtigen.

Die goldenen Regeln für eine gesunde Ernährung lauten deshalb:

- knappe Ernährung,
- Vollwertkost,
- keine Zwischenmahlzeiten,
- gutes Kauen,
- Essen in entspannter Atmosphäre,
- wenig Süßigkeiten und konservierte Nahrungsmittel,
- am Abend keine Zellulose in Form von Obst und Salat,
- Genußmittel wie Kaffee, Tee, Nikotin nur in geringen Mengen,
- Flüssigkeitsbedarf durch leichten Kräutertee, Mineralwasser, Milch-Malzkaffee, Zitronenwasser usw. decken, Bier und Wein, in Maßen genossen, werden der Gesundheit keinesfalls schaden.

Entgiftung und Entschlackung
= die Ernährung in kranken Tagen

»Die Heilkunst wäre überhaupt nicht entdeckt worden, ja man hätte sie überhaupt nicht gesucht, wenn Kranken die gleiche Lebensweise und Ernährung bekömmlich wären, wie dem Gesunden und für sie nicht etwas anderes besser wäre.«

Hippokrates

Jeder Kranke muß je nach Konstitution, Dauer und Art seines Leidens in einem bestimmten Rhythmus zunächst in seinem Stoffwechsel abgebaut werden; erst dann entstehen die besten regenerativen Bedingungen für den Wiederaufbau und völlige Gesundheit (Dr. Stephan).

Die erwähnten Stoffwechselkrankheiten, Diabetes, Störungen des Fettstoffwechsels, Gicht, können nur durch eine entsprechend ausgerichtete Diät nachhaltig beeinflußt und damit der Stoffwechsel des Patienten dem eines gesunden Individuums angeglichen werden. Für den Altersdiabetiker bedeutet dies strenges Verbot isolierter Kohlenhydrate, Vollwertkost und meist Reduzierung der Kalorienzahl. Die vielfach noch vor Jahren in großem Umfang eingesetzten Antidiabetika werden in ihrer Langzeitwirkung in jüngster Zeit zumindest kritisch beurteilt.

Ähnliche Richtlinien gelten für den erhöhten Cholesterin- und Bluttfettspiegel. Verbot von isolierten Kohlenhydraten! Zufuhr von ungesättigten Fetten in Form von kaltgeschlagenen Ölen oder ungehärteten Margarinen. Weiterhin ist — wenn sie vertragen wird — Frischkost empfehlenswert.

Die *Gicht* ist letztlich auf eine Eiweißmast zurückzuführen, die durch einen langjährigen Konsum von übermäßig viel tierischem Eiweißgenuß provoziert wird. Als wirksame Basisbehandlung gelten nach Prof. Werndt die alten Fastenregeln der christlichen Kirche: einmal in der Woche fleischfrei sowie einen Monat pro Jahr »Enthaltung« von Fleischgenuß.

Die gesundheitsfördernde Wirkung dieser einfachen Fastenregel kann erheblich verstärkt werden durch einen einfachen Aderlaß, der beim Gichtpatienten einen zusätzlichen Eiweißverlust bedeutet und sich als außerordentlich gesundheitsfördernd und segenbringend auswirkt.

Sind die Stoffwechselschäden durch chronische Fehlernährung schon weit fortgeschritten, so kann neben einer Neuorientierung der Lebensweise eine kurmäßige Behandlung im Sinne von Franz Xaver Mayr oft noch erstaunliche Besserungen bei vielen chronischen Leiden erzielen. Die Mayr-Kur ist benannt nach dem im Oktober 1965 verstorbenen Karlsbader Badearzt Franz Xaver Mayr, der in diesem Buch schon wiederholt zitiert wurde. Ausgangspunkt ist die Behebung der chronischen Darmüberlastung und der damit in Zusammenhang stehenden Allgemeinstörungen. Darüber hinaus hat sich die Mayr-Kur zu einer Regenerationsbehandlung des ganzen Menschen auf der Basis einer darmreinigenden Entschlackung entwickelt. Vor allem dient sie einer schonenden Ertüchtigungsbehandlung des Darms.

1. Grundsätze der Mayr-Kur:

Die vier Kardinalfehler beim Essen sind zu schnell, zu viel, zu oft und zu schwer. Sie führen zu einer chronischen Übermüdung der Verdauungsorgane mit Erschlaffung der Darmmuskulatur. Dadurch verschlechtert sich die Ausnützung der Nahrung und der Abtransport. Es kommt zu Gärungs- und Fäulniszuständen (Dysbakterie), zu Zwerchfellhochstand, Spasmen und schließlich zu einer allgemeinen Körperschwächung mit schlaffer Haltung.

2. *Durchführung der Mayr-Kur:*

Schonung des Darms durch eine Milch-Semmel-Diät. Vollständiges Fasten hat sich nicht so gut bewährt.

Die trockenen Semmeln dienen in erster Linie als Speichellocker. Die Milch ist die ideale Schonkost, muß jedoch in kleinen Einzelmengen genommen werden. »Wir lassen kleine Bissen luftgetrockneter Semmeln so lange kauen, bis sie sich in zerfließendem Speichel aufgelöst haben, und dann mit dem Kaffeelöffel eine kleine Menge Milch hinzufügen. Erst das Gemisch wird geschluckt. Der Patient ißt sich auf diese Weise satt« (Bartussek).

Diese Milch-Semmel-Mahlzeit wird früh und mittags gegeben. Die Abendmahlzeit beschränkt sich auf Lindenblütentee mit Honig und Zitrone ohne weitere Zutaten. Diese weitgehende abendliche Nahrungskarenz entspricht dem vegetativen Tagesrhythmus des Organismus.

Die Säuberung des Darms durch eine Trinkkur mit Bitterwasser:

Der Patient löst einen gestrichenen Kaffeelöffel kristallisierten Magnesiumsulfats in einem viertel Liter lauwarmem Wasser und trinkt dies täglich, morgens eine Stunde vor dem Frühstück. In der Regel kommt es dann zu mehr oder minder heftigen Durchfällen, die so lange anhalten, bis die Giftausscheidung beendet ist. Oft erst lange nach Kurende. Zuweilen bleibt der Stuhl zu Anfang der Kur einige Tage aus. Das ist jedoch völlig belanglos, weil keine neuen Verdauungsrückstände entstehen.

3. *Schulung des Darms durch die Bauchbehandlung:*

Der Arzt legt seine Hände auf die entspannte Bauchdecke des Patienten und erzeugt leichte, rhythmische Druckwirkungen von unten beginnend nach oben bis zur Leber hin. Sie müssen dem Atmungsrhythmus des Patienten entsprechen und werden so lange fortgesetzt, bis der Leib warm, weich und in vielen Fällen auch feucht geworden ist. Vor und nach dieser Bauchmassage muß der Patient mindestens eine Stunde liegen; er soll auch darüber hinaus viel ruhen, wenn möglich einige Tage völlige Bettruhe einhalten.

4. Die Mindestdauer der Mayr-Kur beträgt vier Wochen.

Drei Wochen genügen nicht. Wie rasch man zu einem Diätaufbau und zu Spaziergängen übergehen kann, hängt vom Grad der Erkrankung, der Intensität der Reaktion und von der Mitarbeit des Patienten ab.

Bei leichteren Erkrankungsformen ist daher auch die milde Ableitungskur nach Dr. Rauch empfehlenswert, da sie den Vorteil hat, daß sie ambulant durchgeführt werden kann und der Patient voll berufsfähig bleibt.

Bei der milden Ableitungskur nach Dr. Rauch gibt es so gut wie keine Gegenindikationen, wenn die Kur unter der Aufsicht eines erfahrenen Arztes durchgeführt wird. Die Beschwerden lassen manchmal erstaunlich rasch nach. In schwierigen Fällen muß die Behandlung länger fortgesetzt werden. Sie sollte auch immer eine Neuorientierung in der Lebensweise einleiten.

Die wesentlichen Voraussetzungen für die Durchführung einer milden Ableitungskur ist die Berieselung des Darmes mit salinischen Wässern, eine intensive »Kauschulung« und das Weglassen des Abendessens. Der ausgebildete Mayr-Arzt kann aufgrund der besonderen Diagnostik nach F. X. Mayr den Heilungsverlauf exakt feststellen und steuern. Überhaupt bietet eine Behandlung nach Mayr aufgrund der stets nachprüfbaren diagnostischen Kriterien gegenüber allen anderen Fasten- und Diätarten den unschätzbaren Vorteil, daß eine individuelle Therapie durchgeführt werden kann, so daß selbst stoffwechselschwache, untergewichtige Patienten für eine Entschlackungs- und Entgiftungskur in Frage kommen. Nachdrücklich ist jedoch vor einer Selbstbehandlung zu warnen, da bei einer so tiefgreifenden Ernährungstherapie durch unbewußte Fehler der Schaden größer sein kann als der Nutzen.

Der Mensch ist in seinen physischen Belangen seit Jahrtausenden der gleiche geblieben. Sicher hat sich das Krankheitspanorama den Zeitumständen entsprechend gewandelt. Letztlich waren aber die heutigen Krankheiten auch in der Antike bereits bekannt; sie traten nur unter entsprechend anderer Akzentuierung auf. Schon bei Hippokrates erfolgte die Behandlung durch Fasten oder Mästen, durch gesteigerte oder verminderte Aufnahme von Flüssigkeit, durch Arbeiten oder Ruhe, durch Schlafen oder Wachen. Die Errungenschaften der »modernen« Diät stellen letztlich eine uralte Erkenntnis dar. Auch bei akuten fieberhaften Krankheiten empfahl

Hippokrates das Hauptmittel der heutigen Naturheilkunde, nämlich das Fasten mit gleichzeitiger ergiebiger Entleerung des Darmes. Prof. Brauchle, einer der letzten großen Naturheilärzte, erwähnt in seinem Buch »Naturheilkunde«, daß Hippokrates bei fieberhaften Erkrankungen fasten ließ mit vermehrter Flüssigkeitszufuhr, Gerstenschleim und Reinigung des Darmes durch Abführen mit Klistieren, Abführmitteln oder Stuhlzäpfchen. Die Rückkehr zum »Vater der Heilkunst«, zu Hippokrates, wäre nach Brauchle deshalb ein vorzüglicher Weg, um zu einer »Synthese« zwischen wissenschaftlicher Medizin und Naturheilkunde zu gelangen.

Symbioselenkung

Zu den wichtigsten Heilmitteln, die wir kennen, müssen auch Bakterien gerechnet werden. Der gesamte Verdauungsapparat des Menschen, angefangen von der Mundhöhle bis zum Darmausgang, wird von einer unvorstellbar großen Menge von Bakterien »bewohnt«. Diese Bakterien benötigen unseren Körper als Wirtsorganismus, aber auch der menschliche Organismus könnte ohne Bakterien nicht gedeihen. Diese »Gesundheitsbakterien« (Symbionten) bauen Vitamine auf, erschließen die Nahrung, entgiften schädliche Substanzen und machen den Organismus widerstandsfähiger gegen gesundheitsfeindliche Mikroben.

Ist das Fließgleichgewicht der Lebensgemeinschaft »Mensch und Bakterien« stabil, so spricht man von Eubiose; eine Störung dieses Gleichgewichts bezeichnet man als Dysbiose. Eine Störung des gesunden Gleichgewichts kann durch eine Vielzahl von schädigenden Faktoren hervorgerufen werden, in erster Linie durch fehlerhafte Ernährung, fehlerhafte Lebensweise, Umweltbelastungen durch Gifte und Mißbrauch von Medikamenten (z. b. Antibiotika).

Im Darm kommt es zu einem Überwuchern von gesundheitsschädigenden, schmarotzenden Bakterien, es entsteht eine Dysbakterie. Dies hat weitreichende Folgen auf den gesamten Organismus, so daß sich als Basis-Therapie bei vielen chronischen Krankheiten auch eine sogenannte Symbioselenkung anbietet. Symbioselenkung heißt Wiederaufforstung einer gesunden bakteriellen Flora, was in mehreren Stufen erfolgt und oft ein langwieriges Unterfangen darstellt, insbesondere im Erwachsenenalter. Das wesentliche hierbei ist die Zufuhr von sogenannten »Gesundheitserregern« (Mommsen), wobei eine gleichzeitige Terrainsanierung durch richtige Ernährung und Lebensführung den Erfolg nachhaltig beschleunigen kann. Dies gilt besonders für eine vorangehende Mayr-Kur. Im übrigen sollten die Ernährungsrichtlinien, die in den vorangehenden Kapiteln aufgeführt wurden, beachtet werden, wenn nachhaltiger Erfolg erzielt werden soll.

Die Symbioselenkung hat sich insbesondere bewährt bei Infektanfälligkeit im Kindesalter und ist hierbei als überlegene Methode gegenüber der herkömmlichen Antibiotika-Therapie anzusehen.

Weiterhin bestehen gute Erfolgsaussichten sowohl beim appetitschwachen als auch beim übergewichtigen Kind. Chronische Darmschäden im Kindesalter in Form von Verstopfung und häufigen Durchfällen sprechen ebenfalls überzeugend auf Symbioselenkung an. Selbst allergische Erkrankungen wie Bronchialasthma, Ekzem und Milchschorf bei Säugling und Kleinkind, sind einer Symbioselenkung zugänglich. Über alle Aspekte der Symbioselenkung als Dybiose-Therapie können Sie sich in den Merkblättern des Arbeitskreises für Symbioselenkung E. V. Postfach 1580, D-6348 Herborn, die zur Unterrichtung von Patienten verfaßt wurden, ausführlich informieren.

»Gezielte« Therapie

Neuraltherapie

Dem Arzt Ferdinand Huneke unterlief im Jahre 1925 ein schwerwiegender Fehler, ein Kunstfehler sozusagen, der aber die Medizin nachhaltig beeinflußte.

Dr. Ferdinand Huneke und sein Bruder Dr. Walter Huneke hatten eine Schwester, die seit Jahren unter schweren Migräneanfällen litt. Die beiden Brüder bemühten sich abwechselnd um ihre Schwester, doch was sie auch unternahmen, die Schmerzen konnten immer nur kurzfristig betäubt werden.

Anläßlich eines Besuches bei seiner Schwester versuchte Ferdinand Huneke, mit einem — von einem Kollegen bei rheumatischen Beschwerden mit gutem Erfolg angewandten — neuen Mittel eine heftige Schmerzattacke zu behandeln. Ohne sich viel davon zu versprechen, injizierte er das »Atophanyl« genannte Mittel seiner Schwester in die Armvene. Was danach und schon während der Injektion geschah, erschütterte Ferdinand Huneke so sehr, daß ihn dieses Erlebnis nie mehr losließ. Schlagartig war der bohrende Kopfschmerz verschwunden, mit ihm der Brechreiz, der Schwindel und das Flimmern vor den Augen.

Aus einer Verzweifelten war mit einem Schlage ein gesunder, glücklicher Mensch geworden.

Hier mußte etwas völlig Neues vor sich gegangen sein, nicht nur eine einfache Schmerzbetäubung, sondern etwas Tiefgreifendes, ein den ganzen Menschen umwandelndes Heilerlebnis. Von einer Einbildung oder Suggestion konnte nach so vielen erfolglosen Behandlungen nicht die Rede sein.

Ferdinand Huneke besprach dieses Erlebnis mit seinem Bruder Walter. Beide stellten nun Versuche mit dem verwendeten Medikament an und stellten dabei fest, daß es dieses Mittel in zwei verschiedenen Zusammensetzungen gab: einmal zur Injektion in die Vene und zum anderen mit einem Procain-Zusatz zur schmerzlosen intramuskulären Injektion. Procain ist ein Mittel zur örtlichen Schmerzbetäubung, wie es zum Beispiel der Zahnarzt spritzt, bevor er einen Zahn zieht. Die beiden bemerkten nun, daß Ferdinand seiner Schwester versehentlich das procainhaltige Präparat in die Vene gespritzt hatte.

Bis zu diesem Zeitpunkt war man der Meinung gewesen, daß Procain, in die Blutbahn gespritzt, eine tödliche Hirnlähmung zur Folge haben müsse.

Der Irrtum Ferdinand Hunekes hatte bewiesen, daß dies nicht der Fall ist und das Procain — denn nur dieses hatte den verblüffenden Heilerfolg ausgelöst — nicht nur zur örtlichen Betäubung, sondern als Heilmittel angewandt werden konnte.

In der Folgezeit setzten die beiden Brüder ihre Versuche mit einer Procain-Lösung fort, der sie noch Koffein beimengten, wodurch das Procain noch besser verträglich wurde. Sie ließen es von der Firma Bayer unter dem Namen »Impletol« in den Handel bringen.

1928 brachten beide Brüder Huneke eine Arbeit unter dem Titel »Unbekannte Fernwirkungen der Lokalanästhesie« zur Veröffentlichung. Dies kann als die Geburtsstunde der Neuraltherapie angesehen werden.

Neuraltherapie heißt wörtlich übersetzt: Heilung über das Nervensystem. Denn nicht über das Blut wirkte das Medikament. Es konnte bewiesen werden, daß Schmerzzustände genauso schnell und schlagartig verschwanden, wenn das Mittel nicht in, sondern neben die Vene, also in das Gewebe gespritzt wurde. Die Schnelligkeit, mit der ein Heilvorgang ausgelöst wird, läßt an elektrische Abläufe denken.

Es müssen Leitungsbahnen vorhanden sein, die den Stoß in das Vegetativum, wie Huneke den Vorgang der neuraltherapeutischen Injektion nennt, übermitteln.

Dafür kommen nur die Nerven des vegetativen Nervensystems in Frage, jenes Teils des Nervensystems, das nicht unserem Willen unterworfen ist. Fast alle unsere inneren Organe werden durch dieses Nervensystem gesteuert.

Dieses System steht unserem Körper in einem Netz feiner elektrischer Leitungen zur Verfügung, das die kaum vorstellbare Länge von zwölf Erdumfängen hat. Dadurch ist jede der 40 Trillionen Zellen mit den anderen zu einer lebendigen Ganzheit verbunden.

Ferdinand Huneke erlebte später noch einen Fall, der ihm eine weitere wesentliche Erkenntnis vermittelte.

Die Schwester eines Bekannten von ihm hatte seit längerer Zeit an einer schmerzhaften Kapselarthritis des linken Schultergelenks gelitten. In einer Breslauer Klinik wurde die Patientin deswegen ein halbes Jahr mit allen zu Gebote stehenden Mitteln behandelt. Doch alle Spritzen, Medikamente, Massagen und Wärmebestrahlungen nutzten nichts. Man entfernte ihr die Mandeln, weil man an einen Herd (Fokus) dachte, doch ohne Erfolg.

Die ungewöhnlichen Schmerzen ließen ein Resignieren nicht zu. Man trug sich daher mit dem Gedanken, den rechten Unterschenkel zu amputieren, in dessen Schienbein vor 30 Jahren eine Osteomyelitis (Knochenmarkseiterung) operiert worden war. Lange Zeit nach der Operation hatte die Patientin keine Beschwerden mehr gehabt, aber in den letzten fünf Jahren war es immer wieder zu kurzdauernden entzündlichen Reaktionen im Operationsbereich gekommen. Hochlagerung und feuchte Umschläge brachten die Entzündung zwar wieder zum Abklingen, doch die Erfolglosigkeit jeglicher Therapie des Schultergelenks ließ nun bei den Breslauer Ärzten die Vorstellung aufkommen, daß in diesem operierten Schienbein möglicherweise der streuende Herd zu suchen sei, von dem die Schultergelenkserkrankung ausgehen könnte. So wie man den Mandel- und Zahnherd entfernt hatte, wollte man in gleicher Weise den Schienbeinherd entfernen, und das bedeutete, den Unterschenkel zu amputieren.

Der Bruder dieser Patientin fragte Huneke, ob er dies für richtig erachte. Huneke hielt erst einmal einen Versuch mit Neuraltherapie nach seinen Erkenntnissen für angezeigt.

Er spritzte also Impletol intravenös an das Gelenk und an das Ganglion stellatum (wichtiger Nervenknoten im Halsbereich), ohne die geringste Änderung der Schmerzen zu erzielen. Huneke lehnte deshalb eine Weiterbehandlung als sinnlos ab.

Nach 14 Tagen erschien aber die Patientin nochmals in seiner Sprechstunde, zeigte ihm ihr entzündetes Schienbein und fragte, ob er nicht wenigstens das in Ordnung bringen könne. Er willigte ein und machte an die alte Operationsnarbe fünf oder sechs Quaddeln (Injektion dicht unter die Haut) mit Impletol. Als die Patientin aufstand, war das Schultergelenk auf der anderen Körperseite vollkommen schmerzfrei und beweglich. Das war eine so absonderliche Beobachtung außerhalb des Rahmens jeder bisherigen Erfahrung, daß selbst aufgeschlossene Forscher sich mit der Phrase »Suggestion« darüber hinwegtäuschten.

Aber warum hatte dann bei der ersten Behandlung die Injektion an das Ganglion stellatum nicht suggestiv gewirkt, zu einer Zeit, als die Patientin noch voller Hoffnung auf Hilfe war? Von dem neuen

Versuch erwarteten beide bestenfalls eine Beseitigung der chronischen Entzündung des operierten Schienbeins.

Das erste »Sekundenphänomen« in der Geschichte der Medizin war beobachtet worden.

Huneke kam zu der Erkenntnis, daß mit seinem Sekundenphänomen der experimentell gültige Nachweis erbracht war, daß Fernstörungserkrankungen, die von einem Herd ausgehen, nicht durch Streuung von Bakterien und deren Gifte zustande kommen.

Professor Nonnenbruch hat dazu einmal gesagt: »Der Huneke hat dreimal in seinem Leben etwas gesehen, was andere vor ihm übersehen hatten. Zunächst sah er bei seiner Schwester das Verschwinden der Migräne, als er das falsche Atophanyl intravenös spritzte. Dann beobachtete er das Verschwinden der Kopfschmerzen bei jener Patientin, der er neben die Vene spritzte, und als letzte und schönste machte er diese Beobachtung: das Sekundenphänomen.«

Störfeldtherapie

Die Neuraltherapie geht davon aus, daß jede chronische Erkrankung störfeldbedingt sein kann. Das heißt, daß die Ursache des Leidens nicht nur am Ort der Erkrankung zu suchen ist, sondern durch Fernwirkung an jeder Stelle des Körpers entstehen kann. Zum Beispiel eine Narbe, die außerhalb jeder segmentalen Ordnung pathogene (krankmachende) Impulse aussendet. Nach den Erfahrungen der Neuraltherapeuten sind mindestens 30 Prozent aller Krankheitsfälle störfeldbedingt.

Dosch meint, ein Störfeld ist ein pathologisch vorgeschädigtes Gewebe, das sich infolge eines zu stark oder zu lang einwirkenden Reizes im Zustand einer unphysiologischen Dauererregung befindet.

Die von einem Störfeld ausgehenden Impulse sind immer ziel- und planlos. Sie vermitteln falsche Informationen, die den Regulationsmechanismus fehlleiten und stören können.

Was geschieht beim Ausschalten eines Störfeldes?

Die Fibrillen (Nervenfäserchen) unseres vegetativen Nervensystems sind unvorstellbar fein, sie besitzen einen Durchmesser von 0,002 bis 0,01 Millimeter. Was in diesem Leitungsnetz genau vor sich geht, konnte bis heute noch nicht erforscht werden. Man weiß, daß sie außen positiv und innen negativ geladen sind. Dazwischen liegt eine isolierende Grenzmembran. Befinden sich die Nervenfasern im Ruhezustand, sind ihre Grenzflächen abgedichtet und Wasserstoff-, Kalium- und Natriumionen befinden sich im Gleichgewicht. Die Kaliumionen-Konzentration ist dabei im Zellinnern 20- bis 40mal höher als im außerzellulären Raum. Dieses Konzentrationsgefälle ist Ursache eines sehr hohen elektrischen Membranpotentials, welches bei Muskel- und Nervenfasern 40 bis 90 mV beträgt. Die Nervenzelle stellt gewissermaßen eine kleine Batterie dar, die nur funktioniert, wenn sie laufend Kaliumionen aufnehmen kann.

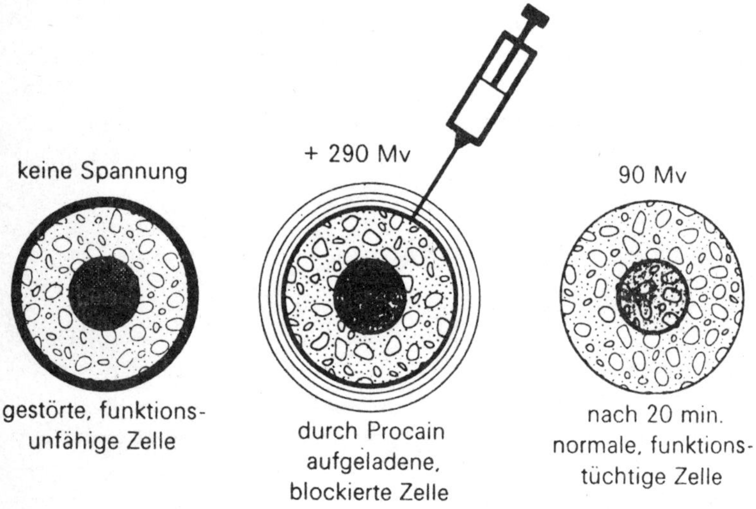

Abbildung 5

Wird der Nerv von einem schädigenden Reiz getroffen, werden die Grenzflächen erhöht durchlässig; die Kaliumionen treten dadurch aus der Faser aus, und damit bricht das Grenzflächenpotential zusammen. Die Folge ist ein elektrischer Spannungsverlust, eine Depolarisation. Die Senkung dieses Membranpotentials wird in der schmerzleitenden Nervenfaser dem Gehirn als schmerzvermeldender Impuls zugeleitet. Der Schmerzsinn kontrolliert also den Ladungszustand dieser kleinen »Batterien« und meldet jeden Potentialverlust der Zellgrenzmembran.

Alle Schmerzreize steigern die Durchlässigkeit der Membranen mit einem Verlust der Kaliumionen. Als Folgeerscheinung tritt eine Entzündung auf. Das Procain wirkt bei diesen biochemischen und elektrophysiologischen Vorgängen (nach Fleckenstein und Hardt) als echter Gegenspieler. Schon in geringen Dosen wirken die Lokalanästhetika der Depolarisation entgegen. Sie schützen die Grenzflächenmembran, indem sie diese abdichten und dadurch ein Austreten der Kaliumionen aus der Nervenfaser verhindern. Durch sein hohes Eigenpotential von ungefähr +290 mV (nach Pischinger) ist das Procain in der Lage, das zusammengebrochene Membranpotential von normalerweise 40—90 mV wiederaufzubauen und zu stabilisieren (Abbildung 5).

Was ist als Störfeld in Betracht zu ziehen?

Nachdem wir wissen, daß jede Krankheit störfeldbedingt sein kann, sollten wir bei jeder therapieresistenten (einer Behandlung nicht zugänglichen) Erkrankung an die Ausschaltung eines eventuell vorliegenden Störfeldes denken. In Frage kommen dafür alle Narben von Operationen und Verletzungen, wobei deren Größe und Alter völlig unbedeutend sind. Eine besondere Bedeutung kommt dabei den Tonsillektomienarben (Narben nach Entfernung der Mandeln) zu. Für den Neuraltherapeuten stellen diese ein besonders interessantes und erfolgreiches »Arbeitsgebiet« dar, denn die meisten Sekundenphänomene, besonders bei Schulter-Arm-Syndromen und Irritationen im Bereich der Halswirbelsäule, werden durch Unterspritzung solcher Mandelnarben erzielt. Aber auch die noch vorhandenen Mandeln, besonders solche, die sich häufig durch Entzündungen oder Abszesse unangenehm bemerkbar machen, sind häufig Ursache für eine chronische Erkrankung.

Besonders anfällig im Sinne der Störfeldtheorie erweisen sich die Zähne. Die möglichen Störfelder im Zahnbereich sind so zahlreich, daß diesem Gebiet hohe Aufmerksamkeit gewidmet werden soll. Die Schwierigkeit bei der Beurteilung des Kiefer- und Zahnbereichs beginnt beim Neuraltherapeuten mit seiner Abhängigkeit vom zahnärztlichen Gutachten. Die meisten Zahnärzte sind sich leider nicht immer sicher, welche Veränderungen als Störfeld in Betracht zu ziehen sind.

Jeder Zahn, dessen Wurzel entfernt wurde und als devital oder tot zu bezeichnen ist, kann ein Störfeld sein. Auch ohne Entfernung des Nervs, durch mechanische oder Wärmereize kann ein Zahn nervtot sein. Granulome, Entzündungen am Zahnhals oder schrägstehende, verlagerte Weisheitszähne sind ebenso in Betracht zu ziehen wie verschiedene Metallfüllungen (zum Beispiel Gold und Amalgan), die eine elektrische Spannung von mehreren hundert Millivolt erzeugen können und damit zum Störfaktor werden.

Um einen Zahn als störenden Herd zu entlarven, wurden Geräte entwickelt, mit denen der Zahnarzt die Vitalität der einzelnen Zähne messen kann. Er kann sich also an ganz konkreten Messungen orientieren, ob ein Zahl ein Störfeld darstellt oder nicht. In den fünfziger Jahren war es nämlich üblich, Patienten mit beispielsweise rheumatischen Beschwerden, die jeder Therapie trotzten, sämtliche Zähne zu ziehen, ohne sich vorher zu überzeugen, welche nun wirklich devital (leblos) waren.

Und es wird manchmal auch für den Neuraltherapeuten schwierig sein, einen Patienten davon zu überzeugen, daß er sich einen Zahn ziehen lassen muß, an dem die ganze Konstruktion seines Gebisses einen letzten Halt findet.

Segmenttherapie

Versagt bei einem Patienten die Störfeldsuche, bleibt trotz aller Gründlichkeit bei der Suche nach Störfeldern der Erfolg aus und konnte kein Sekundenphänomen erzielt werden, muß sich der Behandler mehr der Nachbarschaft der erkrankten Körperstelle zuwenden — er muß im Segment behandeln.

Diese Form der »Heilbetäubung« wandten die Brüder Huneke in den ersten 16 Jahren an, ehe Ferdinand Huneke durch den bereits geschilderten Fall das Sekundenphänomen entdeckte. Die Form der Segmentbehandlung wurde schon in frühester Zeit angewandt, in Form von Massagen, Wärme- und Kälteanwendungen, Akupunktur und den verschiedensten Hautreizverfahren.

Bei der Erkrankung bestimmter Organe verspürte der Patient an genau zu bestimmenden Hautbezirken, sogenannten Dermatomen, ausstrahlende Schmerzen, die mit der Nervenversorgung der einzelnen Rückenmarksnerven zusammenhängen. Ein Patient, der zum Beispiel an einer Gallenkolik leidet, verspürt ausstrahlende Schmerzen vom rechten Rippenbogen bis unter das rechte Schulterblatt. Heiße Kompressen, die auf diese Schmerzzonen aufgelegt werden, lindern oft die Kolikschmerzen. Die Neuraltherapie hat diese Erfahrungen aus der Volksheilkunde übernommen und in ihre Therapie eingebaut, denn die Segmentbehandlung mit Procain hat sich als wesentlich wirksamer erwiesen als die sonst angewandten Hautreizverfahren. Entscheidend für deren Wirksamkeit ist immer die Injektion an die richtige Stelle.

Um die Funktion der Segmenttherapie zu verstehen, ist es notwendig, die Wirbelsäule und die nervale Versorgung aus dem Rückenmark näher zu betrachten. Zum Nervensystem gehört das willkürliche, also unserem Willen unterstellte Nervensystem, mit dem wir zum Beispiel unsere Muskulatur und damit unsere Gliedmaßen bewegen. Es hat seine Schaltstellen in Gehirn und Rückenmark.

Die aus motorischen (= die Bewegungen steuernden) und sensiblen (= fühlenden) Fasern bestehenden Nerven kommen paarig beidseits der Wirbelkörper aus dem Rückenmark. Sie treten aber nicht dort hervor, wo sie entspringen, sondern sie verlaufen, vor allem im Bereich der Lendenwirbelsäule, eine Strecke im Wirbelkanal, ehe sie diesen verlassen.

Das unwillkürliche, nicht unserem Willen unterstellte Nervensystem nennt man das vegetative Nervensystem. Durch dieses werden die Lebensfunktionen gesteuert (Atmung, Verdauung, Stoffwechsel, Sekretionen, Wasserhaushalt usw.). Man unterscheidet dabei wiederum ein sympathisches (anregendes) und parasympathisches (dämpfendes) System.

Der Sympathikus besteht aus einem linken und rechten »Grenzstrang«, die beide neben der Wirbelsäule verlaufen. Der Grenzstrang weist 22 bis 25 Ganglien (Nervenknoten) auf, die wiederum durch Nervenstränge miteinander verbunden sind. Der Parasympathikus oder Vagusnerv kommt direkt aus dem Stammhirn, benutzt aber auch die Rückenmarksnerven als Leitungsbahnen. Beide, Sympathikus und Parasympathikus, versorgen die gleichen Gebiete.

Die einfachste Form der Segmenttherapie ist die »Quaddelbehandlung«. Eine Form der Therapie, die selbst von Behandlern, die mit der Neuraltherapie nicht vertraut sind, durchgeführt werden kann. Ihre Wirksamkeit bei Wirbelsäulenerkrankungen ist oftmals geradezu verblüffend und vor allem völlig frei von irgendwelchen Nebenwirkungen.

Komplizierter wird die Segmentbehandlung dann, wenn eine Quaddelbehandlung nicht oder nur vorübergehend den erhofften Erfolg bringt.

Hier darf wieder ein Fall aus der Praxis zitiert werden. Ein 45jähriger Patient hatte vor ungefähr zwei Jahren einen Bandscheibenvorfall erlitten, der sich durch intensive Behandlung ohne Operation wieder zurückbildete. Er konnte seine Wirbelsäule wieder normal belasten, war völlig schmerzfrei und beweglich. Nach einiger Zeit fiel ihm jedoch auf, daß sein linkes Bein im Vergleich zu dem anderen kälter war und er bei längerem Gehen Schmerzen in der Wade bekam. Dies alles waren typische Beschwerden, wie sie bei Durchblutungsstörungen auftreten, dem sogenannten »Raucherbein«. Dementsprechend wurde er auch mit durchblutungsfördernden Medikamenten behandelt und mit allen anderen zu Gebote stehenden Mitteln versorgt, mit Massagen, Vitaminpräparaten und auch mit Quaddeln im Bereich der Lendenwirbelsäule. Schließlich landete er bei einem erfahrenen Neuraltherapeuten. Auch dieser dachte zuerst an Durchblutungsstörungen, aber das linke Bein fühlte sich zwar kälter an als das rechte, die Pulse der Arterie waren jedoch genauso gut spürbar wie an dem gesunden Bein. Eine Durchblutungsstörung war also auszuschließen. Erst aufgrund der Krankheitsgeschichte, bei der dieser Patient seinen vor zwei Jahren behandelten Bandscheibenvorfall erwähnte, konnte der Behandler seine Diagnose stellen: postischialgische Durchblutungsstörungen (vegetativ bedingte Durchblutungsstörungen nach einer Irritation im Bereich der Lendenwirbelsäule).

Er entschloß sich zur Injektion an dem »lumbalen Grenzstrang«. Dabei wird mit einer zwölf Zentimeter langen Nadel etwa am Unterrand der elften Rippe eingestochen, und der Neuraltherapeut tastet sich mit seiner Nadel bis seitlich vor den Wirbelkörper, wo der Grenzstrang liegt, dort injiziert er etwa zwei bis fünf ml Procain.

Einige Minuten nach der Injektion, die außer dem Einstich kaum spürbar ist, bemerkte der Patient ein angenehmes Wärmegefühl in seinem linken Bein. Nach 14 Tagen wurde die Injektion wiederholt, und seitdem ist er völlig beschwerdefrei.

Auch in diesem Fall wurde nur durch eine Depolarisierung eines sich im Bereich des Grenzstranges befindlichen Nervenknotens die »Selbstheilung« des Organismus durch eine richtig gesetzte Injektion ausgelöst.

Man ist versucht, solche Heilerfolge, die, durch einen erfahrenen Neuraltherapeuten durchgeführt, simpel und einfach erscheinen, entweder in den dubiosen Bereich der Wunder abzuschieben oder sie, vom Blickwinkel der Wissenschaft aus gesehen, als unbeweisbaren Zufall abzutun. Ferdinand Huneke sagte einmal dazu: »Man lasse sich doch durch einfache Tatsachen belehren und nicht an Heilungen hindern durch Überlegungen eines Verstandes, der so etwas gar nicht für möglich halten kann.«

Der Vollständigkeit halber sollen einige Krankheiten aufgeführt werden, die besonders günstig durch die Neuraltherapie zu beeinflussen sind:

Neuralgien aller Art, Nervenentzündungen, Ischias, Arthrosis deformans, Zervikalsyndrom, Bandscheibenschäden, Bechterewsche Erkrankung, Spondylosis, Osteochondrose, Hexenschuß, Kreuzschmerzen unbekannter Ursache.

Welche Krankheiten sind durch Neuraltherapie nicht beeinflußbar?

Wenn auch die Möglichkeiten der Behandlung mit Procain erstaunlich vielseitig sind, so stellt sie doch keineswegs ein Allheilmittel dar. Sie hat wie jede Therapie ihre Grenzen.

Nach den Erfahrungen der Neuraltherapie sind folgende Krankheiten nicht oder nur unwesentlich zu beeinflussen:

Erbkrankheiten, fortgeschrittene Infektionskrankheiten, Geisteskrankheiten, Mangelkrankheiten (durch Vitamin- oder Hormonmangel), seelisch bedingte Erkrankungen, Krebserkrankungen, narbig verheilte Endzustände wie Muskelschwund, Parkinsonismus, Kinderlähmung, Multiple Sklerose, Schrumpfleber, Halbseitenlähmungen nach Schlaganfällen.

Auch die Neuraltherapie sollte wie zum Beispiel die Chiropraktik niemals isoliert und als allein seligmachende Therapiemöglichkeit begriffen werden. Erst im Zusammenspiel aller sich bietenden Möglichkeiten kann eine Behandlung dem Patienten den erhofften Erfolg garantieren. Und man muß ihre Grenzen erkennen, um sich nicht der Unglaubwürdigkeit auszusetzen.

Akupunktur

In den letzten Jahren ist in Europa das Interesse für eine Therapie sehr stark in den Vordergrund getreten, die im Fernen Osten auf eine mehrere tausend Jahre alte Erfahrung aufbaut — die Akupunktur.

Wie ihr Name besagt (acus = Nadel, punctura = Stich), werden dabei an bestimmten Punkten der Körperoberfläche in das Unterhautzellgewebe feine Metallnadeln eingestochen, die man dort mehrere Sekunden bis Stunden einwirken läßt.

Man stützt sich dabei auf die Erfahrungen der chinesischen Medizin, die 200 v. Chr. das erste Buch über die Akupunktur verfaßte und sich dabei schon an Erfahrungen aus früheren Jahrhunderten orientieren konnte.

Um die Akupunktur in ihrem Wesen zu verstehen, muß ihr Grundgedanke näher erläutert werden, die Lehre vom Gleichgewicht.

Es wurde ihr von den Ärzten des Fernen Ostens die älteste philosophische Theorie der Menschheit zugrunde gelegt, eben die Lehre vom Gleichgewicht, von »Yin und Yang«.

Sie gingen davon aus, daß im Universum alles und jedes den gleichen Gesetzen des Wandels unterworfen ist, so wie Tag und Nacht, Licht und Dunkel einander abwechseln, wobei das Tageslicht die Wohltäterin und die Dunkelheit die Feindin der Menschheit ist. Dieses regelmäßige Kommen und Gehen ist das Grundphänomen jeglichen kosmischen Geschehens.

Von den Chinesen wurden diese gegensätzlichen Wechselzustände in zwei Gruppen eingeteilt:

Die erste nannten sie die positive oder die »Yang-Kraft«; sie umfaßt u. a. folgende Eigenschaften: Widerstandsfähigkeit, Spannkraft, Festigkeit, Klarheit, Druck, Wärme, Schwere, kurz die Fülle, das Positive und deren entsprechende Wirksamkeiten: Schwerkraft, Zentripetalkraft, Zusammenziehung. Die zweite, die negative, nannten sie die »Yin-Kraft«; zu dieser gehören folgende Eigenschaften: Zerbrechlichkeit, Nachgiebigkeit, Ausdehnbarkeit, Dunkelheit, Kälte, Leichtigkeit, kurz die Leere, das Negative mit folgenden Wirksamkeiten: Steigkraft, Zentrifugalkraft, Ausdehnung.

Nichts auf der Welt ist jedoch nach dieser Theorie rein Yang (positiv) oder rein Yin (negativ). Wir begegnen vielmehr überall den verschiedenartigsten Kombinationen und Ausdrucksformen, die als unendliche Variationen des Kräfteverhältnisses von Yin und Yang in Erscheinung treten.

Das Universum ist das Schwingen der beiden Wirksamkeiten Yin und Yang und deren Übergang von einem in das andere. Dieses Einheitsgesetz stellt die Grundregel der fernöstlichen Philosophie dar. Und in diesem Einheitsgesetz wurzelt unmittelbar und natürlicherweise die chinesische Medizin. Wenn in der gesamten Welt alles dem Gesetz vom Gleichgewicht der gegensätzlichen Kräfte unterworfen ist, so unterliegt ihr auch der Mensch als integrierender Teil des Kosmos. Auch die Organe und die Lebensenergie, die von diesen erzeugt und unterhalten wird, ist dem allgemein gültigen Gesetz vom Gleichgewicht unterstellt.

Befinden sich die beiden polaren Kräfte in einem vollkommenen Gleichgewicht, zirkuliert die Lebensenergie frei und regelmäßig im Organismus, ist dies die Gesundheit.

Ist das Gleichgewicht gestört und weist der Energiestrom einen Mangel (Yin) oder einen Überfluß (Yang) auf, äußert sich die »Yin-« oder »Yang-Krankheit« an bestimmten Punkten auf der Haut. Und diese Punkte sind es, die, mit Metallnadeln punktiert, eine ausgleichende Wirkung auf die betroffenen Organe haben.

Die Auseinandersetzung zwischen den »Yin-« und »Yang-Kräften« mutet für uns Europäer etwas geheimnisvoll an: Man sucht deshalb nach Erklärungen, die unserem abendländischen Denken eher entsprechen.

Die beschleunigende, blutdruckerhöhende, zusammenziehende, tonisierende Kraft in unserem Körper, die »Yang-Kraft«, ist nichts anderes als das sympathische Nervensystem, auf dessen überwiegenden Einfluß alle Störungen beruhen, die durch eine erhöhte Erregbarkeit des sympathischen Nervensystems entstehen (Yang-Krankheiten).

Die dämpfende, blutdrucksenkende, erweiternde, beruhigende Kraft, die »Yin-Kraft«, ist das parasympathische Nervensystem, auf dessen Überwiegen die »Vagotonie« (Übergewicht über den Sympathikus) und alle daraus resultierenden Störungen beruhen (Yin-Krankheiten).

Dieses Zusammenspiel, das für die Gesundheit notwendige Gleichgewicht der beiden gegensätzlichen Systeme, ist der abendländischen Medizin natürlich längst bekannt. Aber es erklärt in keiner Weise den Wirkungsmechanismus, der ausgelöst wird, wenn an bestimmten Punkten Nadeln gesetzt werden und dadurch unbestreitbar Krankheiten gelindert oder sogar geheilt werden. Die chinesische Medizin der Neuzeit, die ohne Zweifel sachlich, nüchtern und mit modernsten Mitteln gehandhabt wird, bedient sich auch heute noch, oder wieder, mit Erfolg der Akupunktur. Und dies nicht nur als Ersatz der Narkose bei Operationen.

Was sind Meridiane?

Die allgemeine theoretische Erkenntnis legten die Chinesen ihrer Lehre vom menschlichen Organismus zugrunde: Sie wiesen zwölf bilaterale (beidseitige) Meridiane (Verbindungslinien der einzelnen Punkte) nach: die Yin- und Yang-Meridiane.

Sie vergleichen den menschlichen Organismus mit einer Fabrik, wobei die äußeren, die Yang-Meridiane, die Werkstätten darstellen, die die zugeführte Nahrung in Energie umwandeln. Dies sind der Magen, Dünndarm, Dickdarm, die Gallenblase, die Harnblase und als sechster der »dreifache Erwärmer«, der der Gesamtfunktion von Atmungs-, Verdauungs- und Urogenitalsystem entspricht und durch seine Tätigkeit Wärme erzeugt.

Die inneren, also die Yin-Meridiane, stellen die Magazine dar, sie besorgen die Reinigung der Lebensenergie, die von den Werkstattorganen zugeführt worden ist. Sie speichern diese Lebensenergie auf, deshalb werden sie als Speicherorgane bezeichnet. Dies sind folgende sechs Meridiane: das Herz, die Lungen, die Milz zusammen mit der Bauchspeicheldrüse, die Leber, die Nieren und das gesamte Kreislaufsystem.

Neben diesen zwölf beidseitigen Meridianen sind noch weitere zwei beschrieben, die aber nicht Organen, sondern physiologischen Funktionen entsprechen. Sie verlaufen auf der vorderen und hinteren Mittellinie des Körpers — das Konzeptionsgefäß und das Gouverneurgefäß (vorderer und hinterer Meridian).

Daß diese, auf den Meridianen liegenden Punkte, die bei entsprechenden Krankheiten druckschmerzhaft sind, nicht nur einer chinesischen Philosophie entspringen, zeigt folgende Tatsache.

Der deutsche Arzt und Homöopath Dr. Weihe (19. Jahrhundert), der keinerlei Kenntnisse der Akupunktur besaß, entdeckte 195 genau zu lokalisierende Punkte auf der Haut, die bei bestimmten Krankheiten immer druckschmerzhaft waren.

Bei einer Nachprüfung dieser »Weiheschen Punkte« ergab sich, daß 153 von ihnen mit den chinesischen Akupunkturpunkten übereinstimmten und von diesen wiederum 105 sowohl in ihrer Lokalisation als auch ihrer Symptomatik völlig identisch mit den chinesischen waren.

Der erfahrene Akupunkteur in China stellt zuerst einmal mit feinem Fingerspitzengefühl eine Pulsdiagnostik, wenn er die Akupunkturbehandlung beginnt. Er tastet dabei einmal mit zartem Druck, dann mit stärkerem Aufdrücken drei Stellen an der Speichen-Schlagader oberhalb des Handgelenks ab. Wenn er das links und rechts macht, bekommt er zwölf verschiedene Tastergebnisse, die den zwölf Meridianen entsprechen. Diese uns fremde Diagnostik hat ihre eigene Ursache. In China und Japan durfte der Arzt nicht die entkleidete Patientin untersuchen. Er bekam an Elfenbeinfigürchen die Stelle der Beschwerden gezeigt. Die Dame steckte bestenfalls ihre Hände hinter dem Vorhang hervor, der sie verbarg. Der Arzt mußte sich damit begnügen, aus dem Puls den Zustand von Yin und Yang in den einzelnen Meridianen festzustellen und so zu seiner Diagnose zu kommen. Diese Pulsidagnostik kann nicht von jedem europäischen Akupunkteur nachvollzogen werden. Was auch nicht notwendig ist, da unsere modernen Diagnostikmethoden viel aussagekräftiger sind. Die Akupunktur muß als moderne Heilmethode auch auf einiges mythologisches Beiwerk der alten

Chinesen verzichten. Was übrig bleibt, ist eine Behandlungsmethode, die sich mit ihren Erfolgen durchsetzen wird.

Natürlich genügt es heute nicht mehr, wenn man von einer medizinischen Behandlungsmethode lediglich weiß, daß sie wirkt, aber keine Vorstellung vom eigentlichen Wirkmechanismus hat. Vieles an der Akupunkturwirkung ist bis heute tatsächlich noch ungeklärt. Andererseits liegen aber zu bestimmten Punkten Untersuchungsergebnisse vor, die es unmöglich machen, achtlos an dieser Therapiemöglichkeit vorbeizugehen.

In Wien wiesen der Universitätsprofessor G. Kellner und der Leiter des »Ludwig-Boltzmann-Instituts für Akupunktur« Dr. J. Bischko nach, daß bestimmte Akupunkturpunkte einen besonderen mikroskopischen Bau haben, so daß eine spezifische Wirkung zumindest möglich ist.

Professor A. Pischinger von der Wiener Universität fand mit komplizierten modernen Meßmethoden (Jodometrie, Potentiometrie) heraus, daß ins Gewebe gesteckte Metallnadeln eine vegetative Umschaltung verursachen.

Der Lungenfacharzt Dr. G. Bergsmann untersuchte exakt die Wirkung des Anstechens zweier Rückenpunkte, die nach der Überlieferung die Motorik des größten Atemmuskels, des Zwerchfells, anregen. Er konnte die Wirksamkeit röntgenologisch und spirometrisch objektivieren. (Ein Spirometer ist ein Gerät, mit dem man den Atemumfang, also das geatmete Luftvolumen, messen kann.) Der deutsche Kliniker F. Hoff hat schon 1931 veröffentlicht, daß durch bestimmte Hautreize in der Haut ein hormonähnlicher Stoff entsteht, der einen tiefgreifenden Einfluß auf das Kapillarsystem des Körpers ausübt und damit auf die vegetativen Regulationsmechanismen wirkt.

Wer sich näher mit der Akupunktur beschäftigt, wird feststellen, daß man gar nicht so sehr im dunkeln tappt, wie meist angenommen wird. Sicherlich sind in der nächsten Zeit noch weitere interessante Forschungsergebnisse zu erwarten. Grundlagenforschung in dieser Richtung wird heute vor allem in China, Italien, Frankreich und Deutschland betrieben. Auch das Boltzmann-Institut in Wien darf bei dieser Aufzählung nicht vergessen werden.

Die Akupunkturbehandlung empfiehlt sich bei allen funktionellen Störungen. Wenn beispielsweise ein genetischer Defekt oder eine Mangelkrankheit vorliegt, wird natürlich auch die beste Akupunktur nicht helfen können. Auch Systemerkrankungen, Vergiftungen, bösartige Tumoren (Krebs), Krankheiten, die auf anatomischen Veränderungen beruhen, und Geisteskrankheiten eignen sich nicht dafür.

Ein dankbares Gebiet für diese Methode sind Dysfunktionen aller Körperbereiche, bestimmte Formen von Durchblutungsstörungen und alle Arten von Schmerzen. Dabei stellt anteilsmäßig der Kopfschmerz in allen Variationen sowohl die größte als auch die am besten zu behandelnde Gruppe dar.

Die Akupunktur beginnt langsam den Ruf einer »Außenseitermethode« abzustreifen. Immer mehr Wissenschaftler bemühen sich, die theoretischen Grundlagen der Akupunktur zu erforschen. Bestimmt wird das in den nächsten Jahren in einem solchen Maß gelingen, daß die Akupunktur in die an den Universitäten gelehrten Heilmethoden integriert wird.

Der Patient von heute kann und soll jedoch nicht auf die wissenschaftliche Untermauerung von morgen warten. Für ihn ist die Akupunktur schon jetzt eine wirksame und erwiesenermaßen unschädliche Therapieform. Ein Versuch mit dieser Methode sollte in geeigneten Fällen immer unternommen werden.

Von dem amerikanischen Schriftsteller Aldous Huxley stammt der schöne Satz: »Daß eine Nadel, die jemandem in den Fuß gesteckt wird, die Tätigkeit seiner Leber oder ähnliches anregen soll, kann man doch einfach nicht glauben. Das Dumme ist nur — es geschieht tatsächlich!«

Zu den Leiden, die mit Akupunktur besonders gut zu beeinflussen sind, gehören die Migräne und fast alle Formen von Kopfschmerzen. Aber auch Neuralgien (Nervenschmerzen) wie Trigeminus-Neuralgie und Ischialgie sind in der Regel einer Akupunktur-Behandlung zugänglich. Erfahrungen mit Ohr-Akupunktur bei Rauschgiftsüchtigen und Alkoholikern haben gezeigt, daß mittels der Akupunktur auch eine psychische Einflußnahme über das vegetative Nervensystem möglich ist. Dementsprechend erscheint es durchaus verständlich, daß auch psychosomatische Krankheitszustände wie Bronchialasthma und Magengeschwür, aber auch die schwere Dickdarmentzündung (Colitis) mit Akupunktur zu beeinflussen sind. Darüber hinaus kommen chronische Reizzustände des Magen-Darm-Kanals, aber auch die Stuhlverstopfung (Obstipation) für eine Behandlung mit Akupunktur in Frage. Auch die Reizblase und das Bettnässen bei Kindern sind mit Akupunktur zu therapieren. Schlafstörungen und vegetative Dystonie lassen einen Versuch mit Akupunktur als lohnenswert erscheinen.

Gerade die Krankheiten, die mit den üblichen Mitteln nicht erfolgreich angegangen werden können, sind ein verläßlicher Maßstab für die Wirksamkeit oder Unwirksamkeit einer zusätzlichen Therapie.

Ozontherapie

Ozon entsteht, wenn sich zwei Sauerstoffatome (O_2) mit einem dritten Sauerstoffatom verbinden. Diese Verbindung von drei Sauerstoffatomen (O_3) nennt man Ozon. Damit diese dreifache Sauerstoffverbindung zustande kommt, muß eine erhebliche Menge Energie zugeführt werden. In der Natur tritt Ozon deshalb nur beim Freiwerden großer Energiemengen auf, zum Beispiel bei einem Gewitter. Auch die energiereichen, ultravioletten Höhenstrahlen der Sonne lassen geringe Mengen von Ozon in der Luft entstehen. Der stechende Geruch, der bei zu langer Brenndauer einer Heimhöhensonne auftritt, wird durch eine Ozonbildung hervorgerufen.

Enthält reiner Sauerstoff (O_2) nur eine winzige Beimengung des dreifachen Sauerstoffs Ozon (O_3), so wird seine Oxydationskraft um ein Vielfaches gesteigert. Die Zelle kann wieder vermehrt Sauerstoff aufnehmen und verwerten. Das Ozon wirkt nicht direkt auf die Zelle beziehungsweise die Atmungsenzyme ein; das wirksame Prinzip sind wahrscheinlich Ozonverbindungen, sogenannte Ozonide, die bei Zufuhr von Ozon sofort im Blut entstehen. Ein Ozonid ist geringfügig energiereicher als eine »normale« Sauerstoffverbindung und wirkt deshalb vermutlich als »Zellatmungsaktivator«.

Der genaue Reaktionsablauf im Blut bei Zufuhr von Ozon ist in seinem Chemismus noch nicht vollständig geklärt. Die Wirksamkeit des Ozons im Gewebe in Form eines gesteigerten Stoffwechsels ist jedoch unmittelbar zu sehen: nach Injektion des Ozon-Sauerstoff-Gemisches in die Arteria femoralis tritt am Bein für kurze Zeit eine hellrote Verfärbung auf. Bei reinem Sauerstoff ohne Ozon bleibt die Haut blaß. Daß Ozon beziehungsweise die Ozonverbindungen möglicherweise in die Zellatmung eingreifen, konnte bei Krankheitszuständen nachgewiesen werden, in denen die normale Oxydation nicht mehr funktioniert — beim Krebs. Bei einigen fortgeschrittenen Fällen konnte durch Ozontherapie noch ein eindeutiger Rückgang des Tumors erzielt werden. Im Tierversuch kommt man bei gleichzeitiger Ozontherapie mit zwei Dritteln der üblichen Bestrahlungsdosis aus, um eine bösartige Geschwulst zum Verschwinden zu bringen (I. Frauenklinik der Universität Wien).

Ozon kann also unter bestimmten Bedingungen dazu beitragen, daß sich eine entartete Zellatmung, wie sie beim Krebs vorliegt, wieder teilweise normalisiert. Es ist naheliegend, daß eine Stoffwechselstörung, die nicht auf einer Entartung, sondern nur auf einem Mangel an Sauerstoff — auf einer Hypoxydose — beruht, durch Ozon leichter behoben werden kann — dies ist tatsächlich der Fall.

Hätte 1936 dem Leipziger Chirurgen und Universitätsprofessor Payr das heute für die Ozontherapie verwendete Gerät zur Verfügung gestanden, als er es erstmalig wagte, einem Patienten ein Ozon-Sauerstoff-Gemisch zu injizieren, dann wäre die Ozontherapie wahrscheinlich jetzt ein Paradepferd der Schulmedizin.

Aber die Technik hinkte damals noch hinterher, es gab beispielsweise noch keine ozonresistenten Kunststoffschläuche, und es kam bei der Anwendung zu Komplikationen. Die Zwischenfälle nährten den Verdacht einiger Professoren, man habe es bei dem Ozon mit einem ganz gefährlichen Plasmagift zu tun und die Injektion eines solchen Gasgemisches in die Venen, geschweige denn in die Arterien, könne doch nur zu tödlichen Folgen führen; eine Luftembolie sei das mindeste, was man an Schaden befürchten müsse.

Wenn das stimmen würde, dann gäbe es täglich Opfer der Therapie. Nicht nur in Bulgarien, wo die Ozontherapie besonders an der Chirurgischen Universitätsklinik in Sofia in erstaunlich großem Umfang angewendet wird, sondern auch in der Bundesrepublik, wo sich erfreulicherweise immer mehr Ärzte dieser Behandlungsmethode widmen.

Die Ozontherapie ist sicher eine der wirksamsten Therapiemöglichkeiten, gerade bei chronischen Erkrankungen, infolge ihrer tiefgreifenden Wirkung auf das gesamte Stoffwechselgeschehen. Als Hauptanwendungsgebiet für Ozon gilt die arterielle Verschlußkrankheit der Beine (s. später).

Wahrscheinlich ist Ozon das wirksamste unter den heute bekannten Mitteln, um eine anhaltende Besserung bei chronischen Durchblutungsstörungen dieser Art zu erzielen.

Bei Durchblutungsstörungen der Beine wird das Sauerstoff-Ozon-Gemisch direkt in die Hauptschlagader des Beines, die Arterie femoralis, verabreicht. Auch bei anderen gefäßbedingten Erkrankungen ist die Ozontherapie hervorragend wirksam: in erster Linie bei Herzschmerzen (Angina pectoris) aufgrund einer Herzkranzverkalkung. Ozon gilt weiterhin als spezifisch wirksam bei Leberschäden der verschiedensten Schweregrade. Interessanterweise konnte festgestellt werden, daß bei mit Ozon vorbehandelten Blutkonserven nie eine Übertragung einer Hepatitis (infektiöse Leberzell-Entzündung) erfolgt.

Die Behandlungsmethode bei Angina pectoris und bei Leberschäden besteht vorwiegend in sog. Eigenblutinfusionen (Blutwäsche). Bei diesem Verfahren wird dem Patienten eine größere Menge Blut, etwa 100 ccm, entnommen, ungerinnbar gemacht, mit Ozon-Sauerstoff vermischt und anschließend dem Patienten wieder zurückinfundiert. Daß es überhaupt in derart fortgeschrittenen Krankheitsfällen zu einer wesentlichen Besserung durch Ozon-Sauerstoff-Therapie kommt, kann nur dadurch erklärt werden, daß Ozon tief ins Stoffwechselgeschehen eingreift, und zwar vermutlich in den Eiweißstoffwechsel und in den Fettstoffwechsel und damit überhaupt zu einer Ökonomisierung des gesamten Zellstoffwechsels Anlaß gibt; sowohl eine krankhafte Erhöhung der Harnsäure als auch der Blutfettwerte läßt sich mit einer hochdosierten Ozon-Eigenblut-Infusionsbehandlung nachhaltig bessern.

Auch bei allgemeiner Kreislaufschwäche, schlechtem Allgemeinbefinden, insbesondere nach schweren operativen Eingriffen, kann durch Ozon eine rasche Besserung erreicht werden. Vielfach sind all diejenigen Zustände, die man in die Kategorie des Nicht-mehr-ganz-gesund und Noch-nicht-krank einordnen muß, die sich in schneller Ermüdbarkeit bis Erschöpfung, mangelnder Leistungsfähigkeit bis hin zur Konzentrationsschwäche äußern, für die Ozontherapie ein dankbares Anwendungsgebiet.

Besondere Medikamente

Im Rahmen eines Buches mit dem Thema »Gesundheit und Krankheit« können natürlich keine allgemeingültigen therapeutischen Empfehlungen in medikamentöser Hinsicht gegeben werden. In den vorigen Kapiteln wurde wiederholt darauf hingewiesen, daß auch die Ernährung eine individuelle Verordnung erfordert, um so mehr natürlich eine medikamentöse Therapie mit ihren schwer abschätzbaren und oft weitreichenden Wirkungen bzw. Nebenwirkungen.

Dies gilt vorbehaltlos nicht nur für die sog. chemischen Mittel der Schulmedizin; auch bei pflanzlichen und homöopathischen Medikamenten bedarf es einer exakten, auf das jeweilige Krankheitsbild zugeschnittenen Verordnung. Es ist zudem eine unbestreitbare Tatsache, daß die günstige Wirkung niedriger Dosierungen sich nicht steigert, wenn die Dosis vom Patienten eigenmächtig erhöht wird, ja sogar ins Gegenteil umschlagen kann. So sind z. B. Eisenpräparate für kreislaufschwache Frauen mit Regelstörungen durchaus positiv einzusetzen. Ein gesunder Mann kann sich jedoch schon durch eine relativ geringfügige übermäßige Eisenzufuhr Schaden zufügen. Das gleiche gilt für die vielfach propagierten Vitaminpräparate, die in übermäßiger Dosierung keinesfalls reaktionslos vertragen werden, sondern sogar zu schweren Schäden im Organismus führen können, vor allem, was die Vitamine A und D betrifft. Ähnliches gilt für Mineralien und Spurenelemente. Selenium ist z. B. lebensnotwendig; aber schon in geringer Überdosierung wirkt es schädlich. Bei einer gesunden Ernährung wie angegeben sind grundsätzlich keine Vitamin- oder Mineral-Mangelzustände zu erwarten. Aus diesem Grund ist eine zusätzliche Zufuhr auch nicht nötig.

Wenn im folgenden doch einige therapeutische Hinweise auf bestimmte Medikamente oder Medikamentgruppen gegeben werden, so im vollen Bewußtsein, daß nur der Arzt entscheiden kann, ob diese oder jene »Arznei« für den Patienten in Frage kommt. Vor einer Selbstbehandlung ist nachdrücklich zu warnen!

Weiterhin stellen die angegebenen Substanzen keine Alternativtherapie gegenüber den herkömmlichen schulmedizinischen Medikamenten dar, sondern sind lediglich als wertvolle Ergänzungstherapie anzusehen, wobei sich im geeigneten Fall herkömmliche Methoden als eindeutig überlegen erweisen können. Es darf darüber hinaus nicht vergessen werden, daß gerade die moderne medikamentöse Therapie die Lebenserwartung von Risikopatienten ganz sicher wesentlich verbessern kann. Übertreibungen — wie oben beschrieben — sind jedoch, wie überall, nicht sinnvoll.

Das erste zur Diskussion gestellte Mittel ist das *Strophantin* zur Angina-pectoris-Prophylaxe bzw. Infarktverhütung. Strophantin ist ein seit vielen Jahrzehnten bewährtes klinisches Herzmittel mit prompter Wirkung bei intravenöser Verabreichung. Bei der oralen Strophantin-Therapieform von Tabletten und Kapseln wird diese positive Herzwirkung allerdings bestritten, obwohl aus dem Erfahrungsgut von Dr. Kern und inzwischen von aufgeschlossenen Kliniken die überlegene Wirkung auch von oralem Strophantin im Sinne einer Infarktprophylaxe nicht mehr bestritten wird.

Die Zukunft wird zeigen, ob die »Epidemie« Herzinfarkt bei gefährdeten Patienten durch orale Strophantinbehandlung nicht doch eingedämmt werden kann.

Daß sie durch Strophantin nicht beseitigt wird, ist bei der komplexen Ursache der »Schicksalserkrankung« unserer Zeit nicht zu erwarten.

Eine echte Prophylaxe gegenüber dem Herzinfarkt könnte jedoch auch die *Enzymtherapie* darstellen, soweit der Herzinfarkt auf dem Boden einer Arteriosklerose entsteht.

Enzyme sind Eiweißkörper (Proteine), die in allen lebenden pflanzlichen und tierischen Zellen vorkommen und als sogenannte Katalysatoren wirken. Durch Katalysatoren, wie sie die Enzyme darstellen, werden bestimmte chemische Reaktionen im Organismus in Gang gesetzt und in ihrem Ablauf erheblich beschleunigt. So wird der gesamte Abbau der Nahrungsstoffe im Verdauungsprozeß allein durch Enzyme bewerkstelligt, und auch der Aufbau der körpereigenen Substanz geht nur unter Mithilfe von Enzymen vor sich.

Durch Enzyme wird die Gerinnungsneigung des Blutes im Gefäß herabgesetzt, so daß sich keine Blutgerinnsel (Thromben) bilden können. Weiterhin eignen sich Enzympräparate auch zur Senkung eines erhöhten Cholesterin- und Fettspiegels im Blut und zeigen auch bei hoher Dosierung kaum Nebenwirkungen. Möglicherweise ist man mittels der Enzymtherapie sogar der Lösung des Problems etwas näher gekommen, wie vorzeitiges, krankhaftes Altern des Organismus verhindert werden kann. Es hat sich nämlich gezeigt, daß der Verlust an Elastizität der Gewebe im Alter teilweise durch einen Enzymmangel hervorgerufen wird.

Ein weiteres Hauptanwendungsgebiet der Enzyme ist die akute und chronische Entzündung, so daß sich mit einiger Berechtigung der Satz aufstellen läßt: Wo Entzündung, dort immer Enzyme zur Therapie. Es ist dabei unerheblich, ob die Entzündung durch chemische Einflüsse, physikalische Einflüsse oder durch Erreger — Bakterien und Viren — hervorgerufen wird. Die zwei häufigsten Verordnungen von Enzymen betreffen die akute oder chronische Venenentzündung sowie die Erkrankungen der oberen Luftwege einschließlich Nebenhöhlenaffektionen. Weiterhin kommen für

Enzymtherapie Verletzungen aller Art, Blutergüsse, Überforderungen beim Hochleistungssport (Muskelkater) usw. in Frage. Selbst das Wiederaufflackern einer Krebserkrankung nach Operation und Strahlentherapie erscheint bei gleichzeitiger Verabreichung von Enzymen wesentlich geringer.

Ein anderes Mittel, ein lebenswichtiges Element, das erfahrungsgemäß ebenfalls kaum Überdosierungsfolgen aufweist, ist das *Magnesium*. Magnesium kommt vor allem im Skelett, in der Leber, im Nervensystem, in der Muskulatur, in der Schilddrüse und im Herzmuskel vor. Zahlreiche Enzyme arbeiten nur in der Anwesenheit von Magnesium. Magnesium, regelmäßig eingenommen, eignet sich zur Arteriosklerose-Prophylaxe und hat damit eine vorbeugende Wirkung auch gegenüber dem Herzinfarkt bzw. Schlaganfall. Die einzige wesentliche Kontraindikation ist ein Nierenschaden mit mangelhafter Ausscheidung. Nicht nur die sklerosehemmende Wirkung sollte durch eine vermehrte Zufuhr von Magnesium ausgenützt werden, auch bei vielen Zuständen, die sich häufig in Form einer vegetativen Dystonie, häufigen Kopfschmerzen, Verstimmung und Konzentrationsschwäche äußern, kann ein Mangel an Magnesium vorliegen.

Die Hauptaufgabe der modernen Medizin muß in einer intensiven Präventivmedizin gesehen werden, d. h. die Medizin muß zur echten Vorsorgemedizin werden. In den letzten Jahrzehnten sind eine ganze Reihe von flankierenden Maßnahmen entwickelt worden, die geeignet sind, vorzeitiges und krankhaftes Altern zu verhindern bzw. die verlorene Gesundheit wiederherzustellen. So konnte der rumänische Arbeitskreis um Frau Prof. Aslan durch sogenannte *Procainkuren* in Form von Injektionen und oraler Procaineinnahme bei zahllosen Patienten eine Revitalisierung, eine Besserung des Allgemeinzustandes und eine Linderung der Beschwerden erzielen, soweit sich degenerative Krankheitsprozesse überhaupt als rückbildungsfähig erweisen. Auch die prophylaktische antidepressive Wirkung von Procain ist heute nicht mehr bestritten. In etwa 50 Prozent aller Fälle kann zumindest eine subjektive Besserung des Befindens der Patienten erwartet werden. Die Verordnung, ob Injektionen oder Präparate zum Einnehmen, sollte wiederum dem Arzt überlassen werden, da eine ganze Reihe von sog. Geriatrika mit Procain zusätzliche Wirkstoffe enthalten, die nicht immer jedem Patienten bekömmlich sind.

Einen Platz der regenerativen Therapie hat auch das *Bogomoletz-Serum* behauptet, das in Form einer sog. Serumtherapie zur Anwendung kommt. Durch Impfungen mit dem durch eine Tierpassage gewonnenen Serum kann eine echte Regeneration der Zelle herbeigeführt werden, es wirkt zudem nachweislich eiweißaufbauend. Dr. F. Wiedemann, der führende Bogomoletz-Therapeut in Deutschland, hat zusätzlich eine Reihe von sog. Organspezifischen Seren entwickelt, die bei entsprechenden Organerkrankungen gezielt eingesetzt werden können.

Auch von der Zelltherapie ist bekannt, daß bei Verabreichung von fetalen Zellen vorzeitige und überstürzte Alterungsvorgänge langsamer ablaufen. Die Wirkung der Zelltherapie ist nicht ausreichend geklärt. Durch die injizierte jugendliche Zelle erfolgt vermutlich eine Information der erkrankten oder geschwächten Organzelle im Sinne eines »Anlaufens« von regenerativen oder reparativen Vorgängen. Daß zumindest der jugendliche Organismus über latente Gestaltungskräfte verfügt, die durch eine Zelltherapie aktiviert werden können, beweisen die Erfolge der Zelltherapeuten bei schweren kindlichen Hirnschäden.

Inzwischen gibt es eine ganze Reihe von modifizierten Verfahren der Zelltherapie. Die vom frisch geschlachteten Tier entnommene Zelle kommt nur noch selten zur Anwendung. Statt dessen werden bevorzugt Trockenzellpräparate angewandt oder Zellkernsubstanzen verabreicht, die sehr eiweißarm sind und damit die Verträglichkeit erheblich verbessern bzw. das Risiko evtl. allergischer Reaktionen vermindern. Entsprechende Präparate aus der letztgenannten Gruppe wären die Regenersen nach Prof. Dickerhoff oder DNS-RNS comp. nach Wiedemann.

Die Argumente gegen eine regenerative Therapie gleich welcher Art sind insofern nicht stichhaltig, als der sichtbare und dokumentierbare Erfolg einer Regenerationskur bei vielen Patienten nicht zu bestreiten ist. Sowohl die Befürworter der Regenerationstherapie als auch ihre kompromißlosen Gegner sollten sich an das allzeit gültige Wort von Hippokrates erinnern: »Einzige Aufgabe des Arztes ist es zu heilen. Wenn er eine Heilung erreicht, ist es gleichgültig, auf welchem Wege er sie erreicht.«

Manuelle Behandlung

Atemtherapie

Manuelle Atemtherapie

Der normale Atemrhythmus kann durch eine Vielzahl von Krankheiten weitgehend gestört werden, ist aber auch wieder zu üben und zu regulieren. »Eine normale Atmung läßt sich ebenso wie ein guter Schlaf wiederherstellen, allerdings nicht durch beliebige Kommandos. Alle gewaltsamen Bemühungen sind deshalb grundsätzlich falsch« (Vogler).

Das Behandlungsprogramm muß bei der Atemtherapie ganz besonders auf den individuellen Krankheitsfall abgestimmt sein und auf das Erreichbare ausgerichtet werden.

Vom Behandler muß deshalb zunächst immer ein Atembefund erhoben werden: Dazu gehört die Beurteilung des Konstitutionstyps, der Körperhaltung, der Brustkorbform, der Zustand des Bauches, und das Hautkolorit (zum Beispiel blaue Lippen). Die Beurteilung der individuellen Atemform, Atemfrequenz, Atemgeräusche, Anspannung der Atemhilfsmuskeln geben Aufschluß über die gegenwärtige Befindlichkeit des Kranken.

Die Befragung des Patienten nach Schmerzen, Engegefühl, Atemnot, Hustenanfällen, Auswurf runden das Bild ab. Der psychische Zustand zeigt sich in der Sprechweise, in Unruhe, Ängstlichkeit oder auch in Apathie.

Ziel der Atemtherapie ist eine Verbesserung der gesamten Atemfunktion in Richtung der individuellen Norm. Im einzelnen bedeutet dies: Lockerung und Kräftigung der Atemmuskulatur, Lösung der Spannungszustände an Haut und Bindegewebe, Mobilisierung des Zwerchfells, der Rippen und der Wirbelsäule sowie Entlastung des Bauchraumes. Die Gesamtatembewegung betrifft ja den ganzen Menschen, wie schon im ersten Kapitel dargestellt wurde. Zumindest ist immer der gesamte Rumpf des Menschen bei der Atmung beteiligt. Die Vollatmung in Ruhe besteht immer in einer gleichzeitigen Brustatmung, Bauchatmung und Flankenatmung. Je nach Ruheposition, ob Liegen, Sitzen oder Stehen, sind die Atemformen verschieden: Im Liegen überwiegt beim Gesunden die Bauchatmung, im Stehen ist die Flanken- und Brustatmung dominierend. Zu Beginn einer manuellen Atemtherapie steht deshalb auch die Frage, welche Lagerung für den Patienten am günstigsten ist. Schon aus einzelnen Grundpositionen — horizontale Lagerung, Bauchlage, Hängelage — sitzende Haltung — lassen sich bestimmte Wirkungen auf die Atemorgane erzielen, z. B. eine Verbesserung der Sekretableitung. Man wird eine Lagerung suchen, in der sich der Patient möglichst entspannen und wohl fühlen kann.

Der Atemrhythmus besteht aus Einatmung, Ausatmung und Atempause. Die Einführung des Behandlers in den persönlichen Atemrhythmus des Patienten ist von besonderer Bedeutung, besonders wenn eine gestörte Atemrhythmik vorliegt. Das Eigengesetz des Atmenden bestimmt letzten Endes den Rhythmus bei der Behandlung, nicht die Zielvorstellung des Therapeuten.

Die Behandlung des Rumpfes beginnt man zweckmäßig mit einer Rückenbehandlung zwecks Lockerung und »Lüftung« der Wirbel und Rippengelenke.

Zur Auflockerung des Muskelhartspanns entlang der Wirbelsäule ist oft eine kräftige, tiefe Massage (Gelotrypsie nach Professor Lange) erforderlich. Je nach Spannungszustand der einzelnen Muskelzonen und Bindegewebszonen am Rumpf wird man mit unterschiedlichen Massagegriffen — Streichung, Lockerung, Knetung, Klopfungen oder durch Verschiebungen — eine Verbesserung der Elastizität anstreben.

Die manuelle Behandlung des Rumpfes stellt keinen passiven Vorgang dar, da der Patient auf die verschiedenen Massagegriffe mit vertieften Atemzügen »antwortet«.

Besonders nach Reizgriffen an den Ansätzen der Rumpfmuskeln und Atemmuskeln kommt es reflektorisch zu tiefsten Atembewegungen, zur sogenannten Nachatmung. Diese Nachatmung nach einem Behandlungsgriff ist immer abzuwarten, da die anschließende Atembewegung erst den eigentlichen Gewinn der Behandlung ergibt.

Das therapeutische Ziel ist schließlich eine Verbesserung der Lungenfunktion durch möglichst gleichmäßige Belüftung und Steigerung der Elastizität des Lungengewebes.

An die Massage des Rückens schließt sich eine Beckenbehandlung an, denn die Beckenmuskulatur ist ein wichtiger Mitarbeiter der Bauchatmung. Einen Übergang bildet die Flankenbehandlung. Unter Flanke versteht man nicht die untere Rippenpartie, sondern die Region zwischen letzter Rippe und Becken. Flankenatmung heißt demnach Bewegung der seitlichen Bauchwand. In dieser Partie sollte normalerweise eine Handbreite Platz finden; die meisten Menschen in unserer Zivilisation sind jedoch so »zusammengehockt«; daß nur wenige mehr als ein bis zwei Finger zwischen Rippen und Beckenwand legen können. Die Überbetonung der Flanken bei klassischen Skulpturen zeigt mit Sicherheit kein Schönheitsideal, sondern die natürliche Folge der in der Antike hochentwickelten Körperkultur. Bäder, Massage, Gymnastik gehörten in der Antike zum Alltag.

Die meisten Reizgriffe setzen naturgemäß am Brustkorb an. Der Brustkorb behält bis in das hohe Alter eine ausgeprägte Formbarkeit, im negativen wie im positiven Sinne. Schultergürtel- und Halsmuskulatur als typische Atemhilfsmittel müssen gekräftigt und gelockert werden. Bei der vorderen Brustkorbbehandlung kann vor allem die Periostbehandlung nach Professor Vogler, die punktförmige, rhythmische Druckbehandlung auf geeigneten Knochenflächen, ausgeführt werden. Diese bohrende, schmerzhafte Massage über dem Brustbein oder den Rippen vermag vermutlich über zentrale Reflexe und auch über reflektorische Tiefenwirkungen die Lungenfunktion direkt zu beeinflussen.

Durch die Behandlung des äußeren Atemapparates wird der Brustkorb wieder elastischer und dehnbarer, die Vitalkapazität der Lunge nimmt zu. Die entscheidende Voraussetzung zur Heilung einer chronischen Bronchitis, zur Besserung eines Emphysems, zur Beseitigung einer Atemnot ist jedoch die Verbesserung der Zwerchfellbeweglichkeit. Abbildung 6a zeigt die maximale Zwerchfellverschiebbarkeit bei guter Zwerchfellatmung. Demgegenüber ist die Zwerchfellverschiebbarkeit bei starrem Brustkorb oder verspannten Patienten minimal (Abbildung 6b).

Die eingeschränkte Atmung wird durch falsche Atmung noch verschlechtert: Es kommt zur Betonung der Brustatmung, Bauch- und Flankenatmung fehlen fast vollständig, die Zwerchfellatmung ist falsch (paradox), die Atemhilfsmuskeln — Schultergürtel und Hals — müssen angespannt werden.

Die Mobilisierung des Zwerchfells geschieht durch tiefgreifende Behandlung der unteren Brustkorböffnung in Form von rhythmischen Kompressionen des Brustkorbs, ferner durch Streichen und durch Vibrationen über den Zwerchfellansätzen. Die Befreiung der Atmung kann noch gefördert werden durch eine Behandlung des Bauchraumes. Eine Entlastung der bei Atemfehlformen oft gestauten und gespannten Bauchorgane kann z. B. mit einer Mayr-Kur und der hierbei angewandten, vorsichtigen, rhythmischen Bauchbehandlung erfolgen: Die Zwerchfellbeweglichkeit wird wieder größer, die Atmung ökonomischer, das Allgemeinbefinden und die Leistungsfähigkeit besser.

Eine »ausgeglichene Atmung« wird nicht nur eine Fehlatmung verhindern. Eine bewußte passive und aktive Atmungsorthopädie (griech: orthos = richtig, paideuein = erziehen, bilden), eine richtige Atmungsbildung und Atmungserziehung, kann selbst schwere körperliche Schäden ausgleichen. Als eindrucksvolles Beispiel mögen die Verkrümmungen der Wirbelsäule (Kyphosoliosen) dienen.

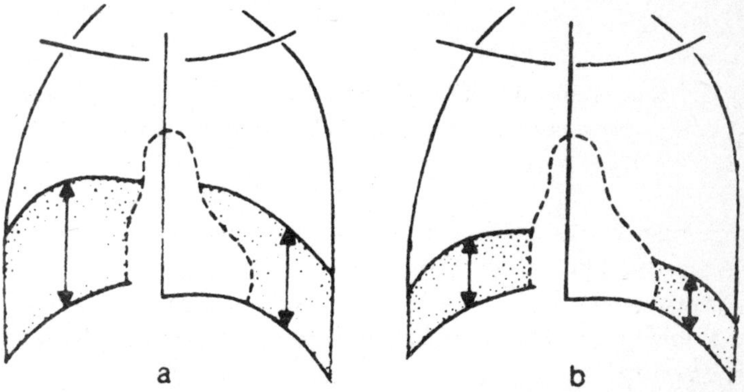

Abbildung 6: Zwerchfellverschiebbarkeit a) bei guter, b) bei schlechter Atmung.

Eine Atmungsorthopädie nach Schroth vermag hier noch Richtigstellungen zu erzielen, wie sie selbst durch mehrere chirurgische Korrekturen nicht erreicht werden können. Wenn eine orthopädische Universitätsklinik einen 16jährigen Schüler mit einer Wirbelsäulenverkrümmung nach acht Tagen Durchuntersuchung wieder mit dem Hinweis nach Hause schickt, daß bei ihm leider überhaupt nichts zu machen sei, macht sie sich einer unterlassenen Hilfeleistung schuldig. Man ignoriert ohne Prüfung Heilbehandlungssysteme, die dort noch zu helfen versuchen, wo alle anderen Methoden versagen. Gerade die Krankheiten, die mit den üblichen Mitteln nicht behandelt werden können, sind ein verläßlicher Maß-

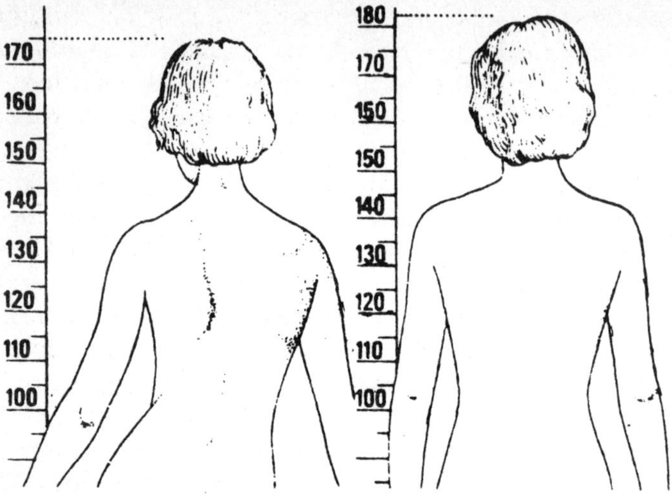

Abbildung 7 und 8: Wirbelsäulenverkrümmungen (Kyphosoliosen) vor und nach atmungsorthopädischer Behandlung.

stab für die Wirksamkeit oder Unwirksamkeit einer zusätzlichen Therapie. Das Wort des großen Universalarztes Hufeland sollte nicht vergessen werden: »Prüft alles, und das Gute behaltet — das ist und bleibt das Ziel aller Wissenschaft, und in der Medizin besonders.«

Chirotherapie

Das ist kein Einzelfall: Ein Mann steht morgens mit einem Sprung vom Bett auf und kann sich plötzlich kaum noch bewegen. Verkrümmt, unter großen Schmerzen, begibt er sich zum nächsten Arzt. Massagen, Salben — nichts hilft ihm. Er verläßt die Arztpraxis, steigt mühsam die Treppe herunter, stolpert, fällt hin, es knackt etwas im Rücken, und er steht plötzlich völlig schmerzfrei und ohne Beschwerden wieder auf.

Eine chiropraktische Wirbelsäulenbehandlung aus reinem Zufall. Der beim hastigen Aufstehen blockierte Wirbel wurde durch den Sturz wieder »eingerichtet« (reponiert).

Es ist wirklich kein Einzelfall. Man kann annehmen, daß es schon in prähistorischer Zeit zu ähnlichen spontan eintretenden Heilungen kam, daß durch Beobachtung und Erfahrung der Zusammenhang zwischen Leiden und Beseitigung des Leidens erkannt wurde.

Man behandelte deshalb die Wirbelsäule mit Handgriffen. Diese Maßnahme scheint mindestens so alt zu sein wie die Kulturgeschichte. Es existieren darüber altägyptische Darstellungen, und Hippokrates überlieferte uns in seiner Schrift »Über die Verrenkungen« bereits Behandlungsmethoden, bei denen schon Distraktionsmechaniken (distrahere = auseinanderziehen) zu Hilfe genommen wurden.

Aus Japan, dem Stammland des Judosports, sind uns seit langem gute und wirkungsvolle Methoden bekannt. Wir wissen aber auch von Südseeinsulanern, die sich nach der Arbeit gegenseitig über den Rücken liefen, um so ihre verstellten Wirbelsegmente wieder in die richtige Lage zu bringen. Bei solchen Methoden kann man natürlich nicht von einer sinnvollen Chiropraktik sprechen, weil die wichtigste Voraussetzung — die Kenntnis der Anatomie und Funktion der Wirbelsäule — fehlte.

Seltsamerweise waren es fast nie Mediziner, die sich des Problems der Wirbeleinrenkungen annahmen. Sie wurden sogar von den Schulmedizinern als »Sektierer« bezeichnet, die Chiropraktoren. Und auch der Neuentdecker der Wirbel-Einrenkungskunst war kein Medikus, sondern ein Kolonialwarenhändler: der Amerikaner David Daniel Palmer aus Davenport, der sich nach Feierabend mit der Heilkunst befaßte.

Palmer kannte bereits die Arbeiten von Hippokrates und Galenus. Er hatte auch gewisse anatomische Kenntnisse durch den Arzt Dr. Atkinson aus Davenport erfahren, der sich schon um 1860 für eine Lehre bestimmter Manipulationen an der Wirbelsäule einsetzte, aber offenbar nicht die Fingerfertigkeit besaß, um zu Erfolgen zu kommen.

Auch im Europa der Jahrhundertwende gab es einige namhafte »Manipulatoren«. Am bekanntesten wurde der Schweizer Arzt Otto Naegeli, nach dem die Naegelischen Handgriffe benannt sind. Naegeli beobachtete eine Form der Migräne, bei der immer die Halsmuskulatur verspannt ist und Nackenschmerzen auftreten. Er konnte diese Anfälle durch einige mechanische Handgriffe behandeln. Man warf aber Naegeli und seinen Nachahmern vor, sie hätten sich, »unbekümmert um die Theorien der Gelehrten«, kritiklos die therapeutischen Handgriffe angeeignet.

Später haben andere Forscher wie der Erkenner der Migraine cervicale, der Berner Neurologe Bärtschi-Rochaix, die Naegelischen

Handgriffe überprüft und zugegeben, daß sie durch ähnliche mechanische Handgriffe akute Anfälle von Hinterkopfschmerzen und Schmerzen der Halswirbelsäule beherrschen konnten.

Der Behandler steht dabei hinter dem sitzenden Patienten, umfaßt von oben her mit beiden Händen die Kinnpartie und zieht den Kopf, indem er sich sachte auf die Zehenspitzen stellt, längs der Körperachse für ein bis zwei Minuten nach oben. Oft lassen dabei die Schmerzen schlagartig nach.

Der moderne Chirotherapeut stellt sich in dem gleichen Fall hinter den gelöst sitzenden Patienten und nimmt dessen Kopf mit beiden Händen an Kinnpartie und Hinterkopf. Mit einem sanften, schmerzlosen Ruck nach beiden Seiten wird der »subluxierte« (teilverrenkte) Wirbel in seine normale Lage zurückgeführt.

Die Formulierung »subluxierter« Wirbel ist dabei etwas irreführend. Es ist keineswegs so, daß die Wirbelgelenke verschoben oder verrenkt sind, es handelt sich vielmehr um eine »Blockierung« der Wirbelgelenke, die durch diese Manipulationen aufgelöst wird, wobei die bedrängten Nerven in den Zwischenwirbellöchern wieder freigegeben werden.

Grenzen sind auch der chiropraktischen Behandlung gesetzt. Es kann verheerende Folgen haben, wenn bei einem bestehenden Wirbelsäulentumor, einer Wirbelsäulen-Tbc oder einer sehr stark ausgeprägten Osteoporose, um nur einige Krankheiten zu nennen, eine chiropraktische Behandlung erfolgt. Aus diesem Grund ist es notwendig, vor jeder Chiropraktik ein Röntgenbild des betroffenen Wirbelsäulenabschnitts anfertigen zu lassen.

Welche Krankheiten kommen für eine Chirotherapie in Frage?

Ausklammern muß man in erster Linie alle entzündlichen und degenerativen Erkrankungen der Wirbelsäule. Entzündliche Erkrankungen bedürfen der Ruhigstellung. Degenerative Veränderungen werden durch manuelle Behandlung ebensowenig beeinflußt wie durch konservative Maßnahmen. Erst durch hinzutretende Funktionsstörungen werden diese Veränderungen zur Krankheit, wenn die Beweglichkeit der Wirbelsäule gestört wird.

Manuell behandelt werden also vorwiegend Funktionsstörungen der Wirbelsäule, deren subjektives Leitsymptom der Rückenschmerz ist. Das Wirkungssubstrat ist dabei nicht die Bandscheibe, das einzelne Wirbelgelenk oder der Wirbelkörper, sondern die Wirbelsäule samt muskulärem Stützkorsett, nervöser Eigensteuerung und sensibler bzw. motorischer Koordination (Nerven bestehen meist aus sensiblen – Gefühls- u. motorischen – Bewegungsfasern).

Wird diese Organeinheit unterbrochen, weil der Körper nicht mehr imstande ist, das Wechselspiel zwischen muskulärer Fehlspannung, unphysiologischer Gelenkbelastung, unsymmetrischer Gelenkbeweglichkeit, fehlerhafter motorischer und sensibler Koordination auszugleichen, kommt es zur Bewegungseinschränkung.

Auslösendes Moment kann eine Unterkühlung sein, ein Stolpern, Ausrutschen oder ein Schreck, der zu unkontrollierter Abwehrbewegung führt; es spielt also eine untergeordnete, nur zufällige Rolle. Es besteht eine Gelenkblockierung. Das normale Gelenkspiel, das für die Funktion notwendig ist, ist behindert. Man kann das vielleicht an einem simplen Beispiel erläutern. Eine Schublade hat nur eine normale Bewegungsfunktion, das Vor- und Zurückgleiten. Dazu benötigt sie aber eine kleine seitliche Bewegungsfreiheit, das »Spiel«. Klemmt die Schublade, nützt ein Ziehen in der Funktionsrichtung, nach vorne oder hinten, nichts. Erst ein Impuls in die Richtung des Spiels, also nach der Seite, stellt die normale Funktion wieder her.

Diese Blockierung ist natürlich nicht nur ein rein mechanisches Problem wie bei der Schublade. Gerade die Gelenkkapseln der Wirbelgelenke sind außerordentlich dicht mit sensiblen, jede Veränderung registrierenden Nerven besetzt. Durch deren Reizung kommt es bei Blockierung zu Schmerzzuständen und dadurch wiederum reflektorisch zu muskulären Verspannungen, die bis zur völligen Muskelsperre führen. Durch eine Deblockierung des Gelenks, durch die chiropraktische Maßnahme also, wird die gestörte Funktion wiederhergestellt. Der Behandler kann den Erfolg seiner Maßnahmen sehr oft an einem sofortigen Nachlassen der Muskelverspannung erkennen.

Es werden also nur Krankheitsbilder behandelt, deren Ursache eine Gelenkblockierung ist. Bedenkt man das Heer der Patienten, vom Schiefhals bis zum Lumbago, deren Krankheitsbild immer noch als »rheumatisch« bezeichnet wird, dessen Ursache aber meist »nur« eine Blockierung von Wirbelgelenken ist, darf man sich freuen, daß die Chirotherapie immer mehr Anhänger gewinnt. Von der anfänglichen überschwenglichen Begeisterung Palmerscher Schüler einmal abgesehen, die glaubten, fast alle Krankheiten durch das Reponieren von verstellten Wirbelkörpern heilen zu können, gibt es tatsächlich einen engen Zusammenhang zwischen allen Organen und der Wirbelsäule.

Der englische Neurologe Henry Head (1861—1940) beschrieb

reflektorische Schmerzsegmente auf der Haut, die ihre sensiblen Nervenfasern aus demselben Rückenmarksegment beziehen wie ein bestimmtes erkranktes Organ. Und genauso kann, wenn solche ein bestimmtes Organ versorgende Nerven durch eine Blockierung der Wirbelgelenke irritiert werden, eine Schädigung dieses Organs auftreten.

Bei der Angina pectoris (Herzkranzgefäßverengung), die klinisch einwandfrei zu diagnostizieren ist, gibt es eine Sonderform, die

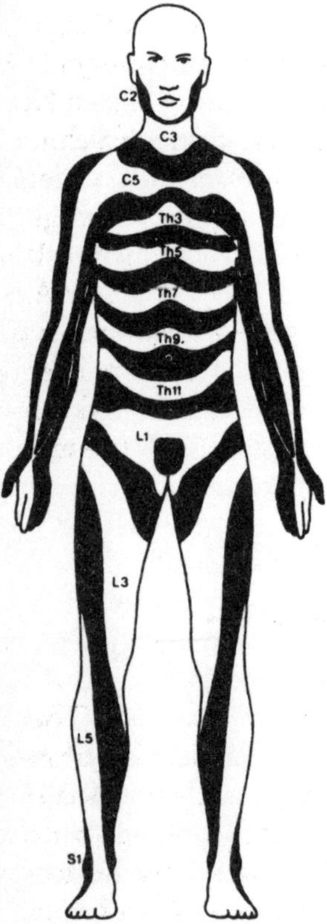

Abbildung 9

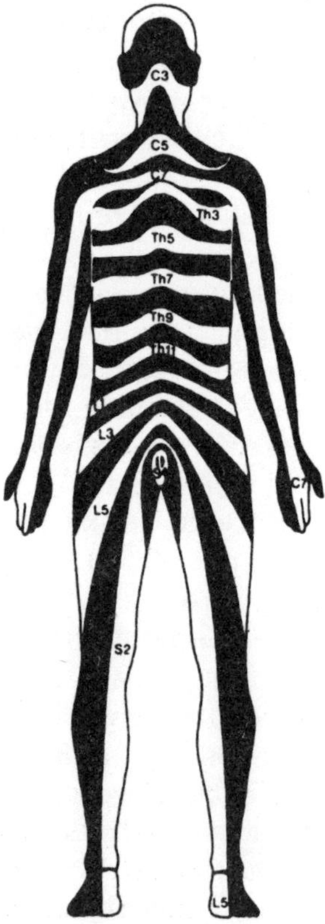

Abbildung 10

Die Headschen Zonen werden nach den Rückenmarksabschnitten bezeichnet, von denen sie versorgt werden. Entsprechend den Nervenaustrittsstellen an der Wirbelsäule werden diese Abschnitte bzw. Segmente eingeteilt in: 8 Hals- oder Cervikalsegmente: C1—C8, 12 Brust- oder Thorakalsegmente: Th1 bis Th12, 5 Lenden- oder Lumbalsegmente: L1—L5, 5 Kreuzbein- oder Sakralsegmente: S1—S5.

sogenannte »Pseud-Angina-pectoris«. Der Patient leidet unter den gleichen Symptomen, nur ist klinisch nichts nachweisbar. Die Ursache dafür ist fast immer eine Blockierung in dem entsprechenden Segment der Brustwirbelsäule. Reponiert man dieses Segment, ist der Patient meist sofort beschwerdefrei.

Es sollen hier einige Krankheiten erwähnt werden, bei denen man auch an eine Beteiligung der Wirbelsäule denken sollte:

Kopf- und Armbeschwerden, Ohrensausen, Augenstörungen, manche Neuralgien wie die Interkostalneuralgien (Zwischenrippennerven), Ménierie (Affekte des inneren Ohres), anginöse Beschwerden, Verdauungsstörungen, Lumbago, Ischias, Durchblutungsstörungen der Beine, Reizblase, Potenzstörungen.

Aus der Abbildung ist ersichtlich, daß immer jeweils ein Nervenpaar des Rückenmarks für einen bestimmten Hautabschnitt »zuständig« ist. Da zwischen den Hautnerven und den vegetativen Nerven (Sympathikus und Vagus) zahlreiche Verbindungen und »Schaltstellen« existieren, ist es verständlich, daß durch eine Wirbelsäulenbehandlung, wie sie in Form der Chirotherapie zur Anwendung kommt, auch funktionelle Störungen an den inneren Organen positiv beeinflußt werden können. Eine andere, breit gefächerte Therapieform macht sich ebenfalls diese reflektorischen Verbindungen zwischen Haut und inneren Organen therapeutisch zunutze: die physikalische Therapie.

Physikalische Therapie

Zu den Maßnahmen der sogenannten »konservativen Therapie«, also der Erhaltung auch verletzter Organe des Körpers ohne Operation, gehört als wichtigste — neben der Gabe von Medikamenten — die physikalische Therapie, eine Behandlung, bei der im wesentlichen Hautreize in Form von Wärme- oder Kälteanwendungen eine Umstimmung des Stoffwechsels, eine Mehrdurchblutung mit beschleunigter Entschlackung der Haut und der Organe zur Folge haben.

Ziel der physikalischen Behandlung ist immer die Erhaltung bzw. Verbesserung bestehender Organfunktionen. Sie ist nicht nur die älteste, sondern auch die natürlichste und unschädlichste Art zur Beeinflussung von Schmerzen und Krankheiten.

Die einfachste Art der physikalischen Behandlung ist das »Kneifen und Reiben«, das jeder Mensch instinktiv anwendet, wenn ihm etwas weh tut.

Die moderne physikalische Therapie hat einen ganzen Katalog von Behandlungsmöglichkeiten zur Verfügung, der auf eine jahrtausendealte Erfahrung zurückgreift, wobei die Grundidee immer noch die gleiche ist, nur die Methoden und Techniken sind heute differenzierter und ausgefeilter.

Massage

Die klassische Massage (aus dem Griechischen = kneten) wird von Hand ausgeführt und bedient sich bestimmter Griffe wie Streichen, Reiben, Kneten, Walken, Klopfen, Hacken, Klatschen, Schütteln. Durch diese mechanische Behandlung werden die Haut und das darunterliegende Gewebe sowie die Muskulatur gelockert und vermehrt durchblutet. Gleichzeitig erfolgt eine nervalreflektorische Beeinflussung innerer Organe.

Durch die vermehrte Durchblutung werden Stoffwechselschlakken in den Muskelzellen abgebaut und »Myogelosen« (umschriebene, druckschmerzhafte Muskelverhärtungen) aufgelöst.

Die *Bindegewebsmassage* nach Dicke-Leube-Teirich besitzt im Vergleich zur klassischen Massage wesentlich weiter gesteckte Indikationen. Sie leistet nicht nur bei der vegetativen Dystonie mit all ihren Begleiterscheinungen wie niedriger Blutdruck etc. Ausgezeichnetes, sondern kann auch bei psychosomatischen Krankheiten mit gutem Erfolg eingesetzt werden.

Massage wird auch mit Hilfe technischer Apparaturen durchgeführt, wobei am häufigsten die »Unterwasserdruckstrahlmassage« zur Anwendung kommt. Der Patient liegt dabei in einer Badewanne und wird mit einem Schlauch bearbeitet, dessen Druck — durch eine Umwälzpumpe gesteuert — zwischen zwei und vier Atü beträgt. Durch im Durchmesser unterschiedliche Düsen kann der Druck auf der Haut noch individueller gestaltet werden.

Der Vorteil der Unterwasserdruckstrahlmassage ist die gleichzeitige Anwendung des warmen Wassers, das mit verschiedenen Badezusätzen angereichert werden kann. Der Nachteil gegenüber der klassischen Massage besteht in der weniger zu differenzierenden Anwendung, weil hier der Tastsinn der Hand wenig oder gar nicht zur Geltung kommt.

Klassisches Anwendungsgebiet der Unterwassermassage sind einige Erkrankungen der Wirbelsäule. Verspannungen der Muskulatur im Bereich der Wirbelsäule durch Fehlbelastung oder Fehlhaltung führen, wenn sie unbehandelt bleiben, zu einer nachhaltigen Störung des Achsengefüges. Mit Hilfe der Massage werden Verspannungen gelöst, die unbehandelt die Statik der Wirbelsäule nachteilig beeinflussen und im Laufe der Zeit zu knöchernen Veränderungen der Wirbelkörper führen können. Sie stellt also im wesentlichen eine vorbeugende Maßnahme dar, ist aber auch als zusätzliche Behandlung bei der Therapie von Wirbelsäulenschäden von großer Bedeutung.

Nicht erlaubt — also kontraindiziert — sind Massagen bei allen Entzündungen der Haut, der Gelenke und der Wirbelkörper. Ebenso kontraindiziert ist die Massage bei einem akuten Bandscheibenvorfall, bei dem nicht nur die Lagerung problematisch ist — der Patient kann nicht auf dem Bauch liegen —, sondern jede »Gewaltanwendung«, wie sie die Massage darstellt, weil sie ja auch aus Druck- und Zugbewegungen und Seitverschiebungen besteht, seien sie noch so gering, und einen Bandscheibenkern, der nur hervorragt, ganz herausquetschen kann.

Nicht unerwähnt bleiben darf in diesem Zusammenhang die manuelle Lymphdrainage nach Vodder (erarbeitet 1932 von dem dänischen Biologen Dr. Emil Vodder und Frau). Sie ist eine neue Massagemethode, die eine Abflußförderung des Gewebssaftes und der Lymphe und damit eine »Gewebsentschlackung« und eine nachfolgende »Regeneration« erreichen soll. Es werden kreisende Bewegungen mittels der ganzen Hand und des Daumens durchgeführt.

Die Massagegriffe erfolgen längs der Lymphstromrichtung. Indikationen zur manuellen Lymphdrainage sind besonders Schwellungen (Ödeme) nach Verletzungen, Knochenbrüchen, Blutergüssen, aber auch Schwellungen beim rheumatischen Formenkreis und nach Beinvenenentzündung sowie manche Erkrankungen im Hals-Nasen-Ohren-Bereich. Durchgeführt wird die manuelle Lymphdrainage von Lymphdrainage-Therapeuten, die in der Dr.-Vodder-Schule in Feldberg (Hochschwarzwald) oder Walchsee (Tirol) ausgebildet und geprüft wurden. Die Behandlung ist als kassenüblich anerkannt.

Eine besonders wirksame Reflexzonenmassage, die sich zur Behandlung von Störungen im ganzen Organismus eignet und zudem sogar gewisse diagnostische Rückschlüsse erlaubt, ist die von Frau Hanne Marquardt miterarbeitete Fußzonenreflexmassage. Die Behandlung muß, wie jede medizinisch wirksame Methode, allein dem fachlich dafür ausgebildeten Therapeuten überlassen werden. Frau Marquardt unterhält in Königsfeld-Burgberg (Schwarzwald) ein Lehrzentrum für diese spezielle Therapie.

Bäder

Bäder haben zwei wichtige Wirkungskomponenten: einmal den Temperaturreiz und zum anderen den Reiz des zugesetzten Medikaments, des Badezusatzes.

Die wesentliche Rolle fällt dabei dem Temperaturreiz zu, weil über diesen das vegetative Nervensystem angeregt wird. Man nimmt an, daß dieses System, welches die Reize weiterleitet und Reaktionen vermittelt, durch die gleichen therapeutischen Einwirkungen beeinflußt werden kann. Ganz allgemein kann gesagt werden, daß Kältereize anregend wirken und Wärmereize beruhigend. Bei höheren Wärmegraden ist jedoch wieder eine anregende Wirkung zu erwarten. Werden thermische Reize über längere Zeit kurmäßig angewendet, erreicht man damit eine Umstimmung der vegetativen Reaktionslage: Es kommt zu einer funktionellen Anpassung durch Gewöhnung an den Reiz. Darauf beruht die Abhärtung und die Erhöhung der Widerstandskraft des Organismus.

Die Reaktion auf »hydrotherapeutische« Maßnahmen (Wasserbehandlung) zeigt jedoch beachtliche Unterschiede.

Nicht nur, daß ein älterer Mensch anders reagiert als ein junger, ein gesunder anders als ein kranker, man unterscheidet auch verschiedene Reaktionstypen. Kowarschik unterscheidet dabei zwischen dem »Wärmehungrigen« und dem »Wärmesatten«. Der Wärmehungrige ist der asthenische, vegetativ labile, zur Hypotonie (niedriger Blutdruck) neigende Mensch. Der Wärmesatte dagegen ist der pyknisch-athletische, zu Bluthochdruck neigende Mensch, der auch gut drastische Kälteanwendungen verträgt.

Bei Wirbelsäulenerkrankungen und rheumatischen Beschwerden sind fast immer warme bis heiße Bäder angezeigt. Sie werden von den Patienten meist als ausgesprochen angenehm und schmerzlindernd empfunden. Ausgenommen sind davon allerdings alle akuten, entzündlichen Erkrankungen von Gelenken und Nerven, die ausgesprochen schlecht auf Hitzereize reagieren.

Überhitzungsbad

Dieses therapeutische Mittel ist vor allem bei Gicht, Bechterew, Lumbago, Muskel- und Gelenkrheumatismus anzuwenden.

Die Anwendung ist äußerst einfach und kann zu Hause in der Badewanne — jedoch nie ohne Aufsichtsperson — durchgeführt werden. Der Patient legt sich bei einer Wassertemperatur von 35—36° C in die Wanne und läßt langsam heißes Wasser zulaufen, so daß die Wassertemperatur nach 20—30 Minuten 40—42° C beträgt, anschließend soll der Patient gut eingepackt etwa eine Stunde ruhen. Bei älteren Patienten sollte dieses Bad nur unter ärztlicher Kontrolle durchgeführt werden.

Nicht erlaubt ist es grundsätzlich bei Herz- und Kreislaufschwäche, bei Arteriosklerose und Angina pectoris.

Die genaue Anzeige für Überwärmungsbäder — Herz- und Kreislaufschäden, Arteriosklerose, Durchblutungsstörungen — gilt nicht für ein lokales Überwärmungsbad, das sog. ansteigende Fußbad nach Schiele. Ansteigend heißt: in der Temperatur ansteigend, also etwa von 35—45° C. Durch die intensive reflektorische Beeinflussung des Kreislaufes »vom anderen Ende her« über die Fußsohle sind gerade schwere Kreislauferkrankungen wie Angina pectoris, Nierenerkrankungen und Durchblutungsstörungen insbesondere bei Diabetes ausgezeichnet beeinflußbar. Auch die chronische Bronchitis und Nebenhöhlenentzündungen sprechen gut auf ansteigende Fußbäder an. Die Abbildung 11 zeigt ein »Kreislaufgerät« mit beheizbarem Boden für ansteigende Fuß- bzw. Armbäder.

Sauna

Die Sauna gehört neben dem Überhitzungsbad zu den extremen Anwendungen in bezug auf die Temperatur, ist jedoch weit weniger kreislaufbelastend. Man läßt heute sogar Patienten nach überstandenem Herzinfarkt saunabaden, weil es das Herz entlastet und nicht, wie früher angenommen, belastet. Die Wirksamkeit der Sauna wird durch die anschließende Abkühlung in kaltem Wasser, die sogenannte »Kälte-Wärme-Schaukel«, verstärkt. Ohne diese Wechselwirkung von Warm und Kalt ist die abhärtende Wirkung nicht gewährleistet. Und die Angst, durch das eiskalte Bad den »Ischias« zu beleidigen, ist völlig unbegründet.

Der Anwendungsbereich ist der gleiche wie beim Überhitzungsbad. Nicht erlaubt ist die Sauna neben den beim Überhitzungsbad

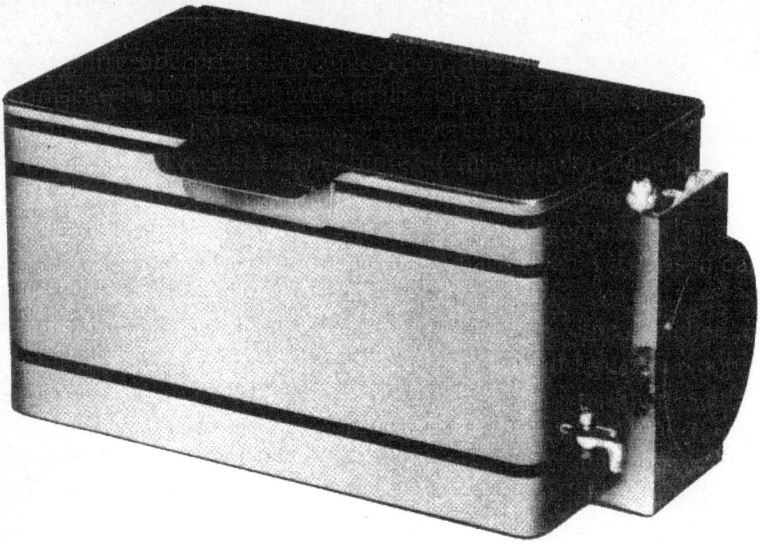

Abbildung 11: Schiele-Kreislaufgerät

angegebenen Krankheiten bei Nierenkrankheiten, bei hohem Blutdruck, Tuberkulose, Thrombose und Anämie.

Die künstlichen medizinischen Bäder

Neben den verschiedenen natürlichen Heilquellen in den Badeorten gibt es, sozusagen für den Hausgebrauch, Heilbäder, die man ohne großen Aufwand zu Hause wie ein normales Reinigungsbad anwenden kann.

Man kann diese Heilbäder entweder selbst herstellen oder den entsprechenden Zusatz in Apotheken erwerben.

Kochsalzbäder

Künstliche Solbäder sind leicht herzustellen, indem man dem Badewasser Kochsalz oder kochsalzhaltige Stoffe (Mutterlauge) zusetzt.

Indikation: Umstimmung des vegetativen Nervensystems, rheumatische Erkrankungen der Gelenke, Muskeln und Nerven, Stoffwechselkrankheiten, Erhöhung der Abwehrkräfte.

Schwefelbäder

Zur Bereitung eines Schwefelbades wird sogenannte Schwefelleber verwendet (eine Verschmelzung von Schwefel und kohlensaurem Kalium).

Indikation: Neuralgien, Muskel-, Knochen- und Gelenkerkrankungen.

Moorbäder

Die Bereitung eines natürlichen Moorbades zu Hause stößt auf erhebliche Schwierigkeiten (pro Vollbad 75 bis 200 Kilogramm), deshalb wird man auf die handelsüblichen Zusätze zurückgreifen. Diese enthalten in fester oder flüssiger Form die löslichen Bestandteile des Moores, vor allem Humussäure. Durch Zusätze von Salicylsäure und ätherischen Ölen wird die Wirksamkeit noch gesteigert. Diese entspricht allerdings nicht exakt den natürlichen Moorbädern.

Indikation: Alle rheumatischen Erkrankungen, verstärkte Hautdurchblutung, erhöhte Schweißabsonderung.

Fichtennadelbad

Das Fichtennadelbad wird vorwiegend aus Tannennadeln und Latschenkiefern gewonnen.

Es steht stellvertretend für alle Kräuterbäder wie Heublumen-, Rosmarin-, Thymianbäder usw., die in etwa den gleichen Indikationsbereich umfassen. Indikation: Nervöse Störungen, Schlaflosigkeit, rheumatische Beschwerden.

Stangerbad

Das Stangerbad ist ein hydroelektrisches Vollbad, dessen Anfänge auf Versuche mit Lohtanninbädern zurückgehen, die von dem Gerbermeister Stanger unternommen wurden. Das original Stangerbad besteht aus einer nichtleitenden Holzwanne, an deren Wänden Graphit-Elektroden eingebaut sind. Von einem Schaltpult aus können wahlweise über die einzelnen Elektroden galvanische Ströme geleitet werden, die durchschnittlich zwischen 300 und 1200 mA betragen. Eine beachtlich hohe Strommenge, wobei man jedoch berücksichtigen muß, daß durch die bessere Leitfähigkeit des Wassers etwa zwei Drittel am Körper vorbeifließen. Durch den Zusatz von Eichenrinde wird die Wirksamkeit noch verstärkt.

Indikation: Periphere und zentrale Lähmungen, Durchblutungsstörungen, vegetative Dysregulation, rheumatische Erkrankungen.

Die angegebenen Bäder erheben nicht den Anspruch auf Vollständigkeit, sie stellen nur einen Hinweis auf die sich bietenden Möglichkeiten dar.

Packungen

Packungen aus Heilerden (Ton-, Kalk-, Kiesel-, Schwefelschlamm), aus Moor, Heublumen, Leinsamen usw. dienen dem gleichen Zweck wie Bäder. Sie unterscheiden sich nur dadurch, daß die Wärmezufuhr örtlich geschieht und dadurch den Kreislauf weniger belastet. Im weitesten Sinne kann man dazu auch die Anwendung von Pflastern rechnen wie ABC- oder Kantharidenpflaster.

Extensionen (Streckungen)

Bei bestimmten Wirbelsäulenveränderungen versucht man mit Hilfe von Apparaturen die Wirbelsäule zu dehnen, zu entlasten, um einen irritierten Nerv — bei Brachialgien oder Ischialgien — von seinem Druck zu befreien. Man hat dazu verschiedene Hilfsvorrichtungen entwickelt. Die Glissonschlinge für den Bereich der Halswirbelsäule, wobei der Kopf in einer Schlinge hängt und für mehrere Minuten durch ein Gewicht leicht nach oben gezogen wird. Oder das Perlsche Gerät für die Lendenwirbelsäule, bei der der liegende Patient durch Hochziehen der Beine im Bereich der unteren Lendenwirbelsäule entlastet wird. Zur Entlastung der gesamten Wirbelsäule hat man eine schräge Ebene entwickelt, bei der der Patient am Kopf fixiert und durch Gewichte an den Füßen gestreckt wird.

Diese Methode findet nicht überall Zustimmung, weil durch sie keine echte Heilung entsteht. Der Patient ist zwar manchmal für die Dauer der Extension beschwerdefrei, aber bei Entlastung der Wirbelsäule treten meist die Schmerzen sofort wieder auf oder können sogar verstärkt sein.

Psychotherapie

Das ärztliche Gespräch

Etwa die Hälfte der Patienten in der Allgemeinpraxis haben rein psychische oder vorwiegend psychische Probleme. Da es praktisch unmöglich und auch nicht sinnvoll ist, sie alle oder auch nur die schwierigsten Fälle an einen Nervenarzt zu überweisen, fällt dem Allgemeinarzt die Aufgabe zu, sich bevorzugt auch mit seelischen Problemen auseinanderzusetzen. Die wichtigste Voraussetzung, um einen Zugang zum Patienten auf der seelischen Ebene zu finden, ist das ärztliche Gespräch und eine wirkliche Aufgeschlossenheit für den anderen Menschen. Dazu muß der Arzt genügend Zeit für diese Patienten haben. Auch das ärztliche Gespräch muß erlernt werden: Wohlmeinende Ratschläge oder ein ärztlicher Monolog helfen nichts. Vielmehr sollte der Arzt gut zuhören und den Patienten frei erzählen lassen wie er will und was er für richtig hält. Sucht man in der Paxis einen zu abrupten Zugang auf das Psychische, so reagiert der Patient oft abweisend. Das Schweigen des Arztes führt häufig zu einer Flut angestauter Emotionen und unerwarteter Berichte des Patienten.

Die häufigsten psychischen Belastungsfaktoren sind Disharmonie in der Ehe, Trennungserlebnisse, Spannungen mit der Umgebung, Unzufriedenheit mit dem Lebensweg, Krankheit und Tod eines nahen Angehörigen. Als berufliche Belastungsfaktoren ergeben sich am häufigsten Überforderung, Hetze, Unzufriedenheit mit der beruflichen Situation und gespanntes Betriebsklima.

An körperlichen Faktoren wirken gleichartig Alkohol- und Zigarettenmißbrauch, zu häufige Medikamenteneinnahme, zumal von Beruhigungs-, Schmerz- und Schlaftabletten.

»Angehört, ohne befragt zu werden, sprechen zu können, ohne Ratschläge zu bekommen, ohne beurteilt oder kritisiert zu werden, scheint für viele Patienten eine neue Erfahrung zu sein. Er konnte sich endlich aussprechen, ohne durch Ratschläge unterbrochen zu werden, die er längst kannte. Der Arzt hört zunächst nur zu und versucht sich völlig mit den Gefühlen des Patienten zu identifizieren. Dann wiederholt er diese Gefühle so sinngemäß wie möglich mit anderen Worten« (I. A. Rohde).

Ziel der ärztlichen Gesprächstherapie ist ein Abbau der krankmachenden, fehlerhaft wirkenden Erlebnisreaktion durch Aufklärung über das Wesen der Störung und besonders, soweit als möglich eine Beseitigung der Angstsituation. Von heilsamer Wirkung ist vielfach auch die Besprechung des Tagesablaufs einschließlich Ernährungsweise und -mißbräuchen, Reaktionen auf Alltagssituationen, Arbeit, Freizeit sowie Schlafgewohnheiten. Stets muß die Therapie auch mehrschichtig sein. Physikalische Therapie, individuell verordnete, möglichst unschädliche Medikamente und insbesondere die Einbeziehung des autogenen Trainings.

Eine optimale »ganzheitliche« Therapie im besten Sinne des Wortes ist nur möglich, wenn sich der Arzt nicht allein auf eine naturwissenschaftlich konzentrierte somatische Medizin verläßt, sondern darüber hinaus ein Erkenntnis-Interesse für die Identifizierung persönlicher emotioneller und sozialer Probleme entwikkelt (Engelhard und Strothmann).

Autogenes Training

Was ist autogenes Training?

Das autogene Training ist eine Technik zur Selbstentspannung. Das autogene Training verbindet die Möglichkeiten der Hypnose mit einem selbständigen Lernvorgang. Religiöse oder weltanschauliche Bindungen werden durch autogenes Training nicht beeinflußt, es kann durchaus zu einer Vertiefung dieser Verbindungen durch die Entspannung kommen.

Wer kann das autogene Training erlernen?

Da das autogene Training eine Technik ist, ist es erlernbar, und zwar grundsätzlich von jedem. Auch Kinder können schon autogenes Training erlernen. Alte Menschen mit reduzierter Lernfähigkeit sind dafür allerdings nicht mehr so geeignet. Für schwer depressive Patienten kommt das autogene Training nicht in Frage.

Was kann das autogene Training?

— Das autogene Training bewirkt eine Ruhigstellung des Organismus
— Das autogene Training wirkt schlafanbahnend
— Das autogene Training wirkt schmerzabstellend

— Das autogene Training fördert die Selbsterkenntnis, die Selbstkritik und die Selbstbestimmung

Mittels des autogenen Trainings ist eine willentliche Einflußnahme auf das Vegetativum möglich. Das autonome, selbsttätige Nervensystem ist nämlich keineswegs völlig dem Willen entzogen, wie oft angenommen wird. Durch die Methode der »konzentrativen Selbstentspannung«, wie das autogene Training auch genannt wird, kann sehr wohl auf vegetative Funktionen wie Kreislauf, Atmung und Schlaf Einfluß genommen werden. Die Anwendung des autogenen Trainings demonstriert die unvergleichliche und oftmals ungenutzte Fähigkeit, die wir alle besitzen: unsere inneren Kräfte zu kontrollieren.

Wie erlernt man autogenes Training?

Autogenes Training wird im allgemeinen innerhalb einer Gruppe erlernt. Einzelunterricht sollte nur in Ausnahmefällen stattfinden — es soll ja gerade die bei der Hypnose leicht entstehende zu enge Bindung zwischen Schüler und Lehrer — Therapeut und Patient — vermieden werden.

Wenn im folgenden auf die Technik des autogenen Trainings etwas näher eingegangen wird, so soll dies auf keinen Fall zum »Eigenstudium« verleiten. Autogenes Training *muß* von einem erfahrenen Lehrer gelehrt werden. Nur er kann während des Unterrichts den Schüler so führen, daß er sich »spielerisch« das autogene Training zu eigen machen kann.

Wer autogenes Training erlernen will, muß vorher alles vergessen, was er jemals anstellte, um etwas zu lernen — im a. T. gibt es keinen Erfolgszwang, keinen Leistungsstreß, kein Abschlußzeugnis. Autogenes Training heißt frei übersetzt: übend etwas aus sich heraus geschehen lasen. Das heißt aber, im a. T. hat jedes Wollen, jedes »Müssen« — jedes »Erzwingen« keinen Platz.

»Der Übende darf nichts wollen — außer üben wollen.« Das ist die Grundvoraussetzung zur Erlernung des autogenen Trainings. Nicht der Kurs an sich respektive die Stunden mit dem Lehrer sind entscheidend, sondern nur die Übungen, die der Lernende ganz allein mit sich durchführt. Für den Anfänger — und nach Dr. Schultz, der diese Methode in die Psychotherapie eingeführt hat, ist man mindestens drei Monate lang »Anfänger« — bedeutet das, daß er dreimal am Tag eine Übung durchführt.

Wenn wir von der Leib-Seele-Einheit des Menschen ausgehen,

wenn wir anerkennen, daß das — mittlerweile in der Zivilisationsgesellschaft selbstverständliche — Zähneputzen, die kleinste Form der »körperlichen« Hygiene darstellt, so könnte man das regelmäßige autogene Trainieren als die kleinste Form der »Seelenhygiene« bezeichnen.

Wenn man an das morgendliche Zähneputzen eine autogene Übung anschließen würde, so wäre der Zeitaufwand für das Zähneputzen unter Umständen länger als für das autogene Training. Die Übungsdauer für eine Übung kostet den Anfänger nicht mehr als etwa zwei Minuten.

Wenn man von autogenem Training spricht, meint man im allgemeinen die sogenannte »Unterstufe« des autogenen Trainings. Diese Bezeichnung ist etwas unglücklich gewählt, weil der Unerfahrene daraus ableitet, daß zur Vervollkommnung seines Könnens in *jedem* Fall ein Kurs für die Oberstufe folgen müsse. Die sogenannte Oberstufe des autogenen Trainings gehört jedoch bereits in die psychoanalytische Therapie. Der Begriff »Ober«-stufe rührt nur daher, daß ein Patient, der diese Technik erlernen will, die Kenntnisse der Unterstufe haben muß. Die Unterstufe des autogenen Trainings ist also eine in sich abgeschlossene Methode.

Autogenes Training ist eine Entspannungstechnik zum eigenen Gebrauch. Innerhalb der Unterstufe wird diese »Entspannung« auf sechs Gebieten geübt, und zwar gezielt auf die Muskulatur, das Gefäßsystem, das Herz, die Atmung, das Sonnengeflecht (Bauchraum) und auf den Kopf.

Alle diese Übungen sind eingebettet in die sogenannte »Ruhetönung«. Und Ziel allen Übens ist die vegetative Umschaltung des Gesamtorganismus.

Aus der Unterstufe des autogenen Trainings hat sich in den letzten Jahren die sogenannte »Grundstufe« abgespalten. Im Rahmen der Grundstufe wird Entspannung nur noch auf den Gebieten der Muskulatur und Entkrampfung auf dem Gebiet des Gefäßsystems entwickelt. In langen Erprobungen konnte nachgewiesen werden, daß sich die erstrebte vegetative Umschaltung durch das Üben der beiden Grundübungen — die wiederum in die Ruhetönung eingebettet sind — erreichen läßt.

Die sogenannten »visceralen« Übungen (Herz, Atmung, Sonnengeflecht und Kopf) wären dann bereits im Sinne von Vorsatzübungen (dazu später) nur von demjenigen zu üben, der aus therapeutischem Anlaß diese Organe besonders ansprechen will oder muß.

Autogenes Training ist eine Entspannungs-»technik«. Die natürlichste Entspannung ist der Schlaf, und zum Schlafen legt man sich hin. Die Grundposition für das autogene Training ist daher die liegende Haltung. Da das a. T. jedoch »jederzeit« anwendbar sein soll, man aber nicht überall ein Bett zur Verfügung hat, wäre eine zweite Übungshaltung die sogenannte »Lehnstuhl«- oder »Flegelhaltung«. Doch auch ein Lehnstuhl ist nicht immer verfügbar, und so entwickelte sich als dritte — und am häufigsten eingenommene — Übungshaltung eine Position, die den Berliner Droschken-

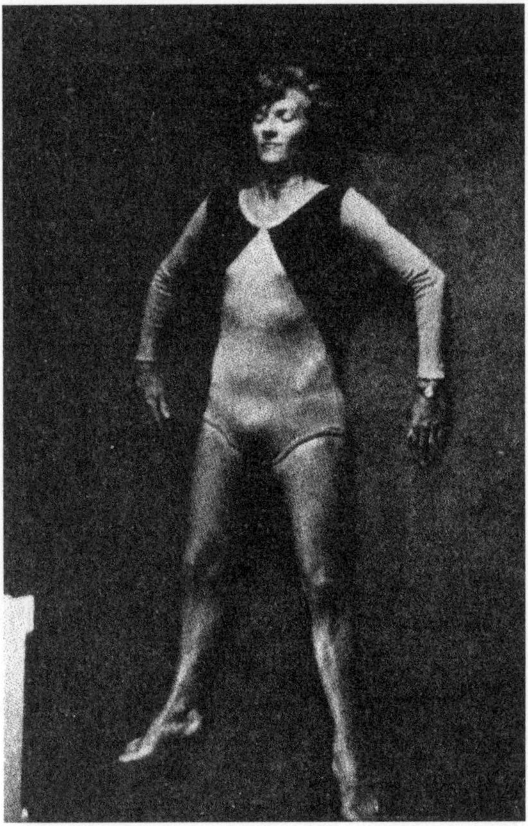

Abbildung 12: Liegehaltung
In Rückenlage werden die Arme in leichter Beugehaltung neben den Körper gelegt, die Handflächen ruhen auf der Unterlage. Die Beine leicht gespreizt, und die Fußspitzen fallen nach außen. (Wem anfänglich diese Haltung schwerfällt, kann je nach Bedarf Kopf, Nacken, Schulter- und Kniegelenk durch Kissen unterstützen.)

kutschern abgeschaut wurde: der sogenannte »Droschkenkutschersitz«. (Siehe Abbildungen 12, 13 und 14.)

Hat der Lernende oder Übende eine dieser Haltungen eingenommen, so erfolgt als nächstes das Schließen der Augen. Es ist ein wichtiger Lehrsatz im autogenen Training: »Das erste ist das Augenschließen, das letzte ist das Augenöffnen.«

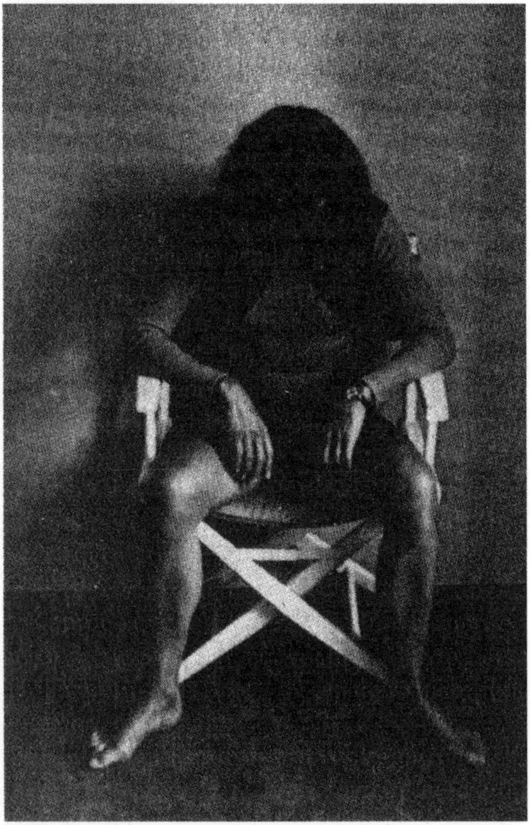

Abbildung 13: Passive Sitzhaltung (Lehnstuhl- oder Flegelhaltung)
Das Kreuz liegt bequem an der Rückenlehne. Der Kopf ist ebenfalls angelehnt oder fällt locker auf die Brust. Die Beine in leichter Spreizhaltung, die Füße fest auf dem Boden.
Die Arme werden in leichter Beugehaltung auf der Sessellehne aufgelegt, wobei die Hände locker nach innen fallen oder locker auf den Oberschenkeln liegen. Zu achten ist, daß die Beine nicht gekreuzt werden und die Hände sich möglichst nicht berühren.

Nach dem Schließen der Augen wird zu Beginn jeder Übung die Ruhetönung eingestellt mit der Formel: »Ich bin ganz ruhig.« Während des Unterrichts wird der Lehrer diese Formel vorsprechen und damit eine »Fremdsuggestion« durchführen. »Autogen« wird die Übung erst dann, wenn der Übende, »allein mit sich« diese Formel sich geistig vergegenwärtigt. Im allgemeinen sollte diese

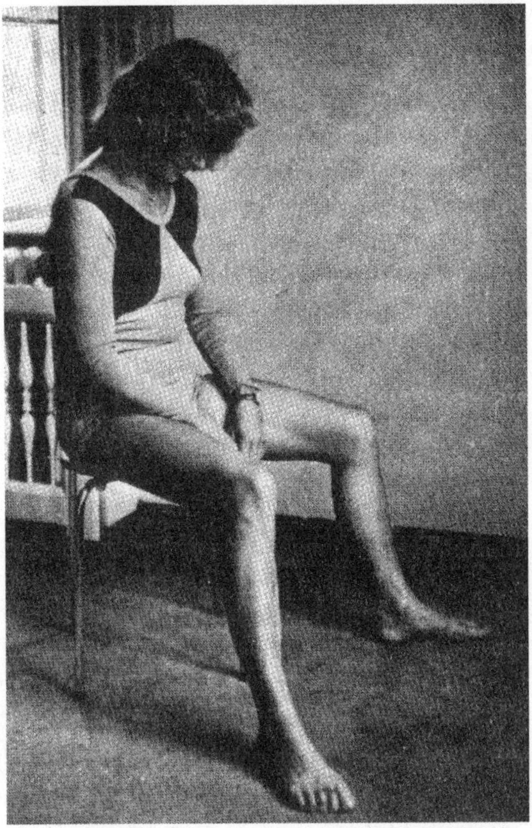

Abbildung 14: Droschkenkutschersitz
Um diese Haltung zu finden, setzt man sich zunächst am besten mit steif aufgerichtetem Oberkörper auf eine Sitzgelegenheit. Die Beine stehen wieder gespreizt, die Arme liegen auf den Oberschenkeln, und die Hände berühren sich nicht. Wenn man sich nun die Wirbelsäule wie ein Fotostativ vorstellt und diese einfach zusammenschiebt, so wird das Gewicht des Oberkörpers vom Kreuz aufgefangen, der Rumpf ruht rein mechanisch am Bandapparat der Wirbelsäule.

Formel etwa dreimal »gedacht« werden — oder anders formuliert, man sollte sich etwa dreimal auf die Ruhe einstellen.

Hat man die Ruhe eingestellt, folgt die erste Grundübung — zielgerichtet auf die Entspannung der Muskulatur.

Wenn man den Arm eines Schlafenden hochhebt und wieder losläßt, fällt er der eigenen Schwere gehorchend sofort wieder herunter. Wo keine »Aktivität« ist, wo die Muskulatur passiv und entspannt ist, erscheint das Gefühl der Schwere. Im autogenen Training, wo jedes »aktive« Wollen ja keinen Platz hat, wird nun nicht die Entspannung selbst geübt, sondern eigentlich das »Ergebnis« erfühlt; und das Ergebnis entspannter Muskeln ist das Schweregefühl. Die erste Grundübung lautet daher als Formel: »Mein rechter Arm ist ganz schwer.« (Der Linkshänder trainiert: »Mein linker Arm ist ganz schwer.«)

Diese »Schwereformel« wird etwa sechsmal »geistig« vorgestellt. Danach konzentriert man sich wieder auf die Ruhetönung (etwa dreimal), um dann die Übung wieder zurückzunehmen.

Die einzelne Übung im autogenen Training gliedert sich in drei Phasen:

1. Das Hineingehen in die Übung
2. Das Verweilen in der Übung
3. Die Zurücknahme.

Für den Anfänger entfällt die Phase zwei. Wichtig ist, daß jede Übung mit einer exakten Zurücknahme beendet werden muß. Hat der Übende die erste Phase durchlaufen (dreimal Ruhe, sechsmal Schwere, dreimal Ruhe), erfolgt die Zurücknahme (immer noch bei geschlossenen Augen) durch ein tiefes Ein- und Ausatmen und ein kräftiges Beugen und Strecken der Arme mit der Formel: »Arme fest«, und als Übungsende das Öffnen der Augen mit der Formel: »Augen auf«.

Die zweite Grundübung im autogenen Training leitet sich wie die Schwereübung aus physiologischen Erkenntnissen ab. Wo Gefäße »weit« sind, entkrampft sind, ist gute Durchblutung; wo gute Durchblutung ist, haben wir das Gefühl der Wärme. Analog zur Formel der Schwere wird Entspannung und Entkrampfung für das Gefäßsystem geübt mit der Formel: »Mein rechter (linker) Arm ist ganz warm.« Wobei eine Variante möglich ist mit der Formulierung: »Mein rechter (linker) Arm ist strömend warm.«

Warum man mit dem rechten Arm zu üben beginnt, ist einfach

zu erklären: weil man seinen rechten Arm »gut kennt«. (In der Psychosomatik bezeichnet man den jeweiligen »Arbeitsarm« als den Ich-nahen-Arm.) Selbstverständlich soll die Entspannung und Entkrampfung nicht allein für den rechten Arm erreicht werden. Bei vielen Trainierenden generalisiert sich nach relativ kurzem Üben das Schwere- und Wärmegefühl von ganz allein. Wenn sich nach einigen Wochen diese »Generalisierung« nicht von selbst einstellt, können die Formeln für die einzelnen Gliedmaßen konzentriert werden; mein rechter Arm — mein linker Arm — mein rechtes Bein — mein linkes Bein. Im weiteren Verlauf kann dann die Formel: »Beide Arme schwer, beide Arme warm; beide Beine schwer, beide Beine warm« gewählt werden. Über die Zwischenstufe des Übungsablaufes mit den Formeln:

»Ich bin ganz ruhig — ich bin ganz schwer — ich bin ganz warm«

genügt dann oft allein das geistige Einstellen der Begriffe Ruhe — Schwere — Wärme — Ruhe, um zu dem Gefühl einer totalen Entspannung und Entkrampfung zu kommen. Je sicherer man sich in »seinem« autogenen Training fühlt, um so mehr kann man dann in dieser erreichten Ruhetönung verweilen, ehe man die exakte Zurücknahme folgen läßt.

In diesem Sinne wäre das autogene Training jedem Gesunden als prophylaktische Maßnahme zur Gesunderhaltung von Leib und Seele zu empfehlen. Diese Ruhetönung schafft für den ganzen Organismus eine Erholungsphase, in der sich die vegetativen Funktionen regenerieren können.

Bei bereits gestörten Funktionsabläufen ist es auf Basis dieser Ruhetönung sogar möglich, durch das gezielte Üben sogenannter formelhafter Vorsatzübungen eine Normalisierung oder doch Besserung dieser Funktion zu erreichen. Wie unser vegetatives Nervensystem auf eine Vorsatzformel antwortet, läßt sich an dem sogenannten »Terminerwachen« demonstrieren. Es gibt nicht wenige Menschen, deren »innere Uhr« funktioniert, die keinen Wecker brauchen, die genau zu dem Zeitpunkt aufwachen, den sie sich vor dem Einschlafen vorgenommen haben. Alle haben diese innere Uhr — bei den wenigsten ist sie »trainiert«. Wie oft nimmt man sich etwas vor — um im nachhinein zu erkennen, daß man es vergessen hat. Man war zu abgelenkt — anderes war plötzlich wichtiger; trotz »bester Vorsätze« ist mal wieder etwas schiefgelaufen. Wir wollten etwas, oft ohne uns eigentlich innerlich auch darauf einzustellen.

Es würde zu weit führen, im Rahmen dieses Buches die ganze Problematik und Technik der sogenannten formelhaften Vorsatzübungen im autogenen Training zu erörtern. Interessierte seien hier auf das Buch von Dr. Klaus Thomas, Praxis der Selbsthypnose des autogenen Trainings (Thieme-Verlag), verwiesen.

Den Lerneffekt des autogenen Trainings und im besonderen das Üben formelhafter Vorsätze kann man vergleichen mit dem Effekt des Schreiben- oder Lesenlernens. Wer einmal lesen »gelernt« hat, wird immer lesen, er steht sozusagen unter einem »Erfüllungszwang«. Das Abc des autogenen Trainings sind die Übungsformeln.

Für alle diejenigen, die keinen Kurs für die Grundstufe, sondern einen Kurs für die gesamte Unterstufe des autogenen Trainings besucht haben oder besuchen möchten, sollen noch kurz die vier sogenannten »visceralen« Übungen besprochen werden. Hat der Übende »Ruhe — Schwere — Wärme« eingestellt, so wird mit den folgenden Übungen seine »Aufmerksamkeit« ganz nach innen gerichtet. Der Übende stellt sich in der dritten Übungsformel auf sein Herz ein: »Herz schlägt ruhig, kräftig, regelmäßig.« Manchmal empfiehlt sich zuerst die Formel: »Puls ist ruhig, kräftig, regelmäßig.«

Die Grundübungen haben das »ruhige« Schlagen des Pulses beziehungsweise des Herzens bereits vorbereitet, durch das direkte »Ansprechen« dieser lebenswichtigen Funktion kommt es beim Gesunden zu einer Vertiefung der Entspannung und beim Kranken (Herzneurose, Angina pectoris, Rhythmusstörungen) zu einer Besserung seiner Beschwerden. Es sei hier nochmals darauf hingewiesen, daß gerade die Herzübung nur mit einem erfahrenen Lehrer eingeübt werden darf.

Die vierte Übung ist zielgerichtet auf die Funktion der Atmung. Atmung ist Leben — es beginnt mit dem ersten und endet mit dem letzten »Atemzug«. Die Atmung nimmt also eine zentrale Stellung ein. Sie gehorcht im Normalfall ihren eigenen Gesetzen — reguliert sich völlig »automatisch«: Nach jedem Einatmen erfolgt ein Ausatmen. Dieser »Regelmäßigkeit« der Atmungsfunktion wird sich der Übende zunächst versichern mit der Formel: »Atmung ruhig, regelmäßig.« Haben die Grundübungen auch hier das ruhige Atmen bereits vorbereitet, so kann sich der Übende durch die geistige Konzentration auf den Atmungsrhythmus jetzt von der »Selbsttätigkeit« der Atmung überzeugen. Man braucht gar nichts zu tun, es atmet ganz von selbst. Mit der Formel: »Es atmet mich« kommt es zu einer Vertiefung des »Sichloslassens«, des »Geschehenlassens«. Man liegt oder sitzt da, ist schwer und warm und wunderbar ruhig ... und läßt atmen! Das »Ich« hat Pause!

Die fünfte Übung ist zielgerichtet auf die Entspannung im Bauchraum. Die Formel dazu lautet: »Sonnengeflecht strömend warm«, sie kann abgewandelt werden in: »Bauchraum strömend warm.« Mit der Vorsatzformel: »Mein Bauch ist strömend warm, regelmäßig funktioniert mein Darm«, haben manche chronisch Obstipierte ihre Verdauung wieder in Ordnung gebracht.

Hat der Übende sich alle bisherigen Übungen zu eigen gemacht, so liegt (sitzt) er jetzt ruhig, schwer und warm da mit ruhigem Puls und regelmäßiger Atmung und wohlig warm durchströmtem Bauchraum.

Die sechste und letzte Übung der Unterstufe des autogenen Trainings zielt auf den Kopf. Eine alte Spruchweisheit lautet: »Der Kopf sei kühl, die Füße warm, das macht den reichsten Doktor arm!«

Zum körperlichen Wohlbefinden gehört ein kühler, klarer Kopf. Diese Erkenntnis liegt auch der Übungsformel zugrunde: »Stirne angenehm kühl.«

Wie bei der Herzübung muß auch bei der Übung der Stirnkühle dringend davor gewarnt werden, sie ohne erfahrenen Lehrer einzuüben.

Alle diese Einzelübungen verschmelzen am Ende zu einem unauflöslichen Ganzen. Der Übende soll auch nie krampfhaft bei einer Einzeleinstellung verweilen, sondern innerlich losgelöst von einer Übung zur anderen weiterschreiten. »Wie jeder seine Handschrift, so wird jeder sein autogenes Training entwickeln.«

Entstanden ist das autogene Training aus alten und sicheren ärztlichen Erfahrungen der Hypnose = Heilschlaf. Die Hypnose ist ein schlafähnlicher Ruhezustand. Erfährt man die Erholung und Entspannung des natürlichen Schlafes erst nach dem Erwachen, so kann man während der Hypnose den Entspannungszustand direkt erleben, wobei die Innenwelt besonders »wach« ist, während die Außenwelt wenig oder gar nicht beachtet wird. Die Abkehr von äußeren Eindrücken kann in der Hypnose so gesteigert werden, daß sogar Operationen völlig schmerzlos durchgeführt werden konnten.

Auch beim chronisch Schlafgestörten kann es durch eine hypnotische Behandlung wieder zum gesunden, natürlichen Schlaf kommen.

Die Hypnose hat jedoch den Nachteil, daß immer zwei Personen dazu notwendig sind: der Therapeut, der hypnotisiert, und der Patient, der hypnotisiert werden soll. Es kommt dabei sehr oft zu Abhängigkeitsverhältnissen. Das autogene Training als Tochterdisziplin der Hypnose befreit von dieser Zweierbindung. Autogenes Training ist eine Form der Autosuggestion = Selbsthypnose. Wer täglich autogen trainiert, kommt »zu sich« und »aus sich selbst heraus« zu neuer Selbstbestimmung.

III. TEIL

Die chronischen Krankheiten

1. Erkrankungen des Herzens und der Gefäße

Einleitung

Ganz eindeutig handelt es sich bei den Erfolgsmethoden, die bei Herz- und Kreislauferkrankungen angewendet werden, zunächst um Methoden der klassischen Medizin.

Es gibt keinen Zweifel daran, daß es heute möglich ist, durch moderne allgemeinärztliche, chirurgische, pharmazeutische und medizinisch-technische Maßnahmen die meisten Herz- und Kreislauferkrankungen wirksam zu bekämpfen. Die Wirksamkeit hat jedoch ihre Grenzen. Denn trotz der bewundernswerten Errungenschaften unserer modernen Medizin sind zumindest in der Bundesrepublik die Herz- und Kreislauferkrankungen zur Todesursache Nummer eins geworden.

Diese Tatsache ist wohl nicht diesen angewendeten Erfolgsmethoden der klassischen Medizin anzulasten, obwohl auch dieser Vorwurf von einigen Ärzten vertreten wird. Ganz gewiß jedoch ist eine der Ursachen für die unbefriedigende Bilanz, die aus dem bisherigen Kampf gegen Herz- und Kreislauferkrankungen gezogen werden muß, darin zu suchen, daß es eine Reihe von anderen Erfolgsmethoden gibt, die bisher nicht oder nicht genügend angewendet werden.

Aufgabe dieses Kapitels kann es nicht sein, jegliche Herz- und Kreislauferkrankungen aufzuzählen, die in medizinischen Lehrbüchern erwähnt wird. Aufgabe kann es auch nicht sein, etwa die Technik, Vorzüge und Nachteile der Herzverpflanzung zu schildern oder über das Problem der seltenen Bluterkrankheit zu diskutieren.

Aus der notwendigen Beschränkung heraus werden die wichtigsten und häufigsten Erkrankungen des Herzens und des Kreislaufes beschrieben, die anatomischen und funktionellen Zusammenhänge erklärt und die Möglichkeiten der Behandlung und Vorbeugung erörtert.

Bedeutender als die Methoden der Behandlung sind die noch viel zu wenig genutzten Methoden der Vorbeugung. Es mag daran liegen, daß wir sehr leicht der Meinung sind, die Gesundheit des eigenen Körpers allein dem Arzt überlassen zu können.

Wie wir viele Schäden am Auto durch regelmäßige Inspektion und vernünftiges Fahren vermeiden können, so könnten auch viele Gesundheitsschäden durch Vorsorgemaßnahmen und vernünftige Lebensweise vermieden werden. Zu diesen Schäden zählen insbesondere die Schäden durch Herz- und Kreislauferkrankungen.

Hinweise auf vernünftige Lebensgewohnheiten, Ernährungsumstellungen oder auf Genußverzicht zugunsten körperlicher Betätigung erfreuen sich keiner großen Beliebtheit. Der Wille zur Krankheit scheint bei vielen Menschen das natürliche Gefühl für biologisch richtiges Verhalten zu verdrängen.

Wenn der Krankheitszustand schließlich erreicht ist, dann allerdings bricht um so stärker der Wunsch hervor, von den Beschwerden befreit zu werden.

Erst ein Herzinfarkt erzwingt dann abrupt eine Umstellung der Lebensweise, die man vorher als überflüssig erachtete.

Nicht allein der Arzt ist verpflichtet, etwas für unsere Gesundheit zu unternehmen. Jeder sollte seiner eigenen Gesundheit so viel Achtung entgegenbringen, daß er selbst zu handeln beginnt und die angebotenen Erfolgsmethoden nutzt, bevor es zu spät ist.

Das Herz

Die Gesundheit der Gewebe und Zellen hängt in erster Linie von einer richtigen und ausreichenden Durchblutung ab. Nur das ständig strömende Blut sorgt dafür, daß die Zusammensetzung der Säfte in unmittelbarer Nachbarschaft der Zellen immer gleichbleibt. Dieses Gleichgewicht wird durch den Kreislaufapparat unterhalten, welcher aus dem Gefäßsystem besteht und in dessen Mittelpunkt sich das Herz befindet.

Das Herz liegt hinter dem Brustbein schräg zwischen den beiden Lungenflügeln, also fast in der Mitte des Brustkorbs, nur wenig zur linken Seite hin verschoben. Das Herz ist von einer dünnen, spiegelnden Bindegewebshaut umgeben — dem sogenannten Herzbeutel. In dieser Bindegewebshaut liegt das Herz wie in einem Tragebeutel. Da die Wände des Herzbeutels glatt und feucht sind, kann sich das Herz darin fast reibungslos bewegen.

Anatomisch gesehen ist das Herz ein kräftiger Hohlmuskel. Durch eine Längswand wird der Hohlmuskel in zwei völlig getrennte Herzhälften geteilt. Rechte und linke Herzhälfte sind wiederum durch eine Querwand in einen dünnwandigen Vorhof und eine dickwandige Herzkammer geschieden.

Das Herz ist demnach in vier Hohlräume unterteilt: in den rechten Vorhof und die rechte Herzkammer sowie in den linken Vorhof und die linke Herzkammer. Die rechte Herzhälfte versorgt den Lungenkreislauf, die linke Herzhälfte den Körperkreislauf mit Blut.

Die Gefäße, in denen das Blut vom Herzen weg fließt, werden Schlagadern oder Arterien genannt. Die Arterien entspringen aus den Herzkammern: aus der rechten Herzkammer die Lungenarterie, aus der linken Herzkammer die große Körperschlagader oder Aorta.

Die Gefäße, in denen das Blut zum Herzen zurückfließt, werden Venen oder Blutadern genannt. Die Venen münden in die Vorhöfe ein: die obere und untere Hohlvene in die rechte Vorkammer, die vier Lungenvenen in die linke Vorkammer.

Die beiden Herzkammern wirken als Druck- und Saugpumpe,

wobei sich der Herzmuskel in regelmäßigen Abständen zusammenzieht.

Die Phase der Herzaktion, in der sich die beiden Herzkammern zusammenziehen, wird als Systole bezeichnet. Entsprechend bezeichnet man den höchsten Blutdruckwert in dieser Phase als systolischen Blutdruck.

Den Teil der Herzaktion, in dem die beiden Herzkammern erschlaffen, bezeichnet man dagegen als Diastole; den niedrigsten Blutdruck in dieser Phase entsprechend als diastolischen Blutdruck.

Die Herzklappen

Das Herz vermag nur dann seine Aufgabe als Pumpe zu erfüllen, wenn der Blutstrom im Herzen geregelt wird. Für diese Aufgabe sind in das Herz, wie bei jeder anderen Pumpe, verschiedene Ventile eingebaut, die Herzklappen. Vergleichbar dem Zylinder eines Viertaktmotors besitzt jede Herzhälfte je ein »Einlaß-« und ein »Auslaßventil«.

Eines der beiden Einlaßventile sitzt zwischen dem rechten Vorhof und der rechten Herzkammer, das zweite zwischen dem linken Vorhof und der linken Herzkammer. Diese beiden Ventile werden wegen ihrer Lage Vorhofkammerklappen, wegen ihres segelförmigen Aussehens auch Segelklappen genannt.

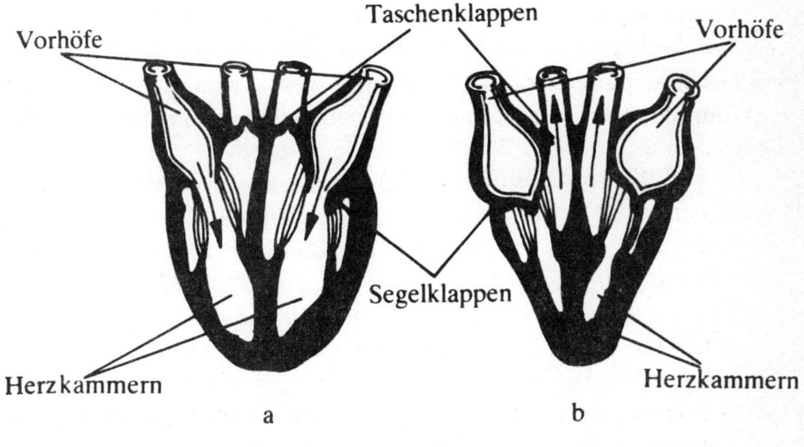

Abbildung 15: a) Erschlaffung (Diastole), b) Zusammenziehung (Systole)

Die beiden »Auslaßventile« sitzen an der Stelle, an der Lungenarterie und Aorta das Herz verlassen. Ihrer Lage entsprechend werden die beiden Klappen als Aorten- beziehungsweise als Lungenarterienklappe bezeichnet. Jede Klappe ist jeweils aus drei halbmondförmigen Taschen zusammengesetzt. Diese Taschen hängen wie Schwalbennester an der Innenwand der Arterien. Ihrer Form wegen bezeichnet man diese beiden Ventile auch als Taschenklappen.

Die Herztöne

Legt man das Ohr auf den Brustkorb, so kann man pro Herzschlag zwei verschiedene Geräusche, die sogenannten Herztöne, wahrnehmen.

Der erste Herzton wird durch die Herzmuskulatur, der zweite Herzton durch den Schluß der Arterienklappen hervorgerufen.

Bei vielen Erkrankungen der Herzklappen und des Herzens verändern die Herztöne in typischer Weise ihren Klangcharakter. So kann der Arzt oft allein durch das Abhören des Herzens mit dem Stethoskop auf eine bestimmte Herzkrankheit schließen.

Die Herzfrequenz

Als Puls oder Herzfrequenz bezeichnet man die Zahl der Herzschläge pro Minute. Die Herzfrequenz ist abhängig vom Alter des Menschen: Ein neugeborenes Kind hat einen höheren Puls als ein Erwachsener.

Die Herzfrequenz ist auch abhängig vom Trainingszustand des Herzens. Unsportliche Menschen haben in körperlicher Ruhe einen wesentlich schnelleren Puls als Leistungssportler.

Seelische Erregungen sind nicht selten von einer Änderung der Herzfrequenz begleitet. Trauer, Verstimmung und Schreck haben meist eine Verlangsamung zur Folge. Freude, Zorn und Angst, eine Beschleunigung.

Bei körperlicher Arbeit steigt der Puls mit zunehmender Schwere der Arbeit an, bei schwersten Anstrengungen kommt es bis zu 200 Pulsschlägen pro Minute.

Der Puls des Menschen kann schnell oder langsam, regelmäßig oder unregelmäßig, groß oder klein, hart oder weich, schnell ansteigend oder langsam ansteigend sein.

Wie kommt nun dieser Pulsschlag in der Arterie zustande? Sooft die linke Herzkammer das in ihr enthaltene Blut in die Aorta wirft, entsteht in diesem elastischen Gefäß eine Druckwelle, die sehr schnell alle Arterien bis in die kleinsten Verzweigungen hinein durchwandert.

Diese durch alle Arterien hindurchlaufende Druck- oder Pulswelle kann man am besten vergleichen mit den Wellenbewegungen, die ein ins Wasser geworfener Stein verursacht.

Die Pulswelle, die durch den Herzschlag in der Aorta erzeugt wird und sich von dort aus mit einer Geschwindigkeit von vier bis zehn Metern in der Sekunde über alle Arterien ausbreitet, ist also eine Druckwelle und hat somit nichts zu tun mit der Geschwindigkeit der Blutströmung, die nur etwa einen halben Meter pro Sekunde ausmacht.

Durch das Pulstasten kann man eine ganze Reihe von Informationen über das Herz- und Kreislaufsystem erfahren. So kann man feststellen, ob das Herz regelmäßig schlägt oder ob der Herzschlag aussetzt. Der Arzt unterscheidet beim Pulsfühlen auch, ob die Pulswelle schnell oder langsam ansteigt, ob die Pulswelle eine große oder kleine Druckschwankung anzeigt und ob sich der Puls hart oder weich anfühlt.

Man kann also durch das Pulsfühlen Informationen über das Herz- und Kreislaufsystem erhalten, die für die Diagnose vieler Kreislaufkrankheiten von nicht geringer Bedeutung sind.

Während in unserer westlichen Medizin die Bestimmung der Pulsqualitäten nur eine unter vielen diagnostischen Möglichkeiten ist, kommt dieser Methode in der chinesischen Akupunkturlehre — hier als Pulsdiagnostik bezeichnet — eine überragende Bedeutung zu. Denn in der alten chinesischen Medizin wurde jeder Patient einer ausgedehnten Pulsdiagnostik unterzogen, die oft über eine Stunde dauerte.

Diese in China seit Jahrtausenden praktizierte Pulsdiagnostik hat heute auch bei den chinesischen Akupunkteuren — nicht zuletzt wegen der westlichen Diagnosemöglichkeiten — ihre einstmals überragende Bedeutung verloren.

Steuerung der Herzleistung

Der Blutbedarf des Organismus ist sehr unterschiedlich. In Ruhe kommt der Organismus mit einer Blutzirkulation von fünf bis sechs Litern pro Minute aus. Für den Transport dieser Blutmenge muß das Herz nicht öfter als 60- bis 70mal pro Minute schlagen.

Anders verhält es sich bei großen körperlichen Belastungen. Innerhalb von Sekunden muß das Herz zum Beispiel bei einem 400-Meter-Lauf den Blutumlauf von fünf Liter auf etwa 30 Liter pro Minute steigern. Die Schlagzahl des Herzens steigt dabei auf 150 bis 200 Schläge pro Minute an.

Das Herz kann sich nur deshalb so schnell an eine veränderte Leistung anpassen, weil es durch zahlreiche Nerven mit dem vegetativen Nervensystem verbunden ist. Benötigt der Organismus mehr Blut, signalisiert der Sympathikusnerv dem Herzen den Befehl, schneller zu schlagen und sich bei jedem Schlag kräftiger zusammenzuziehen.

Nach Beendigung der erhöhten Leistungsanforderung sinkt der Sauerstoffbedarf der Muskulatur schnell wieder ab. In diesem Augenblick tritt der Vagusnerv in Aktion. Er signalisiert dem Herzen, daß es nun wieder langsamer schlagen soll und sich nicht mehr so kräftig zusammenziehen muß. Sympathikus und Parasympathikus — zu dem der Vagusnerv zählt — gehören dem sogenannten vegetativen oder autonomen Nervensystem an, vegetativ wird dieses Nervensystem genannt, weil es die Funktionen der inneren Organe regelt, autonom, weil es durch den menschlichen Willen kaum zu beeinflussen ist. Ähnlich wie am Herzen rufen Sympathikus und Parsympathikus auch an anderen inneren Organen oft gegensätzliche Reaktionen hervor.

Der Schrittmacher des Herzens

Was würde geschehen, wenn man die zum Herzen führenden Nerven durchtrennte?

Beim Skelettmuskel wären die Wirkungen klar: Würde ein Chirurg während einer Operation versehentlich den Beinnerv durchtrennen, so wäre das Bein augenblicklich gelähmt.

Wie aber reagiert der Herzmuskel auf eine Nervendurchtrennung?

Beide Muskeln — Herzmuskel wie Skelettmuskel — ziehen sich nur dann zusammen, wenn sie einen elektrischen Impuls erhalten. Der Skelettmuskel erhält diesen elektrischen Befehl durch den ihn versorgenden Nerv. Der Herzmuskel dagegen erhält den elektrischen Befehl von einem elektrischen Herzschrittmacher, der innerhalb der Muskulatur des rechten Vorhofes liegt.

Weil das Herz seinen eigenen Herzschrittmacher besitzt, schlägt es auch dann ungestört weiter, wenn sämtliche zum Herzen laufende Nerven durchtrennt werden.

Den Beweis hierfür liefern diejenigen Menschen, denen ein fremdes Herz eingepflanzt wurde. Denn bei einer Herztransplantation werden zwar die Gefäße des Spenderherzens mit den entsprechenden Gefäßen des Empfängers durch eine Naht verbunden,

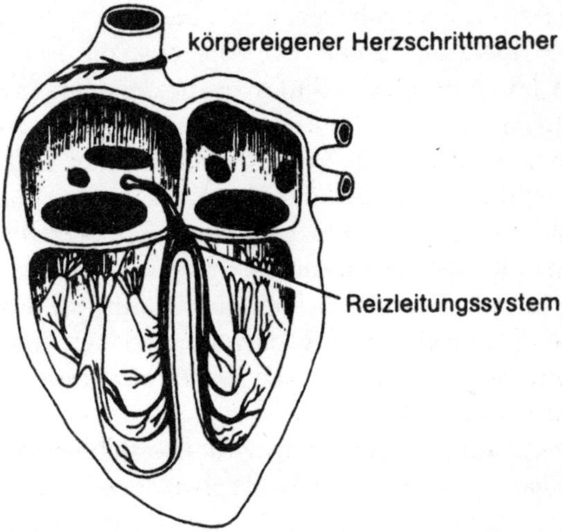

Abbildung 16: Reizleitungssystem des Herzens

die durchtrennten Herznerven können jedoch wegen ihrer Winzigkeit nicht genäht werden. Das transplantierte Herz besitzt im fremden Organismus also keinen Anschluß an das Nervensystem.

Das Fehlen der Nervenverbindung bedingt beim Menschen mit einem transplantierten Herzen größere Einschränkungen. Es sind gerade die vegetativen Herznerven, die das Herz bei körperlicher Anstrengung zu einer Erhöhung der Schlagzahl und der Schlagstärke veranlassen. Dieser nervale Einfluß fehlt bei Menschen mit einem Herztransplantat. Ihre körperliche Leistungsfähigkeit ist also stark herabgesetzt.

Der in der Muskulatur des rechten Vorhofes gelegene körpereigene elektrische Herzschrittmacher kann erkranken. Das Herz schlägt dann entweder zu langsam oder zu schnell, oder aber es setzt bei jedem zweiten oder dritten Herzschlag aus. In vielen derartigen Fällen kann dem Kranken durch Einpflanzung (Implantation) eines künstlichen elektrischen Herzschrittmachers geholfen werden.

Der körpereigene elektrische Schrittmacher liegt innerhalb der Muskulatur des rechten Vorhofes. Da sich die Herzmuskulatur nur dann kontrahiert, wenn sie zuvor elektrisch erregt wurde, muß der Schrittmacher für jeden Herzschlag eine neue elektrische Erregung, einen elektrischen Impuls liefern. Die elektrische Erregung, die im Schrittmacher gebildet wird, bereitet sich von dort aus gleichmäßig über die beiden Vorhöfe aus, die sich unmittelbar darauf kontrahieren und das Blut in die beiden Herzkammern pressen.

An der Grenze zwischen Vorhof und Kammer trifft die elektrische Erregungswelle auf ein spezielles Kabelsystem, das sogenannte Reizleitungssystem. Dieses sich zahlreich verästelnde Reizleitungssystem leitet die ankommende Erregungswelle blitzschnell an sämtliche Muskelfasern der beiden Herzkammern weiter, die sich unmittelbar darauf gleichzeitig zusammenziehen und das in den Kammern befindliche Blut an die Aorta beziehungsweise in die Lungenarterie auspressen.

Durch das Reizleitungssystem wird also sichergestellt, daß sich erst die beiden Vorhöfe und unmittelbar darauf die beiden Herzkammern zusammenziehen, was für den Pumpmechanismus sehr wichtig ist. Das Reizleitungssystem ist auch verantwortlich dafür, daß sich die gesamte Kammermuskulatur nahezu gleichzeitig kontrahiert.

Wenn das Reizleitungssystem nicht fehlerfrei arbeitet, besteht die Gefahr, daß sich die gesamte Kammermuskulatur nicht mehr gleichzeitig kontrahiert, sondern die einzelnen Muskelfasern sich wahllos zusammenziehen und wieder erschlaffen. Diesen Zustand bezeichnet man als Herzflimmern. Falls ein Arzt nicht sofort eingreift, führt das Herzflimmern zum Tode, da bei diesem Zustand kein Blut mehr transportiert werden kann. Das Herzflimmern ist mit großem Abstand die häufigste unmittelbare Todesursache des Menschen.

Die Herzstromkurve (EKG)

Jede Muskelaktion erzeugt einen kurzdauernd auftretenden elektrischen Strom. Auch bei der Herztätigkeit tritt ein sog. Aktionsstrom auf, der durch ein geeignetes Gerät, einen Elektrokardiographen, gemessen und aufgeschrieben werden kann. Die Aufzeichnung der Aktionsströme des Herzens ergibt das Elektrokardiogramm (EKG).

Die Elektrokardiographie gehört zu den wichtigen Untersuchungsmethoden des Herzens. Viele Herzkrankheiten können allein aufgrund des EKG diagnostiziert werden. Als Beispiel einer krankhaft veränderten Herzstromkurve sei ein Herzinfarkt-EKG angeführt. In dieser Kurve fällt deutlich die veränderte Kammererregung auf.

So wie jedes andere Organ ist auch das Herz mit einem dichten Gefäßnetz durchzogen. Es wird von zwei Gefäßen, den sogenann-

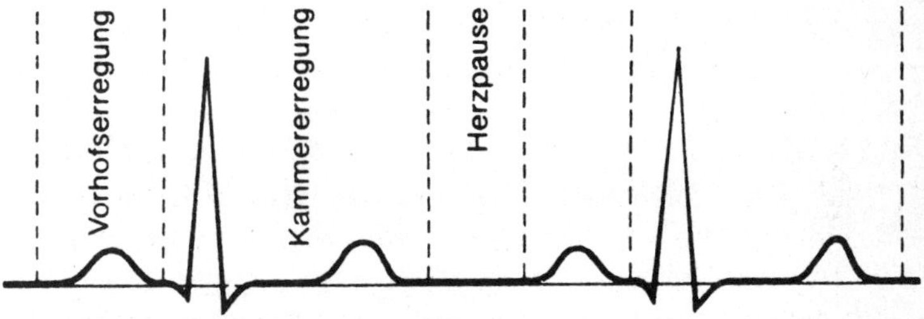

a) Normales Elektrokardiogramm

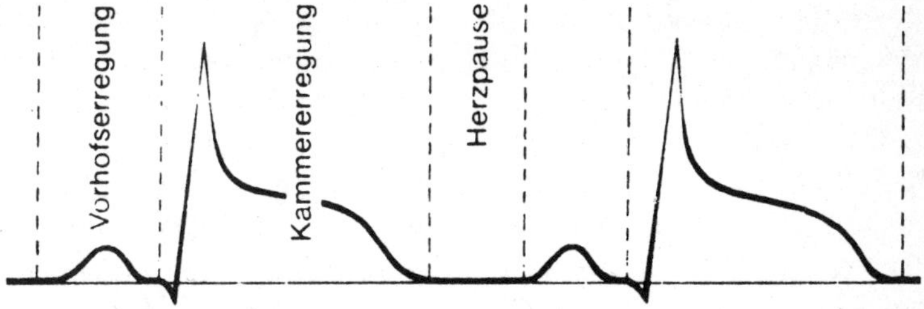

b) Herzinfarkt-Elektrokardiogramm

Normales- (a) und Herzinfarkt- (b) Elektrokardiogramm

ten Herzkranzarterien, gespeist, die beide aus der Aorta, kurz nachdem diese die linke Herzkammer verlassen hat, entspringen.

Die beiden Herzkranzarterien verlaufen in der Einbuchtung, die zwischen den Vorhöfen und den beiden Kammern liegt, der sogenannten Herzkranzfurche (daher der Name Herzkranzarterie). Von hier aus geben die beiden Gefäße Äste an die Vorhöfe und Kammern ab.

Die beiden unscheinbaren Herzkranzgefäße haben in den letzten Jahren einen traurigen Rekord aufgestellt: An keiner anderen Krankheit sterben pro Jahr mehr Menschen als durch die Erkrankung gerade dieser Herzkranzgefäße. Allein in der Bundesrepublik sterben an den Folgen der Herzkranzgefäßerkrankungen mehr als 100 000 Menschen in einem Jahr.

Wunderwerk Gefäßsystem

Mit jedem Herzschlag werden ca. 60 ccm Blut aus der linken Herzkammer in die große, etwa daumendicke Hauptschlagader — die Aorta — ausgeworfen. Die Aorta ist das Stammgefäß aller anderen Schlagadern (= Arterien), die sich nach der Peripherie hin zunehmend aufzweigen und in ihrem Kaliber immer kleiner werden. Die »Ausläufer« der Arterien sind die Arteriolen, kleinste Gefäße von nur 0,10—0,05 mm Durchmesser.

Von den Arteriolen werden die »Haargefäße« (= Kapillaren) gespeist. Diese nun sind so dünn, daß die roten Blutkörperchen sie »wie im Gänsemarsch« passieren müssen. Der Durchmesser einer Kapillare beträgt nur wenige tausendstel Millimeter und die Länge meist weniger als einen Millimeter. Wegen ihrer großen Zahl beträgt die Gesamtlänge der Kapillaren jedoch 50 000 Kilometer und ist somit größer als der Erdumfang.

Die Wände der Haargefäße haben Spalten und sind deshalb durchlässig für das »Blutwasser«, das in die Bindegewebsräume, also in die unmittelbare Umgebung der Zellen übertreten kann, um hier Sauerstoff und Nährstoffe abzuliefern und die anfallenden Stoffwechselprodukte abzutransportieren.

Das mit den Schlackenstoffen beladene Blut — es ist nun dunkelrot gefärbt, weil es sauerstoffärmer ist als das hellrote Arterienblut — wird nun in den Blutadern, den Venen, gesammelt und über die großen Hohlvenen zum Herzen geleitet. Von dort wird es in die Lunge gepumpt, wo die Kohlensäure abgegeben und neuer Sauer-

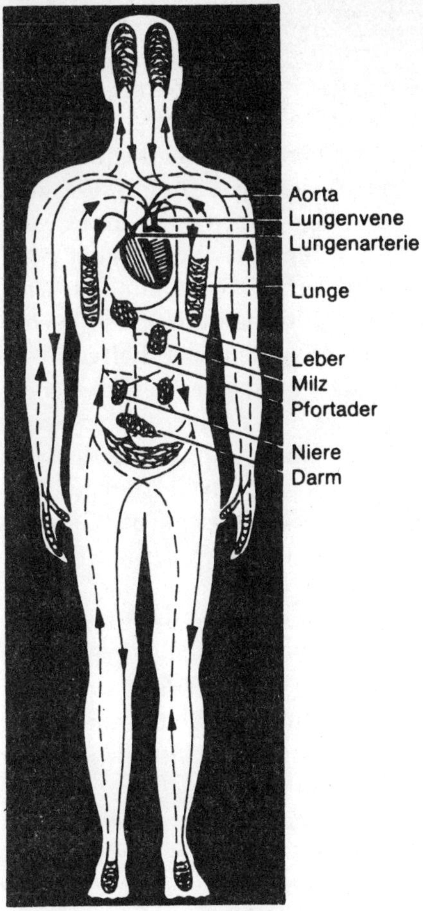

Abbildung 17: Übersicht über den Blutkreislauf des Menschen.

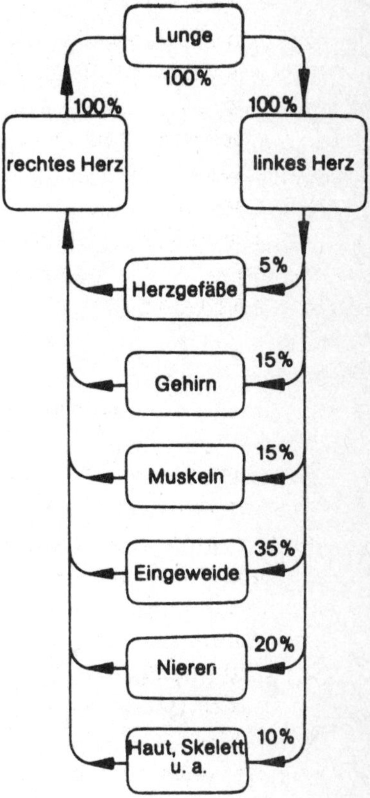

Abbildung 18: Schema des Blutkreislaufs.

stoff aufgenommen wird, der dann mit dem Blut wieder dem linken Herzen zufließt.

10 000 Liter Blut fließen tagtäglich durch dieses Gefäßsystem, das beim gesunden Menschen so gut funktioniert wie ein Netz kreuzungsfreier Straßen.

Durch den großen Kreislauf werden die einzelnen Organe unterschiedlich mit Blut versorgt. In das stark vereinfachte Kreislaufschema der Abbildung ist eingetragen, wieviel Prozent der pro

Minute geförderten Blutmenge jeweils durch die einzelnen Organe während der Körperruhe fließt.

Der Lungenkreislauf wird wegen seiner geringen Länge auch als »kleiner Kreislauf« bezeichnet.

Die bisher beschriebenen Zusammenhänge lassen erkennen, daß Störungen des Blutkreislaufes immer eine Verschlechterung der Lebensbedingungen der Zellen zur Folge haben müssen. Es gibt allgemeine Kreislaufstörungen, die in ihrer Auswirkung mehr oder minder den gesamten Organismus betreffen können, und örtliche Zirkulationsstörungen, die nur einzelne Organfunktionen beeinträchtigen. Die bedrohlichste Form einer akuten fehlerhaften Blutverteilung ist der *Schock*, der durch die verschiedensten Ursachen ausgelöst werden kann. Die häufigste Form einer allgemeinen Kreislaufstörung ist die *Herzschwäche.* Dabei kann es infolge der mangelnden Herzleistung zur Blutstauung in den Gefäßen und infolgedessen zu vermehrtem Austritt von Blutwasser in das Gewebe kommen; es bilden sich Ödeme. Herzkranke haben deshalb oft geschwollene Beine.

Die örtlichen Zirkulations- beziehungsweise Kreislaufstörungen können im arteriellen oder venösen Teil des Gefäßsystems auftreten. Eine lokale Durchblutungsstörung in einer Vene aufgrund einer Entzündung oder einer Verlangsamung des Blutstroms führt zu einer Blutgerinnung in der Ader selbst. Bildet sich ein solcher Blutpfropf in einem Gefäß, so spricht man von einer *Thrombose.* An den Beinen kann durch einen derartigen Pfropfen geronnenen Blutes in einer großen Vene der Rückfluß des Blutes erheblich erschwert werden. Es kommt auch in diesem Fall zu einem Blutstau mit Ödembildung, schlechter Ernährung der Haut und des Unterhautzellgewebes und bei chronischem Verlauf dann zu schmerzhaften Unterschenkelgeschwüren.

Die gefüchtetste Komplikation der Thrombose ist die *Embolie.* Sie tritt dann ein, wenn ein Stück eines meist noch frischen Blutgerinnsels durch den Blutstrom losgerissen wird, über die rechte Herzkammer in die Lunge wandert und dort ein lebenswichtiges Gefäß verschließt.

Die örtliche arterielle Zirkulations- beziehungsweise Durchblutungsstörung beruht meist auf einer Einengung oder einem totalen Verschluß einer Schlagader. Selbst eine große muskulöse Arterie, ja sogar die Aorta — durch die der Blutstrom immerhin mit einer Geschwindigkeit von ca. 60 cm/sec fließt —, kann zunehmend eingeengt und total verschlossen werden.

Die Ursache liegt hier meist in fortschreitenden Ablagerungen von Fett, Cholesterin, Kalksalzen und anderen Blutbestandteilen im Bereich der Gefäßwand. Dieser Vorgang bewirkt eine Verhärtung (Sklerosierung) und eine zunehmende Verödung (Obliteration) des Gefäßes.

Auf den häufig polsterartig vorspringenden Gefäßwandveränderungen scheiden sich oft zusätzlich gerinnungsfördernde Blutplättchen (= Thrombozyten) ab, oder ein Blutgerinnsel bleibt in einem dieser Engpässe hängen und verschließt das Gefäß vollständig.

Es handelt sich bei diesem Prozeß um nichts anderes als um die auch dem Laien bekannte Gefäßverkalkung, die *Arteriosklerose*.

Das »Gefäßorgan«

Um das Wesen der Arteriosklerose, ihre möglichen Ursachen und ihren Verlauf verstehen zu können, ist es notwendig, zunächst die von dieser Krankheit betroffenen Gefäße in ihrer Beschaffenheit und ihren Funktionen zu betrachten.

Man spricht heute zunehmend von einem Gefäßorgan und betrachtet die Arterien nicht nur von ihrem Zweck her als einfache Röhren, die dem Bluttransport dienen. Auch die Arterien bestehen — wie alle Organe — aus einem Verband von bestimmten, »organspezifischen« *Zellen*, aus dem zwischen den Zellen liegenden *Bindegewebe*, den für die Versorgung notwendigen *Blut- und Lymphgefäßen* und den dazugehörigen *Nerven*.

Die Arterie ist ein Hohlorgan, in ihm fließt das Blut vom Herzen zur Peripherie. Damit das Blut bis in die entferntesten Bezirke gelangt, muß die *Gefäßwand* dicht sein und gleichzeitig wieder soweit durchlässig sein, daß ein Stoffaustausch möglich wird. Diese Grenzfunktion der Gefäßwand zwischen Blutleitung und Durchlässigkeit nennt man *Blutschranke*.

Neben dieser »Grenzfunktion« ist die *Elastizität* der Gefäßwand von entscheidender Bedeutung. Nur eine elastische Gefäßwand kann durch eine Erweiterung (= Dilatation) oder eine Verengung (= Kontraktion) die Transportmenge des Blutes dem jeweiligen unterschiedlichen Bedarf in den Geweben anpassen. Die Blutversorgung eines Muskels kann auf diese Weise in kürzester Zeit auf das 20fache seines Ruhebedarfs gesteigert werden.

Zur optimalen Erfüllung dieser verschiedenen Funktionen dient ein sehr differenzierter Aufbau der Gefäßwand:

Schon bei geringer mikroskopischer Vergrößerung erkennt man eine regelmäßige Schichtung: die Arterie ist innen mit einer sehr dünnen Haut, der sogenannten »Intima«, ausgekleidet. Darauf folgt eine kräftige Schicht elastischer Fasern, die »Elastica interna«. Die daran anschließende breite Mittelschicht, die »Media«, enthält die Muskulatur des Gefäßes. Als vierte Schicht erkennt man dann nochmals einen Ring elastischer Fasern, die »Elastica externa« (siehe Abbildung 19). Die vier Wandschichten einer Arterie stellen ein sinnvoll miteinander verwobenes Strukturgeflecht aus Muskel- und elastischen Bindegewebsfasern dar, die unter bestimmten Winkeln miteinander verknüpft sind. Diese Kontaktstellen — in der englischen Literatur »bobbins« (= Klöppelspitzen) genannt — ermöglichen das fein aufeinander abgestimmte Zusammenspiel der einzelnen Gefäßschichten. Nach außen hin ist das Gefäß von einer Bindegewebsscheide, der »Adventitia«, umhüllt. In ihr verlaufen kleinste Adern und Lymphgefäße, die für die Ernährung des Hauptgefäßes verantwortlich sind. Wie jedes andere Gewebe wird also auch das »Gefäßorgan Arterie« von einem eigenen Säftestrom durchflutet. Besonders wichtig für die Funktion der Arterien sind die Gefäßnerven, die netzartig das ganze Organ umschließen und die Impulse zur Erweiterung oder Verengung der Gefäße vermitteln. Die Gefäßregulation erfolgt über das *vegetative oder autonome Nervensystem*.

Dieses System sorgt für ein harmonisches Ineinandergreifen der Tätigkeiten der einzelnen Organe. Es ist dem Einfluß des Willens entzogen.

Der eine Teil dieses Nervensystems — der Sympathikus — bewirkt in der Regel eine Gefäßverengung, sein Gegenspieler — der

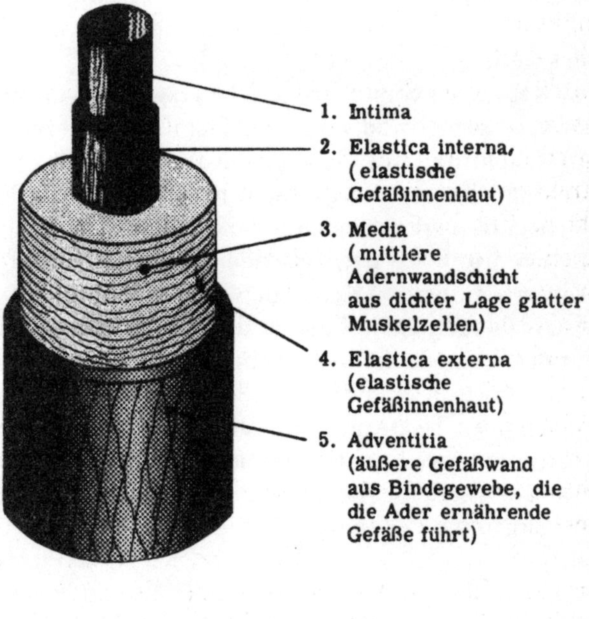

Parasympathikus oder Vagus — veranlaßt eine Gefäßerweiterung. Jede »sympathische« Tätigkeit ist mit einer Freisetzung von Adrenalin, jede »parasympathische« Tätigkeit mit einer Freisetzung von Acetylcholin verbunden. Diese an den Nervenenden produzierten Stoffe haben eine hormonähnliche Wirkung, man nennt sie deshalb auch Neurohormone. Durch Injektion eines dieser Stoffe ins Blut kann man alle Nervenenden des jeweils »angesprochenen« Teils des vegetativen Nervensystems erregen. Vegetative Nerven und Neurohormone sind somit für die sinnvolle Abstimmung der einzelnen Organtätigkeiten verantwortlich.

Da die vegetativen Nerven aus bestimmten Zentren des Gehirns stammen und diese wiederum den Einflüssen anderer Zentren unterliegen, ist es verständlich, daß das Gleichgewicht gerade des Kreislaufsystems äußerst labil beschaffen ist. Zahlreiche Einwirkungsmöglichkeiten durch Reize von außen und auch durch seelische Vorgänge sind gegeben. Die Auswirkung psychischer Faktoren auf das Gefäßsystem als Erblassen, Erröten oder Herzklopfen sind auch dem medizinischen Laien bekannt.

Der Kreislauf des Menschen kann über die genannten Regulationsmechanismen des vegetativen Nervensystems in Sekundenschnelle an die jeweiligen Anforderungen angepaßt werden. Voraussetzung für eine optimale Reaktion ist allerdings, daß die Elastizität und eine differenzierte Durchlässigkeit der Gefäßwand gewährleistet sind.

Es ist nun leicht zu verstehen, welche Folgen sich durch ein verhärtetes, unelastisches und verengtes Gefäßsystem ergeben: nicht nur die Durchblutung der Gewebe wird mangelhaft, eine Steigerung der Organleistung ist nicht mehr möglich, auch die Blutdruckregulation funktioniert nur noch unzureichend. Die Ablagerungen in den Gefäßen und die nachlassende Elastizität führen zu einer Widerstandserhöhung im Kreislauf. Damit kommt es zu einem langsamen, aber ständigen Anstieg des Blutdruckes, wodurch die geschädigten Gefäßwände noch mehr belastet werden.

Durch die fortschreitende Gefäßerkrankung werden immer mehr Organe oder Teilbezirke der Organe schlechter durchblutet und können somit ihre Funktionen nicht mehr voll ausführen. Die Arteriosklerose als Gefäßerkrankung beeinträchtigt somit den gesamten Organismus.

Die Volkskrankheit Nr. 1: die Arteriosklerose

Die Arteriosklerose ist die häufigste Krankheit älterer Menschen und auch die häufigste Todesursache aller Personen über 35 Jahren (de Wolfe). Jeder zweite Mensch stirbt heute an ihren Folgen. Von der Weltgesundheitsorganisation (WHO) wird die Arteriosklerose mit einem Schlagwort als »Weltgesundheitsfeind Nr. 1« bezeichnet.

Zahlreiche Ärzte, die vor dem Zweiten Weltkrieg studierten, haben während ihres Studiums nie einen Patienten mit einem Herzinfarkt gesehen. Nicht etwa, weil man damals diese Krankheit nicht hätte diagnostizieren können, sondern weil sie so selten auftrat.

1952 wurden in Deutschland »nur« 8000 Todesfälle infolge Herzinfarkts registriert. 1958 bereits 36 000, 1973 waren es 73 000, 1975 125 000.

Auch die Verschlußkrankheit der Beinarterien mit ihren eindeutigen Beschwerdebildern wurde offensichtlich relativ selten beobachtet. Zumindest war man noch vor weniger als 20 Jahren der Ansicht, daß sie nicht häufig sei und fast ausnahmslos ältere Menschen befalle.

Nur wenige Spezialisten — zum Beispiel Professor Heß in München und Professor Ratschow in Darmstadt — setzten sich intensiv mit diesem Problem auseinander. Heute wird auf breiter Basis weltweit an der Problematik der arteriellen Verschlußkrankheit gearbeitet.

Mittlerweile steht fest, daß Alter und Häufigkeit von Durchblutungsstörungen keineswegs parallel verlaufen, sondern daß immer mehr Personen im jüngeren und mittleren Lebensalter davon betroffen werden.

1959 wurde in Basel eine Untersuchung an 6400 Berufstätigen eines Chemiekonzerns durchgeführt. Dabei zeigte sich, daß elf Prozent der 55- bis 64jährigen einen Gefäßverschluß an den Beinen hatten. Die Erkrankung machte in vielen Fällen noch keine Beschwerden, war jedoch der faßbare Hinweis auf das Vorliegen eines allgemeinen Arterienleidens. Reihenuntersuchungen an der Freiburger Universitätsklinik ergaben einen noch höheren Prozentsatz.

Nach Schätzungen der Mediziner müssen heute fast 20 Prozent aller Menschen in den hochzivilisierten Ländern damit rechnen, im Laufe ihres Lebens an einer Durchblutungsstörung der Beine zu erkranken. Es wurde bereits erwähnt, daß ein Verschluß an den

Beinarterien nicht in jedem Fall gleichbedeutend mit schwerer Krankheit ist. In vielen Fällen kommt es aber im weiteren Verlauf zu schweren, meist äußerst schmerzhaften Störungen, die zu vorzeitiger Invalidität und jahrelangem Siechtum führen können.

Die ganze Problematik einer Erkrankung, die sich zu einer Volkskrankheit zu entwickeln droht, wird deutlich am Schicksal einer großen Zahl von Patienten, die über viele Jahre klinisch behandelt und immer wieder nachuntersucht wurden.

Von 2000 Patienten mit arteriellen Durchblutungsstörungen der Beine an der Berliner Charité waren 80 Prozent im arbeitsfähigen Alter, das mittlere Alter betrug 52 Jahre. 128 Personen waren erst zwischen 30 und 40 Jahre alt, bei 320 Patienten trat die Krankheit zwischen dem 40. und 50. Lebensjahr auf. Der Erkrankungszeitpunkt lag bei diesen Patienten — immerhin 25 Prozent aller Behandlungsfälle dieser Statistik — in einer Lebensphase, in der der Mensch im allgemeinen auf dem Höhepunkt seiner beruflichen und gesellschaftlichen Aktivität steht.

Diese Zahlen sind erschreckend, wenn man weiß, daß die arterielle Verschlußkrankheit in der Regel keineswegs auf nur ein Gefäßgebiet beschränkt bleibt, sondern daß das Leben des »Gefäßkranken« in besonderem Maße von Herzinfarkt und Schlaganfall bedroht ist.

Die Prognose, das heißt der voraussichtliche Krankheitsverlauf, gestaltet sich dementsprechend außerordentlich düster:

Von den erwähnten 2000 Patienten der Berliner Charité lebten bei der ersten Nachuntersuchung nach fünf Jahren nur noch 59 Prozent, nach weiteren fünf Jahren nur noch 37 Prozent, wobei die meisten Patienten zum Zeitpunkt der zweiten Nachuntersuchung noch keine 65 Jahre alt waren!

80 Prozent dieser Patienten waren an Herz-Kreislauf-Versagen — vorwiegend an Herzinfarkt oder Schlaganfall — gestorben, also an einer Komplikation ihrer Grundkrankheit, der Arteriosklerose.

Die Arteriosklerose und ihre Ursachen

Handelt es sich bei der Arteriosklerose um ein unvermeidliches Schicksal, das jeden Menschen trifft, wenn er nur alt genug wird? Ist das gehäufte Auftreten dieser Erkrankung, die so verheerende Folgen nach sich zieht, die den Menschen vorzeitig invalide und sogar zum Krüppel macht, nur dadurch bedingt, daß die mittlere

Lebenserwartung verlängert ist, daß immer mehr Menschen ein höheres Lebensalter erreichen? Wenn Lebensalter und Arteriosklerose miteinander verknüpft sind, handelt es sich dann bei jüngeren Menschen, die von dieser Krankheit befallen werden, um einen vorzeitigen Alterungsprozeß oder um eine »vorweggenommene« Alterskrankheit?

Diese Fragen gewinnen in Anbetracht der heutigen Lebenserwartung von fast 70 Jahren eine besondere Aktualität und sind von wahrhaft existentieller Bedeutung. Wie verhält es sich mit der vielzitierten Lebensqualität, wenn derzeit nahezu die Hälfte der Menschen etwa 15 bis 20 Jahre vor ihrem Tod chronisch krank werden, wobei die Gefäßerkrankungen eindeutig im Vordergrund stehen?

Die Arteriosklerose stellt — keine »natürliche«, sondern eine »krankhafte« Veränderung dar, sie ist als eine Reaktion auf schädigende Reize aufzufassen. Wirken diese Reizfaktoren fortgesetzt auf die Gefäßwand ein, so kommt es im Laufe der Jahre zu einer regelrechten »Verwüstung« der Gefäßwände.

Wo kommen diese massiven Ablagerungen her?

Es kann nur zwei Möglichkeiten geben: entweder stammen sie aus dem Blut, oder sie entstehen an Ort und Stelle.

Die ersten sichtbaren Veränderungen an der Gefäßwand können schon sehr früh beobachtet werden, bei Männern schon vor dem 20. (!) Lebensjahr. Ob daraus eine Arteriosklerose wird, entscheidet einmal die Lokalisation, das heißt, wo innerhalb des Gefäßsystems diese ersten Veränderungen auftreten. Zum anderen, aber weit wichtigeren Teil wird das Entstehen und das Fortschreiten der Arteriosklerose davon abhängen, ob sogenannte sklerosefördernde Faktoren hinzukommen: aus einer Ursache allein entsteht meist keine gravierende Krankheit.

Je größer die Summe der schädlichen, sklerosefordernden Reize ist, desto größer ist auch die Wahrscheinlichkeit, an Arteriosklerose zu erkranken.

Überhaupt scheint jeder Mensch seine eigene, individuelle Sklerose zu entwickeln, was sicher durch die Vielfalt der Konstellationen und schädlichen Einflüsse, die eine Gefäßsklerose hervorrufen können, bedingt ist.

Wie »unbemerkt« sich eine Gefäßsklerose entwickeln kann, zeigen die folgenden beiden Beispiele:

Ein 26jähriger, sportlicher Mann bricht beim Fußballspielen plötzlich tot zusammen. Die Obduktion ergibt einen Verschluß der linken Herzkranzader infolge einer hochgradigen Verquellung an ihrer Abzweigung. Durch eine vorangegangene Entzündung oder eine andere Schädigung waren schon erste Veränderungen an der Gefäßwand vorhanden. Da diese sich »zufällig« an einer besonders kritischen Stelle befanden, führte eine inadäquate Belastung zur tödlichen Katastrophe.

Der andere Fall betrifft einen 28jährigen Arzt (starker Raucher): am ersten Tag seines Skiurlaubs erleidet er auf der Piste einen tödlichen Herzinfarkt.

Die Arteriosklerose ist eben keine Alterserkrankung mehr, sie trifft in zunehmendem Maße immer häufiger jüngere Menschen. Die Frage, wie man sich vor dieser Erkrankung schützen kann, geht jeden an, denn sie bedroht das Leben von uns allen. »Die vorbeugenden Maßnahmen wären sicher erfolgreicher, wenn es gelänge, die primär ursächlichen Faktoren von den nur begünstigenden Faktoren zu trennen« (Wolfram).

Die Komplexität des Geschehens läßt jedoch die Hoffnung auf Entdeckung *der* (einen) Ursache als trügerisch erscheinen; genausowenig wird es jemals *das* Heilmittel der Arteriosklerose geben. Aber allein schon aus der Kenntnis von Teilursachen und dem Versuch ihrer Eliminierung läßt sich die Arteriosklerose positiv beeinflussen, kann man ein Fortschreiten der Erkrankung verhindern. Die hochgradigen Formen der Arteriosklerose sind nahezu ausschließlich durch zusätzliche Schädigungsfaktoren bedingt.

Eine der verheerendsten Krankheitsursachen ist die Unwissenheit. Nicht nur der Arzt muß Ursachen, Entstehung und Folgen der Krankheit kennen, auch der Patient muß wissen, worum es geht.

Die Risikofaktoren

Es gibt eine ganze Reihe von Faktoren, die eine Arteriosklerose begünstigen können. Dieses Bündel von Ursachen faßt man heute unter dem Begriff »Risikofaktoren« zusammen. Bei der Untersuchung der einzelnen Faktoren stellt sich überraschenderweise heraus, daß es ohne solche Risikofaktoren keine, oder zumindest keine hochgradige Arteriosklerose gibt; das bedeutet: man ist dem Problem der Vermeidbarkeit der Arteriosklerose näher als einer wirksamen Behandlung.

In jedem neueren Lehrbuch über Gefäßkrankheiten findet man

eine ganze Serie von Risikofaktoren aufgeführt, untersucht auf ihre verschiedenen Auswirkungen. Zu den Teilursachen bei der Entstehung der Arteriosklerose rechnet man: Erbfaktoren, Geschlecht (Männer sind häufiger betroffen), Diabetes, Schilddrüsenunterfunktion, Nikotin, hoher Blutdruck, Gicht, falsche Ernährungs- und Lebensweise, Übergewicht, erhöhte Blutfette.

In dieser Liste sind wohl nur zwei Faktoren von ganz entscheidender Bedeutung für die Entstehung der Arteriosklerose: das Rauchen und die falsche Ernährungs- und Lebensweise.

Es besteht kein Zweifel, daß Rauchen das vorzeitige Auftreten der Arteriosklerose begünstigt. So hat man denn auch eine Folgekrankheit des Rauchens zutreffend mit »Raucherbein« bezeichnet. Die Medizin hat diesen Begriff noch nicht übernommen, obwohl bei keiner anderen chronischen Krankheit der Zusammenhang zwischen Ursache und Auswirkung so eindeutig ist. Daß es auch gefäßgesunde Raucher gibt, beweist nicht das Gegenteil. Bei einer Typhusepidemie erkranken ja auch nicht alle Menschen, und doch wird man nicht bestreiten, daß Salmonellenbakterien die Erreger des Typhus sind, nur weil eine große Anzahl von Kontaktpersonen gesund bleibt.

Um nicht in den Verruf der Schwarzmalerei zu kommen, seien noch einige statistische Fakten aufgeführt:

1963 wurde in Deutschland wegen Gefäßleiden eine halbe Million Raucher behandelt. Die Vergleichszahl der Nichtraucher betrug dagegen nur 50 000. Auf das Konto Nikotin gehen jährlich 10 000 Amputationen (Professor Heß), und die Schar der »Anwärter« wächst ständig. Von den erwähnten 2000 Patienten, die in der Berliner Charité wegen Gefäßverschlüssen an den Beinen behandelt wurden, waren nur 3,5 Prozent Nichtraucher. Die Mayo-Klinik in den USA ermittelte unter 520 Patienten mit einer fortgeschrittenen Arteriosklerose der Beinarterien 2,5 Prozent Nichtraucher. Vier Prozent der Patienten mußten sofort amputiert werden, weitere sieben Prozent im Laufe der nächsten fünf Jahre. Bei Patienten, die das Rauchen aufgaben, waren keine weiteren Amputationen mehr nötig. Ein Mitarbeiter von Professor Ratschow, Dr. Hasse, fand unter 1200 Patienten mit Verschlußkrankheit nur elf Nichtraucher, und Dr. Barker ermittelte unter 350 Patienten nur einen sicheren »Abstinenzler«.

Diese sorgfältigen Ergebnisse von renommierten Kliniken sollten doch zu denken geben. Professor Schoop, der Leiter der Aggertalklinik, des größten Spezialkrankenhauses für periphere

Durchblutungsstörungen, könnte nach seinen Worten die Klinik schließen, wenn es keine Raucher mehr gäbe.

Die Arteriosklerose gehört zu den Zivilisationskrankheiten, das heißt, sie tritt bevorzugt in Ländern auf, in denen Überfluß an Nahrungsmitteln herrscht. Im vorhergehenden Kapitel wurde gezeigt, daß der Mißbrauch eines *Genußmittels*, des Nikotins, zu einer vorzeitigen Arteriosklerose führen kann. Aber auch durch eine *falsche Ernährung- und Lebensweise* wird die Entstehung der Arteriosklerose entscheidend begünstigt. Im Kapitel über Ernährungs- und Stoffwechselkrankheiten wurde bereits ausführlich darauf eingegangen.

Übergewicht allein führt keineswegs zu einer Arteriosklerose. Ausschlaggebend ist die häufige Kombination der Fettsucht mit hohem Blutdruck, mit Diabetes und erhöhtem Blutfettspiegel. Alle diese Begleitkrankheiten gehören zu den Risikofaktoren der Arteriosklerose.

Es ist heute unbestritten, daß alle diese Faktoren die Entstehung einer Arteriosklerose maßgeblich fördern; lediglich der Stellenwert der einzelnen Risikofaktoren ist noch umstritten, und es scheint auch bei den einzelnen Komplikationen — Herzinfarkt, Gehirnschlag, Durchblutungsstörungen — eine unterschiedliche Konstellation in der Wertigkeit der Risikofaktoren zu existieren. So ergibt sich nach Heyden und Wolff als Rangordnung der *Risikofaktoren für Schlaganfall:*

1. hoher Blutdruck,
2. hoher Blutzuckerspiegel (Diabetes),
3. Fettsucht (Adipositas),
4. Herzkranzgefäß-Erkrankungen.

Die Rangordnung der *Risikofaktoren beim Herzinfarkt* stellt sich wie folgt dar:

1. hoher Cholesterinspiegel,
2. Zigarettenrauchen,
3. hoher Blutdruck,
4. Zuckerkrankheit,
5. Gicht,
6. Übergewicht.

Die Rangordnung der *Risikofaktoren bei Arteriosklerose der Beinarterien* lautet:

1. Zigarettenrauchen,

2. Zuckerkrankheit (Diabetes),
3. hoher Blutfettspiegel,
4. Herzkranzgefäß-Erkrankungen.

Wir müssen also davon ausgehen, daß die Arteriosklerose *zahlreiche Ursachen* hat und *ganz unterschiedliche Ursachenkombinationen* die Geschwindigkeit und das Ausmaß der Gefäßwandveränderungen beim einzelnen Patienten beeinflussen. Es steht heute fest, daß die genannten Risikofaktoren die Entstehung einer Arteriosklerose im Laufe der Jahre entscheidend begünstigen, insbesondere dann, wenn mehrere Faktoren gleichzeitig einwirken. Andererseits hat man festgestellt, daß es ohne Risikofaktoren keine oder zumindest keine hochgradige Arteriosklerose gibt. Das bedeutet: *Man ist dem Problem der Vermeidbarkeit der Arteriosklerose näher als einer wirksamen Behandlung.*

Wenn sich eine neue Erkenntnis innerhalb der Wissenschaft verbreiten und durchsetzen soll, dann dauert das meist ein Jahrzehnt oder noch länger. Dafür, daß der Mensch aus der Erweiterung seines geistigen Horizonts Konsequenzen zieht, ist wohl zumindest der Zeitraum einer Generation zu veranschlagen. Daß dies kein hoffnungsloses Unterfangen ist und daß beharrliche Aufklärung über mögliche Krankheitsursachen Früchte trägt, beweisen neue Statistiken aus den USA hinsichtlich der arteriosklerosebedingten Todesursachen: Sowohl die Zahl der tödlichen Schlaganfälle wie auch die Herzinfarkt-Sterblichkeit gehen seit 1963 langsam, aber stetig zurück, und die Lebenserwartung nimmt wieder zu.

Es bleibt also letztlich dem einzelnen überlassen, ob er die angebotenen Hilfen zur Vermeidung organischer Erkrankungen annehmen will oder nicht.

Die Freiheit des Menschen besteht darin, daß bei ihm selbst die Entscheidung liegt, ob er handeln will oder nicht. Die Entscheidungsfreiheit aber macht den Menschen zu einem moralischen Wesen: Er trägt Verantwortung für sein Tun und Lassen. *Der Vernünftige wird die Konsequenzen ziehen, der Unvernünftige muß die Konsequenzen tragen.*

Das Krankheitsbild des Beinarterienverschlusses

Ein in der zweiten Lebenshälfte stehender Raucher mit Diabetes und Übergewicht kann ziemlich sicher sein, zu den Millionen Bundesbürgern mit arteriellen Durchblutungsstörungen in den Beinen zu gehören.

Er wird feststellen, wenn er eines Tages nach einer gewissen Wegstrecke stehenbleiben muß, weil ein schmerzhafter Krampf im Unterschenkel ihn dazu zwingt. Das sogenannte intermittierende Hinken (claudicatio intermittens) ist das deutlichste Zeichen eines Beinarterienverschlusses. Bei körperlicher Belastung reicht die Blutversorgung der Muskulatur nicht mehr aus: es kommt zu schwerer Ermüdung, zu Schmerzen und Krämpfen. Der Kranke hinkt und muß schließlich stehenbleiben. Die Schmerzen gehen dann langsam zurück.

Die Beschwerden treten vorwiegend im Wadenbereich auf, da diese Muskelgruppe beim Gehen am stärksten beansprucht wird. Liegt der Gefäßverschluß im Beckenbereich, so können sich auch Hüftschmerzen und Ischias sowie ähnliche Reizzustände bemerkbar machen. Das charakteristische Zeichen ist jedoch auch hier das Nachlassen der Schmerzen nach dem Stehenbleiben oder Hinsetzen. Beim Treppensteigen, beim Tragen von Lasten ist die schmerzfreie Gehstrecke deutlich vermindert.

Nicht nur die Muskulatur, auch alle übrigen Gewebe werden unterhalb des Gefäßverschlusses schlecht mit Blut versorgt: die Füße sind kalt, die Haut wird trocken und schuppig, die Haare fallen aus, und die Fußnägel wachsen nicht mehr. Vielfach besteht auch ein Taubheitsgefühl. Die schlechte Gewebsernährung führt nicht selten zu Geschwüren an der Ferse, an der Fußsohle und an den Zehen. Geschwüre, die durch eine Venenerkrankung hervorgerufen werden, befinden sich dagegen fast immer am Unterschenkel.

Die arterielle Verschlußkrankheit zeigt in ihrem Verlauf nur selten eine spontane Besserung, etwa durch Ausbildung eines »Umgehungskreislaufes«, meist kommt es zu einer fortschreitenden Verschlechterung. Dies hat zu einer Einteilung nach Krankheitsstadien geführt.

Stadium I: Der Patient ist noch beschwerdefrei. Die Durchblutungsreserven sind trotz hochgradiger Gefäßverengungen ausreichend. Selbst eine 90prozentige Einengung einer Arterie hat meist noch keine Mangeldurchblutung zur Folge. Der Organismus hilft sich in erster Linie durch eine Erhöhung des Blutdruckes, womit die durchfließende Blutmenge gesteigert werden kann.

Stadium II: Die Durchblutung reicht bei Belastung nicht mehr aus, es kommt zu dem charakteristischen Beschwerdebild des intermittierenden Hinkens, im Volksmund Schaufensterkrankheit genannt, weil der Patient wegen der Schmerzen im Unterschenkel häufig stehenbleiben und warten muß, bis der Krampf nachläßt. Um nicht aufzufallen, tut er so, als betrachte er interessiert die Auslagen im Schaufenster.

Die Entfernung, die zurückgelegt werden kann, bis Beschwerden auftreten, schwankt je nach Schweregrad der Erkrankung. Gelegentlich treten die Symptome nur auf, wenn der Patient sehr schnell oder bergauf geht. Die Schmerzintensität hängt also ab vom »Blutangebot« und von der »Blutnachfrage«. Je größer die »Sauerstoffschuld« im Gewebe ist, desto heftiger und anhaltender sind die Schmerzen. Mit fortschreitender Krankheit wird die beschwerdefreie Gehstrecke immer kürzer.

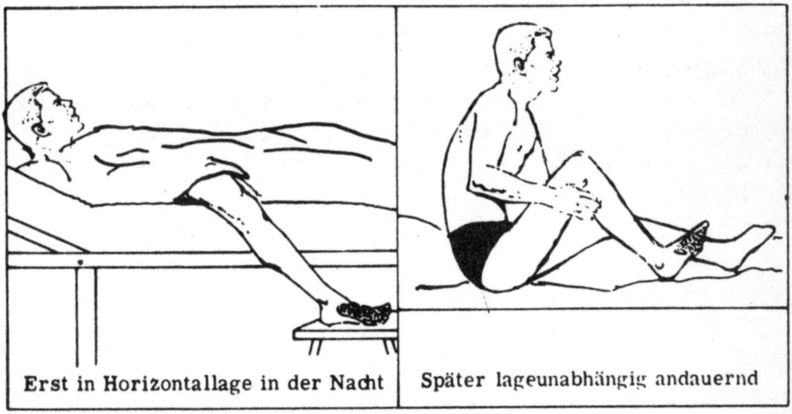

Abbildung 20: Charakteristische Haltung des Patienten bei Ruheschmerz.

Stadium III: Die Schmerzen treten auch ohne Belastung auf. Sie sind zunächst noch lageabhängig. Bei Horizontallage im Bett nimmt der Blutdruck in den Beinen ab, was eine Verminderung der Durchblutung zur Folge hat. Der Patient bekommt Schmerzen und läßt sein Bein zur Linderung aus dem Bett hängen. Im weiteren ist der Schmerz lageunabhängig und andauernd (siehe Abbildung 20).

Stadium IV: Das Gewebe stirbt ab, es entsteht der trockene Brand (trockene Gangrän), bei zusätzlicher Infektion mit Fäulniskeimen der feuchte Brand (feuchte Gangrän). Es droht die Amputation.

Die Diagnosestellung bei der arteriellen Verschlußkrankheit

Bei kaum einer anderen Erkrankung ist die Diagnose so einfach, so sicher und so frühzeitig zu stellen wie bei der arteriellen Verschlußkrankheit der Beine. Eine frühzeitige Diagnose und eine rechtzeitige Therapie könnten in fast allen Fällen einen Übergang in die Stadien III und IV verhindern.

Eine der häufigsten Ursachen der vorzeitigen Invalidität könnte vermieden werden, jahrelange Krankheit und Siechtum blieben vielen Menschen erspart.

Eine sichere Diagnose ist schon zu einem Zeitpunkt möglich, in dem sich die Krankheit für den Patienten noch nicht bemerkbar macht: Der Patient hat noch keine Beschwerden, die Zeichen einer Gefäßerkrankung sind aber bereits eindeutig nachweisbar. Eine genaue Diagnose erfordert hier keinen komplizierten Untersuchungsgang. »Durchblutungsstörungen in den Beinen lassen sich mit dem tastenden Finger, dem Auge und dem Ohr oft auf einfache Weise feststellen« (Professor Schoop).

Ergänzend müssen eine Allgemeinuntersuchung und Labortests durchgeführt werden, um etwa vorhandene Risikofaktoren aufzudecken. Diese Krankheitssuche im »Vorfeld« der Erkrankung wäre natürlich Aufgabe von Vorsorgeuntersuchungen. Das geringe Interesse, das die Bevölkerung der Krebsvorsorge entgegenbringt, sollte die Initiative zur Früherkennung anderer Krankheiten nicht lähmen.

Die wichtigste Untersuchungsmethode ist das »Pulsfühlen«, das Tasten der Arterienpulse an den typischen Stellen. An einem gesunden Bein lassen sich vier charakteristische Pulse nachweisen: die

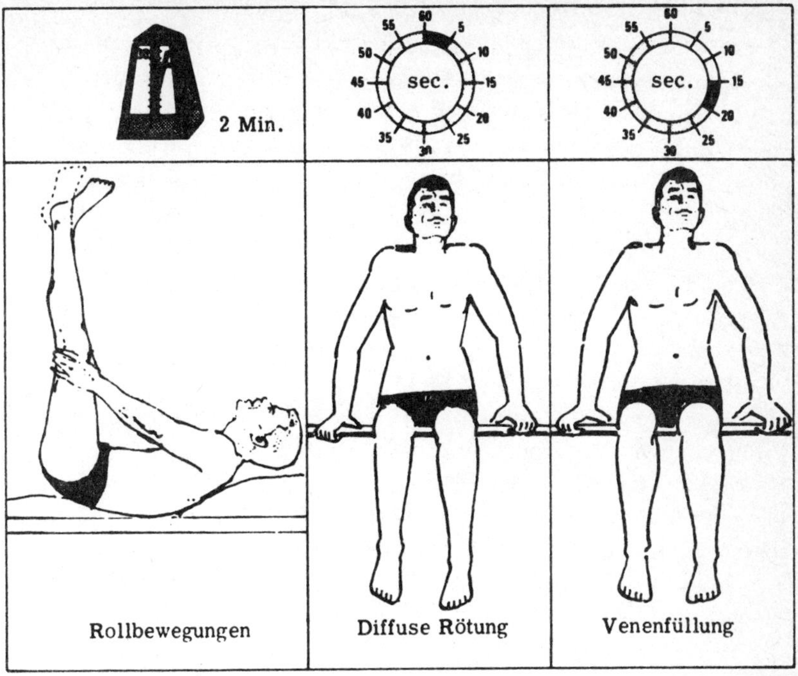

Abbildung 21: Lagerungsprobe nach Ratschow.
Die Rötung und die Venenfüllung treten auf der kranken Seite verzögert auf.

Oberschenkelarterie (Arteria femoralis) in der Leistenbeuge, die Artria poplitea in der Kniekehle, die Fußrückenarterie (Arteria dorsalis pedis) und die hintere Schienbeinarterie (Arteria tibialis posterior) hinter dem Innenknöchel. Fehlt einer dieser Pulse, liegt ein Arterienverschluß vor. Das alleinige Fehlen des Fußrückenpulses ist allerdings nicht immer der Beweis für einen Gefäßverschluß, da diese Arterie einen ungewöhnlichen Verlauf haben kann.

Die Hauttemperatur läßt nur dann einen Rückschluß auf eine mögliche Durchblutungsstörung zu, wenn deutliche Seitenunterschiede der Hauttemperatur an den Beinen festzustellen sind.

Eine andere Untersuchungsmethode ist die Lagerungsprobe nach Ratschow. Sie gehört zu den Routineuntersuchungen bei Verdacht auf arterielle Durchblutungsstörungen und ermöglicht eine ziemlich verläßliche Frühdiagnose. Der Patient liegt dabei auf dem Rücken, die Beine sind senkrecht erhoben. Der Patient muß die Füße zwei Minuten lang auf und ab bewegen. Ein schlecht durchblutetes Bein zeigt nach kurzer Zeit eine auffällige Blässe. Nach dem Herabhängen der Beine kommt es zu einer Rötung der Haut, die auf der kranken Seite verspätet auftritt. Auch die Venenfüllung am Fußrücken ist am kranken Bein verzögert (siehe Abbildung 21).

Ebenfalls durch die einfache Betrachtung — der Mediziner sagt »Inspektion« — lassen sich Verfärbungen der Haut und der Pilzbefall an den Füßen feststellen. Beides kann auf Durchblutungsstörungen hinweisen.

Mit Hilfe des Stethoskops kann man die Gefäße »abhören«. Die Wandunebenheiten und Verengungen in den Gefäßen erzeugen ein mehr oder minder starkes Strömungsgeräusch des durchfließenden Blutes, was Rückschlüsse auf den Schweregrad der Arteriosklerose zuläßt und eine Aussage ermöglicht, ob eine Verengung oder ein Verschluß vorliegt.

Die mechanische oder elektronische Pulskurvenschreibung — die Oszillographie — ist hilfreich bei schwer tastbaren Pulsen, bringt aber in der Regel keine zusätzlichen Erkenntnisse und ist nur zur Dokumentation des Krankheitsverlaufs sinnvoll. Nur wenn eine Operation in Erwägung gezogen werden muß, wird man Röntgenaufnahmen der Gefäße durchführen.

In der Regel ist die Diagnose »Arterielle Verschlußkrankheit der Beine« ohne technische Hilfsmittel zu stellen, und auch das Krankheitsstadium ist ohne weiteres zu erkennen. Nur das Stadium I erfordert eine Suchdiagnose; die Stadien II und III ergeben sich aus den Beschwerden des Patienten. Dabei müssen andere Erkrankungen, wie zum Beispiel Arthrose, Spreizfüße, Wirbelsäulenveränderungen und Nervenerkrankungen, ausgeschlossen werden.

Das Stadium IV läßt leider keinen Zweifel offen. Pulstastung, »Abhören« der Gefäße, Ratschowsche Lagerungsprobe und die kritische Beurteilung der Beschwerden des Patienten ermöglichen die Aussage über Lokalisation und Schweregrad der Erkrankung.

Die Behandlung des Beinarterienverschlusses

Die Diagnose »Arterielle Verschlußkrankheit der Beine« erfordert die Aufstellung eines Therapieplanes, da sich die Behandlung über Jahre erstrecken muß. Die unbedingt notwendige »Langzeittherapie« verlangt von Arzt und Patient Geduld, Ausdauer, ja sogar eine gewisse Sturheit. Der Patient muß sich darüber im klaren sein, daß der Verlauf der Krankheit entscheidend von seiner Mitarbeit abhängt. Er hat also sein Schicksal weitgehend selbst in der Hand. »Wenn Gesundheit Glück ist, sind die meisten Menschen ihres Glückes Schmied.« Dies gilt bei der Arteriosklerose in besonderem Maße.

Die Erstellung eines Therapieplanes erfordert die Festlegung eines bestimmten Behandlungszieles, das je nach Stadium der Erkrankung verschieden definiert werden muß:

Im Stadium I gilt es, ein Fortschreiten der Krankheit zu verhindern und die Beschwerdefreiheit zu erhalten.

Das Stadium II verlangt eine Steigerung der Leistungsfähigkeit, um eine weitgehende Beschwerdefreiheit auch unter Belastung zu erreichen.

Im Stadium III steht zunächst die Beseitigung der Ruheschmerzen im Vordergrund, damit der Patient wieder die erträglichere Situation des Stadiums II erreicht.

Im Stadium IV gilt die vordringliche Sorge neben der Schmerzbekämpfung der Erhaltung des Beines.

Bereits zu Beginn der Erkrankung müssen alle für den jeweiligen Fall sinnvoll erscheinenden Therapiemöglichkeiten erwogen werden — auch eine Operation, wenn sie notwendig erscheint.

Die Behandlung eines Beinarterienverschlusses kann nur erfolgreich sein, wenn zwei Ziele angestrebt werden:

1. Ausschaltung der Risikofaktoren,
2. Verbesserung der Durchblutung.

Die Ausschaltung der Risikofaktoren ist die unabdingbare Voraussetzung, um ein Fortschreiten der Krankheit zu verhindern. Sie ist somit die Basistherapie aller Schweregrade. Gelingt es, den hohen Blutdruck, den Diabetes, das Übergewicht und die Fettstoffwechselstörung zu beseitigen, wird in der Regel nicht nur der krankhafte Prozeß aufgehalten, sondern die Arteriosklerose wird direkt positiv beeinflußt.

Der Diabeteskranke erlebt eine deutliche Besserung oder ein Verschwinden seiner schmerzhaften Durchblutungsstörung oft schon durch eine gute »Einstellung« des Blutzuckers. Der übergewichtige Patient, der abnimmt, der Raucher, der das Rauchen aufgibt — erfährt meist schon dadurch eine gesundheitliche Besserung und eine Steigerung seiner Leistungsfähigkeit.

Umgekehrt lassen Gleichgültigkeit oder mangelnde Mitarbeit des Patienten jeden Behandlungsversuch scheitern. Es ist eine Erfahrungstatsache, daß bei Patienten, die das Rauchen nicht aufgeben, jede Therapie wirkungslos bleibt.

Auf die entscheidende Bedeutung der Diät bei der Ausschaltung der Risikofaktoren wurde hingewiesen. Je nach Ausmaß der Stoffwechselstörung ist eine mehr oder minder strenge Diät notwendig. Im Anhang des Buches werden Diätvorschläge für die Behandlung der Arteriosklerose gegeben.

Die Therapie zur Verbesserung der Durchblutung erstreckt sich nicht auf den Grundprozeß, sondern auf die Auswirkungen der Erkrankung. Entsprechend der Lokalisation, der Ausdehnung und dem Schweregrad der Krankheit ist auch der Therapieansatz verschieden.

Vier Möglichkeiten bieten sich an, um eine bessere Durchblutung zu erzielen:

1. Beseitigung der Strömungshindernisse
2. Förderung des »Umgehungskreislaufes«
3. Verbesserung der »Fließeigenschaften« des Blutes
4. Steigerung des Stoffwechsels in der Gefäßwand.

Zur ersten Möglichkeit:

Die wirkungsvollste Behandlung wäre natürlich in jedem Fall die Beseitigung der Strömungshindernisse. Sie kann nur durch eine Operation erfolgen. Für eine chirurgische Behandlung kommen jedoch höchstens 15 Prozent aller Gefäßpatienten in Frage, denn die Chirurgie hat nur dann Erfog, wenn die »Rekanalisierung« der Hauptstrombahn möglich ist — das heißt, der Verschluß muß sich an der Aufzweigung der Aorta im Becken oder im oberen Bereich der Schenkelarterie befinden. An diesen Stellen kann man entweder durch Ausräumung (Desobliteration) des Gefäßes oder durch Einsetzen einer Kunststoffprothese den Verschluß beseitigen. Auch die Umgehung des Verschlusses durch Einpflanzung einer körpereigenen Vene ist möglich (siehe Abbildung 22).

Voraussetzung für den Erfolg dieser Operationsmethoden ist, daß die Einflußbahn und auch die Ausflußbahn vor und hinter dem Gefäßverschluß noch intakt sind.

In nur wenigen Fällen liegt aber ein isolierter Arterienverschluß im Becken oder Oberschenkel vor. Da die Arteriosklerose eine Allgemeinerkrankung ist, handelt es sich meist um »Mischtypen«, das heißt, bei einem Oberschenkelverschluß sind oft auch die Unter-

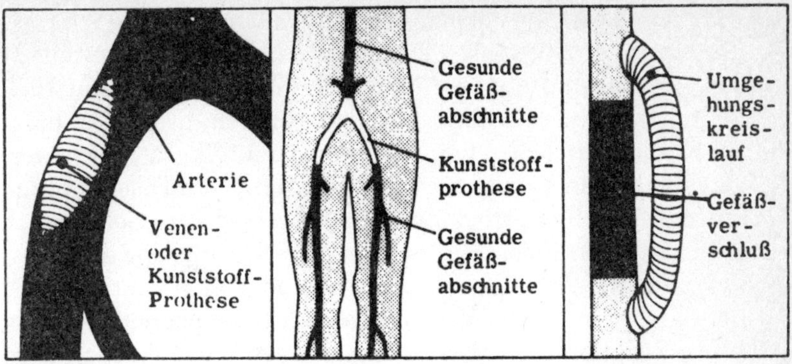

Abbildung 22: Links: Offene Gefäßausräumung. Mitte: Gefäßersatz durch Kunststoffprothese. Rechts: Umgehungsverfahren.

schenkelarterien verödet. An den kleinen Arterien sind aber chirurgische Eingriffe kaum durchzuführen.

Mit einem chirurgischen Eingriff werden nur die Folgen der Arteriosklerose beseitigt, die Grundkrankheit als solche wird nicht beeinflußt. Es können also auch nach der Operation wieder neue Verschlüsse auftreten. Auch bei konservativer Therapie ist mit einer Amputationsrate von höchstens zehn Prozent zu rechnen. Diese Quote muß durch die operativen Methoden unterboten werden, wenn die heute in breitem Umfang durchgeführten Eingriffe am Gefäßsystem das Operationsrisiko aufwiegen sollen. Die Operationssterblichkeit liegt bei großen Eingriffen immer noch bei zehn Prozent.

Die Frage: »Kann operiert werden?« muß deshalb durch die noch wichtigere Frage ergänzt werden: »Darf operiert werden?« Werden beide Fragen bejaht, sind die chirurgischen Erfolge im Einzelfall mit keiner anderen Methode zu erreichen.

An dieser Stelle muß noch auf eine andere Operationsmethode zur Verbesserung von Durchblutungsstörungen an den Beinen hingewiesen werden. Es handelt sich dabei nicht um einen Eingriff am Gefäßsystem, sondern am vegetativen Nervensystem. Der sympathische Teil des vegetativen Nervensystems, der Sympathikus, kann eine Gefäßverengung hervorrufen. Als Mitursache von Durchblutungsstörungen vermutet man eine permanente Fehlsteuerung des sympathischen Nervengeflechts, was eine fortgesetzte Gefäßverengung, einen Gefäßspasmus, zur Folge haben soll.

Ausgehend von diesen Vorstellungen ging man daran, die Wirkung des Sympathikus chirurgisch zu beseitigen. Bei der *Sympathektomie* wird der Hauptstrang dieser Nerven entlang der Lendenwirbelsäule durchtrennt. Allerdings mit zweifelhaftem Erfolg. Amputationen werden durch die Sympathektomie mit Sicherheit nicht verhindert. Bei einem Krankengut mit sehr schweren Fällen mußten 37 Prozent trotz Sympathektomie amputiert werden. Gelegentlich kann es nach einer Operation zu einer Verschlechterung der Situation kommen. Zur sogenannten »paradoxen Reaktion«. Bei Diabeteskranken und bei Verschlüssen im Beckenbereich ist diese paradoxe Reaktion besonders häufig, bei diesen Krankheitsbildern darf nicht »sympathektomiert« werden. In 50 Prozent der Fälle wird durch die Operation eine andere Funktion negativ beeinflußt: der Patient wird impotent. Die Indikationsstellung zur Sympathektomie verlangt deshalb ein besonders kritisches Abwägen zwischen dem zu erwartenden Nutzen und den möglichen unerwünschten Nebenwirkungen.

Zur zweiten Möglichkeit:

Das Krankhafte ist nicht durchwegs ein Versagen, sondern auch eine Leistung in Form von Abwehr, Überwindung, Reparation, Anpassung. Der Organismus »erlernt« durch Krankheitszustände bestimmte Fähigkeiten und kann damit eine Schädigung ausgleichen. Ein derartiger Kompensationsmechanismus ist besonders eindrucksvoll bei der Ausbildung eines sogenannten *Kollateralkreislaufes* zu beobachten.

Als »Kollaterale« bezeichnet man eine seitliche Arterienabzweigung, die wieder zum gleichen Gefäß zurückführt. Wird der Hauptkanal verschlossen, müssen die bisher kaum benötigten Seitenkanäle den Bluttransport übernehmen. Sie sind wegen ihres geringen Durchmessers dieser Aufgabe zunächst nicht gewachsen. Durch die erhöhte Leistungsanforderung kommt es im Laufe der Zeit zu einer Ausweitung des »Kalibers« und damit zu einer Steigerung der Kapazität. Die entscheidende Leistung des Organismus, um einen Gefäßschaden auszugleichen, besteht in der Ausbildung neuer Kollateralen. Es kommt zu einer regelrechten Sprossung kleinster Kanäle, die wieder einen Anschluß an das Hauptgefäßnetz suchen. In ihrer Gesamtheit können sie den Schaden der verödeten Gefäßstrecken mit der Zeit voll ausgleichen. Der Verlauf eines arteriellen Verschlusses läßt also erwarten, daß sich die Beschwer-

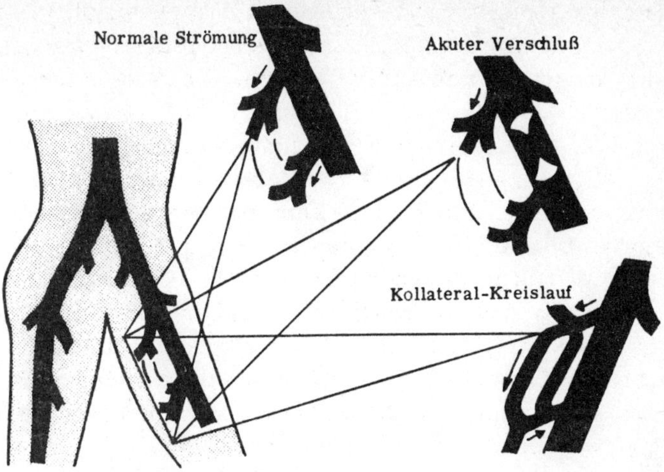

Abbildung 23: Schematische Darstellung der Entwicklung eines Kollateralkreislaufs nach einem aktuen Arterienverschluß.

den vom Zeitpunkt des Verschlusses an zunehmend bessern, wenn sich ein Kollateralkreislauf ausbildet.

Abbildung 23 zeigt die schematische Entwicklung eines Kollateralkreislaufes.

»Wer rastet, der rostet.« Dieser Satz gilt leider auch für den Kreislauf des Menschen. Die Ausbildung der Kollateralbahnen muß trainiert werden.

Man hat eine Reihe von Methoden entwickelt: Rollübungen, Lagerungsübungen, Zehenstandsübungen. Diese Maßnahmen können aber meist nur in der Klinik oder im Rahmen einer Rehabilitationsbehandlung mit der nötigen Intensität durchgeführt werden. Da viele Patienten zudem herzkrank sind, kann man ihnen diese Belastungen nicht zumuten. Die einfachste, natürlichste und möglicherweise auch wirksamste Methode ist das Spazierengehen. Täglich eine Stunde. Das ist leichter gesagt als getan. Berufstätige und Menschen in der Großstadt sollten sich deshalb ein Heimfahrrad in die Wohnung stellen. Sie können dann beim »Fahren« die Zeitung lesen oder fernsehen. Das ist sicherlich das vergnüglichste Gefäßtraining und läßt zudem einen guten Effekt erwarten. Das Training muß so dosiert werden, daß der Patient bei stärkeren Ermüdungserscheinungen in der Muskulatur eine Pause macht, um Schmerzen tunlichst zu vermeiden. Wichtig ist auch die regelmäßige Fortsetzung des Trainings, da erst über einen Zeitraum bis zu fünfzehn Monaten mit einer zunehmenden Besserung zu rechnen ist.

Neben diesem »aktiven« Gefäßtraining wird vielfach ein »passives« Gefäßtraining empfohlen, das ebenfalls die Kollateralenbildung fördern oder zumindest die Durchblutung steigern soll. Dazu gehören physikalische Anwendungen.

Direkte Wärmezufuhr ist bei der arteriellen Gefäßkrankheit verboten, da die Wärme die Sauerstoffschuld in dem schlecht durchbluteten Gewebe vergrößert. Durch zu heiße Fußbäder wurde schon oft eine Gangrän ausgelöst. Eine indirekte Erwärmung durch Sitzbäder — die Beine müssen außerhalb der Sitzbadewanne sein — oder durch einen Lichtkasten über dem Rumpf wird von Gefäßkranken als sehr wohltuend empfunden. Im Stadium II sind noch vorsichtige Bindegewebsmassagen oder Unterwassermassagen empfehlenswert, um die häufig gleichzeitig vorhandenen Muskelverspannungen — Myogelosen — zu beseitigen. Maschinelle Methoden, die mit wechselndem Über- und Unterdruck arbeiten (Saug-Druck-Apparate) oder die Blutdruckwelle verstärken (sogenannte syncardiale Massage), werden in ihrer Wirkung unterschiedlich beurteilt. Einen direkten Einfluß auf die Ausbildung von Kollateralen haben sie wahrscheinlich nicht.

Ein passives Gefäßtraining ist in gewissem Sinne auch durch pharmakologische Wirkungen, also durch Medikamente, möglich. In nicht wenigen Fällen wird man durch die Verordnung eines Herzmittels bereits eine verbesserte Durchblutung in den Beinen erzielen. Ein kräftigeres Herz bewirkt natürlich eine bessere Blutzirkulation in allen Geweben. Mancher Ruheschmerz konnte durch eine Herzbehandlung beseitigt werden.

Bei Durchblutungsstörungen der Beine werden in großem Umfang gefäßerweiternde Mittel verwendet. Ihnen wird auch eine direkte Wirkung auf die Bildung neuer, funktionstüchtiger Kollateralen zugeschrieben. Leider ist die Anwendung dieser Präparate, die oft Abkömmlinge der Nikotinsäure enthalten, problematisch. Erstens erweitern sie sämtliche Gefäße des Organismus, also auch die gesunden Gefäßbezirke; zweitens sind die Arterien in schlecht durchbluteten Gebieten gewöhnlich schon maximal erweitert und somit gar nicht stärker erweiterungsfähig. Außerdem geschieht die Steuerung der Herzgefäße, der Gehirngefäße und der Gefäße der Peripherie nach unterschiedlichen nervösen und hormonalen Gesetzen. Auch die Hautdurchblutung wird anders reguliert als die der Muskulatur.

Die »Vasodilatantien« — Gruppenname für alle gefäßerweiternden Medikamente — wirken aber besonders auf die Hautgefäße; die Folgen sind eine starke Hautrötung und ein intensives Wärmegefühl. Durch diese Blutverteilungsänderung kommen aber die lebenswichtigen Organe, das Herz und das Gehirn unter Umständen zu kurz. Auch die Muskulatur wird nicht unbedingt besser durchblutet. Wenn auch selten größere Schäden durch die Anwendung dieser Medikamente entstehen, so kann es doch unter bestimmten Voraussetzungen zu einem Blutdruckabfall kommen, der gravierende Folgen haben kann. Bei gefährdeter Gehirn- oder Herzdurchblutung sowie im Stadium III und IV sind diese Medikamente deshalb nicht mehr angezeigt.

Zur dritten Möglichkeit:

Eine fortschreitende Gefäßverengung führt zwangsläufig zu einem Gefäßverschluß. Der ursprünglich langsam, über Jahre hinweg verlaufende Vorgang der Gefäßeinengung kann sich unter bestimmten Voraussetzungen erheblich beschleunigen und kurzfristig auch eine noch gut durchgängige Arterie verschließen. Die Ursache für solch einen rasch entstehenden Gefäßverschluß ist meist eine Blutgerinnung in der Arterie selbst, eine Thrombose. Man nimmt an, daß einem Herzinfarkt fast immer eine Thrombose in einer Herzkranzader vorausgeht. Ähnliches gilt auch für die übrigen Arterien. Der mit Blutplättchen (Thrombozyten) vermengte Gerinnungsstoff Fibrin lagert sich nämlich in Klümpchenform an der Gefäßwand ab und verschließt die Arterie vollständig. Das Gleichgewicht zwischen Gerinnung und Gerinnungshemmung (= Fibrinolyse) wird zur Gerinnungsseite hin verschoben.

Die folgerichtige Überlegung der Ärzte und Pharmazeuten war deshalb: verhindert man die Blutgerinnung, verhindert man einen Gefäßverschluß. Dies hat zur Entwicklung der *Antikoagulantien* geführt. Diese Präparate, die die Blutgerinnung aufheben oder erheblich vermindern, werden heute in großem Umfang verwendet. Das bekannteste Medikament ist das Marcumar. Die Wirkungsweise der Antikoagulantien wird mit dem Schlagwort »Verbesserung der Fließeigenschaften« umschrieben. Infolge der aufgehobenen Blutgerinnung ist das Blut »flüssiger« und neigt nicht mehr zu Verklebungen.

Die Antikoagulantien wurden als Retter in der Not bei fast allen Gefäßkrankheiten angesehen. Rückblickend muß man sagen, daß die ursprünglichen Erwartungen unrealistisch hoch waren. Von unbestreitbarem Nutzen sind Antikoagulantien nur in der Vorbeugung und Behandlung der Lungenembolie. Auch bei Embolien des Gehirns und an den Gliedmaßen, die ihre Ursache immer in einem Herzfehler haben, ist eine Nachbehandlung mit gerinnungshemmenden Medikamenten zur Prophylaxe weiterer Embolien unbedingt notwendig. Bei der chronischen arteriellen Verschlußkrankheit der Beine ist eine positive Wirkung der Antikoagulantien jedoch zweifelhaft. Es treten zwar seltener Arterienverschlüsse auf, die Zahl der Gefäßverengungen nimmt unter dieser Therapie aber noch schneller zu als bei Patienten, die diese Medikamente nicht einnehmen.

Soll diese Therapie erfolgreich sein, ist zudem eine Dauermedikation über Jahre erforderlich. Eine positive Wirkung ist nur zu erwarten, wenn die Gerinnungszeit — der Quickwert — bei 20—25 Prozent gehalten werden kann. Der Quickwert muß durch Laboruntersuchungen immer wieder kontrolliert werden, und der Patient muß die Gefahren einer herabgesetzten Blutgerinnung kennen und sein Leben entsprechend danach ausrichten. Andere Medikamente (Schlafmittel, Schmerzmittel, cholesterinsenkende Mittel) und auch Nahrungsmittel können die Gerinnungszeit verlängern oder verkürzen. Letztlich gilt auch hier, daß der zu erwartende Nutzen gegenüber dem Risiko einer Blutung abzuwägen ist. Ein ausgeprägter Hochdruck, ein schwerer Diabetes und ein Alter über 70 Jahre lassen eine Antikoagulantien-Therapie nicht zu.

Auf der Suche nach weniger gefährlichen Mitteln zur Beeinflussung der Blutgerinnung entdeckte man wieder das alte Aspirin, die Acetylsalizylsäure. Es hat sich gezeigt, daß diese Substanz die Verklebung der Blutplättchen, die »Thrombozytenaggregation«, verhindert. Diese Erkenntnis eröffnet völlig neue Aspekte der Arteriosklerose-Behandlung. Durch elektronenmikroskopische Untersuchungen konnten die Professoren Heß und Schmid-Schönbein nachweisen, daß es am Beginn der Arteriosklerose und auch beim Gefäßverschluß zu einer Ablagerung und einer Verklebung der Blutplättchen (Thrombozyten) kommt. Diese Vorgänge laufen entgegen früheren Vorstellungen nicht langsam ab, sondern können in kürzester Zeit auftreten. Der Thrombozyt ist ein äußerst reizbares Gebilde, das sich bei einer »Streßsituation« sofort an der Gefäßwand anhaftet. Als Streßsituation für den Thombozyten wirkt das Rauchen, die Hyperlipämie und eine Änderung der Strömungsverhältnisse, wie sie zum Beispiel bei hohem Blutdruck hervorgerufen wird. Auch seelischer Streß, der mit Ausschüttung von Adrenalin einhergeht, wirkt auf den Thrombozyten »alarmierend«.

Die Zusammenballung der Thrombozyten wird durch die Antikoagulantien nicht verhindert. Dies erklärt die Tatsache, daß Gefäßverengungen trotz Antikoagulantien-Therapie weiter fortschreiten.

Ob die Wirkung der Acetylsalizylsäure ausreichend ist, um eine Verklebung der Thrombozyten mit Sicherheit zu verhindern, ist noch nicht erwiesen. So harmlos Aspirin als gelegentliches Schmerzmittel ist, so tückisch kann es sich bei jahrelanger Dauertherapie erweisen. Die Liste der Nebenwirkungen reicht von der Magenblutung bis zum Nierenschaden.

Zur Zeit werden Versuche mit dem Schlangengift der malaiischen Grubenviper gemacht, das eine intensive antithrombotische Wirkung haben soll. Endgültige Ergebnisse stehen noch aus. Nachdem der Entstehungsmechanismus der Arteriosklerose um wichtige Erkenntnisse bereichert worden ist, dürften in absehbarer Zeit auch weitere therapeutische Alternativen zu erwarten sein.

Die eleganteste Beseitigung eines Gefäßverschlusses wäre die Auflösung der Thrombose selbst, die Fibrinolyse.

Bei einem akuten Verschluß hat man diese Möglichkeit bereits gefunden. Durch die Injektion eines von Bakterien (Streptokokken) gewonnenen Enzyms, der *Streptokinase*, gelingt es, das Blutgerinnsel aufzulösen. Der Verschluß darf allerdings nicht älter als drei bis vier Tage sein und nicht zu kleine Arterien betreffen. Eine Streptokinase-Behandlung kann wegen der eventuell zu erwartenden starken Nebenwirkungen nur in der Klinik durchgeführt werden.

Das Hauptübel sind jedoch die chronisch fortschreitenden Gefäßverengungen, besonders der Beinarterien. Hier kann man sich eine natürlichere Form der Fibrinolyse zunutze machen, die ebenfalls auf der Zufuhr von Enzymen beruht.

Enzyme sind Eiweißkörper, die in allen lebenden pflanzlichen und tierischen Zellen vorkommen und als Katalysator wirken. Ein spezifischer Katalysator kann eine bestimmte chemische Reaktion in ihrem Ablauf erheblich beschleunigen, wie im Kapitel über Ernährung bereits erwähnt wurde. Der gesamte Abbau der Nahrungsstoffe im Rahmen der Verdauung wird allein durch Enzyme bewerkstelligt. Werden dem Blut nun bestimmte eiweißabbauende, proteolytische Enzyme zugeführt, so können diese

Stoffe die Klebekraft des Eiweißkörpers »Fibrin« vermindern und zumindest neuen Verschlüssen vorbeugen.

Bei dieser Entstehung der Arteriosklerose spielt auch die Abnahme der fettabbauenden, der lipolytischen Enzyme in der Gefäßwand eine Rolle. Diesen Mangel kann man ebenfalls durch die Enzymtherapie ausgleichen und damit weiteren Ablagerungen vorbeugen. Das Präparat »Wobenzym« enthält eiweißspaltende und fettspaltende Enzyme (Proteasen und Lipasen). Weiterhin wird durch die Einnahme von Enzymen auch der Cholesterinspiegel um ca. 50—80 mg/Prozent gesenkt.

Die Enzyme als »natürlich« vorkommende Substanzen zeigen auch bei hoher Dosierung kaum Nebenwirkungen und sollten deshalb als medikamentöse Basistherapie der Arteriosklerose Verwendung finden. Sicher wird durch Enzympräparate die Arteriosklerose nicht geheilt, sie wird aber in ihrem Verlauf positiv beeinflußt. Die Erkenntnis, daß auf diese Weise Komplikationen mit großer Wahrscheinlichkeit verhindert werden können, sollte Anreiz genug sein, diese Möglichkeit zu nützen.

Zur vierten Möglichkeit:

An einer Stelle kann jedoch bei arteriellen Durchblutungsstörungen eine bedingte Heilreaktion einsetzen. Diese Stelle ist die Gefäßwand. Nicht nur die Zellen des Gefäßorgans selbst erhalten durch die Wandverhärtung zuwenig Nahrung und Sauerstoff, auch dem umliegenden Gewebe, insbesondere der Muskulatur, wird infolge der Ablagerungen in der Gefäßwand zuwenig Sauerstoff zugeführt. Es entsteht daher eine Sauerstoffschuld und eine Anhäufung von Stoffwechselschlacken, zum Beispiel von Milchsäure im Gewebe. Der Stoffaustausch im Bereich der Blut-Gewebs-Schranke ist schwer gestört, da sich die Gefäßwandverdickungen auch bis in die feinsten Arterien fortsetzen.

Der neue Weg der medikamentösen Gefäßtherapie heißt deshalb: *Stoffwechselsteigerung im Bereich der Gefäßwand*. Wird hier die Ernährungsstörung beseitigt, kann über die Gefäßwand auch das umliegende Gewebe wieder besser mit Sauerstoff und »Energie« versorgt werden. Neu entwickelte Medikamente versprechen eine Öffnung der Blut-Gewebs-Schranke für energiereiche Zucker- und Phosphatverbindungen, eine Wirkung, die vor allem den Xanthinverbindungen zugeschrieben wird (Trental®). Eine Verbesserung der Sauerstoff- und Zuckerverwertbarkeit zeigt auch das Naftidrofuryl (Dusodril®). Ein Extrakt aus Kälberblut (Actovegin®) bewirkt die zusätzliche Bildung energiereicher Phosphate. Die Milchsäureanhäufung im Gewebe wird durch diese Substanz gesenkt. Geschwüre und gangränöse Veränderungen konnten durch dieses Medikament schon zur Abheilung gebracht werden. Ein besonders guter Effekt kam aber nur dann zustande, wenn das Mittel direkt in die Arterie — intraarteriell — injiziert wurde.

Bei den stoffwechselsteigernden Medikamenten ist es entscheidend, daß sie möglichst unmittelbar am Ort des Bedarfs einwirken können, weil sie nur kurzzeitig wirksam sind und im Organismus schnell wieder abgebaut werden. Durch die Methode der intraarteriellen Injektion wird die höchstmögliche Konzentration im Gewebe erzielt. Die intraarterielle Injektion unterscheidet sich von einer anderen »Spritze« nur dadurch, daß sie an einem bestimmten Ort in ein bestimmtes Gefäß verabreicht werden muß. Am Bein ist dies die Arteria femoralis in der Leistenbeuge. Abbildung Nr. 24 zeigt die Technik der intraarteriellen Injektion in die Beinschlagader. Diese Injektion ist nicht schmerzhafter als beispielsweise eine intravenöse Injektion am Arm.

Die unmittelbare Folge der Arteriosklerose ist immer ein Mangel an Sauerstoff. In der Zelle wird die lebensnotwendige Energie durch Aufnahme von Sauerstoff gewonnen. Dieser Vorgang heißt Oxydation. Der Sauerstoff aktiviert die Atmungsenzyme, die für den Endabbau der Nährstoffe zu Wasser und Kohlensäure verantwortlich sind. Nur in Gegenwart von Sauerstoff entstehen keine »Schlacken«.

Ohne Sauerstoff keine Zellatmung, ohne Zellatmung keine Energie, ohne Energie kein Leben.

Das wirkungsvollste Prinzip der Arteriosklerose-Behandlung müßte deshalb lauten: Mehr Sauerstoff ins Gewebe! Alle Risikofaktoren der Arteriosklerose — erhöhter Fettspiegel, Diabetes, Nikotin, Hypertonie — haben eines gemeinsam: sie behindern die Ernährung der Gefäßwand durch Unterbindung der Sauerstoffversorgung. Ist die Zellatmung bereits geschädigt, kann Sauerstoff allein den Schaden nicht wieder ausgleichen. Dazu gehört ein besonders aktiver, energiereicher Sauerstoff. Dieser Sauerstoff heißt *Ozon*.

Gasförmiges Ozon, gemischt mit Sauerstoff, ist zu einem wirksamen Therapeutikum bei der arteriellen Verschlußkrankheit der Beine geworden. Wahrscheinlich ist Ozon sogar das wirksamste

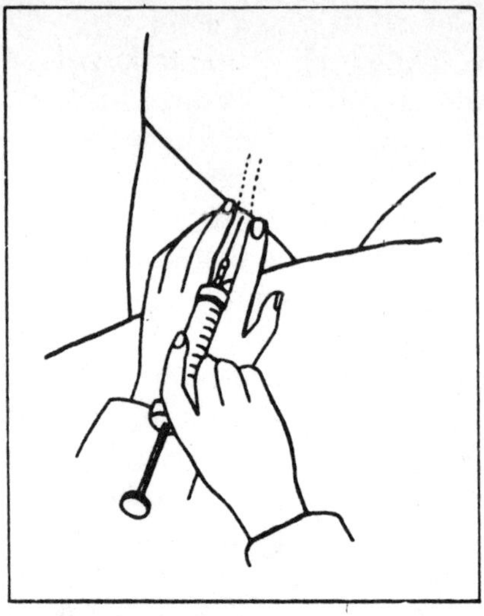

Abbildung 24: Punktion der A. femoralis in der Leistenbeuge zur intraarteriellen Injektion.

aller bis heute bekannten Mittel, um eine anhaltende Besserung bei Durchblutungsstörungen zu erzielen.

Die Injektionen sind auch hier am erfolgreichsten, wenn das Ozon-Sauerstoff-Gemisch in die Arterie injiziert wird. Je nach Schwere des Falles sind zehn bis 20, selten bis 30 Injektionen notwendig. Bewährt hat sich eine Injektionsfolge im Abstand von drei Tagen, also etwa zweimal wöchentlich. Zur Sicherung des Erfolges ist eine Wiederholung der Behandlung in größeren Abständen angezeigt. Die Behandlung kann ambulant in jeder Praxis durchgeführt werden, wenn der Arzt über Erfahrungen in der Ozontherapie verfügt.

Bei beginnender Gangrän ist eine Klinikbehandlung fast immer unumgänglich. Die Domäne der Ozontherapie ist das Stadium des intermittierenden Hinkens (Stadium II). In vielen Fällen kann hier eine weitgehende Besserung und sogar Beschwerdefreiheit erzielt werden. Auch im Stadium des Ruheschmerzes bei drohender Amputation sollte ein Therapieversuch mit Ozon-Sauerstoff-Injektionen in die Arteria femoralis (Leistenbeuge) gemacht werden.

Venenerkrankungen

Krampfadern (Varizen)

Erkrankungen der Venen sind ein weitverbreitetes Leiden. Über die Venen erfolgt bekanntlich der Rückfluß des Blutes zum Herzen. Die venösen Gefäße sind deshalb mit besonderen Klappen versehen, die ein Zurückfließen des Blutes in die Peripherie verhindern. Die häufigste Venenerkrankung besteht in der Ausbildung sog. *Krampfadern* (Varizen). Sie führt im wesentlichen zu einer Ausweitung der oberflächigen Beinvenen auf dem Boden einer angeborenen Bindegewebsschwäche. Die Folge davon ist meist eine Schlußunfähigkeit der Venenklappen. Dadurch kommt es zu einer Verlangsamung der Blutzirkulation bis hin zu Blutstauungen. Blutstauungen aber können den Anlaß zu einer Entzündung der Venen (= Phlebitis) abgeben. Durch die Entzündung der Gefäßwand kommt es zur Bildung eines Blutgerinnsels (= Thrombose), es entsteht eine Thrombophlebitis! Eine oberflächige Thrombophlebitis der Hautvenen ist trotz der Schmerzhaftigkeit kein gravierendes Krankheitsbild. Durch entzündungshemmende Medikamente und durch einen Kompressionsverband sind die Krankheitserscheinungen nach ein bis zwei Wochen zum Abklingen zu bringen. Die Diagnose ist hierbei nicht schwierig, weil die Krankheitserscheinungen — Rötung und Verdickung des betroffenen Venenabschnitts — sichtbar sind.

Thrombose

Äußerst problematisch gestaltet sich jedoch eine *Thrombose* der tiefen Leitvenen des Beines bzw. des Beckens, da hierbei immer die Gefahr einer Lungenembolie droht. Embolie aber heißt Abreißen und Verschleppung eines Blutpfropfs (Thrombus), was zum tödlichen Verschluß von lebenswichtigen Lungengefäßen Anlaß geben kann. Das Frühstadium einer Tiefenvenenthrombose ist oftmals stumm und die lebensbedrohliche Lungenembolie das erste

Zeichen. Als Folge einer derartigen Tiefenvenenentzündung kommt es vielfach zu einem chronischen Folgezustand, zu einem sog. postthrombotischen Syndrom. Die Behinderung des venösen Rückflusses durch die vorangegangene Thrombosierung erzeugt ein erhebliches Stauungsödem des betroffenen Beines mit ausgeprägtem Schweregefühl, rascher Ermüdung und nächtlichen Wadenkrämpfen. Eine weitere Folge der Blutstauung sind braune Pigmentierungen, blaurot verfärbte Hautpartien am Fußrücken, sog. Stauungsflecken, und Ausbildung von Besenreisern, netzförmige Erweiterungen von kleinen Hautvenen. Im Verlauf von Jahren bis Jahrzehnten führt die chronisch venöse Insuffizienz unter Umständen zum Stauungsekzem und zum Auftreten eines oder mehrerer Unterschenkelgeschwüre.

Das voll ausgebildete Krankheitsbild des postthrombotischen Syndroms ist trotz aller Fortschritte der Therapie noch immer schwer beeinflußbar. Die wichtigste Maßnahme sind fachmännisch angelegte Kompressionsverbände, nach Fischer-Haid, wobei eine unzulängliche Technik den Therapieerfolg verhindert. Darüber hinaus muß der Patient sich seinem Leiden gegenüber entsprechend verhalten. Zu vermeiden ist langes Stehen und Sitzen — sowie das Heben und Tragen schwerer Lasten. Auch einschnürende Kleidungsstücke und falsches Schuhwerk sind schädlich. Zu bekämpfen sind chronische Verstopfungen und Übergewicht. Wesentlich ist ein aktives Venentraining durch regelmäßiges Spazierengehen, da Venenbeschwerden im Gegensatz zur arteriellen Verschlußkrankheit beim Gehen nachlassen. Weiterhin kommen Schwimmen, Beingymnastik und Kneippsche Knie- und Schenkelgüsse in Frage. Eine Varizenverödung beim postthrombotischen Syndrom ist nur unter strenger Indikationsstellung durchzuführen.

Trotz vorsichtigster Therapie kann es zu Verschlechterungen kommen. Ähnlich enttäuschend sind auch die Erfolge einer Langzeit-Antikoagulantien-Therapie bei diesem Krankheitsbild. Der besonders emboliegefährdete Patient wird jedoch ohne eine solche Therapie nicht auskommen. Das Hauptproblem der Venentherapie besteht darin, daß es unter zahllosen Medikamenten leider kein einziges gibt, daß eine Venenklappe wieder schlußfähig macht. Dies gilt auch für die unkomplizierte Form des Venenleidens, die einfache Varikosis (Krampfaderbildung). Sie stellt gerade beim weiblichen Geschlecht ein nicht zu unterschätzendes kosmetisches Problem dar. Die anfänglich guten Erfolge von Operation oder

Verödung sind leider nicht immer von Dauer. Bei langfristiger Nachbeobachtung bleiben nur 20 Prozent der operierten Patienten von einer erneuten Krampfaderbildung verschont. Die Verödung ergibt einen Dauererfolg in 25 Prozent der Fälle.

Auch mit einer Ozontherapie sind erkrankte Venenklappen nicht mehr zu reparieren. Deshalb ist eine Rückbildung der Krampfadern nicht möglich. Ausgenommen sind sog. Besenreiser, die auf Einspritzung von Ozon oft verschwinden. Beim Patienten mit Neigung zur Venenentzündung oder bereits durchgemachter Beinthrombose verbietet sich eine reine Ozonbehandlung, weil unter Umständen eine neuerliche Venenentzündung provoziert werden kann. Unter gleichzeitigem Enzymschutz und bei Verabreichung von Venenmitteln ist diese Gefahr jedoch nicht gegeben. Das ausgeprägte variköse Symptom mit Beinschwellung, Stauungsekzem und sog. offenem Bein (Ulcus cruris) hingegen ist eine Domäne der Ozon-Infusionstherapie (Blutwäsche) und einer gleichzeitigen äußerlichen Ozonbegasung. Hierdurch kommt es zu einer raschen Anregung der Wundheilung, wobei die äußerlich desinfizierende Wirkung des Ozons noch unterstützend wirken dürfte. Selbst schwere Hautdefekte nach Verbrennungen oder Röntgenbestrahlungen können mittels Ozon-Unterdruckbegasung wieder einer Heilung zugeführt werden. Das gleiche gilt für das Wundliegen (decubitus) bei lange bettlägerigen Patienten, denen ebenfalls eine lokale Ozontherapie in Zusammenhang mit Enzymen Hilfe bringen kann. Gerade bei schlecht heilenden Wunden hat man gelegentlich den Eindruck, daß gerade das Ozon zur Wundheilung »gefehlt« hat.

Erkrankungen des Herzens

Das Herz ist das zentrale Organ des Lebens. In allen Sprachen der Welt ist das Herz der Sitz des Gemütes, das Zentrum der Gefühle, der Ausdruck der Liebe. Freude und Angst wirken sich auf kein Organ mächtiger aus als auf das Herz. Auch gewisse Charaktereigenschaften werden mit dem Herzen verbunden: man spricht von treuherzig, hochherzig, kaltherzig. Daß Herz und Seele miteinander zu tun haben, bedarf wohl kaum eines Beweises. Nicht nur die körperliche Leistungsbreite wird bei Herzerkrankungen mehr oder minder eingeschränkt; auch funktionelle Herzstörungen können eine schwere Alternierung des gesamten Persönlichkeitsgefüges hervorrufen. Nach Professor Jores unterscheidet man demnach zwei Gruppen von Herzkranken:

Solche mit organischem Befund und solche mit rein funktionellen Störungen. Zur ersten Gruppe rechnet man die Erkrankungen der Herzklappen, die Herzmuskelschwäche oder Herzinsuffizienz und die Patienten mit Angina pectoris und Herzinfarkt.

Zur zweiten Gruppe gehören die Patienten mit vegetativ bedingten Herz-Kreislauf-Störungen, deren intensive Beschwerden vielfach ein diagnostisches und therapeutisches Problem darstellen.

Angeborene und erworbene Herzfehler

Im Gegensatz zu erworbenen Herzfehlern bestehen angeborene Herzmißbildungen nicht nur aus Veränderungen am Klappenapparat, sondern es finden sich auch häufig fehlerhafte Einmündungen und Abgänge der großen Gefäße des Herzens, unvollkommen geschlossene Vorhof- oder Kammerscheidewände und Gefäßkurzschlüsse.

Wichtig ist eine frühzeitige Diagnose, denn ein Teil der angeborenen Herzfehler kann heute bereits im Säuglingsalter operiert werden.

Bei erworbenen Herzfehlern handelt es sich immer um krankhafte Veränderungen an den Herzklappen, die im Laufe des Lebens entstehen. Man unterscheidet zwei Typen von Herzklappenfehlern:

Eine Verengung der Herzklappe bezeichnet man als *Klappenstenose*, eine Verschlußunfähigkeit als *Klappeninsuffizienz.*

Grundsätzlich kann bei jeder krankhaft veränderten Herzklappe auch eine Kombination von Stenose und Insuffizienz vorliegen. Ursache von erworbenen Herzklappenfehlern ist häufig das rheumatische Fieber. Näheres hierüber im Kapitel über »Rheumatische Erkrankungen«. Aber auch arteriosklerotische Veränderungen, insbesondere an der Aortenklappe, können den Blutstrom erheblich beeinträchtigen. Bei erworbenen Herzfehlern kann jede Art von Herzbeschwerden auftreten:

z. B. Herzrhythmus-Störungen, Atemnot, Herzschmerzen, Herzinsuffizienz. Klappenveränderungen können auch völlig symptomlos sein, so daß der betreffende Kranke nichts davon weiß, also nicht wirklich krank ist (Jores).

Der Verdacht auf einen Herzklappenfehler ergibt sich durch eine abnorme Veränderung der Herztöne bzw. das Auftreten von Herzgeräuschen. Genaue Hinweise auf Art und Schweregrad eines Klappenfehlers erhält man durch die Herzkatheter-Untersuchung. Die Herzkatheter-Untersuchung wird immer dann notwendig sein, wenn man einen operativen Eingriff in Erwägung zieht. Grundsätzlich kann heute jeder erworbene Herzklappenfehler operiert werden. Beim Ersatz von mehr als zwei Herzklappen nimmt jedoch die Operationssterblichkeit erheblich zu. In erster Linie kommen für eine Operation Patienten in Frage, die unter 50 Jahre alt sind, besonders wenn die subjektiven und objektiven Erscheinungen so erheblich sind, daß ohne Operation die Arbeitsfähigkeit oder die voraussichtliche Lebenserwartung erheblich eingeschränkt sind. Auf weitere Einzelheiten kann im Rahmen dieses Buches nicht eingegangen werden, zumal naturheilkundliche Behandlungsmethoden zum Thema »Herzfehler« keine Alternative darstellen und ausschließlich die klassischen Methoden der modernen Medizin Erfolge erwarten lassen. Auch ohne Operation kann man den gesundheitlichen Zustand eines Patienten mit einem Herzklappenfehler durch gezielte medikamentöse und allgemeine Maßnahmen über lange Zeit hinweg günstig beeinflussen.

Herzinsuffizienz

Als Herzinsuffizienz oder Herzschwäche bezeichnet man einen Zustand, bei dem das Herz den Organismus nicht mehr ausreichend mit Blut versorgen kann. Bei einer Herzinsuffizienz ist also die Pumpleistung des Herzens unzureichend. Die Ursachen der Herzinsuffizienz können sehr verschieden sein. Sie zu erkennen ist wichtig für die Therapie, da es auch gilt, das der Herzinsuffizienz zugrunde liegende Leiden zu bessern bzw. zu beeinflussen. Sehr häufig handelt es sich um die Kombination mehrerer ursächlicher Faktoren. In erster Linie kommen hierfür in Frage:

Drucküberlastung des Herzens durch jahrelang bestehenden Bluthochdruck, Herzklappenfehler, Schädigung des Herzmuskels durch Herzinfarkt oder schwere Angina pectoris, Herzrhythmusstörungen, insbesondere hochgradige Pulsbeschleunigungen oder extreme Pulsverlangsamung (AV-Block). Aber auch medikamentös bedingte Einflüsse können eine Herzinsuffizienz fördern oder auslösen. Hierzu gehören die Beta-Rezeptoren-Blocker (siehe Seite 163), aber auch starke Schlaf- und Beruhigungsmittel sowie manche Antidepressiva wirken sich schädigend auf die Herzleistung aus.

Eine *hochgradige Herzinsuffizienz* führt zu einer schweren Stauung im kleinen und großen Kreislauf und ist in der Regel leicht zu diagnostizieren. Es bestehen mehr oder minder ausgeprägte Beinödeme, aber auch die Bauchorgane, insbesondere die Leber und der Magen sind von der Stauung mitbetroffen. Im weiteren Verlauf kann sich eine Bauch- und Lungenwassersucht entwickeln. Das auffälligste Symptom jedoch ist die hochgradige Atemnot auch in Ruhe. Der Patient kann nur noch mit hochgelagertem Oberkörper liegen.

Schwieriger ist die *beginnende Herzinsuffizienz* zu erkennen. Hierfür ist die sorgfältig erhobene Anamnese von entscheidender Bedeutung. Atemnot bei schon geringen körperlichen Belastungen oder in der Nacht kann einen Hinweis geben. Auch das frühzeitige oder mehrmalige Wasserlassen nachts bei einem Menschen mit ausreichender Blasenkapazität und funktionierendem Blasenverschluß ist ein Hinweis auf eine sich entwickelnde Herzschwäche. In unklaren Fällen können ein bis zwei Strophantin-Injektionen bei latenter Herzinsuffizienz die Atemnot bei Belastung so fühlbar verbessern, daß aufgrund der positiven Wirkung die Diagnose gesichert werden kann.

Die Behandlung der Herzinsuffizienz erfordert ein umsichtiges und möglichst schonendes Vorgehen. Die Basisbehandlung der Herzinsuffizienz besteht nach wie vor in der Verabreichung von Herzglykosiden. Welchem Herzglykosid — Digitalis oder Strophantin — im Einzelfall der Vorzug zu geben ist, muß vom erfahrenen Arzt bzw. Kliniker entschieden werden. Strophantin hat den unbestreitbaren Vorteil der sofortigen Wirkung. Andererseits bietet die kunstvolle Digitalisierung, insbesondere bei Formen der Herzinsuffizienz mit Pulsbeschleunigung die besten Aussichten für eine nachhaltige Beseitigung der Herzinsuffizienz. Von erfahrenen Klinikern wird beklagt, daß die objektiven Zeichen einer erfolgreichen Glykosidbehandlung — Besserung der Atemnot, Ausschwemmung der Ödeme — heutzutage in den Kliniken nicht mehr abgewartet werden, sondern auch ohne Notfallsituation laufend Diuretikas zur Anwendung kommen, die die Ausscheidung erheblich steigern, freilich zu Lasten des Herzmuskels. Eine medikamentös provozierte massive Diurese kann eine Herzinsuffizienz sogar verschlimmern und eine Therapieresistenz herbeiführen.

Selbstverständlich müssen die Grundkrankheiten bzw. Begleitkrankheiten der Herzinsuffizienz mittherapiert werden. Dies gilt insbesondere für eventuelle bestehende Herzrhythmusstörungen, den hohen Blutdruck und das Übergewicht mit all seinen Folgezuständen.

Obwohl die Herzinsuffizienz etwa zur Hälfte durch arteriosklerotische Prozesse und zu je einem Viertel durch Herzfehler und durch hohen Blutdruck bedingt ist, darf nicht angenommen werden, daß seelische Einflüsse bei der Herzinsuffizienz keine Rolle spielten. Reiser erwähnt, daß bei etwa 75 Prozent von herzinsuffizienten Patienten eine kritische Verschlechterung ausschließlich durch psychosozialen Streß hervorgerufen wurde. Beim Herzkranken wird also nicht nur das richtige Medikament, die richtige Lebensweise, sondern auch der »richtige« Arzt von entscheidender Bedeutung sein: der Arzt, der hinter EKG- und Laborbefunden auch den leidenden Menschen nicht vergißt und ihm zur Seite steht.

Angina pectoris

Krankhafte Veränderungen an den Herzklappen und selbst die massive Herzinsuffizienz aufgrund einer hochgradigen Herzmuskelschwäche verursachen in der Regel keine Herzschmerzen. Es gibt jedoch eine Ausnahme, bei der das Herz mit heftigen Schmerzsensationen ragiert: die Durchblutungsnot auf dem Boden einer Arteriosklerose der Herzkranzgefäße.

Zwar können auch vegetativ-nervöse Beschwerden heftige Herzschmerzen hervorrufen (siehe unten), doch unterscheidet sich die Symptomatik ganz erheblich von der klassischen Angina pectoris: Angina pectoris bedeutet Brustenge. Anfallsartig kommt es zu einem Auftreten von Engegefühl in der Herzgegend, das sich zu heftigen Herzschmerzen steigern kann. Die Schmerzen strahlen oft in den Hals und in den Unterkiefer aus und ziehen über die linke Schulter und den linken Arm bis in die linke Hand. Auslösend wirken oft besondere Belastungen körperlicher Art, wie forciertes Gehen, Treppensteigen, aber auch Aufregungen und andere seelische Irritationen. Selbst reichliche Mahlzeiten können eine Angina pectoris provozieren, und gar nicht selten können Kältereize Herzschmerzen verursachen. Die Schmerzen umfassen ein großes Spektrum und reichen von einem unangenehmen Gefühl in der Brust, einer Beengung oder Beklemmung bis hin zur stärksten Schmerzempfindung mit Vernichtungsgefühl. Zusätzlich zu Druck und Schmerz wird von den Patienten fast immer der Eindruck der Enge angegeben:

»Eine Faust, die das Herz zusammendrückt; ein Stein, der auf der Brust liegt, ein eiserner Reifen, der den Brustkorb zusammenschnürt; ein Herz, das den Brustkorb sprengen möchte.«

Vielfach ist der Patient selbst gar nicht in der Lage, seine Beschwerden in Worte zu fassen. Der Ausdruck seiner zusammengekrampften Hand kann seinen Eindruck oft viel besser wiedergeben (Blöhmer). Es besteht eine enge Abhängigkeit des Schmerzes von Belastungen. Zunächst tritt die Angina pectoris nur beim Gehen auf und verschwindet innerhalb weniger Minuten beim Stehenbleiben. In der Regel kommt es zu Anfällen während der Belastung, nicht hinterher. Die Zeitdauer des Schmerzes beträgt im Durchschnitt nur etwa drei bis fünf Minuten und gewöhnlich nur so lange, bis der auslösende Faktor beseitigt ist.

Charakteristisch für eine Angina pectoris ist die meist prompte Besserung der Beschwerden durch Einnahme von sogenannten Nitroverbindungen (z. B. Nitrolingual). Langanhaltende Herzschmerzen, die auf eine derartige Medikation nicht ansprechen, sind immer verdächtig auf das Vorliegen eines Infarktes oder auf rein vegetative Herzbeschwerden.

Angina-pectoris-Symptome können sich auch in Verdauungs-

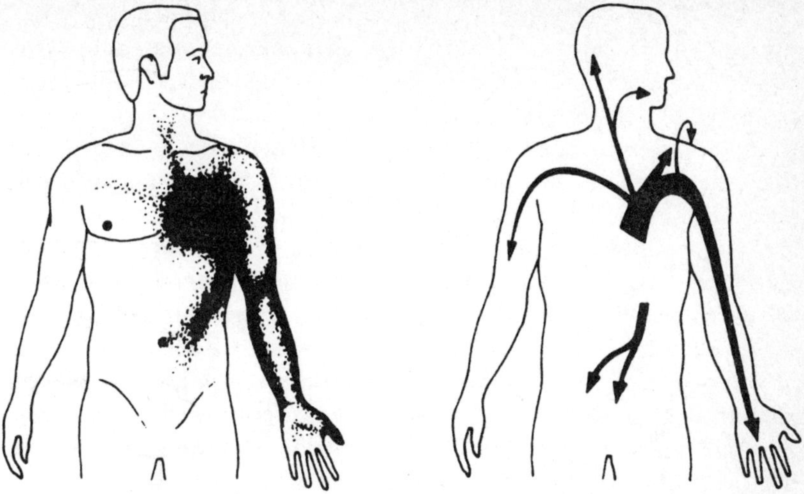

Abbildung 25: Schmerzausstrahlung bei Angina pectoris.

beschwerden mit Blähungen und Völlegefühl äußern, jedoch sind diese Beschwerden belastungsabhängig und reagieren prompt auf Nitroglyzerin.

Ursache der klassischen Angina pectoris ist die Arteriosklerose der Herzkranzgefäße. Zeichen einer Koronarsklerose sind bereits nach dem 20. Lebensjahr nachweisbar. Klinische Symptome und Beschwerden treten jedoch erst auf, wenn 70 Prozent einer Koronararterie verschlossen sind. Von Koronarinsuffizienz spricht man, wenn ein Mißverhältnis zwischen Sauerstoffangebot und Sauerstoffbedarf des Herzens, also eine Angina pectoris vorliegt. eine Koronarsklerose ist nämlich nicht identisch mit einer Koronarinsuffizienz. Wohl haben rund 50 Prozent aller 50jährigen Menschen eine Koronarsklerose, aber nur relativ wenige auch schon Beschwerden im Sinne einer Koronarinsuffizienz, d. h. einer Angina pectoris. Selbst bei einwandfreier Arteriosklerose der Herzgefäße wurden nur in elf Prozent Angina-pectoris-Beschwerden beobachtet. »Wir müssen uns also wenigstens bis zu einem gewissen Grade freimachen von der Vorstellung, daß der Nachweis einer Koronarsklerose oder sogar eines Koronarverschlusses schon eine Koronarinsuffizienz beweist« (Speckmann).

Die Kompensationsmöglichkeiten des Herzens im Hinblick auf die Durchblutung bei sich langsam entwickelnder Sklerose dürften überdurchschnittlich gut sein, denn auch bei zahlreichen Gefäßverschlüssen finden sich bei der Gefäßdarstellung zahlreiche Kollateralen, die eine Versorgung des Herzmuskels auch unterhalb des Verschlusses ermöglichen.

Die Entstehung des Herzinfarktes als ausschließliche Folge eines Koronarverschlusses wird deshalb zunehmend angezweifelt; möglicherweise kann eine »Stoffwechselkatastrophe« aufgrund einer Übersäuerung der Herzmuskelzelle ebenfalls einen Herzinfarkt mit nachfolgender Thrombosierung der Herzkranzgefäße hervorrufen. Näheres hierüber im Kapitel »Herzinfarkt«.

Für die Diagnose einer Angina pectoris ist, wie schon erwähnt, das aussagekräftigste Symptom die prompte Raktion auf Nitroglyzerin. Das Ruhe-EKG erlaubt praktisch nie die Diagnose Koronarinsuffizienz. Rund 50 Prozent der Patienten mit Angina pectoris ohne Infarkt haben ein normales Ruhe-EKG. Diagnostisch verwertbar ist ausschließlich das Belastungs-EKG, besonders was die Früherkennung einer Koronarinsuffizienz betrifft.

Für die Behandlung der Angina pectoris gibt es grundsätzlich zwei Wege:

Einmal die Senkung des Sauerstoffbedarfs und zweitens die Erhöhung des Sauerstoffangebots.

Eine Erhöhung des Sauerstoffangebots an das Herz gelingt nur chirurgisch mittels einer Bypass-Operation der Herzkranzgefäße. Die Frage, ob derartig aufwendige Eingriffe — sie erfordern in jedem Fall den Einsatz der Herz-Lungen-Maschine nebst umfangreichen diagnostischen Voruntersuchungen — im Hinblick auf den zu erwartenden Effekt wirklich gerechtfertigt sind, kann noch nicht entschieden werden. Es bleibt zu wünschen, daß es sich bei der Herzgefäßchirurgie nicht um die teuerste Placebotherapie aller Zeiten handelt, denn auch eine Operation hat zweifelsohne einen positiven psychologischen Effekt aufzuweisen. Dies zeigt sich zum Beispiel bei der Operation von Gefäßerweiterungen (sog. Aneurysmen), wobei nur in der Hälfte der Fälle die Blutströmung wieder normalisiert werden kann. Warum sich die meisten Patienten dennoch wohler fühlen und stärker belastbar sind, bleibt ein bisher ungeklärtes Phänomen (Kalmar).

Ziel der medikamentösen Behandlung der Angina pectoris ist nicht die Erhöhung des Sauerstoffangebots, sondern die Senkung des Sauerstoffbedarfs. Sowohl im akuten Anfall als auch hinsichtlich der Anfallsverhütung. Zwei Substanzen erfüllen diese Forderung:

Für den akuten Angina-pectoris-Anfall die *Nitrite*, also das Nitroglyzerin, und für die Langzeittherapie zur Anfallsverhütung die *Betablocker*. Die Betablocker bedingen — wie schon gesagt — eine gewisse Minderung der Kontraktionskraft des Herzens sowie eine Reduktion der Herzfrequenz. Mit Nebenwirkungen müssen etwa fünf Prozent der Patienten rechnen: Sie klagen über allgemeine Müdigkeit, Magenbeschwerden, Angstträume, gehemmte Sexualfunktion.

Beim Asthmatiker verbietet sich eine derartige Medikation, und plötzliches Absetzen derartiger Substanzen hatte schon Todesfälle zur Folge.

Der dritte Therapiefaktor der herkömmlichen Angina-pectoris-Behandlung, die Digitalisierung des Herzmuskels, ist nach wie vor umstritten. Mit Sicherheit kann gesagt werden, daß die herkömmliche Therapie das Menetekel »Herzinfarkt« nicht verhindern oder gar beseitigen konnte. Die kritiklose Anwendung von Digitalis beim Angina-pectoris-Kranken verursacht mehr Nachteile als Vorteile. Eine Digitalis-Medikation sollte nur bei gleichzeitigem Vorliegen einer Herzinsuffizienz durchgeführt werden.

Die in früheren Jahren viel angewandten gefäßerweiternden Mittel, sog. Koronardilatatoren, haben die in sie gesetzten Erwartungen nicht erfüllen können, weil eine echte Gefäßerweiterung beim arteriosklerotisch starren Gefäß von vornherein unmöglich ist. Auch die Antikoagulantien-Therapie zwecks Verhinderung der Blutgerinnung konnte das arteriosklerotische Grundleiden nicht beeinflussen und letztlich die Infarkthäufigkeit nicht reduzieren. Eine medikamentöse Methode ist jedoch zur wirksamen Behandlung der Angina pectoris nach wie vor im Gespräch: die orale Strophantintherapie. Es gibt hier ebenso überzeugte Anhänger wie kompromißlose Gegner. Immerhin sollte die prompte Wirkung von Strophantin beim akuten Herzinfarkt im Gegensatz zu Digitalis auch die Hypothese stützen, daß prophylaktisch gegebenes Strophantin eine infarktwidrige Wirkung hat. Die Besserung der Angina-pectoris-Beschwerden unter Strophantintherapie ist ein weiterer Parameter, um diese Hypothese zu stützen. Es wurde davon ausgegangen, daß es auf medikamentösem Wege nicht möglich ist, das Sauerstoffangebot an den Herzmuskel nachhaltig zu steigern. Diesem Grundsatz muß jedoch aus der Erfahrung heraus widersprochen werden. Zahlreiche Patienten, die eine Ozontherapie wegen Durchblutungsstörungen in den Beinen erhielten, bereichteten spontan über eine nachhaltige Besserung ihrer gleichzeitig bestehenden Herzbeschwerden. Seit von Dr. Wolff, Frankfurt, die Ozon-Eigenblut-Infusion entwickelt wurde, wobei eine erheblich höhere Dosierung von aktivem Sauerstoff dem Organismus zugeführt werden kann, ist es unbestreitbar, daß selbst schwere Fälle von Angina pectoris oft schon durch ein bis drei Ozon-Eigenblut-Behandlungen wesentlich gebessert oder sogar beschwerdefrei wurden. Möglicherweise führen die Ozon-Sauerstoff-Verbindungen (Ozonide) zu einer echten Regeneration bzw. Ökonomisierung des Herzmuskel-Stoffwechsels, so daß trotz unveränderter Koronarsklerose dem Patienten entscheidend geholfen werden kann. Die Behandlung mit Ozon-Eigenblut-Infusionen ist völlig gefahrlos und bietet für den Angina-pectoris-Kranken eine echte Chance: Sie sollte genutzt werden.

Es sollte als selbstverständlich gelten, daß man einen Angina-pectoris-Kranken, dessen Zustand ja immerhin eine lebensbedrohliche Situation signalisiert, nicht nur mit einer medikamentösen Behandlung abspeist. Allgemeinmaßnahmen müssen unbedingt hinzukommen.

In erster Linie eine *Umstellung der Lebensweise:*

Der Patient muß unbedingt vom *Zigarettenrauchen* loskommen, wenn er das Risiko Herzinfarkt nicht weiter steigern will. *Gewichtsreduktion* erscheint insbesondere bei jüngeren Patienten unerläßlich.

An physikalischer Therapie im Angina-pectoris-Anfall kommen in Frage: Heiße Kompressen auf die Herzgegend, gegebenenfalls auch warme Hand- und Unterarmbäder. Auch eine Herzmassage, eventuell unter Verwendung von Herzsalben, bringt oftmals eine Linderung. Nicht angebracht ist dagegen eine Kälteanwendung, etwa in Form eines Eisbeutels auf die Herzgegend; Abkühlung kann sogar einen Anfall auslösen. Sehr günstig wirken sich temperaturansteigende Teilbäder aus, insbesondere die ansteigenden Fußbäder nach Schiele. Bei ansteigenden Armbädern beginnt man einarmig mit dem rechten Arm und steigert dabei im Verlauf von 15 Minuten auf 35 bis 39 Grad. Erst später werden auch linksarmige oder beidarmige Bäder durchgeführt. Reflexzonen-Massage, entweder organfern (Fußzonenreflex-Massage) oder Periost-Massage im Bereich des Brustkorbes, serienmäßig zwei- bis dreimal die Woche, können ein schmerzhaftes Herzleiden günstig beeinflussen.

Übergewicht und körperliche Inaktivität können nur nach dem Maße der Einsicht und Mitarbeit des Patienten beeinflußt werden.

Das zentrale Symptom der Angst beim Herzanfall ist nur durch eine Aufklärung über rechtzeitig zu treffende Gegenmaßnahmen und durch eine psychische Führung des Patienten zu mildern, denn bei keiner lebensbedrohenden Erkrankung ist das Angsterlebnis so ausgeprägt wie bei Erkrankungen des Herzens. Erfahrungsgemäß ist das autogene Training beim organisch Herzkranken ebenso gut wirksam wie beim vegetativ gestörten Herzpatienten.

Der Herzinfarkt

In allen westlichen und auch östlichen Industriestaaten sind in den letzten Jahrzehnten die Herzinfarktzahlen sprunghaft angestiegen. Nach Angaben der Weltgesundheitsorganisation fielen in den letzten vier Jahren etwa 30 Millionen dem Herzinfarkt zum Opfer. Herzinfarkt bedeutet Untergang von Herzmuskelgewebe aufgrund einer akuten Durchblutungsstörung. Die Ursache ist — wie auch bei der Angina pectoris — überwiegend die Arteriosklerose der Herzkranzgefäße; ein Infarkt setzt sozusagen einen Schlußstrich unter eine koronare Herzkrankheit, auch wenn letztlich nicht genau geklärt ist, ob nicht ebenso der Gewebsuntergang infolge Gewebsübersäuerung (Milchsäure!) zur gleichen Katastrophe führen kann. Die Probleme der Entstehung beim Herzinfarkt liegen eigenartig verschlungen. Es kombinieren sich körperliche, seelische, sozio-kulturelle und Umweltfaktoren. Auch dem Erbfaktor kommt beim Herzinfarkt eine große Bedeutung zu. Herzinfarkte sind häufiger bei Menschen, deren Eltern im Alter von weniger als 50 Jahren an einer Herzattacke starben oder die im Alter von über 60 Jahren an nicht zum Tode führenden Herzattacken leiden. Herzinfarkte sind zwar am häufigsten bei einer Koronarsklerose, können jedoch auch ohne Arteriosklerose vorkommen. Nach Prof. Doerr ist die koronare Herzkrankheit, wie sie sich heute darbietet, das »körperliche Fatum« (= Schicksal) des Menschen unserer Tage.

Es ist zudem eine Erfahrungstatsache aus der Medizin und Kulturgeschichte, daß jede Zeit ihre ureigensten »zeitgemäßen« Krankheiten aufweist, die so und in dieser Form nur während einer bestimmten Epoche vorkommen und sich in dieser Art nicht wiederholen. Dies gilt sowohl für die großen Seuchen des Mittelalters, die Syphilis zum Beginn der Neuzeit, die Tuberkulose an ihrem Ende. Auch die Epidemie »Herzinfarkt« wird bereits zur Jahrhundertwende abgeklungen sein, wenn man den psycho-sozialen Risikofaktoren mehr Gewicht beimißt als dies bisher geschehen ist. So mußte man die Auffassung des Herzinfarktes als Managerkrankheit wieder weitgehend verlassen. Beruflicher Streß, Reizüberflutung usw. haben nicht die Bedeutung, die bisher diesen Faktoren zuerkannt wurde. Häufiger ist offensichtlich eine »ausweglose« Situation aufgrund von Enttäuschungen und menschlicher Isolierung. So kommt es oftmals gerade dann zu einem Infarkt, wenn man sich nach der Pensionierung der wohlverdienten Ruhe hingeben könnte, aufgrund einer Verarmung des inneren Gemütes jedoch nicht mehr dazu in der Lage ist. Auf der anderen Seite vermindert eine vernünftige Ernährungs- und Lebensweise das Risiko eines Infarktes erheblich.

Durch eine besondere Diät des Anticoronary-Club-Programms konnten die drei Risikofaktoren, hoher Cholesterinspiegel, Übergewicht und hoher Blutdruck, anhaltend günstig beeinflußt werden. Das Besondere dieser Diät ist ihr relativer Reichtum an ungesättigten Fettsäuren. Täglich wurden mindestens zwei Eßlöffel Pflanzenöl verabreicht und wöchentlich nur vier Fleisch-, vier Geflügel- und vier Fischmahlzeiten gegeben; Eiscreme, feines Gebäck und Mehlspeisen wurden vermieden, Sahne durch Vollmilch ersetzt; reichlich wurden Zitrusfrüchte, grünes Gemüse und Vollkornbrot konsumiert.

Ein absolut sicheres Mittel, um einen Infarkt zu verhindern, gibt es allerdings nicht. Die rein medikamentöse Therapie allein ist hierzu sicher nicht in der Lage. Auch ist die empfohlene Medikation viel zu umfangreich; mehr als drei Präparate nimmt der Normalpatient mit Sicherheit nicht zuverlässig ein (Ilker). Es sind Fälle bekannt geworden, daß Patienten durch die von Herzzentren empfohlene Dauermedikation, die sogar über Nacht durchgeführt werden sollte, in eine derart schwere Neurotisierung ihres Herzleidens getrieben wurden, daß der angeblich zu verhindernde Herzinfarkt prompt eintrat. Auch für die koronare Herzkrankheit sollte gelten: Therapie ist die Kunst des Möglichen.

Jeder frische Infarkt sollte sofort einem Krankenhaus mit einer speziellen Wachstation überwiesen werden. Durch die ständige Überwachung und die Intensivpflege läßt sich dort die Sterblichkeit auf 30 Prozent senken. Hinweise auf einen akuten Infarkt ergeben die Wirkungslosigkeit von Nitropräparaten, Kreislaufkollaps mit kalten Händen und Füßen, blaß-livider Hautfarbe, Schweißausbruch, Herzschmerzen und schwerste Alteration und Ängstlichkeit des Patienten. Herzrhythmusstörungen begleiten den Herzinfarkt fast regelmäßig und sind als besonders bedrohliches Zeichen zu werten.

Die meisten Herzinfarkte, auch die schweren Formen, treten ohne jede Vorwarnung auf. Gerade jüngere Menschen, Menschen zwischen dem 20. und 40. Lebensjahr, die sich durchaus gesund fühlen, werden vom Herzinfarkt oft überfallartig heimgesucht. Leider verläuft gerade bei diesen jüngeren Menschen der Herzinfarkt meist tödlich, so daß man aus Erfahrung sagen kann, daß ein Herzinfarkt um so ungünstiger verläuft, je jünger der betreffende Mensch ist und je weniger Beschwerden vorausgegangen sind.

Bei Menschen, die einen Herzinfarkt erst mit 50 Jahren oder später erleiden, sind dagegen nicht selten Monate oder Jahre vor diesem Ereignis Beschwerden aufgetreten, meist in Form einer Herzschwäche oder in Form von Angina-pectoris-Anfällen. Charakteristisch ist eine Zunahme der Zahl und der Schwere der Angina-pectoris-Anfälle in den Wochen vor dem Infarkt.

Eine geringe Anzahl von Herzinfarkten kündigt sich weder durch Herzschwäche-Zustände oder durch Angina-pectoris-Anfälle an, noch treten die für einen Herzinfarkt typischen Symptome wie der heftige Herzschmerz, die unklaren Oberbauchbeschwerden oder die Zeichen eines Kreislaufschocks auf. In diesen seltenen Fällen spricht man von einem stummen Herzinfarkt, der abläuft, ohne daß der betroffene Patient etwas davon merkt. Diese stummen Herzinfarkte, bei denen allerdings nur ein geringer Teil der Herzmuskulatur betroffen ist, werden — wenn überhaupt — oft erst viel später diagnostiziert.

Funktionelle Herz-Kreislauf-Störungen

Der Begriff funktionelle Kreislaufstörung umfaßt rein vegetativ bedingte Fehlregulationen, die nicht durch eine lokale Schädigung von Herz und Gefäßen bedingt sind. Hierzu gehört das ganze Spektrum der Kreislaufstörungen von der Kollapsneigung über Pulsbeschleunigungen, Rhythmusstörungen bis hin zum essentiellen Hochdruck.

Derartige Störungen sind sehr häufig, machen oft dramatischere Symptome als echte organische Störungen und besitzen einen echten Krankheitswert.

Oft wird dabei die Diagnose einer vegetativen Dystonie gestellt, was aber den großen Einfluß der Psyche nicht genügend berücksichtigt.

Das Beschwerdebild bei funktionellen Herzstörungen ist sehr vielgestaltig:

Herzklopfen, Schmerzen in der Herzgegend in Ruhe, Angst und Schwindel, Abnahme der körperlichen Leistungsfähigkeit, Kopfschmerzen, Atemnot, vermehrtes Schwitzen, besonders an Händen und Füßen, Nachlassen der Konzentrationsfähigkeit, schlechter Schlaf mit schweren Träumen, Knödelgefühl im Hals, Ausstrahlen der Herzschmerzen in den linken Arm.

Der erhebliche Leidensdruck, den derartige Beschwerden ausüben, bedingt es, daß der Patient nicht nur mit einer negativen Aussage: »Sie haben ein gesundes Herz. Es ist alles vegetativ und nervlich bedingt« abgespeist werden kann.

Der Patient erwartet eine positive Erklärung seiner Krankheit. Man muß dem Patienten die enge Verbindung zwischen emotionalen Vorgängen und körperlichen Beschwerden erklären. Andernfalls wechseln solcherart enttäuschte Patienten so lange den Arzt, bis ihnen schließlich einer je nach den hervorstechendsten Beschwerden eine ihnen genehme Diagnose anbietet (Schweizer). Das ärztliche Gespräch steht auch hier an erster Stelle der Therapie in Form einer geduldigen Zuwendung, Stützung und Ermutigung.

Eine Bewegungs- und Sporttherapie muß vorsichtig aufgebaut werden und ist erst bei genügender Ich-Stabilisierung angezeigt. Die Akupunktur kann hier im Sinne einer vegetativen Umstimmung eine gute Hilfe sein.

Medikamente, die als Herzmittel oder Durchblutungsmittel deklariert sind, sind in solchen Fällen grundsätzlich abzulehnen, weil der Patient hierdurch in seiner Überzeugung bestätigt wird, daß er letztlich doch an einer schweren Herzkrankheit leide, die man ihm nur verheimlichen will. Als Ausnahme von dieser Regel mögen Herzsalben gelten, die zumindest einen symptomatischen Placebo-Effekt haben und auch den Vorteil einer ständigen Verfügbarkeit bieten.

Ein mildes pflanzliches Mittel, das bei funktionellen Herzrhythmusstörungen und Pulsbeschleunigungen sich als wirksam erwies, ist Gelsadon, dessen Hauptbestandteil ein Extrakt aus der Wurzel des gelben Jasmins darstellt. Das autogene Training bietet ausgezeichnete Möglichkeiten, setzt jedoch ein Mindestmaß an Niveau und Bereitschaft von seiten des Patienten voraus. Nach Prof. Jores ist es in diesen Fällen günstig, die Herzformel »Das Herz schlägt kräftig« etwa abzuwandeln in die Formel »Das Herz schlägt ganz ruhig und gleichmäßig«. Weiterhin können Bindegewebsmassage und Atemgymnastik mit gutem Erfolg Verwendung finden. Eine herzwirksame medikamentöse Behandlung ist nur in Notfällen angezeigt.

Paroxysmale Tachycardie (Herzjagen)

Abschließend muß noch ein relativ häufiges Krankheitsbild Erwähnung finden: das anfallsweise Herzjagen = paroxysmale Tachycardie. Das anfallsweise Herzjagen ist charakterisiert durch eine unvermittelt auftretende sprunghafte Beschleunigung der Herztätigkeit, die nach Minuten, Stunden oder Tagen fast ebenso plötzlich wieder in eine normale Pulsfrequenz umschlägt. Die Pulsfrequenz beträgt dabei 150 bis 220/min, kann völlig rhythmisch, aber auch arhythmisch sein. Ursache ist in den allermeisten Fällen eine tief im Patienten wurzelnde unbewußte und ungelebte Angst, die sich in diesen lebensbedrohlich erscheinenden Herzanfällen äußert und im Anfall zu einer schweren körperlichen Alteration des Patienten führt. Es kommt zu Unruhe, Schweißausbrüchen, Todesangst und am Ende des Anfalls meist zu einer massiven Urinausscheidung. In gleicher Weise können zuweilen auch wäßrige Stühle auftreten. Beides sind Symptome der gestörten vegetativen Steuerung.

Da die Herzfrequenz vom sympathischen Nervensystem her eine Beschleunigung erfährt und möglicherweise das »Angsthormon«, das Adrenalin, die Sympathikusreizung bewirkt, kann man mit einer mechanischen Vagusnervreizung eine paroxysmale Tachycardie oftmals schlagartig wieder beseitigen. Als erste mechanische Maßnahme versucht man durch einen Druck auf die rechte Halsschlagader etwa in Höhe des Kehlkopfes neben dem Schildknorpel eine reflektorische Umschaltung der Herzfrequenz zu erreichen. Der Druck wird hierbei über zehn bis maximal 20 Sekunden unter gleichzeitiger Beobachtung der Herzfrequenz laufend verstärkt. Falls dies zu keinem Erfolg führt, kann auch die linke Halsschlagader in der gleichen Weise versuchsweise komprimiert werden. Ist der Anfall unterbrochen, wird der Druck sofort nachgelassen. Manchen Patienten hilft das künstliche Auslösen von Erbrechen durch Einstecken von zwei Fingern in den Rachen, was ebenfalls eine massive Vagusreizung bedeutet.

Auch das Trinken von kohlensäurehaltigem eisgekühltem Wasser hilft manchmal erfolgreich (mindestens 0,5 Liter). Es gibt heute eine Anzahl recht wirksamer Medikamente, die ein funktionelles anfallsweises Herzjagen unterbinden können. Am besten hat sich hierbei Isoptin bewährt. Akupunktur allein ist nach unseren Erfahrungen nicht in der Lage, eine paroxysmale Tachycardie dauerhaft zu heilen; denn die tiefverwurzelte Lebensangst dieser Patienten kann natürlich nicht mit ein paar kunstvoll gesetzten Nadeln beseitigt werden.

Das gleiche gilt für die Neuraltherapie, die nur dann prompt hilft, wenn Störfelder am Krankheitsgeschehen beteiligt sind. Bei anfallsweisem Herzklopfen sind Toxine aus Mandeln oder Zahnherden allerdings oftmals keine Seltenheit. Die wichtigste und stärkste Arznei bei allen funktionellen Herz-Kreislauf-Störungen wäre aber wiederum der ganzheitlich orientierte Arzt und nicht der »Herzspezialist«.

Hypertonie (Bluthochdruck)

Auch der Bluthochdruck ist eine echte Volkskrankheit. Nach vorsichtigen Schätzungen sind allein in der Bundesrepublik Deutschland etwa sieben Millionen Menschen davon betroffen. Hochdruckkranke leben gefährlich, denn die Hypertonie ist der wichtigste Risikofaktor der Arteriosklerose. Hochdruckkranke sterben vorzeitig an Gehirnschlag, Herzinfarkt, Nierenversagen. Das Krankheitsbild der Hypertonie steckt immer noch voller Probleme. Sie erstrecken sich sowohl auf die Definition, was als Hypertonie anzusehen ist, als auch auf das vollentwickelte Krankheitsbild. Man ist deshalb auch in den letzten Jahren von der alten Faustregel abgekommen, die besagte Zahl der Lebensjahre plus 100 sei der »richtige« Blutdruckwert.

Einen gesetzmäßigen Anstieg des Blutdruckes mit dem Lebensalter gibt es nämlich nicht. Im achten Lebensjahrzehnt haben immer noch 15—20 Prozent aller Patienten einen Blutdruckwert unter 140/90 mmHg. Eine echte Hypertonie liegt mit Sicherheit vor, wenn bei mehrfacher Messung des Blutdruckes im Liegen und Stehen der systolische Druck 160 mmHg und der diastolische Druck 95 mmHg und mehr beträgt. Die angegebenen Werte sind wohlbemerkt Grenzwerte, denn der ideale Blutdruckwert, der die höchste Lebenserwartung verspricht, liegt bei 130/70 mmHg. Von diesem Ideal sind jedoch viele Menschen weit entfernt, gut 20 Prozent haben einen Blutdruck von über 160/95 und die Hälfte davon ist sich dessen nicht bewußt, denn Krankheitssymptome fehlen zunächst ganz. Der hohe Blutdruck wurde deshalb auch als »leiser Mörder« bezeichnet, der Millionen Menschen vorzeitigen Tod bringt.

Die Einteilung der Hypertonie erfolgt nach den Krankheitsursachen. Hierbei ergibt sich das Paradoxon, daß bei der häufigsten Form des Hochdruckes — der sogenannten primären essentiellen Hypertonie — eine Ursache nicht nachweisbar ist. Nur in zehn bis 30 Prozent — bei sekundären Hypertonie — ist eine Ursache nachweisbar und sie besteht vorwiegend in Nierenerkrankungen oder aufgrund seltener neurohormoneller Grundleiden.

Es unterliegt keinem Zweifel, daß bei der weitaus häufigsten Form der Hypertonie, beim primären Bluthochdruck, seelischen Faktoren die größte Bedeutung zukommt. Daneben spielt das Übergewicht bei der Entstehung von Bluthochdruck eine nicht zu unterschätzende Rolle. Patienten mit Bluthochdruck stehen oftmals körperlich und seelisch unter Druck. Ein übermäßiger Kochsalzkonsum trägt ebenfalls zur Blutdrucksteigerung bei. Nicht anders ist es zu erklären, daß übergewichtige Patienten bei einer Fastenkur in der entspannten Atmosphäre eines Kursanatoriums bereits nach einer Woche ohne Medikationen normale Blutdruckwerte aufweisen.

Blutdruckwerte über 160 systolisch und über 100 diastolisch zwingen zur medikamentösen Blutdrucksenkung, denn durch Drucksenkung über lange Zeit gelingt es, die schweren Komplikationen wie Herzinfarkt, Nierensklerose, Hirnsklerose und Apoplexie (Schlaganfall) weitgehend zu verhindern. Verläßliche Leitsymptome der Hypertonie fehlen wie gesagt. Stärkere Beschwerden treten oft ungewöhnlich spät auf und sind vielfach bereits Ausdruck einer Herzerkrankung oder sekundärer Gefäßveränderungen (z. B. Angina pectoris, nächtliche Atemnot, Kopfschmerzen, Sehstörungen, Schwindel). Auch bei so häufigen Alltagsbeschwerden wie Schlafstörungen, Wettermüdigkeit, Leistungsminderung und Kopfschmerzen muß man an einen primären Hochdruck denken.

Es gibt noch kein Kriterium, nach dem entschieden werden kann, welches Medikament für den einzelnen Hypertoniker am geeignetsten ist. Die Ansprechbarkeit des Gefäßsystems gegenüber blutdrucksenkenden Mitteln ist unterschiedlich. Blutdruckhöhe und Schweregrad der Hypertonie gestatten keine verbindliche Aussage über die Empfindlichkeit des Patienten gegenüber derartigen Präparaten. Als Therapie der Wahl bei dem heutigen Stand der Hochdruckforschung gilt die kombinierte Anwendung verschiedener blutdrucksenkender Substanzen mit unterschiedlichen Angriffspunkten. Eine Therapie mit einer Einzelsubstanz provoziert immer Überdosierungsfolgen. So sind die hauptsächlichsten Nebenwirkungen von Rauwolfia-Präparaten (Reserpin) Müdigkeit und bei höherer Dosierung echte Depressionen, bei Ganglienblockern Schwindel und Kreislaufstörungen und bei harntreibenden Mitteln (Diuretika) die Gefahr von Kaliummangel, Herzrhythmusstörungen und Herzinsuffizienz.

An erster Stelle einer sinnvollen, d. h. nicht nur symptomatischen Hypertoniebehandlung steht die Forderung nach Entspannung. Dazu dient vielfach die Herausnahme aus dem häuslichen Milieu. Mittelgebirgsklima hat sich besonders bewährt, die Kurdauer muß jedoch vier Wochen betragen, um einen nachhaltigen Erfolg zu erzielen. Nikotin als Gefäßgift sollte vermieden werden. Alkohol in kleinen Mengen in Form von trockenem Weißwein ist erlaubt, weil er gefäßerweiternd wirkt. Bei Herzinsuffizienz eines Hypertonikers wirkt eine Strophantinbehandlung oft wahre Wunder.

Es unterliegt heute keinem Zweifel mehr, daß der Blutdruck in hohem Maße von emotionellen Faktoren abhängig ist. In erster Linie scheinen aggressive Impulse den Blutdruck in die Höhe zu treiben. Von den Affekten wie Wut und Zorn ist dies nur allzu bekannt. Choleriker bekommen vor Wut einen »roten« Kopf oder die »Zornesader« schwillt an, wie es der Volksmund ausdrückt. Das psychische Bild des Hochdruckkranken ist jedoch nicht das des Cholerikers, sondern beim Hochdruckkranken erzeugt gerade die nicht gelebte Aggression die chronische Blutdrucksteigerung, wohl aufgrund eines allgemeinen Gefäßspasmus. Spasmus aber ist das Wort für Verkrampfung. Somit erscheint die Vermutung nicht abwegig, daß die aggressive Gehemmtheit des Hochdruckkranken sich in einer Engpaßsituation der Gefäße ausdrückt.

Da also auch der Bluthochdruck in seiner essentiellen Form zu den psychosomatischen Krankheiten zu rechnen ist — die häufige Kombination zwischen Fettsucht und Hochdruck bedeutet hierbei keinen Widerspruch, da in den meisten Fällen ja auch die Fettsucht primär durch eine psychische Fehlhaltung ausgelöst wird, ist die Akupunktur zumindest im Anfangsstadium der Hypertonie nicht unwirksam. Man erlebt immer wieder Hochdruckfälle in der Paxis, die durch eine gezielte Akupunktur nachhaltig gebessert werden können; oder daß zumindest die Ansprechbarkeit von blutdrucksenkenden Mitteln erheblich besser wird. Dies gilt zum Teil auch für Patienten, deren Blutdruckwerte trotz umfangreicher Medikation nicht befriedigend einzustellen sind. Dem autogenen Training gegenüber sind Hochdruckkranke nicht übermäßig aufgeschlossen; vermutlich weil der körperliche Leidensdruck meist fehlt, und vielfach erst die Folgezustände der Hypertonie — Sehstörungen, Kopfschmerz, Schwindel, Herzbeschwerden — den Patienten zum Arzt führen, die zudem dann noch eine besondere Behandlung erfordern.

Eine zu Unrecht vergessene Methode muß beim Hochdruck unbedingt Erwähnung finden: der *Aderlaß*.

Man unterschied früher den sog. roten und blassen Hochdruck, wobei der blasse Hochdruck in erster Linie auf eine Nierenbeteiligung zurückgeführt wurde. Man hat diese Trennung jedoch wieder aufgegeben, da sie sich oftmals als unzutreffend erwies. Schlankwüchsige, asthenische Patienten mit Bluthochdruck können auch ohne Nierenbeteiligung eine erhebliche Blässe aufweisen. Bei ihnen ist die Wirkung eines Aderlasses meist nicht so ausgezeichnet wie beim vollblütigen athletischen Pykniker. Wer als Arzt erlebt hat, welch subjektive Erleichterung und objektive Besserung der Hochdruckpatient durch einen Aderlaß erfährt, wird diese Methode nicht missen wollen. Mittels der heute im Handel befindlichen Vakuumflaschen zwecks Herstellung von Blutkonserven dauert ein Aderlaß von 250 ccm nur etwa fünf Minuten.

Hypotonie (Blutunterdruck)

Der zu niedrige Blutdruck (Hypotonie) ist ein Hinweis, daß sich Energiehaushalt und Gesundheitszustand des Organismus im Defizit befinden. Von der Hypotonie sind meist jugendliche Personen von asthenischer Konstitution betroffen, die über allgemeine Leistungsschwäche und Schweißausbrüche klagen. Außerdem besteht eine starke Kälteempfindlichkeit mit Frösteln, kalten Händen und Füßen, »Schwarzwerden« vor den Augen — insbesondere bei Lagewechsel — und Ohnmachtsneigung. Auch Herzsensationen unter dem Bild einer Angina pectoris können auftreten, die vielfach dramatisch anmuten, denen jedoch keine organische Herzerkrankung zugrunde liegt. Im Vordergrund dieses vielgestaltigen Beschwerdekomplexes aber steht die ständige Müdigkeit. Das Schlafbedürfnis ist groß. Dabei ist kennzeichnend, daß die Müdigkeit auch nach einem tiefen und langen Schlaf noch ausgesprochen empfunden wird (»überhängende Müdigkeit«). Die Patienten machen einen »schlappen« Eindruck, vor allem im Gesichtsbild. Die Blutdruckwerte liegen systolisch bei männlichen Patienten unter 110, bei weiblichen unter 100 im Liegen. Leistungsversagen ist nicht immer Folge der Hypotonie, sondern kann auch auf Antriebsschwäche, Verzagtheit, depressiv-ängstliche Verstimmung zurückzuführen sein. Vielfach handelt es sich auch um ein nicht kompensiertes Überforderungssyndrom. Die Lebenserwartung beim hypotonen Beschwerdekomplex ist überdurchschnittlich hoch, vermutlich weil das gesamte Stoffwechselgeschehen auf »Sparflamme« programmiert ist.

Ähnlich wie beim Bluthochdruck gibt es auch beim *Blutunterdruck* ein *sekundäres* Krankheitsbild, was besagt, daß der Kreislaufschwäche eine unmittelbare Ursache zugrunde liegt. Gar nicht selten wird eine Hypotonie durch eine chronische Herderkrankung (Fokaltoxikose) ausgelöst, wobei in erster Linie Zahngranolome, chronisch vereiterte und entzündete Gaumenmandeln, aber auch eine chronische Verstopfung in Frage kommen. Patienten mit einer Funktionsschwäche des Verdauungsapparates haben überdurchschnittlich häufig an Kreislaufstörungen, kalten Händen und Füßen zu leiden und die »ungesunde« Gesichtsfarbe signalisiert die oftmals erhebliche Beeinträchtigung des Gesundheitszustandes. Auch Migräniker, Menschen mit Infektanfälligkeit und Patienten mit schweren Allgemeinerkrankungen (Zustand nach Herzinfarkt) leiden häufig an einer Hypotonie. Nicht vergessen darf man Personen mit Anämie (Blutarmut) als Folge von Eisen- und Vitaminmangel.

Die hypotone Kreislaufregulationsstörung verlangt für die Behandlung wesentlich mehr als eine Blutdruckkosmetik. Bei den sekundären Formen muß selbstverständlich das Grundleiden behandelt werden (siehe einschlägige Kapitel). Bei der primären Hypotonie ist das therapeutische Gespräch allein schon von hohem Nutzen. Beruhigung und Aufklärung des Patienten über die Harmlosigkeit seiner allerdings sehr lästigen Beschwerden ist notwendig. Der Hypotoniker fühlt sich nur selten im Zustand wirklichen körperlichen Wohlbefindens. Ungünstige Gewohnheiten wie zu flaches Liegen im Bett und zu langer Morgenschlaf sind zu meiden.

Insgesamt ist eine kochsalz- und eiweißreiche Diät nützlich, der vielfach empfohlene Kaffee oder Tee wird jedoch von den Hypotonikern meist nicht gut vertragen und führt zu zittriger Schwäche und feuchtkalten Händen und Füßen. Dasselbe gilt von der Vielzahl blutdrucksteigernder Mittel, die zwar in ganzseitigen Reklameseiten von der Pharma-Industrie angepriesen werden, den Patienten jedoch bestenfalls vorübergehend nützen, wie jeder Hypotoniker bestätigen kann. Fast alle von Kreislaufschwäche geplagten Mitmenschen haben bereits zahlreiche Mittelchen ausprobiert, um ihrem Kreislauf »auf die Beine zu helfen« — meist vergeblich.

Es ist selbstverständlich, daß bei der sekundären Hypotonie nur eine ursächliche Behandlung der Kreislaufschwäche zum Ziele führt. Bei der konstitutionellen hypotonen Kreislaufregulationsstörung sind jegliche Medikamente insoweit sinnlos, als sie den niedrigen Blutdruck auf Dauer nicht beseitigen können und mit der Zeit eine Gewöhnung des Organismus an derartige Kreislaufstimulanzien auftritt.

Bei der Hypotonie wirken am überzeugendsten konsequent durchgeführte Bindegewebsmassagen, die zwar den Blutdruck nicht wesentlich anheben, jedoch grundsätzlich vorbeugen. Das gleiche gilt für Atemmassagen und Atemgymnastik; weiterhin soll der untergewichtige Hypotoniker die Kochsalzzufuhr erhöhen und die Speisen kräftig würzen, da dies ebenfalls zu einer Kreislauftonisierung beiträgt. Eiweißreiche Kost unterstützt noch diese Maßnahmen. Die Besserung durch Bewegung beim Blutunterdruck sollte tunlichst zum Anlaß genommen werden, viel Bewegung in freier Luft, viel Spazierengehen, Waldlauf, Bergsteigen — je nach körperlicher Verfassung — durchzuführen. Von seiten der Naturheilkunde bietet sich letztlich die Behandlung mit dem Baunscheidt-Apparat, dem »Lebenswecker«, an.

2. Krankheiten der Atemwege

Einleitung

Die Erkrankungen der Atemwege sind Volkskrankheiten, die sich in den vergangenen Jahrzehnten erschreckend verbreitet haben, weil ganz offensichtlich einerseits die Verursacher besonders in den Zivilisationsländern ständig an Bedeutung zunehmen und andererseits die herrschende Medizin diesen Erkrankungen nicht mehr entgegenzusetzen hat als eine Reihe mit zufälligem Erfolg verbundener Behandlungsmethoden.

Vielen Ärzten fällt es leider schwer, diese Tatsache anzuerkennen; sie sind vielleicht der Meinung, mit dem Eingeständnis des bisherigen Versagens würde dem Ansehen der Medizin geschadet. Das Gegenteil ist der Fall. Mit der fälschlichen Behauptung, eine Krankheit sei besiegt, wird jede weitere Bemühung um eine wirkliche Beherrschung der Krankheit erschwert, und dadurch erst wird der Medizin geschadet. Und dem Patienten.

Die Literaturschwemme in den ärztlichen Fachzeitschriften und die vielen hundert verschiedenen auf den Markt geworfenen Medikamente, die alle nicht verhindern konnten, daß sich Leiden wie die chronische Bronchitis oder das Asthma bronchiale mit zu den häufigsten und auch volkswirtschaftlich schädlichsten Erkrankungen in der Bundesrepublik entwickeln, lassen keinen Zweifel: Es ist Zeit, Konsequenzen zu ziehen.

Die erste Konsequenz wäre die Einsicht, bis jetzt in der Behandlung dieser Krankheiten falsche Wege gegangen zu sein; die Medizin wäre mit ihren von der Chemie und Technik unterstützten Möglichkeiten im anderen Fall längst am Ziel.

Der in der Öffentlichkeit bisweilen erhobene Vorwurf, die Ärzte befänden sich in der Abhängigkeit einer mehr auf Profit als auf Gesundheit bedachten pharmazeutischen Industrie, ist dumm und lächerlich. Der Gedanke, die pharmazeutische Industrie sorge durch die Herstellung von Nebenwirkungen erzeugenden Medikamenten gar absichtlich für einen automatisch in schwindelerregende Höhen steigenden Umsatz, hält einer ernsthaften Untersuchung niemals stand. Auch in staatlichen pharmazeutischen Betrieben sozialistischer Länder, in denen die Erhaltung der gesunden Arbeitskraft zur Erfüllung des Produktionssolls wohl eher an die Stelle des kommerziellen Denkens tritt, werden Medikamente auf keiner anderen Basis hergestellt.

Doch überall werden die Medikamente bevorzugt, die den Soforterfolg garantieren, selbst auf die Gefahr einer bei Dauergebrauch möglichen späteren schweren Gesundheitsschädigung.

Unser subjektives Zeitempfinden hat sich besonders im Laufe dieses Jahrhunderts verändert, wir leben mit immer kürzeren Zeitbegriffen.

Wir sind nicht mehr willens zu warten. Wir sind auch nicht mehr willens zu leiden. Eine Haltung, die vom Arzt meist unterstützt wird. Fieber, Schmerz und vielen anderen, den Patienten belastenden Symptomen einer Krankheit gilt daher die Hauptaufmerksamkeit der Behandlung.

Symptomunterdrückung ist deshalb auch bei der Bronchitis und beim Asthma die vom Patienten geforderte und vom Arzt gelieferte Leistung. Der Soforterfolg wird angestrebt und z. B. durch Cortison in der Regel auch erreicht.

Das Unterdrücken eines Krankheitssymptoms auf Zeit darf jedoch nicht mit der Beseitigung der Krankheitsursache auf Dauer verwechselt werden. Dies aber sollte die wahre Aufgabe des Arztes und des Patienten sein.

Hier liegen die Probleme bei der Behandlung erkrankter Atemwege; sie erfordern Einsicht und Zeit, sowohl vom Arzt als auch vom Patienten.

Die Einsicht des Arztes in die individuellen Ursachen des jeweils vorliegenden Krankheitszustandes und die Einsicht des Patienten in die Mitverantwortung für diesen Zustand und die daraus resultierende Notwendigkeit seiner Mitarbeit bei der Beseitigung der erkannten Ursachen — das sind Forderungen, die verständlicherweise zunächst beim Arzt und beim Patienten auf Widerstände stoßen.

Der Widerstand wird mit dem Argument des Zeitmangels begründet. Sicherlich ist Zeitmangel ein besonders bei Ärzten ausgeprägtes Problem. Der Zeitmangel des Patienten dagegen ist mehr gefühlsmäßiger Natur. Der Patient glaubt, den beängstigenden Zustand der Atemnot nicht mehr länger aushalten zu können.

Die Verständnis und Geduld erfordernde Zusammenarbeit des Arztes und des Patienten auf dem Gebiet eines Körper, Geist und

Seele gleichermaßen umfassenden Zustandes, wie er sich besonders im Asthma bronchiale zeigt, bringt erhebliche Schwierigkeiten mit sich: In unserer Zeit des Spezialistentums und der Fließbandtherapie kann zwangsläufig die Behandlung dieser Krankheiten nicht zum dauerhaften Erfolg führen.

Vielleicht wird das Asthma bei einer noch weiter fortschreitenden Verbreitung einmal zum entscheidenden Wendepunkt im ärztlichen Denken, weil der Lehrmedizin nichts anderes mehr bleibt als der Versuch mit den Methoden, die bis jetzt noch in viel zu geringem Maße und mit viel zu geringer Beachtung angewendet werden — unbeschadet des sichtbaren Erfolges, der mit den Methoden erzielt werden kann und der von Dauer ist, weil die Ursachen und nicht mehr die Symptome der Leiden behandelt werden.

Atem und Atmung

»Als Gott den Menschen schuf, hauchte er ihm den Atem ein«, das heißt, er erweckte ihn damit zum bewußten Leben. Das deutsche Wort »Atem« stammt aus dem indischen Sanskrit — »Atman« — und bedeutete ursprünglich »Gott in uns«. Im Atem haben wir Bezug zum Göttlichen, also die Fähigkeit zur Bewußtwerdung. Bewußtheit und Atmung stehen in enger Verbindung. So ist die Atmung auch der einzige lebenswichtige Vorgang, der mit Bewußtheit oder halber Bewußtheit zu steuern ist. Den Magen, die Leber oder die Niere kann man willentlich nicht schneller oder langsamer arbeiten lassen, es sei denn über ein Medikament, also über etwas Mittelbares. Die Atmung jedoch ist unserem Willen unterstellt und steht somit unserem Bewußtsein sehr viel näher. Sie läßt sich ganz nach Willkür handhaben, sie funktioniert aber auch automatisch.

Die Atmung erfolgt in einem dreifachen Rhythmus. Sie besteht in der Einatmung (lateinisch: inspirare), in der Ausatmung (lateinisch: exspirare) und in der Atempause. In dem Wort »Inspiration« liegt das Geheimnis der Bezugnahme der Atmung zu einer seelisch-geistigen Welt. Die Begriffe Luft, Atem und Heiliger Geist (Spiritus sanctus) waren im Mittelalter identisch. Die Aussendung der Apostel geschah unter der symbolischen Handlung des Anhauchens: »Er hauchte sie an und sprach: ›Empfanget den Heiligen Geist ...‹«

Bereits in der Antike wurde der Atmung die Rolle eines Vermittlers zwischen geistig-seelischem und körperlichem Geschehen zugesprochen. Den Griechen galt das Zwerchfell als der Sitz der Seele, und das Wort »phren« wurde synonym für Zwerchfell und Geist, Sinn, Verstand gebraucht. Auch in der Bezeichnung »Oligophrenie« = Schwachsinn und »Schizophrenie« = Bewußtseinsspaltung hat »phren« die Bedeutung Sinn, Bewußtsein, Verstand.

Die Verwobenheit der Atmung mit allen Elementen der menschlichen Wesenheit macht sie zur Grundlage körperlicher, seelischer und geistiger Erlebnisfähigkeit. Viele »schöpferische« Leistungen setzen eine »gute« Atmung voraus. Tänzer, Schauspieler und Sänger müssen die Atemtechnik ebenso beherrschen wie Sportler. Viele Menschen, die darüber klagen, nicht genügend anerkannt zu sein, keine Ausstrahlungskraft zu besitzen, sich nicht konzentrieren zu können, immer müde zu sein, haben einen »schlechten« Atem. Sie atmen zu flach, »sie verkriechen sich«, die Atmung wird immer kümmerlicher, das Selbstbewußtsein schwächer. Atemfülle und Lebensfülle sind untrennbar miteinander verbunden, Atem und Leben sind eins. Als Gott den Menschen schuf, hauchte er ihm den Atem ein; wenn ein Mensch stirbt, so sagen wir, haucht er seine Seele aus.

Das Atmungsleben ist eng verknüpft mit den Stimmungen des Organismus, die wir »Gefühle« nennen. Die Atmung ist der empfindlichste Indikator für die Stimmung eines Menschen. Zahlreiche sprachliche Wendungen belegen diesen Zusammenhang: Große Begeisterung und Freude lassen den Atem fliegen, vor Schreck und Kummer erstirbt er, vor Ehrfurcht hält man den Atem an, aus Angst wagt man kaum zu atmen. In atemberaubender, ja atemloser Spannung verfolgen wir ein Geschehen. Läßt die Spannung nach, können wir endlich wieder aufatmen. Man holt erst einmal tief Luft, wenn man jemandem seine Meinung sagen will. In beklemmender Atmosphäre bekommen wir nicht genügend Luft, die Atmosphäre in einem Raum ist zum Ersticken, wenn Lüge und Betrug in der Luft liegen. Wir hungern danach, »frei« atmen zu können. Vielen Menschen geht bei ihren Unternehmungen »die Puste aus«, nur wenige haben einen »langen Atem«.

Die Atmungsorgane

Die Atmung ist die Grundlage des Lebens.
H. Meesen

Die Luft

Der Vorgang des Atmens heißt Atmung. Als Atem bezeichnet man die ein- und ausgeatmete Luft. Die eingeatmete Luft hat eine andere Zusammensetzung als die ausgeatmete Luft. Im Körper findet ein *Gasaustausch* statt: Die Ausatmungsluft (Exspirationsluft) enthält weniger Sauerstoff und mehr Kohlensäure als die Frischluft. Atmung in chemisch-physikalischem Sinne bedeutet also Aufnahme von Sauerstoff und Abgabe von Kohlensäure. Man unterscheidet dabei eine äußere Atmung oder Lungenatmung und meint den Gasaustausch zwischen äußerer Luft und Blut. Bei der inneren Atmung oder Gewebeatmung findet der Gasaustausch zwischen Blut und Gewebe statt. Das Sauerstofftransportsystem im ersten Fall sind die Luftwege, im zweiten Fall das Herz-Kreislauf-System. Der Hauptbestandteil der Luft, der Stickstoff, erfährt bei der Atmung keine Veränderung. Der lebenspendende Stoff ist also der Sauerstoff, ein Stoff, der Feuer und Leben unterhält. In einem abgeschlossenen Raum erlischt eine Flamme etwa zur gleichen Zeit, in der ein Tier darin erstickt. Die atmosphärische Luft enthält normal 21 Prozent Sauerstoff. Schon bei einer Reduzierung auf zwölf Prozent Sauerstoff kommt es zu Herzstörungen und Bewußtlosigkeit. Sauerstoffarme Luft läßt sich am einfachsten mit einer brennenden Kerze erkennen, die bereits bei 15 Prozent Sauerstoff erlischt.

Kohlensäure ist in der atmosphärischen Luft zu 0,03 Prozent enthalten, in der Ausatmungsluft jedoch zu vier Prozent. Kohlensäure entsteht auch bei der Verbrennung von Kohle. Im Organismus findet also ein Stoffwechselvorgang statt, der einer Verbrennung ähnlich ist. Man bezeichnet diesen Vorgang als *Oxydation*.

Die Energielieferanten des Körpers sind die Nahrungsmittel. Diese werden in Gegenwart von Sauerstoff unter Energiegewinnung umgesetzt, »verbrannt«. Ähnlich wie die Kohle im Ofen nur bei entsprechender Sauerstoffzufuhr verbrennen und Wärme erzeugen kann, kann der Organismus der höheren Lebewesen nur in

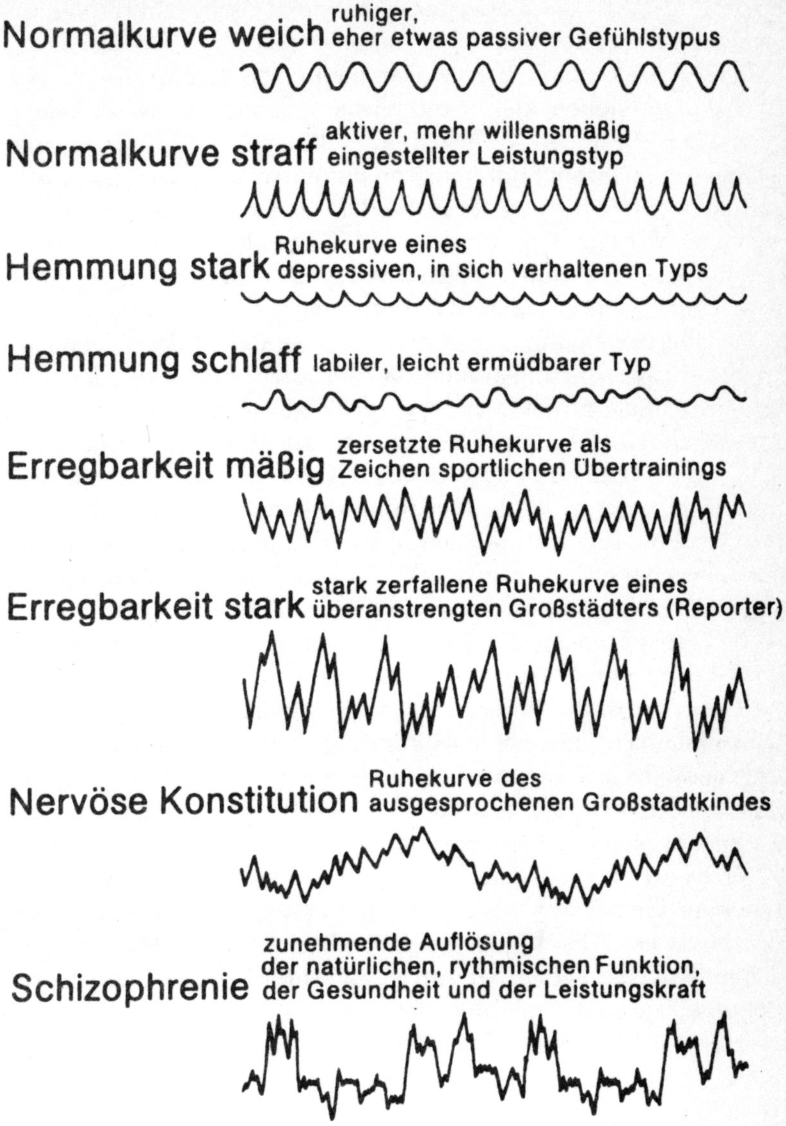

Abbildung 26: Typische Atemkurven.

Gegenwart von Sauerstoff Energie gewinnen. Die Nahrungsmittel stellen somit den einen Pol in unserem Energiehaushalt dar, der andere ist der in der Atmosphäre befindliche Sauerstoff. Nur bei genügend Sauerstoff entstehen in einem Ofen keine Schlacken.

Die bis jetzt aufgezeigten Zusammenhänge lassen vielleicht den Eindruck entstehen, der menschliche Organismus sei in seinen physischen Belangen nichts weiter als eine »Verbrennungsmaschine«, die zu ihrem Funktionieren nur entsprechende Brennstoffe und eine gute Belüftung brauche. Die beiden Pole — richtige Ernährung, richtige Atmung — sind Grundpfeiler der gesunden Lebensweise. Ein Faktor allein ist für eine Gesundung oft nicht ausreichend. Unsere materialistische Zeit neigt naturgemäß zu einer Überbewertung des Materiellen — daher das allgemeine Interesse an Ernährungsfragen. Der spirituelle Faktor »Atmung« ist noch ein Stiefkind der Therapie, doch gewinnt er auch bei uns immer mehr Bedeutung. Das zeigt die zunehmende Ausbreitung bestimmter Yogasysteme, z. B. des Kryia-Yoga, das die Atmung in den Mittelpunkt stellt. Die Dynamik der Atmung ist zweifellos mitentscheidend für die optimale Verwertung der Nahrungsmittel. Paracelsus hat das so ausgedrückt: »Es kann einer eine halbe Sau im Magen haben, wenn er nur den richtigen Atem dazu hat ...«

Die besonderen Ausdrucksformen menschlicher Gefühle, denen der Atem zugrunde liegt, wie das Lachen, das Weinen, das Schreien, das Seufzen, das Gähnen, zeigen auf eindrucksvolle Weise den Zusammenhang zwischen »Stimmung« und Gefühlen einerseits und Veränderung der Atmung andererseits. Es ist allgemein bekannt, daß man sich in einer depressiven Phase durch Lachen oder Weinen wieder »Luft machen« kann. Paracelsus meint wohl dasselbe, wenn er sagt, daß es besser sei für ein Dorf, wenn ein lachender Hanswurst zu ihm komme als zehn ernste Ärzte, und Goethe ist der Ansicht, der sei vielleicht der größte Wohltäter der Menschheit, der sie wieder lehrte, zu schreien ... Die Psychotherapeuten, die dem Patienten den seelisch befreienden »Urschrei« entringen wollen, handeln ganz in diesem Sinne.

Die Luftwege

Man unterscheidet die oberen und die unteren Luftwege. Die oberen Luftwege reichen von der Nase bis zum Kehlkopfeingang, die unteren Luftwege bestehen aus Kehlkopf, Luftröhre, Bronchien und dem eigentlichen Lungengewebe.

Die oberen Atemwege

Der Atem wird normalerweise durch die Nase eingezogen und wieder abgegeben. Die beweglichen Teile der Nase heißen Nasenflügel. Der knöcherne Abschnitt, die eigentliche Nasenhöhle, besteht aus drei übereinanderliegenden Nasenmuscheln, deren Schleimhaut regelrechte Schwellkörper enthalten. Im Bereich der oberen Nasenmuschel liegt die Geruchsregion. Die Nasenscheidewand trennt die rechte und linke Nasenhöhle. Hauptaufgabe des Nasenrachenraumes ist die Anfeuchtung, Erwärmung und Reinigung der Einatmungsluft. Bei minus zehn Grad Außentemperatur erwärmt sich die Einatmungsluft bis zum Eintritt in die Lunge auf plus 20 Grad nur durch den Kontakt mit den oberen Luftwegen. Die Reinigung von groben Staubpartikeln erfolgt durch die Nasenhärchen im vorderen Nasenanteil. Die Abwehr und Vernichtung von Bakterien und anderen Krankheitserregern geschieht in erster Linie durch das umfangreiche Lymphgewebe, das den Rachen auskleidet. Man spricht deshalb auch von einem lymphatischen Rachenring, dessen besonders ausgebildete Organe die Rachenmandel und die beiden Gaumenmandeln sind. Erwähnenswert sind noch die wichtigen Verbindungen der Nasenhöhle mit den sogenannten Nasennebenhöhlen, den Kieferhöhlen, der Stirnhöhle, der Keilbeinhöhle und den Siebbeinzellen. Weiterhin mündet der Tränenkanal in den unteren Nasengang. Der Nasenrachenraum steht über die sogenannten Tuben in Kommunikation mit der Paukenhöhle des Mittelohres.

Das erstaunliche Differenzierungsvermögen des angeblich verkümmerten menschlichen Geruchsorganes bedarf noch einer besonderen Erwähnung. Bestimmte geruchsaktive Stoffe wie Ammoniak, Vanillin und Moschus sind noch bei milliardenfacher Verdünnung zu riechen. Besonders faszinierend ist der Geruchssinn eines Weinkenners: Nicht nur die Rebsorte, auch Lage und Jahrgang des Weines kann der »Fachmann« genau bestimmen. Im übertragenen Sinne spricht man von einem »guten Riecher«, wenn es um die richtige Einschätzung einer Situation geht. Auch daß man »jemanden nicht riechen kann«, hat nicht unbedingt mit dessen Transpiration zu tun.

Bei Störung der Geruchsempfindlichkeit geht auch die Möglichkeit der feineren Geschmacksunterscheidung weitgehend verloren. Die Geschmacksempfindung erlaubt nämlich nur eine Differenzierung von süß, sauer, salzig und bitter. Ohne eine gleichzeitige Geruchsempfindung ist eine Geschmacksqualifizierung von Speisen kaum mehr möglich. »Die Mundhöhle ist für die Atmung ausschließlich Noteingang und Ausgang, da sie doch Hochwertigkeit und Leistungsfähigkeit der Atmung herabsetzt« (Schmitt). Es wurde nachgewiesen, daß bei Sportlern die Erreichung von Höchstleistungen ohne Gesundheitsschädigung nur mit einer ausgefeilten Atemtechnik möglich ist, wobei die Nasenatmung angestrebt und bewußt gepflegt werden muß.

Die unteren Atemwege

Die Kanalisierung von Atem- und Speisewegen erfolgt beim Menschen im Bereich des Kehlkopfes. Bei der Schluckbewegung wird reflektorisch der Kehlkopfeingang durch den Kehldeckel verschlossen. Der Kehlkopf ist beim Menschen Stimm- und Wortbildungsorgan.

Der Mensch unterscheidet sich im physischen Bereich vom Tier durch die besondere Ausbildung der Großhirnbezirke. Aber auch der Kehlkopf ist bei ihm differenzierter und komplizierter als beim Tier. Die volle Funktionsfähigkeit des Kehlkopfs ist wahrscheinlich erst durch die aufrechte Haltung möglich geworden. Nur die Papageienarten, die ebenfalls einen relativ senkrecht angeordneten Kehlkopf haben, vermögen Worte nachzuahmen.

An den Kehlkopf schließt sich die Luftröhre an, die sich in Höhe des vierten Brustwirbels in zwei Hauptbronchien teilt. Durch weitere Zweiteilung der Bronchien kommt es zu immer feineren Verästelungen, ähnlich den Verzweigungen eines Laubbaumes, so daß man in Analogie von einem Bronchialbaum spricht. Die Zahl der kleinsten Bronchien — sie haben nur noch einen Durchmesser von einem Millimeter — beträgt etwa 1000. Große und kleine Bronchien zeigen einen ziemlich einheitlichen Aufbau: Sie sind aus elastischem Bindegewebe, Knorpelspangen und einer ringförmigen Muskelschicht aufgebaut. Unmittelbar unter der Schleimhautoberfläche liegen zahlreiche Schleimdrüsen, und die Bedeckung bildet ein sogenanntes Flimmerepithel. Diese feinsten Flimmerhärchen bewegen sich ähnlich wie ein wogendes Kornfeld und transportieren Verunreinigungen zusammen mit dem gebildeten Bronchialschleim in Richtung Luftröhre. Die »Transportkapazität« beträgt etwa 150 ccm Schleim in 24 Stunden.

Wie jedes Organsystem besitzt auch der Bronchialbaum eigene Blutgefäße, Lymphgefäße und eigene Nervenfasern. Am Beginn des Bronchialbaumes, an der Lungenwurzel, liegen zahlreiche Lymphknoten, die sogenannten Hilusdrüsen.

Die »nervöse« Steuerung der Bronchialmuskulatur ermöglicht sowohl eine Weitstellung als auch eine Engstellung der Luftwege. Auch die Art und Menge der Schleimproduktion wird von nervösen Impulsen beeinflußt.

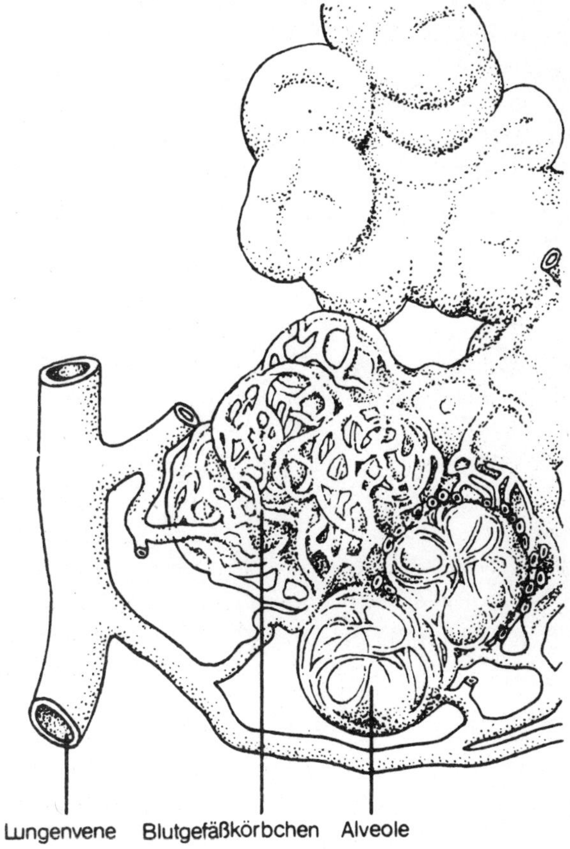

Abbildung 27: Alveolen mit Blutgefäßkörperchen und elastischen Fasern.

Die Ausläufer der Bronchien münden in die Lungenbläschen (Alveolen), die wiederum in Form eines Baumes um die sogenannten Endbronchien angeordnet sind. Die Gesamtzahl der Alveolen schätzt man auf 500 Millionen, das ergibt eine Atmungsoberfläche von 100 Quadratmetern, 50mal so groß wie die Körperoberfläche. Die Lungenbläschen bestehen aus einer hauchdünnen elastischen Membran, die von feinsten Blutgefäßen (Kapillaren) umsponnen ist. Abb. 27 zeigt die Blutgefäßkörperchen der Alveolen.

Diese zarten Alveolen und Kapillarwände sind für den Sauerstoff durchgängig. Das die Lunge durchströmende Blut wird durch den Kontakt mit der Inspirationsluft mit Sauerstoff gesättigt. Über die Lungenvenen fließt das sauerstoffreiche Blut zum linken Herzen, von dem alle Organe und Gewebe mit Blut versorgt werden. Im Organgewebe wird der Sauerstoff an die Zellen abgegeben und die Stoffwechselschlacke Kohlensäure in das Blut aufgenommen. Das kohlensäurehaltige Blut fließt über die Venen zum rechten Herzen zurück und von dort aus in die Lunge. Hier wird die Kohlensäure abgegeben und neuer Sauerstoff aufgenommen.

Die Atembewegung

Die Lunge liegt im Brustkorb. Der rechte Lungenflügel besteht aus drei Lungenlappen, auf der linken Seite sind nur zwei Lungenlappen vorhanden. Die gesunde Lunge besitzt ein zartrosa Aus-

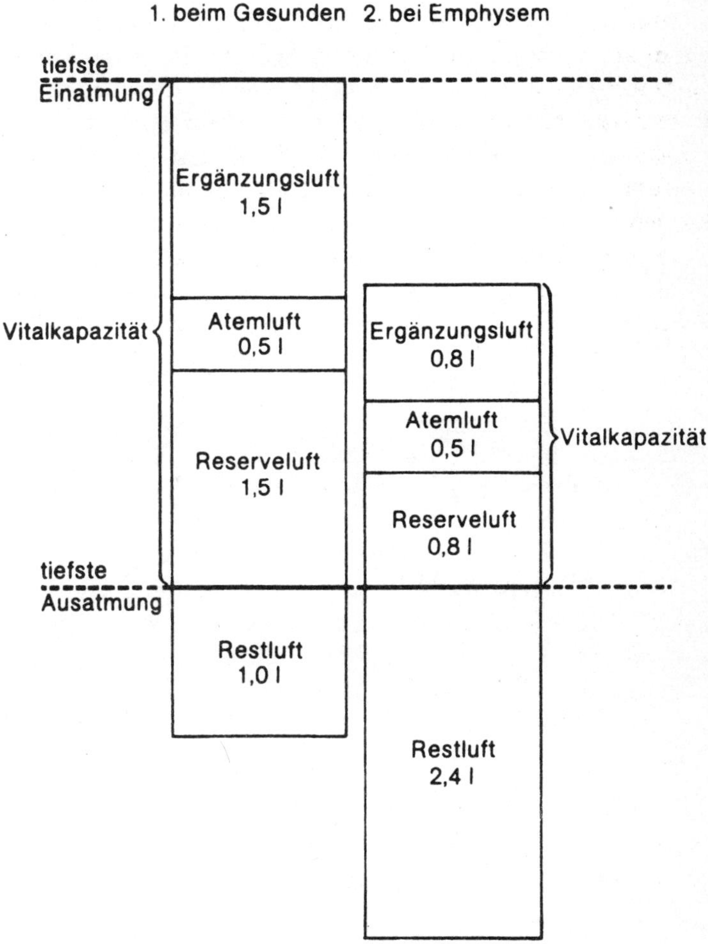

Abbildung 28: Vergleich Vitalkapazität zu Restluft.

sehen und ist mit einer glatten Haut überzogen, dem Lungenfell. Die gleiche Auskleidung besitzt auch die Innenseite der Brustwand, sie wird hier Rippenfell genannt. Das Zwerchfell ist eine kuppelartig angeordnete Muskel-Sehnen-Platte, die Brustraum und Leibeshöhle trennt. Lungenfell und Rippenfell liegen luftdicht aneinander an, so daß die Lunge den Bewegungen des Brustkorbes folgen muß.

74 Teilstücke, die an 104 Stellen beweglich miteinander verbunden sind, bauen den Brustkorb auf und erklären die große Anpassungsbreite der Atmung. Sie beträgt etwa 1 : 10, d. h., die Atemleistung kann im Bedarfsfall auf das Zehnfache der Ruheatmung gesteigert werden.

Die Atmung erfolgt durch rhythmische Erweiterung und Verengung des Brustraumes. Die Vergrößerung des Brustraumes bedingt eine Inspiration, die Verkleinerung eine Exspiration. Bei der normalen Atembewegung erfolgt die Erweiterung des Brustraumes durch ein Heben der Rippen und eine Senkung des Zwerchfells.

Bei ruhiger Atmung beträgt die ein- und ausgeatmete Luft etwa 0,5 Liter (= *Atemluft*). Durch vertiefte Inspiration können noch etwa 1,5 Liter aufgenommen werden (= *Ergänzungsluft*). Durch verstärkte Exspiration können nach ruhiger Ausatmung ebenfalls etwa 1,5 Liter ausgeatmet werden (= *Reserveluft*), während noch ein Liter als *Restluft* in der Lunge zurückbleibt. Atemluft + Ergänzungsluft + Reserveluft werden als *Vitalkapazität* der Lunge bezeichnet. Zur Prüfung der Atemleistung kann man die Vitalkapazität mit einem Gerät, dem Spirometer, messen.

Die Verkleinerung des Brustraumes bei der Exspiration erfolgt mehr passiv. Durch Nachlassen des Muskeltonus können die Knorpel-Bänder-Verbindungen des Brustkorbes infolge ihrer Elastizität wieder in die Ausgangsstellung zurückkehren. Das erschlaffte Zwerchfell wird durch den Druck der Baucheingeweide nach oben geschoben.

Die Vollatmung, die auch in der Ruheatmung im Ansatz vorhanden ist, besteht immer in einer gleichzeitigen Bauchatmung und Brustatmung. Abbildung 29 zeigt schematisch die Darstellung der Atembewegung und die Auswirkung der Atmung auf den gesamten Rumpf des Menschen. Der äußere Atemapparat des Menschen umfaßt also den gesamten Körper vom Schädel bis zum Becken. Die Ganzheit, mit der sich der Körper am Atemvorgang beteiligt, betrifft nicht nur den Brustkorb und das Zwerchfell, sondern die gesamte Wirbelsäule, den Schultergürtel und die Atemhilfsmuskulatur an Hals, Bauch und Becken.

Eine Störung der Atmung hat deshalb zwangsläufig eine »gesamtkörperliche Rhythmusstörung« zur Folge. Eine ständige Kümmeratmung, eine Atmung, mit der sozusagen immer nur das Existenzminimum gewährleistet ist, führt mit der Zeit unausweichlich zu Hängeleib, Haltungsanomalie, Rückenmuskelkrampf

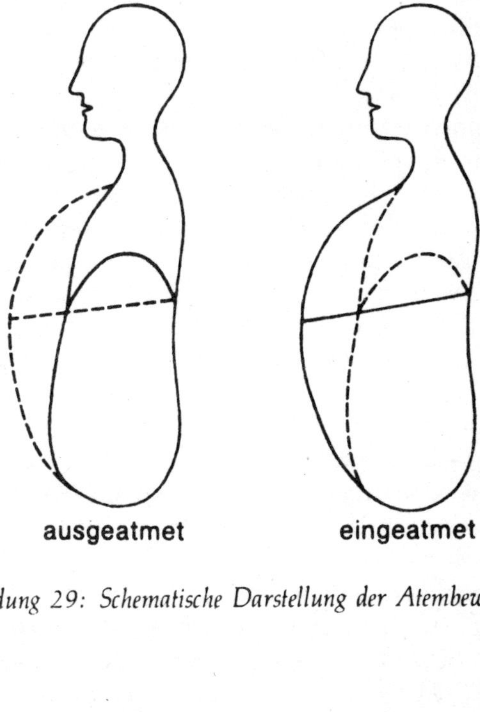

Abbildung 29: Schematische Darstellung der Atembewegung.

und Bandscheibenüberlastung. Die »Echo-Wirkung« (Loeckle) eines guten Atems auf die Verdauungsprozesse wurde bereits erwähnt. Wird die Zwerchfellatmung auch nur um einen Millimeter eingeengt, führt das bei 16 Atemzügen pro Minute bereits an einem Tag zu einer »Fehlleistung« von 25 Metern Zwerchfellbewegung.

Der erwachsene Mensch ventiliert bei jedem Atemzug ca. 500 ml Luft. Bei durchschnittlich 16 Atemzügen pro Minute atmet ein gesunder Mensch täglich 10 000 Liter Luft ein und aus. Eine Unterbrechung der Atmung führt bereits nach fünf Minuten zum Tod.

Die Fehlatmung

Atemfehlform durch Behinderung der Nasenatmung

Eine Behinderung der Nasenatmung im Kindesalter kann weitreichende Folgen haben. Die Verlegung des Nasenrachenraumes erfolgt durch eine Vergrößerung und Wucherung der Rachenmandel. Die Kinder müssen deshalb durch den Mund atmen. Dies hat zur Folge, daß es oft zu einer fehlerhaften Entwicklung des Kiefers, des Gaumens und der Nasenscheidewand kommt. Daneben schwillt meist der Tubengang zum Mittelohr zu, wodurch eine Schwerhörigkeit entsteht. Mit der Zeit entwickelt sich ein charakteristischer Gesichtsausdruck mit schmalem, vorstehendem Oberkiefer, etwas vorquellenden Augen und ständig offenem Mund (siehe Abbildung 30).

Die allgemeinen Folgen der Mundatmung bei stillgelegter Nasenatmung sind Appetitlosigkeit, große Magenluftblase, leichte Ermüdbarkeit, unruhiger Schlaf, Reizhusten, Infektanfälligkeit. Die Einschränkung der Vitalität und des Hörvermögens führt zu mangelhafter Aufmerksamkeit, Spielunlust und bei unbehandelten Fällen unter Umständen sogar zu einer Beeinträchtigung der Intelligenz. Die Behandlung besteht in diesem Fall in der operativen Entfernung der Rachenmandel. Mit Allgemeinmaßnahmen wie richtige Ernährung, Klimatherapie, Eigenblutbehandlung lassen sich die Schäden und die Infektanfälligkeit wieder ausgleichen. Das Abgewöhnen der Mundatmung macht, ähnlich wie beim keuchhustenkranken Kind, auch nach der Gesundung noch Schwierigkeiten, so daß auch bei Kindern atemtherapeutische Maßnahmen notwendig werden.

Die Atmung kann bereits von Kleinkindern so »mißbraucht« werden, daß es zum Auftreten von Krämpfen, Blaufärbung des Gesichts und Bewußtlosigkeit kommt. Das Anfallsbild ist rein seelisch ausgelöst und aus der Situation des Kindes verständlich. Meist handelt es sich um labile, eigensinnige Kinder, wobei ungünstige Milieubedingungen eine entscheidende Rolle spielen. Durch Wutanfälle kommt es zu unbeeinflußbarem Schreien, Anhalten der Atmung und nachfolgender Bewußtlosigkeit. Dieser bedrohlich aussehende Zustand endet nach kurzer Ohnmacht rechtzeitig mit einer tiefen Einatmung, so daß nie bleibende Schäden auftreten. Hier ist eine pädagogische Behandlung notwendig; die Eltern müssen über die psychischen Hintergründe aufgeklärt werden.

Dieses Beispiel zeigt, daß es schon im Kleinkindesalter — die Kinder sind meist zwischen ein bis vier Jahre alt — zum Auftreten von sogenannten »Ausdruckskrankheiten« kommen kann. Als Ausdrucksmittel einer Aggression fungiert eine unbewußt hervorgerufene Atemfehlform (Schreien, Anhalten der Atmung), die zu dramatisch anmutenden Folgen führt.

Eine weitere Ausdruckskrankheit, der eine Atemfehlform zugrunde liegt, ist das sogenannte Luftschlucken, die Aerophagie. Dieses Luftschlucken ist gewöhnlich eine schwere Protestaktion gegen eine äußerlich hingenommene Lebenssituation. Die »Umleitung« eines Teils der Atemluft in den Magen, aus dem sie mit erheblichem Aufstoßen wieder entleert werden muß, ist Ausdruck einer emotionellen Störung. Oft handelt es sich um Vorwürfe oder Unterdrückungen, die man hinnimmt, aber doch nicht »herunterschlucken« kann. Bei diesem Krankheitsbild treten oft Beschwerden auf, die die Familie in Aufregung versetzen können. Fast immer bestehen Schmerzen unter dem Brustbein, Druckgefühl im Hals, starke Blähungen und Herzsensationen in Form von Herzjagen.

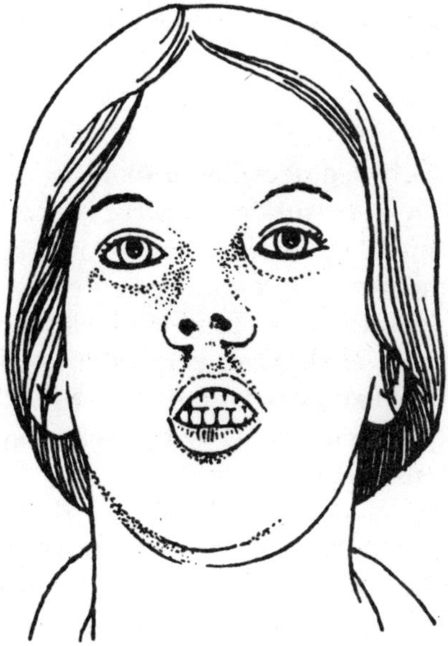

Abbildung 30: Gesichtsausdruck bei Verlegung der Nasenatmung: offener Mund, schmaler, etwas vorstehender Oberkiefer, leicht vorquellende Augen, geringe mimische Ausdruckskraft.

Immer wird bei diesem Krankheitsbild auf die krankhafte Atmungsform hingewiesen. Es handelt sich dabei meist um eine erhöhte Zwerchfellspannung, die — wie gesagt — zu einer flachen und schnellen Atmung führt.

Obwohl das Luftschlucken durch seelische Konflikte — durch ein Mißverständnis zwischen Wollen und Können — hervorgerufen wird, kommt es nicht nur beim Menschen vor. Auch Pferde können »koppen«, wenn sie gesattelt werden. Oft tritt das Koppen nur auf, wenn ihnen ein Stallbursche oder Reiter unsympathisch ist. Weil beim Pferd die Luft- und Speisewege durch das Gaumensegel getrennt sind, kann es sich nicht um Einatmungsluft handeln, vielmehr kommt es durch eine verstärkte krankhafte Eigenbewegung der Speiseröhre zum »Verschlucken«.

Dieses Krankheitsbild ist also relativ leicht zu deuten. Die meisten sehr in sich zurückgezogenen Patienten sind aber einer Psychotherapie nur schwer zugänglich. Ein Therapieplan, der »von unten nach oben« aufgebaut ist, führt daher zu besseren Erfolgen. Im Vordergrund wird eine Atemmassage nach Dr. Schmitt stehen, die eine Lockerung des verspannten Zwerchfells in hervorragender Weise ermöglicht. Eine ergänzende Akupunktur und ein verständnisvolles Gespräch werden fast immer zum Heilerfolg führen.

Tetanie

Eine weitere seelisch bedingte Deformierung der Atemfunktion liegt bei der Tetanie vor. Auslösend wirkt hier eine beschleunigte »echauffierte« Atmung bei Unruhe- und Angstzuständen. Durch die forcierte Atembewegung kommt es zu einer vermehrten Abatmung der Kohlensäure, das Blut wird alkalischer, gleichzeitig sinkt der Kalziumspiegel ab. Daraus resultiert eine gesteigerte Erregbarkeit der Muskulatur, es kommt zu einem Dauerkrampf an Händen und Füßen. Abbildung 31 zeigt die für einen Tetanieanfall typische »Pfötchenstellung«.

Gelegentlich tritt auch ein bedrohlicher Kehlkopfkrampf auf. Immer ist die Herztätigkeit erheblich beschleunigt, wodurch die ängstliche Grundstimmung noch mehr verstärkt wird. Die Kranken werden deshalb von ihren Angehörigen wegen eines »Herzanfalls« in die Klinik gebracht.

Die Behandlung ist einfach. Neben der seelischen Beruhigung müssen der momentan erniedrigte Kohlensäureanteil und das Kalzium ergänzt werden. Das erste gelingt, indem man den Patien-

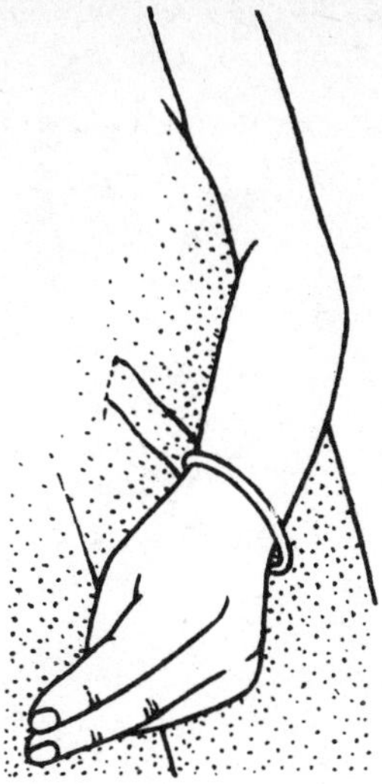

Abbildung 31: »Pfötchenstellung« bei Tetanieanfall.

ten in eine Plastiktüte atmen läßt; er atmet dadurch einen Teil der ausgeatmeten Kohlensäure wieder ein, der Kohlensäurespiegel im Blut normalisiert sich. Beim Kalzium muß man gelegentlich mit der Kalziumspritze nachhelfen.

Die Atemfehlform »Tetanieanfall« erscheint trotz ihrer Harmlosigkeit besonders wichtig, weil aus diesen Vorgängen deutlich wird, daß sich eine falsche Atmung auf die Säureverhältnisse im Blut, auf den Mineralstoffwechsel und auf den Spannungszustand der Muskulatur auswirkt.

Asthmaanfall

Die schwerste Form einer Atemfunktionsstörung ist das Asthma. Obwohl die asthmatische Atemfehlform in diesem Buch noch ausführlich erörtert wird, soll hier die ganze Paradoxie dieser krankhaften Atmung kurz skizziert werden.

Es liegt grundsätzlich eine Beschleunigung der Atembewegung vor. Dabei steht die Magengrube still, die Kranken atmen vorwiegend mit der oberen Hälfte des Brustkorbs, wozu die Atemhilfsmuskulatur des Halses erheblich angespannt werden muß. (Abbildung 32.) Die Ausatmung ist erheblich verlängert, da die Atmung gegen einen Widerstand — gegen eine Verengung der

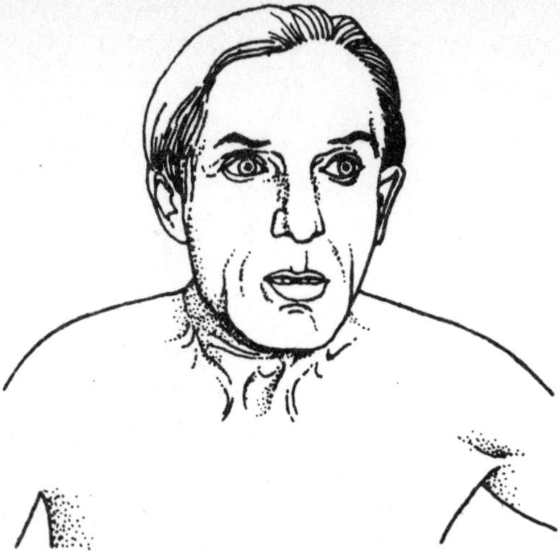

Abbildung 32: Asthmaanfall. Am Hals fallen die angespannten Atemhilfsmuskeln auf. Angstgesicht.

Bronchien und der Luftröhre — ausgepreßt werden muß. Dabei entsteht das charakteristische Pfeifen. Das Bedürfnis, möglichst tief einzuatmen, verhindert eine vollständige Ausatmung, so daß es zu einer Einatmung in Ausatmungsstellung kommt. Die Lunge wird dadurch noch mehr »aufgebläht«. Schuld an der unzureichenden Ausatmung ist der Stillstand des Zwerchfells, das bei der Ausatmung nicht nach oben steigt, sondern in einem Dauerzustand krankhafter Verspannung bleibt. Die Folgen dieser »absurden« Atmung sind gravierend: Die Verlängerung der Ausatmung — sie ist im Anfall zwei- bis viermal so lang wie die Einatmung — und vor allem das »Auspressen« der Luft führen zu einem allmählichen Anstieg des Venendruckes, die Blutzufuhr zum Herzen wird gedrosselt und das Herzschlagvolumen vermindert. Es tritt ein Sauerstoffmangel ein, der den Eindruck eines verzweifelten Kampfes um Luft noch verstärkt. Die Angst blickt dem Patienten aus dem Gesicht.

Erkrankungen der oberen Luftwege

Der akute Schnupfen

Der akute Schnupfen ist ein Virusinfekt und die häufigst auftretende Infektionskrankheit überhaupt. Der Erreger ist jedoch kein einzelnes Virus, vielmehr konnten bereits etwa 20 Virusstämme identifiziert werden, die als Erreger des Schnupfens in Frage kommen.

Die Entstehung eines Schnupfens hat man sich ungefähr so vorzustellen: Eine Abkühlung (Erkältung) irgendeiner Stelle des Körpers durch Zugluft, Unterkühlung oder Durchnässung bewirkt reflektorisch ein Absinken der Oberflächentemperatur der Nasen- und Rachenschleimhaut. Dies wiederum führt zu einer lokalen Minderung der Abwehrkraft, wodurch die Fähigkeit der Schleimhaut zur Selbstreinigung herabgesetzt wird.

Der Verlauf eines Schnupfens ist ja allgemein bekannt: meist ziemlich plötzlicher Beginn mit Trockenheitsgefühl oder Brennen im Nasen-Rachen-Raum, Frösteln und Niesanfällen. Bald tritt eine stark wäßrige Absonderung auf, die nach einigen Tagen zunehmend schleimiger wird. Weiterhin kann eine leichte Temperaturerhöhung bestehen und ein mehr oder weniger stark ausgeprägtes Krankheitsgefühl mit Kopfschmerzen, Augentränen und Reizhusten. Auf dem Höhepunkt des Schnupfens dann starke Sekretion, verstopfte Nase, Verlust von Geruch und Geschmack, rauhe Stimme, verquollene Augen. In unkomplizierten Fällen folgt nach vier bis fünf Tagen ein rasches Abklingen der Erscheinungen. Wegen eines derartigen banalen Schnupfens geht normalerweise kein Mensch zum Arzt, und wie der Volksmund sagt, dauert ein Schnupfen ohne Arzt eine Woche, mit ärztlicher Behandlung sieben Tage. Das trifft sicher in den meisten Fällen zu, denn es gibt nach wie vor kein spezifisches Mittel gegen den akuten Schnupfen. Rasche Linderung und Abkürzung des Krankheitsgeschehens bringt jedoch in vielen Fällen eine Eigenblutbehandlung in Kombination mit Akupunktur sowie eine Lokaltherapie mit Spenglersan G. Auf dieses Mittel wird bei der Grippetherapie noch ausführlich eingegangen.

Der allergische Schnupfen (Heufieber)

Nicht so harmlos und wesentlich unangenehmer als der banale Schnupfen ist der allergische Schnupfen, bekannt auch unter dem Namen *Heufieber*. Die Diagnose ist durch den Zeitpunkt des Auftretens und durch das klinische Bild meist eindeutig zu stellen. Das Heufieber tritt zur Zeit der Grasblüte in den Sommermonaten auf. Die Symptome sind Niesanfälle, Nasenlaufen, Verstopfung der Nase und Augenjucken. Auf dem Höhepunkt kann es ferner zu einem asthmaähnlichen Zustand kommen (Heuasthma). In den meisten Fällen besteht nicht nur eine Überempfindlichkeit gegen eine Pollenart, wie man früher vermutete, sondern gegen mehrere Blütenstaubarten. Eine spezifische Behandlung im Sinne einer Desensibilisierung, wobei der Patient mit den allergieauslösenden Pollen geimpft wird, gestaltet sich deshalb recht kompliziert und langwierig.

Es ist eine Erfahrungstatsache, daß eine unspezifische Eigenblutbehandlung oft den gleichen Effekt bringt wie eine Desensibilisierung, besonders dann, wenn sie mit Akupunktur und einem besonderen homöopathischen Schlangengiftpräparat (Horvitrigon) kombiniert wird. Auch auf die Gefahr hin, orthodoxe Naturheilkundler zu schockieren, möchte ich für die Mehrzahl all der Heufieberkranken (etwa 90 Prozent), die mit einer einmaligen i. m.-Injektion von einem Cortisonpräparat (z. B. Volon A 40) für die ganze Heufieberzeit auskommen, diese symptomatische Behandlung vorschlagen, auch wenn die Allergie hierdurch nicht beseitigt wird.

In allen anderen Fällen, in denen die Allergie hierdurch nicht beherrscht werden kann, müssen unbedingt die genannten biologischen Umstimmungsmaßnahmen erfolgen, vor allem auch bei einer ganzjährig andauernden allergischen Nasenschleimhautentzündung, die sich oftmals in einem hartnäckigen »Stockschnupfen« äußert, mit erheblicher Behinderung der Nasenatmung. Gerade die chronisch verstopfte Nase veranlaßt die Patienten immer wieder zu schleimhautabschwellenden Nasentropfen zu greifen, wodurch nicht nur eine Gewöhnung eintritt, sondern sogar eine gewisse Süchtigkeit erzeugt werden kann. Abgesehen davon wird die Schleimhaut durch die ständige Anwendung dieser Medikamente beschädigt und ist zu einer normalen Reaktion überhaupt nicht mehr fähig. Eine konsequente Behandlung im oben beschriebenen Sinne — Eigenblut, Akupunktur plus Ohrakupunktur (Allergiepunkt), Schlangengift und namentlich die »Kneippkur« für die Nase — bringen auch in hartnäckigen Fällen wieder eine Heilung zustande. Die »Kneippkur« der Nase ist eine simple, aber äußerst wirkungsvolle Schleimhautbehandlung: morgens und abends werden jeweils in jedes Nasenloch eine Pipette mit konzentrierter Traubenzuckerlösung eingeträufelt (etwa zwei gehäufte Kaffeelöffel Traubenzucker auf eine halbe Tasse Wasser). Schließlich sei noch erwähnt, daß sich in den letzten Jahren ein unschädliches Medikament — eine Chromverbindung — beim allergischen Dauerschnupfen bewährt hat (Intal). Hiermit ist zwar keine Heilung möglich, aber die Patienten bleiben bei entsprechender Einnahme von Anfällen verschont.

Bei akuten wie bei chronischen Entzündungen der Nasenschleimhäute werden häufig auch die Schleimhäute der Nasennebenhöhlen, insbesondere der Kieferhöhle, in dem Krankheitsprozeß mit betroffen. Einer Kieferhöhlenentzündung geht meist ein eitriger Schnupfen nach einem grippalen Infekt voraus und erzeugt die für Nebenhöhlenerkrankungen typischen Oberkiefer- oder Stirnkopfschmerzen. Auch von kariösen Zähnen kann es zu einer aufsteigenden Entzündung und Vereiterung der Kieferhöhlen kommen. Die Behandlung einer akuten oder chronischen Nebenhöhlenentzündung erfolgt überzeugend mit Eigenblut, Wobenzym und Akupunktur. Unter dieser Therapie ist fast niemals ein operativer Eingriff nötig, vor allem können wiederholte Operationen vermieden werden. Es ist ein Beweis für die insuffiziente Behandlung der Schulmedizin, wenn sie Patienten fünf- bis zehnmal an den Nebenhöhlen operieren muß, nur weil die Basisbehandlung chronisch entzündlicher Zustände, Umstellung der Ernährungsweise, Steigerung der Abwehrkräfte ignoriert wird. Das Thema Nebenhöhlenentzündung findet nochmals im Kopfschmerzkapitel Erwähnung. Auch die meist vom Nasen-Rachen-Raum aufsteigende Mittelohrentzündung wird dort abgehandelt.

Der grippale Infekt und die echte Virusgrippe

Als »grippaler Infekt« wird alles das bezeichnet, was die »Erkältungskrankheiten« betrifft, also die katarrhalischen Erkrankungen der oberen Luftwege. Als echte Grippe oder Influenza wird dagegen diejenige Erkrankung benannt, die durch das Influenzavirus mit den drei Typen A, B und C verursacht wird.

Bei den Erkältungskrankheiten findet man häufig andere Viren als das Influenzavirus. Die Krankheitserscheinungen sind vielfach weniger ausgeprägt und der Verlauf nicht so dramatisch. Das Beschwerdebild der banalen Erkältungskrankheit ist eher uncharakteristisch: Fieber, Mattigkeit, Schweiße, Kopf- und Gliederschmerzen, katarrhalische Beschwerden, Halsschmerzen und Husten. Ein Patentrezept zur raschen Überwindung eines derartigen Infektes gibt es nach wie vor nicht, vor allem existiert auch kein gezielt wirksames Antibiotikum. Die Behandlung muß sich deshalb auf eine Steigerung der Abwehrkräfte und auf eine Ausleitung und Entgiftung des Organismus konzentrieren, d. h. die sog. alten Hausmittel sind in ihrer Wirkung hier am verläßlichsten: Bei guten Kreislaufverhältnissen Schwitzkur mit Lindenblütentee, überhaupt Tee- und Saftfasten und Entgiftung über den Darm durch ein mineralisches Abführmittel (Karlsbadersalz) oder einen Einlauf. Bei Fieber Bettruhe und homöopathische Grippemittel, wie Gripp-Heel, Esberitox und andere, die nachweislich die Immunabwehr steigern. Patienten, die eine derartige naturgemäße Behandlungsweise erfahren, genesen immer rasch und haben keine lange Rekonvaleszenzzeit zu erwarten, wie dies besonders bei einer echten Influenzagrippe zu befürchten ist.

Eine Influenza beginnt meist plötzlich mit Abgeschlagenheit, Kopfschmerz, Augendruck, Gliederschmerzen und Frösteln bis zum Schüttelfrost. Die Inkubationszeit beträgt ein bis maximal vier Tage, die Übertragung der Grippeerreger erfolgt rasch und reichlich. Bei einer Epidemie erkranken bis zu 30 Prozent der Bevölkerung. Mit einem zweiten Fieberanstieg treten Bronchitis, Halsentzündung, Husten und Schnupfen auf, was gerade bei alten Personen zu kritischen Situationen bis zum drohenden Herzversagen führen kann. Bei einer echten Grippe gehen vielfach die Temperaturen nur sehr langsam zurück, die Blutsenkung bleibt selbst nach drei Wochen noch erhöht, und die Kreislaufstörungen halten noch lange nach Beseitigung aller infektiösen Symptome an.

Die Patienten erholen sich schlecht, sie haben keine Schmerzen und keinen Husten mehr, sie können auch wieder essen, aber sie fühlen sich allgemein elend. Die Hauptschuld an diesen Folgezuständen, die manchmal das gesundheitliche Niveau des Patienten derart reduzieren, daß die Ausgangssituation überhaupt nicht mehr erreicht wird, trägt nicht so selten eine zu radikale und unvernünftige Therapie, die nur auf eine Unterdrückung der Symptome hinausläuft. Es gibt nach wie vor kein Antibiotikum gegen

Grippeviren. Die Unterdrückung des Fiebers, das ja eine sinnvolle und höchst wichtige Abwehrreaktion des Organismus darstellt, mit den herkömmlichen Grippemitteln, führt oft zu einer schweren Schädigung des gesamten Abwehrsystems mit Übergang in chronische Bronchitis oder andere bakteriell bedingte Infektionskrankheiten. Vor allem sollte das Chinin vieler Grippemittel der Vergangenheit angehören, weil es ein zusätzliches Zellgift darstellt, das der Organismus verkraften muß. Eine biologische Grippebehandlung hat nach den oben geschilderten Richtlinien zu erfolgen. Gleichzeitig müssen bei gefährdeten Personen — insbesondere Kleinkinder und alte Leute — fertige Abwehrstoffe angeboten werden, z. B. in Form des Einreibemittels Spenglersan G. Darüber hinaus Wobemugos, ein Enzympräparat, das nachweislich eine hemmende Wirkung auf die Viren ausübt. Kreislaufstützende Maßnahmen, Inhalationen und homöopathische Grippemittel wird man von Fall zu Fall verordnen. Dann sind keinerlei Folgezustände — auch nach schwerer Grippe — zu erwarten.

Zur Grippeschutzimpfung ist zu sagen, daß sie sich zweifellos bewährt hat. Sie gibt zwar keinen vollkommenen Schutz, bei einer Ansteckung sind jedoch die Krankheitserscheinungen deutlich geringer. Eine Impfung empfiehlt sich vor allem bei gefährdeten Personen (höheres Alter sowie exponierte Personen, z. B. Ärzte und Pflegepersonal). Impfreaktionen sind kaum zu erwarten. Bei manchen Menschen gibt es eine leichte Lokal- und Allgemeinreaktion. Allergiker sollten allerdings von der Impfung ausgenommen werden, vor allem wenn eine Eiweißallergie bekannt ist. Es erscheint unverständlich, daß Impfungen von biologisch orientierten Ärzten z. T. immer noch grundsätzlich abgelehnt werden, obwohl ja gerade die Impfung die klassische Verwirklichung des homöopathischen Heilprinzips — Ähnliches mit Ähnlichem zu behandeln — verwirklicht.

Die Hals- und Mandelentzündung

(Angina tonsillaris)

Angina bedeutet Enge, die durch eine Schwellung im Rachengebiet hervorgerufen wird. Die Ursachen können sehr verschieden sein und demgemäß ist es auch die Therapie. In etwa zwei Drittel aller Fälle läßt sich die Diagnose bereits schon durch die Inspektion der

Mundhöhle stellen. Der Gebrauch der fünf Sinne und die Erfahrung sind nach wie vor das wesentliche Rüstzeug des Arztes.

a) Die virusbedingte Halsentzündung: Die gesamte Rachenhinterwand ist gerötet, das Gaumenzäpfchen geschwollen, die Mandeln oft aber nicht immer verdickt und gerötet. Breitet sich die Entzündung nach unten aus, so wird die Stimme heißer und die Luftröhrenentzündung erzeugt einen Schmerz hinter dem Brustbein und einen schmerzhaften Hustenreiz. Antibiotika sind bei dieser virusbedingten Halsentzündung nutzlos. Es genügt Mundspülen mit Salbeitee, Trinken warmer Milch mit Honig, gegebenenfalls »Halstabletten« wie Malebrinetten oder Frubienzym.

b) Die durch Bakterien hervorgerufene Mandelentzündung — die Streptokokken-Angina — verläuft meist schwerer mit hohem Fieber, hochroten und stark geschwollenen Tonsillen, oft mit einem gelblich-eitrigen Belag. Diese hochfieberhafte, bakterielle Angina kann bei einem Teil der Fälle auch Anlaß für die Entwicklung eines Gelenkrheumatismus, einer Nieren- und Herzklappenschädigung sein. Darum halte ich es bei ausgeprägten Krankheitserscheinungen für notwendig, hier als Spezifikum Penicillin in die Therapie mit einzubeziehen. Dauer der Erkrankung und eventuelle Komplikationen werden dadurch entscheidend vermindert, zumal wenn andere entgiftende und entzündungshemmende Maßnahmen hinzukommen (wie Wobenzym, Abführmittel, Einlauf, Halswickel). Das Hauptgewicht bei einer derartigen bakteriellen Angina ist jedoch auf eine exakte und konsequente Nachbehandlung zu legen, d. h. der Patient muß vor Rezidiven geschützt werden. Dies geschieht sicher nicht durch die empfohlene Penicillinbehandlung, sondern ausschließlich durch eine Steigerung der Abwehrkräfte. Neben den bekannten Allgemeinmaßnahmen (Abhärtung) ist hier vor allem die neuraltherapeutische Injektion an die Mandelpole von entscheidender Wirkung.

90 Prozent aller Mandeloperationen, die mit der Begründung sich ständig wiederholender Halsentzündungen vorgenommen werden, könnten auf diese Weise unterbleiben, zumal sie in den meisten Fällen nichts besser machen, sondern die Abwehrsituation des Gesamtorganismus nur noch weiter verschlechtern. Sind die Erkrankungen der oberen Luftwege vorwiegend durch Viren ausgelöst, so sind bei den Erkrankungen der unteren Luftwege fast immer Bakterien mit im Spiel. Dies trifft in besonderem Maße für die chronische Bronchitis zu.

Die chronische Bronchitis

Das goldene Zeitalter der Medizin ist noch nicht angebrochen.

F. Hadorn

Das Spektrum der Krankheiten hat sich in den letzten Jahrzehnten erheblich verändert. Dies gilt auch für die Erkrankungen der Atemwege. Es ist zu einer echten Abnahme der Todesfälle an Tuberkulose und zu einer erheblichen Zunahme der Todesfälle an chronischer Bronchitis und ihrer Folgezustände gekommen. Die beiden Kurven, die absteigende der Tbc und die weiterhin ansteigende der unspezifischen Lungenkrankheiten, haben sich schon vor 20 Jahren gekreuzt (siehe Abbildung 33).

Trotz aller therapeutischen Bemühungen hat sich die Sterblichkeit an chronischer Bronchitis allein in den Jahren von 1950 bis 1960 fast verdoppelt.

Die chronische Bronchitis ist also sicherlich nicht eine harmlose

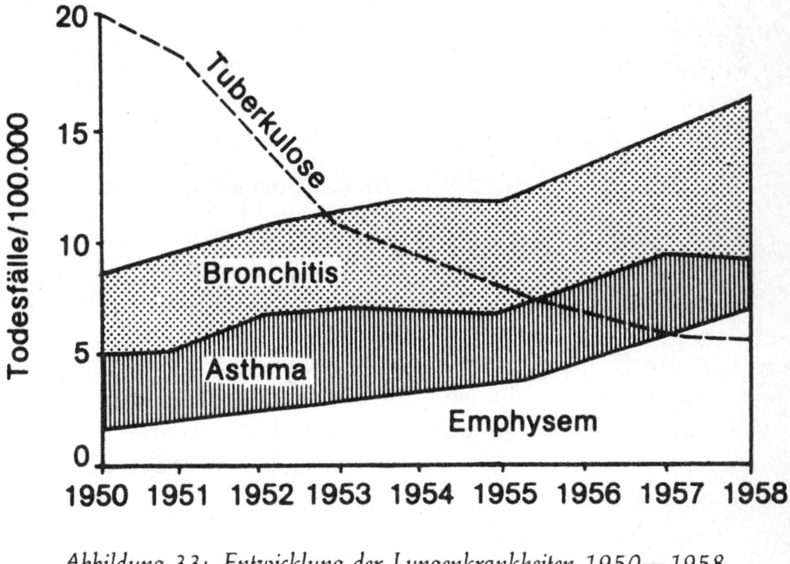

Abbildung 33: Entwicklung der Lungenkrankheiten 1950—1958.

Erkrankung mit banalen Beschwerden. Mancher Arzt resigniert in der Überzeugung, daß man sowieso nicht viel machen könne, und der Patient nimmt es selbst nicht so ernst. Wer lange hustet, lebt lange, sagt der Volksmund. Leider ist das Gegenteil der Fall. »Bronchitis: Volkskrankheit mit banaler Symptomatik«, lautet der Titel des »Deutschen Ärzteblattes« Nr. 10/1974.

Die Medizin tut sich gar nicht so leicht, wenn sie definieren soll, was eine chronische Bronchitis ist. Die Gesundheitsbehörde in England, dem Land mit den meisten Atemwegserkrankungen, hat nach langen Überlegungen deshalb folgende »elegante« Definition ausgetüftelt: »Chronische Bronchitis ist eine unspezifische, entzündliche Erkrankung der Atemwege, die an den meisten Tagen während wenigstens dreier aufeinanderfolgender Monate in mindestens zwei aufeinanderfolgenden Jahren zu Husten und Auswurf führt.«

Etwas vereinfacht könnten wir chronische Bronchitis als einen Zustand mit chronischem oder immer wieder auftretendem (rezidivierendem) Husten und Auswurf bezeichnen. Neben dem Husten und dem Auswurf muß eine Atemnot zunächst keineswegs vorhanden sein. Alle drei Symptome — Husten, Auswurf, Atemnot — sind jedoch nicht nur spezifisch für die chronische Bronchitis, sie finden sich auch bei anderen Lungenerkrankungen, z. B. der Tuberkulose oder beim Lungenkrebs in fortgeschrittenem Stadium. Wird nach Ausschluß dieser Krankheiten (Tbc, Krebs) eine chronische Bronchitis diagnostiziert, wird der Patient beruhigt, daß es sich nur um eine chronische Bronchitis handele.

Die Ursachen der chronischen Bronchitis

Risikofaktor Rauchen

Der wichtigste Aspekt ist das Rauchen. Weltweit und unbestritten wird heute das Zigarettenrauchen als die wesentlichste Ursache der chronischen Bronchitis angesehen. Dagegen spielt die Luftverunreinigung in den Städten eine nur untergeordnete Rolle.

Der saure Zigarettenrauch wird üblicherweise tief inhaliert, vermehrter Husten und Auswurf schränken mit der Zeit die Atemfunktion ein. Die Ursache für die in der Folge unvermeidlich auftretende Bakterienbesiedlung der Bronchien beruht wahrscheinlich auf einer Lähmung der Flimmerhärchen in den Bronchien durch die

Tabakgifte. Schon eine Zigarette führt zu einer anhaltenden Untätigkeit dieses wichtigsten Reinigungsmechanismus der Bronchien. Der vermehrt gebildete Schleim kann nur noch durch Husten weiterbefördert werden, es entsteht der bekannte Raucherhusten. Dagegen scheint der alkalische Rauch von Pfeifen und Zigarren, soweit er nicht inhaliert wird, keine größere Bedeutung zu haben. Das Einstellen des Zigarettenrauchens ist regelmäßig mit einem Rückgang der bronchitischen Erscheinungen verbunden. Ohne Nikotinabstinenz läßt sich kaum eine chronische Bronchitis ausheilen. Daß auch das weibliche Geschlecht zunehmend unter Bronchitis leidet — bisher war das Verhältnis Männer — Frauen etwa 4 : 1 —, dürfte mit Sicherheit auf das Rauchen zurückzuführen sein. Ein Drittel aller Frauen raucht heute regelmäßig. Die Gleichberechtigung feiert sicherlich keinen Sieg, wenn nun auch die Frauen jeden Morgen am Waschbecken erst ihre Bronchialtoilette — sprich minutenlanges Husten und Ausspucken — erledigen müssen. Es gilt der Satz: »Wenn Gesundheit Glück ist, sind die meisten Menschen ihres Glückes Schmied.«

Umweltverschmutzung

Die Luftverschmutzung in den Großstädten ist für die Entstehung der Bronchitis von geringerer Bedeutung, da aus einer Ursache allein meist noch keine schwere chronische Erkrankung entsteht. Schließlich bekommt auch nicht jeder Raucher eine chronische Bronchitis, erst eine Summe von Reizen führt zu Komplikationen. Der hohe Schwefeldioxydgehalt der Londoner Luft wird erst dann wirklich gefährlich, wenn die Luftfeuchtigkeit durch den berüchtigten Nebel wesentlich ansteigt. Unter dieser Smog-Wetterlage bildet sich vermehrt Schwefelsäure in der Luft, die eine bestehende Bronchitis erheblich verschlimmern kann.

Trotz der zahlreichen bekannten Stoffe, die eine Erkrankung der Atemwege fördern können, ist es bis jetzt nicht gelungen, ein bestimmtes bronchitisches Krankheitsbild abzutrennen, das ausschließlich durch einen dieser Stoffe hervorgerufen wird. Selbst bei Berg- und Porzellanarbeitern mit Quarzstaublunge (Lungensilikose) ist eine chronische Bronchitis nicht wesentlich häufiger als in Berufen ohne Staubbelastung. Sie tritt allenfalls früher auf. Dennoch besteht kein Zweifel, daß bei längerer und intensiver Einwirkung jeder Staub — ganz gleich welcher Art — eine Schädlichkeit darstellt. Die heutige Auffassung geht dahin, daß Staub ganz allgemein das Angehen einer chronischen Bronchitis begünstigt, da er einen zusätzlichen Schädigungsfaktor darstellt. Es ist mehr als unwahrscheinlich, daß die Großstadtluft mit 400 000 Staubteilchen/ccm ebenso gesund ist wie die Höhenluft im Gebirge mit 250 Staubpartikeln.

Wie bei vielen anderen Krankheiten wird die Entstehung einer chronischen Bronchitis häufig durch die Kombination mehrerer Ursachenfaktoren gefördert. Bei der Wertung der Einzelfaktoren hält Professor Valentin, einer der führenden Arbeitsmediziner in Deutschland, das Rauchen für die bedeutungsvollste Ursache. Erst mit Abstand sind dann Luftverunreinigung und chronische Staubbelastung am Arbeitsplatz zu diskutieren. Fast ebenso »bronchitisfördernd« wie das Rauchen ist jedoch die Infektanfälligkeit.

Infektanfälligkeit

Unter Infektanfälligkeit einfacher Art versteht man die Neigung zu immer wieder auftretenden »Erkältungskrankheiten«. Im Sprachgebrauch findet das Wort »Erkältung«, also die vermeintliche Ursache der Krankheit, für die Krankheitsbezeichnung selbst Verwendung. Jeder Mensch weiß, was eine Erkältung ist. Man leidet an Husten, Schnupfen, Heiserkeit oder an allem zusammen. Tritt bei diesen Erkrankungen noch Fieber und allgemeines Krankheitsgefühl auf, spricht man meist von einer Grippe. Eine »echte« Grippe wird bekanntlich durch Viren hervorgerufen und kann bei schwerem Verlauf Wegbereiter einer chronischen bakteriellen Bronchitis sein.

Jeder Mensch in unseren Breiten war schon erkältet, vielleicht absolviert er sogar jedes Jahr seine Grippe, ohne davon eine chronische Bronchitis zu bekommen. Infektanfälligkeit heißt dauernde Minderung der Abwehrkräfte des Organismus, so daß nach überstandener Infektionskrankheit nach kurzer Zeit wieder eine Erkältungskrankheit auftritt. Das »Schlachtfeld« in diesem ständigen und meist unzureichenden Abwehrkampf sind fast immer die oberen Luftwege. Die Patienten leiden an einer immer wieder auftretenden »Kieferhöhlengeschichte«, an »häufigen Halsentzündungen« (Anginen), an »hartnäckiger« Bronchitis.

Die akute Phase derartiger Erkrankungen, gleichgültig, ob es sich um eine akute Kieferhöhlenentzündung, eine hochfieberhafte Angina, eine schwere Bronchitis handelt, kann durch die moderne Arzneimitteltherapie, insbesondere durch Antibiotika, wie z. B. das

Penicillin, meist in kürzester Zeit zum Abklingen gebracht werden. Die Wirkung ist meist so prompt, daß man bei Ausbleiben der Wirkung die Richtigkeit der Diagnose anzweifeln kann.

Die »Neigung« zu diesen Infekten wird jedoch durch die Antibiotikatherapie keineswegs positiv beeinflußt, wahrscheinlich ist sogar das Gegenteil der Fall.

Vor allem hat sich die Dauerbehandlung der chronischen Bronchitis durch Antibiotika wirkungslos erwiesen. Wir stehen am Ende der Ära des Enthusiasmus für Antibiotika. So wenigstens lautete das Resümee des Ersten Internationalen Symposions für Antisepsis.

Die Antwort auf die Frage, warum es überhaupt eine Infektanfälligkeit gibt, ist die Medizin bis jetzt im wesentlichen schuldig geblieben. Bei der Infektanfälligkeit soll es sich um eine anlage- oder erbbedingte Minderwertigkeit der Schleimhaut handeln. Mit dieser Schleimhaut-Minderwertigkeitstheorie ist die Entwicklung bei den Kinderheilverfahren jedoch nicht erklärbar. Die Beteiligung der Kinder mit Asthma und chronischer Bronchitis an den Gesamtheilmaßnahmen hat im Rheinland in fünf Jahren von 20 auf 50 Prozent zugenommen. Die häufigste Diagnose bei Kindern in der Allgemeinpraxis — fast ein Drittel aller Behandlungsfälle — lautet heute auf akute oder chronische Atemwegserkrankung. Die Schleimhautqualität wird nach dieser Theorie also offensichtlich immer schlechter. Naheliegender ist die Annahme, daß gleiche Umweltfaktoren und Lebensgewohnheiten die Entstehung ähnlicher Krankheitsbilder fördern. Aufgrund dieser Umstände kann eine Infektanfälligkeit in einer Familie natürlich schon gehäuft vorkommen, sie ist aber weniger anlagebedingt, als vielmehr umweltbedingt.

Auf welche Weise kann man nun eine Neigung, eine Disposition zu chronischer Bronchitis beseitigen? Es ist kaum zu glauben: durch Diät. Das heißt, durch richtige Ernährung.

Bei der chronischen Bronchitis im Kindesalter genügt vielfach schon eine Vitalkost, frisches Obst und Gemüse, Entzug der Süßigkeiten und Einschränkung der Milch- und Eierernährung. Der Kinderarzt Prof. Mommsen hat die Erfolge einer richtigen Ernährung im Hinblick auf die Infektanfälligkeit überzeugend demonstriert.

In seinem Kinderheim für Vollwaisen in Stadtsteinach sind durch vernünftige Ernährung Infektanfälligkeit und chronische Bronchitis unbekannt. Eine genaue Statistik beweist, daß die Heimkinder sehr viel weniger wegen Erkrankungen in der Schule fehlen als die Stadtkinder der gleichen Schule. Die Dauer einer Erkältung ist bei ihnen auch wesentlich geringer. Meist sind sie nach einigen Tagen trotz des nicht unterdrückten Fiebers wieder in gutem Zustand, während andere Kinder trotz intensiver medikamentöser Therapie oft wochenlang brauchen, bis ein Schulbesuch wieder möglich wird.

Bei der akuten, aber auch bei der chronischen Bronchitis sind immer Bakterien in den Bronchien nachzuweisen, die normalerweise keimfrei sind. Prof. Mommsen strebt deshalb nicht nur eine Steigerung der körpereigenen Abwehr durch gesunde Ernährung an, sondern es wird auch den immer und überall vorhandenen Krankheitserregern Rechnung getragen. Es ist bekannt, daß sich Bakterien vor allem dann leicht ausbreiten, wenn sie nicht durch das Vorhandensein anderer Bakterien gehemmt werden. Wie im Darm eine bestimmte Bakterienflora, die Colibakterien, eine Ausbreitung anderer Keime verhindert, so gibt es auch in den oberen Luftwegen entsprechende Bakterien, sogenannte Symbionten. Die regelmäßige Zufuhr von diesen nützlichen Bakterien in Form einer Symbioselenkung kann fremden Erregern Einhalt gebieten.

Diät und Symbioselenkung zeigen ein erstaunliches Ergebnis: Die Waisenkinder von Prof. Mommsen haben keine ererbte oder anlagebedingte Schleimhautminderwertigkeit.

Es wurde deshalb so ausführlich auf die Infektanfälligkeit im Kindesalter eingegangen, weil der Grundstein zu einer späteren chronischen Bronchitis oft schon im Kindesalter gelegt wird. Wenn später noch Nikotinabusus hinzukommt, bekommen besonders diese Patienten die Folgen einer chronischen Bronchitis am ehesten zu spüren.

Die Folgen der chronischen Bronchitis

Das Lungenemphysem

Das Lungenemphysem (griechisch = emphysao — ich blase auf) ist nicht nur durch eine Lungenüberblähung gekennzeichnet. Lungenemphysem bedeutet auch den Verlust von elastischem Lungengewebe. Es handelt sich dabei jedoch keineswegs um ein Nachlassen der Elastizität der Lunge, sondern um einen echten Gewebeverlust. Durch jahrelanges Husten werden die Lungenbläschen (Alveolen) mechanisch so überbeansprucht, daß es zu einer regelrechten Zerstörung dieser zarten Lungenbläschen kommt. Die Trennwände der Alveolenkammern (Septen) verschwinden weitgehend und mit ihnen auch die sie umgebenden feinen Gefäßkörbchen, die Kapillaren. Übrig bleibt ein erweitertes lufthaltiges Säckchen, das für den Gasaustausch kaum mehr geeignet ist.

Beim »Zusammenfließen« mehrerer solcher Säckchen entstehen größere Blasen, die sogar platzen können. Man spricht von einem Blasenemphysem (bullöses Emphysem).

Chronischer Husten und chronische Entzündung der Bronchialschleimhaut bewirken zusammen oft auch eine Ausweitung im Bereich des Bronchialbaumes. Es kommt zu Ausbuchtungen bis zu sackförmigen Erweiterungen in einzelnen Bronchialabschnitten, zu den sogenannten Bronchiektasien. In diesen Nischen sammelt sich besonders reichlich Schleim. Die Schleimhaut besitzt aufgrund des entzündlichen Wandprozesses längst keine Flimmerhärchen mehr, dagegen sind die Schleimdrüsen stark vermehrt. Das Schleimsekret ist so reichlich, daß es zu »mundvollem« Auswurf kommt. Die Hauptursache für die Entstehung der Bronchiektasien ist der Husten. Bei den Tieren, die nachweislich nicht husten können, finden sich niemals Erweiterungen in den Bronchien.

Nicht die Überalterung der Bevölkerung, sondern die Zunahme von Asthma und Bronchitis ist schuld, daß es immer mehr Emphysemkranke gibt. Beim Lungenemphysem besteht aufgrund der vermehrten Restluft, die am Gasaustausch nicht teilnimmt, weil sie nicht ausgewechselt werden kann, ein chronisches Sauerstoffdefizit. Die Folgen sind eine graublaue Hautfarbe, schlechter Allgemeinzustand und eine Starre des Brustkorbes. Je nach Schwere des Krankheitsbildes besteht die Atemnot nur bei stärkerer Belastung — Treppensteigen —, bei leichter Belastung — An- und Ausziehen — oder auch schon in der Ruhe.

Der Energieaufwand für die Atemarbeit kann so groß werden, daß die gesamte aufgenommene Sauerstoffmenge für die Atemtätigkeit verbraucht wird. »Die ständige Sauerstoffuntersättigung stellt für die arbeitende Zelle einen Aufbrauchfaktor ersten Ranges dar« (Schmidt). Die unzureichende Atmung schädigt also den ganzen Organismus, in erster Linie aber das Herz.

Die Behandlung

Beseitigung der Krankheitsursachen

Die wirksamste Therapie bei allen Krankheiten ist die Beseitigung der Krankheitsursachen.

Bei keinem anderen Organsystem ist die ärztliche Aufgabe der Vorbeugung gegen Erkrankungen und ihre Wiederkehr so dringlich wie bei den entzündlichen Erkrankungen der Atemwege. Das einfache Rezept eines systematischen, der jeweiligen Konstitution und dem Alter anzupassenden Therapie heißt:

1. Rauchverbot
2. richtige Ernährung
3. Abhärtung
4. Aktivierung der Abwehrkräfte

Über die ersten beiden Faktoren wurde bereits gesprochen. Nikotin scheint den Willen des Menschen zu narkotisieren, denn es gehört heute schon zu den Heldentaten, das Rauchen ganz aufzugeben. Wo eine solche Heldentat nicht im Bereich des Möglichen liegt, sollte wenigstens die Senkung der täglich inhalierten Nikotin- und Teermenge angestrebt werden. Die zweite Maßnahme sollte stets die Diät sein. Mit dem Wort Diät meinten die Griechen nicht etwa Magerquark und Salatblätter, sondern das, was wir mit gesunder Lebensweise oder Lebensordnung umschreiben. Es ist ferner eine Binsenweisheit, daß eine nicht übertriebene, aber konsequent betriebene Abhärtung unsere Abwehrkraft gegen sehr viele Erkrankungen stärkt. Dennoch wollen viele Menschen keine Konsequenz daraus ziehen. Für sie ist wahrscheinlich Abhärtung gleichbedeutend mit Frieren, Anstrengung, Plagen, Leiden. Wenn die Devise jedoch heißt: Licht, Luft, Sonne, Wasser in vernünftigem Maß, so kann das sogar sehr viel Spaß machen und es steigert unsere Abwehrkräfte. Leider sind wir jedoch eher bereit alles zu tun für die Behandlung der Krankheit die wir gar nicht bekommen würden, wenn wir vorher etwas zu ihrer Verhütung getan hätten.

Aktivierung der körpereigenen Abwehrkräfte

Neben diesen Allgemeinmaßnahmen ist oft zusätzlich eine *Aktivierung der körpereigenen Abwehrkräfte* nötig, wenn der Organismus mit einem chronisch entzündlichen Prozeß fertigwerden soll. Bei vielen Bronchitiskranken, vor allem im Kindesalter, gelingt dies mit einer einfachen Maßnahme, nämlich der Eigenblutbehandlung. Eine weitere ärztliche Maßnahme zählt zu den leider nur wenig genutzten Waffen der Medizin: Autovakzination. Der Patient wird mit den aus seinem eigenen Schleimsekret gewonnenen und abgetöteten Krankheitskeimen geimpft.

Die Maßnahme aktiviert die Abwehrkräfte des Körpers ganz deutlich. Über die Symbioselenkung wurde schon gesprochen. Zur sofortigen Bekämpfung der Schleimhautentzündung und Bronchi-

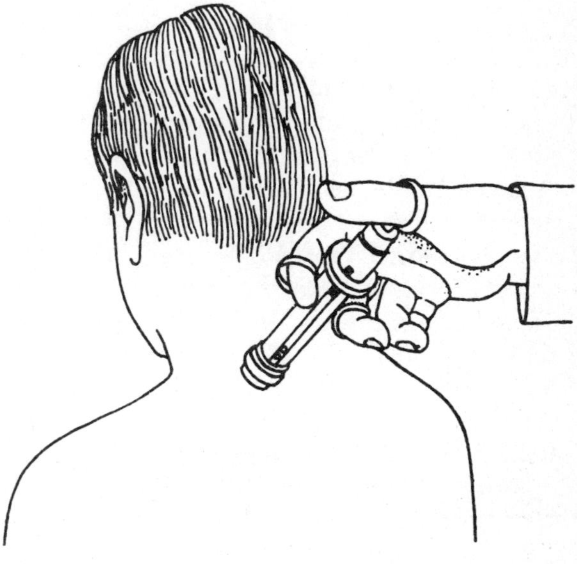

Abbildung 34: Anwendung des Baunscheidtapparates.

tis bietet sich eine Enzymtherapie als besonders wirkungsvoll an, wobei das bewährte Wobenzym die größte Anwendungsbreite aufweisen dürfte. Zur sanften Lösung des Schleimhautsekrets haben sich Mittel wie Bisolvon als geeignet und unproblematisch erwiesen. Weiterhin können starke Hautreize zu einer erheblichen Aktivierung der Atemfunktion führen. Eine intensive Hautdurchblutung, insbesondere durch Erzeugung eines künstlichen Ausschlags mittels des Baunscheidt-Verfahrens bewirkt reflektorisch eine bessere Lungendurchblutung und kann zur wesentlichen Besserung einer chronischen Bronchitis beitragen.

Atemtherapie

Die Verbesserung der Atmung ist ein Grundpfeiler zur Heilung einer chronischen Bronchitis. Eine geschädigte und erschwerte Atmung kann nur durch eine Atemtherapie eine Wiederherstellung erfahren.

Das Behandlungsprogramm muß bei der Atemtherapie ganz besonders auf den individuellen Krankheitsfall abgestimmt sein und auf das Erreichbare ausgerichtet werden. Ziel der Atemtherapie ist eine Verbesserung der gesamten Atemfunktion in Richtung der individuellen Norm. Im einzelnen bedeutet dies: Lockerung und Kräftigung der Atemmuskulatur, Lösung der Spannungszustände an Haut und Bindegewebe, Mobilisierung des Zwerchfells, der Rippen und der Wirbelsäule sowie Entlastung des Bauchraumes. Die Gesamtatembewegung betrifft ja den ganzen Menschen, zumindest ist immer der gesamte Rumpf des Menschen bei der Atmung beteiligt. Die Behandlung des Rumpfes mit Massagegriffen, Atemreizgriffen, Chiropraktik und mit der sogenannten Periostbehandlung nach Prof. Vogler stellt sozusagen eine mechanische Therapie innerer Krankheiten dar. Atemmassage im weitesten Sinne bringt oft noch Hilfe, wo medikamentöse Therapie meist wirkungslos ist.

Alles Lebendige ist formbar. Selbst das kranke Leben verfügt noch über Gestaltungskräfte. Sie müssen jedoch angeregt und in eine Heilwirkung gebracht werden. Die Möglichkeiten einer bewußten Atemführung können auch durch geeignete Yoga-Methoden gefördert werden. Die von den Yoga-Praktiken angestrebte Körperbeherrschung ist ohne eine optimale Funktion des Atemapparates nicht denkbar.

Gesundheit ist nicht nur ein Geschenk, sondern auch ein Verdienst. Ein Verdienst des Behandlers, aber ebenso Verdienst des Patienten selbst. Gesundung setzt also immer ein Stück Arbeit voraus. Solange der Mensch in seiner dreidimensionalen Schichtung — Körper, Seele, Geist — keine vollkommene Einheit bildet, sondern ein Zwiespalt zwischen Fühlen, Denken und Wollen besteht, wird es immer die Grenzsituation Krankheit geben. Gesundheit erflehen die Sterblichen von den Göttern, doch daß es an ihnen liegt, diese zu bewahren, daran denken sie nicht (Heraklit).

Das Asthma bronchiale, die unbekannte Krankheit

Das Asthma bronchiale gehört zu jenen Krankheiten, über deren Ursache der heutigen Medizin nichts bekannt ist.

Prof. A. Jores

Diese Feststellung muß in Anbetracht von 300 000 Asthmakranken in Deutschland überraschen. Glaubt doch sogar jeder Asthmapatient, die Ursache seines Leidens zu kennen: er ist allergisch. Allergisch heißt: anders reagierend. Eine Allergie entsteht, wenn der Körper bei wiederholtem Kontakt mit einem Allergie erzeugenden Stoff, einem sogenannten Allergen, anders reagiert als bei der Erstberührung. Die biologische Wirkung eines Allergens besteht darin, daß es vom Organismus als Fremdkörper empfunden wird.

Gegen diesen Fremdkörperreiz bilden bestimmte Zellen des Körpers (Mastzellen) Gegenkörper, sogenannte Antikörper. Bei erneutem Kontakt mit dem Allergen kommt es nun zu einer Gegenreaktion des Organismus, er reagiert überempfindlich — allergisch.

Grundsätzlich kann jedes Gewebe allergisch reagieren. Bevorzugtes Organ ist allerdings die Haut und das Unterzellgewebe. Einen allergischen Hautausschlag mit Rötung, Schwellung, Juckreiz, z. B. eine »Nesselsucht«, wird sicher jeder schon einmal beobachtet haben, wenn nicht an sich selbst, so bei einem anderen Menschen.

Allergieauslösend sind oft bestimmte Nahrungsmittel, die nicht vertragen werden, z. b. Erdbeeren. Man spricht dann von einer Nahrungsmittelallergie. Aber auch viele Arzneimittel können allergisierend wirken. Nach wiederholter oder längerer Einnahme tritt als Zeichen einer veränderten Reaktionslage ein Arzneimittelausschlag auf. Die Antikörperreaktion gegen die Arzneimittelsubstanz kann so heftig werden, daß es zu einem allergischen Schock kommt mit Hirnschwellung, Atemstillstand, Kreislaufversagen. Diese den ganzen Organismus betreffende, u. U. tödliche Reaktion tritt bevorzugt dann auf, wenn die Substanz, gegen die eine Allergie besteht, direkt in die Blutbahn gebracht wird, z. B. die Penicillinallergie nach einer Penicillinspritze. Da in den zivilisierten Ländern immer mehr

Menschen im Laufe ihres Lebens Arzneimittel einnehmen, werden Allergien immer häufiger. In den USA wird Penicillin infolge der verbreiteten Allergisierung der Bevölkerung nur noch injiziert, wenn gleichzeitig ein Notfallbesteck vorhanden ist, etwa Cortisonspritzen und ein Gerät zur künstlichen Beatmung. Auch der direkte Kontakt der Haut mit äußerlich völlig unterschiedlichen Substanzen kann bei längerer Einwirkung zu veränderten, zu allergischen Reaktionen führen. Bekanntestes Beispiel sind die Berufsekzeme, angefangen vom Zementekzem des Bauarbeiters bis zum Novocainekzem des Zahnarztes. (Novocain = Anästhesiemittel).

Auch gegen relativ indifferente Metalle wie Gold und Silber kann der Mensch eine Allergie entwickeln. Das Halsekzem durch eine Silberkette und das Gehörgangsekzem durch Ohrclips kennt jeder Hautarzt. Die Entwicklung von immer neuen synthetischen Stoffen, ob für die Bekleidung (Nylon, Perlon etc.) oder für die Kosmetik (Haarfärbemittel etc.) ließ die Skala der möglichen Allergene ins Uferlose wachsen.

Grundsätzlich kann jede Substanz als Fremdkörper, als Allergen empfunden werden. Bemerkenswert bei diesen sogenannten Kontaktallergien ist, daß sie sich fast immer auf den Ort der unmittelbaren Einwirkung des Allergens beschränken, also z. B. auf die Hände, die Kopfhaut usw.

Die Krankheitserscheinungen bei der Nahrungsmittelallergie, beim Arzneimittelausschlag und beim Kontaktekzem pflegen von selbst zu verschwinden, wenn eine Berührung mit dem Allergen vermieden wird. Daß der Patient nicht von seiner Überempfindlichkeit geheilt ist, merkt er sofort, wenn er mit der entsprechenden Substanz wieder in Kontakt kommt. Die einzige sichere Therapie besteht daher in einer strikten Vermeidung des als auslösend erkannten Allergens, in einer Allergenkarenz. Beim Berufsekzem ist ein Berufswechsel oft der einzige Ausweg.

Auch die Schleimhäute, die ja sozusagen die »innere Oberfläche« des Organismus darstellen, können besonders allergiefreudig reagieren. Die den Schleimhäuten eigene Reaktionsmöglichkeit ist die Schwellung und logischerweise die Schleimsekretion. Der Heuschnupfen — eine allergische Erkrankung gegen Blütenpollen — äußert sich in Schwellungen der Nasenschleimhäute und der Bindehaut an den Augen, verbunden mit der Sekretion großer Mengen wäßrigen Schleims. Außerhalb der Pollenzeit ist der Patient erscheinungsfrei, reagiert aber im nächsten Sommer wieder mit einem Heuschnupfen. Auch Nahrungsmittelallergene können sich direkt an den Schleimhäuten auswirken. Bei einer seltenen Erkrankung (Cöliakie) besteht eine Überempfindlichkeit der Darmschleimhaut gegen Getreideeiweiß, gegen das Gluten, was zu Durchfällen und schwerer Schleimhautschädigung führen kann. Einzige sichere therapeutische Maßnahme ist die glutenfreie Ernährung.

Es wurde deshalb so ausführlich auf die verschiedenen Allergieformen eingegangen, weil die Lehrmeinung der Schulmedizin immer noch vorwiegend auf dem Standpunkt steht: Das Asthma bronchiale ist eine primär allergische Erkrankung. Alle gleichzeitig vorhandenen psychischen Auffälligkeiten seien nur eine Folge dieser vom Patienten als besonders bedrohlich empfundenen Erkrankung. Beim Asthma entwickle sich sozusagen erst eine psychische Komponente, es trete eine sekundäre psychische Überlagerung ein, z. B. durch die Angst vor dem Anfall.

Den angeblichen Beweis, daß es sich beim Asthma bronchiale um eine rein allergische Erkrankung handelt, ist die Schulmedizin nicht schuldig geblieben. Über das Thema »Allergie und Asthma« wurde eine Unmenge Literatur geschrieben. Das Asthma ist, abgesehen von der Tuberkulose und dem Diabetes, überhaupt die einzige Erkrankung, mit welcher sich eine regelmäßig erscheinende Fachzeitschrift — »Allergie und Asthma« — ausschließlich beschäftigt. Das Fazit einer jahrzehntelangen, naturwissenschaftlichen Asthmaforschung lautet:

Das Asthma bronchiale ist eine allergische Erkrankung.

Das allergische Asthma ist nicht heilbar.

Man hält die gesicherten allergologischen Erkenntnisse den »psychologischen Spekulationen« entgegen und vergißt darüber, daß sich beide Betrachtungsweisen — die allergische und die psychologische — nicht gleichrangig behandeln lassen, da sie auf verschiedenen Ebenen liegen. Allergie und Psyche haben in dem Gesamtkomplex »Asthma« jeweils eine individuelle, sehr verschiedene Wertigkeit. Die Differenzierung der tatsächlich krankheitsauslösenden Ursache ist jedoch entscheidend für eine erfolgreiche Therapie.

Die allergischen Reaktionen spielen sich beim Asthma bronchiale, wie schon der Name sagt, vorwiegend an den Bronchien ab. Es kommt zur Verkrampfung, Schwellung, Schleimsekretion. Da das allergische Asthma ausschließlich die Atmungsorgane betrifft, vermutete man als allergieauslösende Ursache vor allem Substanzen, die über die Einatmungsluft direkten Zugang zur Lunge finden konnten, und bezeichnete diese als Inhalationsallergene. Immer mehr dieser Allergene wurden entdeckt. Es handelt sich vorwiegend um Stäube, also Schmutzpartikelchen von Bettfedern, Tierhaaren, Tapeten, aber auch Milbenstaub und Schimmelpilzsporen. Ferner gibt es Überempfindlichkeit gegen eine ganze Reihe von Geruchsstoffen — sowohl gegen übelriechende als auch wohlriechende. Die »Sicherung« der Diagnose erfolgt über einen sogenannten Provokationstest. Dabei werden die verdächtigen Substanzen in kleinster Menge in die Haut geimpft, oder man läßt sie inhalieren. Eine verstärkte Hautreaktion mit Rötung und Entzündung oder das Auftreten von asthmatischen Beschwerden bei der Inhalation gilt als Beweis für die ursächliche Bedeutung dieser Substanzen.

Trotz aller wissenschaftlicher Akribie — es werden oft bis zu 100 verschiedene Substanzen getestet — ergaben die Allergieteste nur enttäuschende und kaum verwertbare Ergebnisse. Die gleiche Substanz, die eine starke Hautreaktion hervorruft, wirkt im Inhalationstest oft keineswegs asthmaauslösend. Überhaupt ließen sich bei Asthmatikern nur in etwa 25 Prozent sichere Allergien gegen einzelne Substanzen nachweisen. Dieser Prozentsatz findet sich auch bei der übrigen Bevölkerung, ohne daß es zum Auftreten von allergischen Erkrankungen kommen muß.

Die Ursache des Asthma bronchiale kann deshalb nicht nur bei den Inhalationsallergenen zu suchen sein. Viele Asthmatiker machen die Feststellung, daß die Wetter- und Klimalage auslösend oder verschlimmernd auf ihre Krankheit wirkt. Da in diesen Fällen materiell bereits nicht mehr erfaßbare Faktoren auf einen Krankheitszustand Einfluß gewinnen, hat man kurzerhand nicht näher definierbare Klimaallergene angenommen, »um sich selbst und die Patienten vor der beschämenden Erkenntnis der Unwissenheit über die Ursache einer so häufigen Erkrankung zu bewahren« (Jores). Seit neuestem gibt es sogar Bodenallergene, die angeblich asthmaauslösend wirken.

Die logische Konsequenz der Asthmabehandlung unter dem Gesichtspunkt von Inhalations-, Klima- und Bodenallergenen heißt Allergenkarenz. Das bedeutet im einzelnen Beseitigung von Bettfedernstaub, Milbenvernichtung, Nachtapezieren, jahrelange »Verbringung« in das als günstig erkannte Klima, möglichst in einer Gegend ohne Bodenallergene, die allerdings erst noch gefunden werden muß. Die hundertprozentige Verwirklichung dieser Forderung heißt schlicht: Sterilkäfig. Tatsächlich fanden die allergenfreien Klimakammern in den dreißiger Jahren in der Asthmabehandlung breite Anwendung, bis sich zeigte, daß die »Wirkung« rein psychisch bedingt war. Im besten Fall wird der Patient in der geeigneten Umgebung beschwerdefrei, er bekommt Urlaub von der Krankheit. Eine Gesundung tritt meist nicht ein, denn bei erneuter Konfrontation mit den Allergenen kommt es zum Rückfall.

Obwohl fast alle von außen wirkenden Allergiefaktoren bekannt sein dürften, lassen sich mit Hilfe der Umweltallergene nur etwa 20 Prozent der Asthmaanfälle erklären. Die Beobachtung, daß sich oft nach einer Infektionskrankheit — einer Grippe, Kieferhöhlenentzündung oder Bronchitis — ein Asthma entwickelt und viele Asthmatiker an chronischen Entzündungen im Bereich der oberen Luftwege leiden, hat zur Annahme einer *Infektionsallergie* geführt. Der Organismus wird gegen einen chronischen Entzündungsherd allergisch und reagiert in Form eines Asthmaanfalls. Hier kann nur eine Sanierung der »Innenwelt« helfen. Von den Vertretern der Herdtheorie des Asthmas wird deshalb die radikale Sanierung dieser Störfelder gefordert. Die meisten Asthmatiker haben deshalb schon Kieferhöhlenoperationen, Zahnextraktionen, Mandelausschälung und Nasenscheidewandkorrekturen hinter sich, nur das Asthma ist ihnen geblieben. Da die allergische Reaktionsbereitschaft durch die Herdsanierung natürlich nicht direkt beeinflußt wird, muß beim infektallergischen Asthma die Überempfindlichkeit, die »Sensibilisierung« gegen die Bakterienstoffe, noch beseitigt werden. Die Methode zur Herabsetzung der Allergiebereitschaft nennt man »Desensibilisierung«. Sie besteht im wesentlichen in einer Autovakzinebehandlung mit den eigenen Krankheitserregern wie bei der chronischen Bronchitis. Im gleichen Sinne können auch asthmaauslösende Umweltallergene, z. B. Pollen, zur Desensibilisierung verwendet werden.

Die Wirkungsweise der Desensibilisierung muß man sich so vorstellen: Wird ein Tier gegen eine bestimmte Substanz künstlich allergisiert und dem Tier anschließend diese Substanz in größerer Menge eingespritzt, so kommt es zum allergischen Schock. Überlebt das Tier den Schock, so ist es gegen eine weitere Einspritzung dieses Stoffes völlig unempfindlich. Es verbietet sich natürlich beim Menschen, aus therapeutischen Gründen einen lebensbedrohlichen Schock zu erzeugen. Bei der Desensibilisierung arbeitet man daher mit steigender Dosierung, um durch zunehmende Lokalreaktionen einen langsamen Abbau der Überempfindlichkeit zu erzeugen. Die Behandlungsdauer erstreckt sich deshalb auf einen Zeitraum bis zu zwei Jahren. Eine vollständige Unempfindlichkeit ist mit dieser Methode jedoch nicht zu erreichen. Die Erfolgsquote bei Asthma durch Desensibilisierung beträgt angeblich bis zu 80 Prozent. Exakte Nachforschungen ergaben jedoch, daß nur ca. 25 Prozent der Asthmakranken einer Desensibilisierung überhaupt zugänglich sind, ab dem 30. Lebensjahr bleibt diese Methode meist ohne Wirkung.

Seltsamerweise kann ein seelisches Schockerlebnis ein Asthma zum Verschwinden bringen. Es gibt zahlreiche Beispiele, daß auch schwere Asthmazustände durch eine persönliche Katastrophe — Fronteinsatz, Gefängnis, KZ-Haft — schlagartig verschwanden und in geordneten Zeiten wieder auftraten. Natürlich ist auch der umgekehrte Fall möglich. Der Einfluß des vegetativen Nervensystems und der Psyche auf eine allergische Erkrankung dürfte jedoch außer allem Zweifel stehen. Bei normaler Tonuslage des vegetativen Nervensystems ist ein allergischer Zustand wahrscheinlich überhaupt nicht möglich, zumindest ist eine Allergiebereitschaft primär keineswegs als krankhafte Reaktion anzusehen, sondern »ein Phänomen normalen Lebens« (Jores).

Der Zweck einer allergischen Reaktion besteht darin, die Unversehrtheit des Organismus wiederherzustellen; sie dient also primär der Gesunderhaltung. Das beste Beispiel ist die Immunität nach überstandener Infektionskrankheit oder die künstliche Immunität durch Impfung. Aufgrund seiner veränderten Reaktionslage ist der Organismus gegen bestimmte Krankheitserreger nun *unempfindlich* geworden. Die Abwehrreaktion bei erneutem Kontakt verläuft spurlos, d. h. ohne krankmachende Begleiterscheinung.

Was beim allergischen Asthma krank macht, ist jedoch die *Überempfindlichkeit*. Diese setzt nicht zwangsläufig im Sinne eines einfachen Mechanismus ein, ihr Auftreten ist vielmehr von zahlreichen Faktoren abhängig. Die Aktivierung eines asthmatischen Geschehens mag in den meisten Fällen zwar durch eine Infektion der Atemwege erfolgen, nach dieser primären Aktivierung vermögen jedoch auch sehr viele andere spezifische Reize immer wieder asthmatische Zustände auszulösen. Dabei handelt es sich meist um materiell nicht faßbare Einflüsse, nur manchmal um artfremde Eiweißkörper, Bakteriengifte oder Medikamente. Beim Asthma bronchiale entsteht auf diese Weise ein »eingeschliffener Reflex« (Curtius), der durch zahlreiche Reize ausgelöst werden kann. Die bedeutsamste Rolle spielen dabei *psychische Faktoren*.

Die Lehre von der Allergie kann nicht erklären, weshalb ein Mensch zu einem bestimmten Zeitpunkt seines Lebens plötzlich gegen einen Stoff allergisch wird, den er vorher ohne weiteres toleriert hat und dem gegenüber Millionen Menschen ihr Leben lang unempfindlich bleiben. Außerdem kann weder die Theorie von den Inhalationsallergenen noch die Infekttheorie den Anfallscharakter des Asthma bronchiale ausreichend plausibel machen. Trotz unveränderter Umgebung und Weiterbestehen von Herden sind Asthmakranke oft lange Zeit anfallsfrei und erkranken dann aus unerfindlichen Gründen wieder. Oft löst das gleiche Allergen, etwa der Kontakt mit Tieren, einen Anfall aus, zu einem anderen Zeitpunkt wieder nicht. Die *Fehlsteuerung* einer Allergie ist also letzten Endes schuld daran, daß immer wieder Überempfindlichkeitsreaktionen auftreten und zu einem lebenslangen Kampf zwischen Organismus und Fremdkörperreiz ausarten können.

Es muß an dieser Stelle unmißverständlich gesagt werden, daß es nicht darum geht, den Allergiecharakter des Asthma bronchiale zu widerlegen. Beim Asthma sind alle Kriterien eines allergischen Geschehens erfüllt: Im Blutbild finden sich die typischen Allergiezellen, die Eosinophilen, auch ist die Schleimhautschwellung und die Sekretion durch die Allergene provozierbar, schließlich sind antiallergische Mittel wie Cortison am stärksten wirksam.

Allergie und psychische Emotion laufen jedoch parallel nebeneinander her und nehmen aufeinander Einfluß, weil Leib und Seele des Menschen nicht zu trennen sind, auch nicht bei einer naturwissenschaftlichen Betrachtungsweise. Die Untrennbarkeit der Leib-Seele-Einheit drückt sich überraschenderweise darin aus, daß sich sowohl Allergologen wie Psychologen beim Asthma bronchiale der gleichen Worte bedienen müssen:

Hier wie dort können Begriffe wie Überempfindlichkeit, Abwehr, Fehlsteuerung, Aggression, Provokation nicht entbehrt werden.

Somit kann gesagt werden, »daß es letztlich einen Unterschied zwischen allergischem und psychischem Asthma nicht gibt« (Jores). Das allergische Asthma ist vielmehr der körperliche Ausdruck einer seelischen Störung. Das Asthma bronchiale ist eine Ausdruckskrankheit.

Das Asthma, eine Ausdruckskrankheit

Das kindliche Asthma

Das Wort »Asthma« stammt aus dem Griechischen und bedeutet soviel wie keuchendes Atmen. Die moderne Medizin versteht unter Asthma eine Anfallskrankheit mit Behinderung der Ausatmung. Das Asthma als einheitliches Krankheitsbild gibt es nicht, so daß man häufig nur von einer asthmatischen Atemstörung spricht. Beim Asthmatiker äußert sich die gestörte Lungenfunktion in einer Störung der Atmungsfunktion und diese wiederum in einer gesamtkörperlichen Rhythmusstörung. Die psychische Auslösbarkeit des Asthmaanfalls steht in direkter Beziehung zum Ausdruckscharakter der Atmung. Es wurde schon wiederholt darauf hingewiesen, daß die Atmung das empfindlichste Reagens seelischer Zustände ist. »Das Asthma ist die typische Reaktionsform von seelisch besonders veranlagten Menschen auf emotionelle Spannungen« (Faulkner). Man hat versucht, die erbliche Disposition zu Allergie und Asthma unter Beweis zu stellen. Der Mensch ist jedoch in seinen Reaktionen Produkt aus Erbanlage und Umwelt. Das gehäufte Vorkommen von Allergien — Heuschnupfen, Hauterkrankungen, Asthma — in allergisch belasteten Familien kann durch bestimmte Verhaltensmuster in der Familie bedingt sein und nicht nur durch die erbliche Disposition. Eine Disposition, also eine Veranlagung zu einer Krankheit, bedeutet noch nicht, daß sich diese auch krankmachend auswirken muß. Es müssen weitere, krankheitsauslösende Faktoren hinzukommen. Es hat doch sicherlich seinen besonderen Grund, wenn der eine Asthmapatient im ersten Lebensjahr, der andere erst im 70. Lebensjahr erkrankt. Diese Frage kann nur beantwortet werden, wenn man nach dem Sinn der Krankheit fragt. Es ist heutzutage allerdings etwas ungewöhnlich, hinter einer Krankheit einen Sinn zu vermuten, da jede Krankheit weitgehend als sinnlos angesehen wird.

Im Kapitel über Atemfehlformen wurde über das Krankheitsbild des Schreikrampfes bei Kleinkindern berichtet. Die Frage: »Wozu das Ganze?« läßt sich im Fall eines Schreikrampfes leicht beantworten. Es handelt sich dabei um eine inadäquat ausgelebte Aggression. Beim Asthma bronchiale im Kindesalter ist die Beantwortung der Frage nach dem »Zweck« der Erkrankung schwieriger. Trotzdem ist eine Klärung der tieferen Ursache dieser häufigsten psychosomatischen Krankheit (Leib-Seele-Krankheit von Psyche = Seele, Soma = Körper) im Kindesalter wichtig, wenn die Therapie erfolgreich sein soll.

Mehr als die Hälfte aller Fälle von Asthma beginnen bereits im Kindesalter, ein Viertel davon vor dem fünften Lebensjahr. Bereits in der zweiten Hälfte des ersten Lebensjahres kann sich ein klassisches Asthma bronchiale entwickeln.

Meistens wirkt ein Infekt der oberen Luftwege asthmaauslösend, der eine Änderung der normalen Atmung erzwingt. Man muß husten, bekommt keine Luft durch die Nase, muß bei Stickhusten sogar um Luft ringen. Bei dieser Fehlatmung tritt nach kurzer Zeit eine Reflexbewegung ein, und es kommt zu einer Verselbständigung des Reflexes, Husten und Atemnot können nun auch durch psychische Faktoren ausgelöst werden.

Es erscheint zunächst unglaubwürdig, daß ein Kleinkind mit der Provokation eines für ihn selbst quälenden Zustandes etwas bezwecken will. Das Kind *will* natürlich nicht mit einem bewußten Willensakt etwas erreichen, sondern sein *Es*, sein Unbewußtes, seine Seele verlangt die Stillung des elementaren Bedürfnisses nach Liebe und Geborgenheit. »Es handelt sich um einen Schrei nach der Mutter« (Alexander).

Verdeutlicht wird das am Fall eines dreijährigen Buben, der anläßlich eines Krankenhausaufenthaltes seiner Mutter an beinahe lebensbedrohlichen Asthmaanfällen erkrankte, die mit der Rückkehr der Mutter wieder schlagartig verschwanden und auch nie mehr auftraten. Es ist klar, daß hier die Seelennot eines Kindes eine asthmatische Erkrankung bedingte und daß nicht irgendwelche ominösen Bettfedern eine Allergie auslösten.

Es ist nun keineswegs so, daß Asthmakinder ausschließlich ein übertriebenes Verlangen nach liebender Zuwendung zeigen; vielmehr ist es ihnen oft nur durch ihr Leiden möglich, Fürsorge, Anteilnahme und Aufmerksamkeit zu erwecken. Die »Schuld« am Asthma des Kindes ist in vielen Fällen bei den Eltern zu suchen, die einer echten Liebe nicht fähig sind und das kranke Kind dann kompensatorisch mit übertriebener Ängstlichkeit, Besorgnis und Bevormundung umgeben. Störungen der häuslichen Atmosphäre sind bei Asthmakindern fast immer zu finden, oft handelt es sich um die grobe Verletzung von Erziehungsgrundsätzen. Hierher gehören z. B. ein zu strenges Toilettentraining der Mutter mit ihrem Kleinkind oder die Prügelstrafe durch den Vater bei schlechten schulischen Leistungen. Asthma kann ebenso auch einen Schrei gegen die Mutter bedeuten (Mitscherlich). I. H. Schultz sagt, daß jedes kindliche Asthma ein soziales Problem sei und die Behandlung des Kindes über die Mutter stattfinden müsse. Eine Trennung von

Eltern und Kind, die von der Medizin mit dem Wort Parentektomie, d. h. Elternausscheidung, belegt wurde, ist sicherlich nur in Einzelfällen notwendig, wenn das klärende Gespräch mit den Eltern zu keinem Ergebnis führt. Unzulängliche Eltern sind immer noch besser als gar keine.

Es darf jedoch nicht übersehen werden, daß eine besonders geartete seelische Grundstruktur die Fortdauer des Asthmaleidens bei Kindern begünstigt. Das auffällige Liebesbedürfnis bedingt natürlich auch eine übertriebene Angst vor dem Alleinsein. Die meist überdurchschnittlich sensiblen und intelligenten Kinder spüren sehr bald, daß sie mit ihrer Krankheit ihren Eltern drohen können, wenn sie sich vernachlässigt fühlen. Überhaupt scheint ein gesteigerter Geltungstrieb bei Asthmakindern gehäuft vorzukommen, weiterhin Eifersucht (Auftreten des Asthmas bei der Geburt von Geschwistern), Unzufriedenheit, grundsätzlich eine Neigung zu Konflikten. Findeisen beschreibt beim Asthma sogar die bei Kindern sonst sehr seltenen Depressionen. Die verstärkte Aufmerksamkeit der Eltern wird vom Kind als Selbstverständlichkeit angesehen und hartnäckig verlangt. Zu diesem Zweck können von den Kindern Krankheitserscheinungen bewußt hervorgerufen werden. Die asthmatische Fehlatmung ist erlernbar.

Beim kindlichen Asthma überwiegt das männliche Geschlecht. Zwei Drittel der Patienten sind Knaben; ab dem Pubertätsalter ist die Krankheitsverteilung 1 : 1. Diese Verschiebung ist nicht auf eine Zunahme der Erkrankung bei Mädchen nach der Pubertät zurückzuführen, sondern bei Knaben tritt infolge der psychischen Strukturänderung während der Pubertät oft eine Selbstheilung ein. Männer können sich nach der Pubertät oft leichter von der Familienabhängigkeit lösen und noch bestehende infantile Mutterbindungen aufgeben. Daß eine seelische Befreiung eine »unheilbare« Allergie heilen kann, ist einmal mehr ein Beweis für die dominierende psychische Komponente bei der Asthmaentstehung. Trotzdem bleibt die Therapie des Asthma bronchiale auch im Kindesalter eine schwierige Aufgabe, die Fantasie und Einfühlungsvermögen erfordert. Wie vielleicht bei keinem anderen Krankheitsbild gilt hier das Wort von Paracelsus: »Die wahre Arznei kommt aus dem Herzen.«

Das Erwachsenenasthma

Die Erkenntnis von der grundlegenden Bedeutung des Seelenlebens für die Asthmaentstehung hat dazu geführt, nach typischen

Verhaltensweisen und charakteristischen Eigenschaften der Asthmapatienten zu fragen. Den »Asthmatyp« gibt es jedoch ebensowenig, wie es den Typ des Magenkranken oder den Typ des Cholerikers gibt. Nicht jeder Magenkranke mußte besonders aggressiv veranlagt sein oder in seinen Aggressionen gehemmt werden, um ein Magenleiden zu bekommen. Beim Asthmakranken sind einheitliche Züge wahrscheinlich noch seltener anzutreffen, weil das Asthma unter den psychosomatischen Krankheiten eine Sonderstellung einnimmt.

Alle Handlungen, die wir mit dem Willen dirigieren können, haben eine Ausdrucksfunktion: also Sprache, Mienenspiel, Gesten, Gang, Schrift, Atmung, sogar das Essen.

Die Atmung ist als einzige vegetative Funktion dem Willen unterstellt, deshalb kommt ihr ein besonderer Ausdruckswert persönlichen Erlebens zu.

Andererseits ist die Atmung selbsttätig, unwillkürlich funktionierend. Vorgänge, die unserem Willen nicht unmittelbar unterworfen sind, wie etwa Stimmungen, Gefühle, Emotionen, können sich ebenfalls der Atmungsfunktion bemächtigen und sie krankhaft verändern.

Da Motive, Konflikte, Stimmungen, Gefühle, Emotionen auf die Atmung einwirken, dürfte es eine Fülle von Faktoren menschlichen Fühlens und Handelns geben, die eine asthmatische Atemstörung bedingen können. Trotz dieser Vielfalt finden sich auch beim Asthmatiker Störungen im Persönlichkeitsgefüge, die sich gehäuft nachweisen lassen. Im Mittelpunkt steht die Angst.

Von Angst sprechen wir, wenn der Gegenstand dem Ich nicht unmittelbar vor Augen steht. Angst hat man deshalb vor Gefahren, die in einem selbst liegen, aber auch vor den ständigen Bedrohungen der eigenen Existenz durch eine gefährliche und böse Welt. Der Asthmatiker lebt mehr oder weniger immer in einer gewissen Existenzangst. Nichts kann er unbekümmert geschehen lassen, nicht einmal die Atmung. Überhaupt scheinen alle spontanen Reaktionen, denen sich der Mensch hingeben kann, beim Asthmatiker eine Hemmung zu erfahren. Er ist weder zu einem »zwerchfellerschütternden« Lachen noch zu einem bitterlichen Weinen fähig. Sogar das herzhafte Gähnen macht ihm Schwierigkeiten. Zum Singen ist er ebenfalls meist nicht aufgelegt. Viele Asthmatiker haben Schwierigkeiten beim Schwimmen, sie können sich nicht vorbehaltlos dem tragenden Element des Wassers anvertrauen. Grundsätzlich ist das Vertrauen in den Sinn und Zweck des

Lebens erschüttert. Der Asthmapatient stellt hohe Ansprüche an sich und die Welt, muß aber immer wieder das Versagen in seinem eigenen Tun wie auch die Enttäuschungen, die ihm seine Mitmenschen bereiten, erleben. Eine spontane Hingabe, ein vitales Sichausleben in einer Liebesbeziehung, ist dem Asthmatiker verwehrt. Durch den Nachweis seiner persönlichen Leistung, seines besonderen Könnens, seiner überdurchschnittlichen Aufopferung für die Familie versucht er, sich die Zuneigung der anderen zu erwerben und zu verdienen. Ein Fehlverhalten des Partners oder dessen mangelnde Resonanz wird als besonders enttäuschend empfunden, was zu erheblichen Aggressionsgefühlen führen kann. Der Asthmatiker verbietet sich jedoch, diese Aggression auszuleben; er geht einer Auseinandersetzung aus dem Wege und bezieht lieber eine heimliche Oppositionsstellung. Diese Hemmung von Aggressionen führt naturgemäß zu einem Affektstau, der sich in einer andauernden Protesthaltung äußern kann.

Es ist das Verdienst der psychosomatischen Medizin, daß sie in diese inneren Zusammenhänge der asthmatischen Erkrankung etwas Licht gebracht hat. Wenn auch die Ursache des *Anfalls* in der momentanen seelischen Verfassung des Patienten zu suchen ist, so ist damit noch nichts über die *Entstehung* der Krankheit selbst gesagt. Es ist also letztlich immer nach den ursprünglichen, die Krankheit auslösenden Faktoren zu forschen. Arzt und Patient müssen gemeinsam versuchen, der Sache auf den Grund zu gehen. Denn nur wenn man die tieferen Zusammenhänge kennt, braucht man keine Angst zu haben, einem blinden, krankmachenden Zufall ausgeliefert zu sein, zu dessen Überwindung man nichts beitragen kann.

Häufig erleben wir es, daß Stimmungen ganz oder teilweise fixiert bleiben. Die Psychotherapeuten sprechen von »Inseln unbewältigten Lebens«, wenn sich die Menschen aus vergangenen Erlebnissen nicht befreien können. Noch nach Jahren vermögen in der Vergangenheit wurzelnde Affekte wieder Gewalt über Fühlen und Denken zu gewinnen. »In solchen Augenblicken wird die Vergangenheit plötzlich wieder lebendig, und die längst versunkene Situation ist wieder so aktuell, als sei es heute. Das Ich muß in seinen Gedanken all die ausgetretenen Pfade, von denen es doch weiß, daß sie zu nichts führen, wieder und wieder durchlaufen. Die längst abgespielte Szene taucht mit ihren Mitspielern und ihren Requisiten wieder auf und muß in allen Variationen des ›Hätte ich doch dies getan oder jenes gelassen‹ von neuem durchgespielt werden« (von Uexküll).

Das Hereinragen der Vergangenheit in die Gegenwart kann also nicht nur eine Bedrohung des Jetzt und Heute bedeuten, es ist auch in hohem Maße zukunftsbestimmend. Für den Arzt ist es von Wichtigkeit, zu wissen, daß mit dem Wiederauftauchen einer Stimmung, eines Konflikts bestimmte Funktionszustände der Atmungsorgane so lange festgehalten werden können, wie Stimmung und Konflikte andauern.

Ein Asthma kann also durch die verschiedensten Fehlverhaltensweisen hervorgerufen werden: Behinderung der Spontaneität, Hemmung der Aggression, Störungen des Umgangs mit dem Nächsten, falsche Erlebnisverarbeitung. Baeckmann unterscheidet deshalb je nach krankheitsauslösender Ursache verschiedene Ausdrucksformen des Asthmas. Die Hemmung der Spontaneität äußert sich vorwiegend in einem »Ausweichasthma«. Die Anfälle treten immer dann auf, wenn der Mensch vor wichtigen Entscheidungen steht. Durch die Flucht in die Krankheit kann man seelischen Belastungen ausweichen. Unter diesen Aspekten muß auch von einem Krankheitsgewinn gesprochen werden, der trotz des Leidensdruckes der Krankheit sehr oft nicht entbehrt werden kann.

Ähnlich liegen die Verhältnisse beim »Minderwertigkeitsasthma«. Menschen mit Minderwertigkeitskomplexen reagieren oft mit Asthma, wenn sie sich einer bestimmten Position, z. b. einem verantwortungsvollen beruflichen Posten, innerlich nicht gewachsen fühlen.

Die häufigste Form des Asthma bronchiale ist jedoch das »Protestasthma«. Gehemmte Aggressionen, aufgestaute Gefühle führen zu immer wiederkehrenden Protestaktionen, die sich in Asthmaanfällen äußern. Auch das kindliche Asthma ist meist ein Protestasthma gegen unerträgliche Situationen, denen das Kind in seiner Hilflosigkeit nicht anders begegnen kann. Die starke Ichwertigkeit des Asthmapatienten bedingt oft eine verminderte Fähigkeit der Anpassung an unglückliche Lebensumstände. Trotz der ständigen Ehebrüche von seiten ihres Mannes läßt sich die Ehefrau nicht scheiden und verharrt lieber im Zustand einer dauernden Kränkung, obwohl sie daran fast »zu ersticken droht«.

Die innere Neigung zu Konflikten äußert sich grundsätzlich in Störungen des Umgangs mit dem Nächsten, besonders natürlich in den Beziehungen zum anderen Geschlecht, zum Ehepartner. Es gibt ein ausgesprochenes »Sexualasthma«, mit dem sehr sensible und empfindliche Menschen reagieren, wenn sie von einem verständnis- und rücksichtslosen Partner in ihrem Selbstwertgefühl verletzt werden.

Zuletzt sei noch das »Erinnerungsasthma« erwähnt. Es betrifft vorwiegend ausgeglichene, ruhige Menschen mit unauffälliger Kindheits- und Familiensituation, die plötzlich von einem Asthmaanfall überrascht werden können. Es handelt sich dabei um zufällige Situationen, die an ein kränkendes Erlebnis erinnern, das nicht adäquat verarbeitet wurde. Aufgrund einer bestimmten Gehör-, Geruchs- oder Gesichtsempfindung oder infolge plötzlich auftauchender Gedanken wird ein Geschehen wieder Wirklichkeit und hält den Menschen so lange in seinem Bann, bis der ganze Spuk wieder überwunden ist. Dieses Erinnerungsasthma zeigt beeindruckend die nahezu beängstigende Rolle, die das Reflexhafte, das Unterbewußte, bei der Krankheitsentwicklung des Asthma bronchiale spielen kann.

Bei einer Reihe von Asthmapatienten werden sich allerdings keine der genannten Verhaltensweisen finden lassen. Die verstehende Psychologie, die das Asthma vorwiegend als Ausdruckskrankheit betrachtet, muß hier versagen. Das Asthma bronchiale kann auch als sorgfältig verschlüsselte Botschaft eines ins Unbewußte verdrängten Motivs auftreten.

Arzt und Patient müssen die grundlegende Bedeutung seelischer Ursachen bei der Asthmaentstehung erkennen. Der Asthmapatient ist ein Mensch, der besonders am Leben leidet. Vieles ist ihm nicht möglich, weder das vitale Handeln noch das demütige Geschehenlassen. Ziel des Lebens ist die größtmögliche Entfaltung der Persönlichkeit (Jores). Diese Reifung zur Persönlichkeit erscheint beim Asthmapatienten gestört. Man spricht daher beim Asthma bronchiale auch von einer »Reifungskrankheit«. Der Mensch mit seinem freien Willen kann sich selbst die Richtschnur für sein Handeln setzen. Damit ist aber auch die Möglichkeit zum Irrtum und zum Irrweg gegeben. Daß diesem Irrtum im eigenen Verhalten ursächliche Bedeutung für das Asthma zukommt, ergibt sich aus der Tatsache, daß mit einer Korrektur des Fehlverhaltens auch die Krankheit verschwindet.

Die Therapie des Asthma bronchiale wird sich deshalb nicht nur an den »blind« ablaufenden allergischen Gesetzmäßigkeiten orientieren dürfen, es gilt endlich, das »Subjekt Mensch« in die Behandlung mit einzubeziehen. Erst dann wird erreichbar sein, worum sich die Medizin immer noch so oft vergeblich bemüht: die Heilung des Asthma bronchiale.

Die Heilung

Das Heil kommt nicht aus der Apotheke.
Baeckmann

337 Asthmamittel wurden bereits 1962 in der Arzneimittelliste aufgeführt. Inzwischen dürften noch einige hinzugekommen sein. Es ist wohl jedem Einsichtigen klar, daß es eine spezielle Arzneimitteltherapie des Asthma bei diesem Medikamentenangebot nicht geben kann. Eine Reihe von diesen Mitteln enthält bis zu sieben verschiedene Substanzen, wodurch die »gezielte« Wirkung auf die asthmatische Atemstörung angeblich noch verbessert werden soll. Professor Schubert spricht deshalb mit Recht von einem therapeutischen Irrgarten und bezeichnet die ganze medikamentöse Therapie des Asthmas als Schrotschußtherapie: »Man muß sich immer wieder wundern, wie es nur gelingen mag, mit diesem therapeutischen Buntbeschuß kranke Menschen zu heilen; es ist ein Therapiekomplex, den nach menschlichem und nach ärztlichem Ermessen wohl kaum ein Gesunder, allein schon von seiten des Magens, ungestraft verträgt.«

In dem Wirrwarr der medikamentösen Therapie des Asthmas sind im großen und ganzen nur zwei Arzneimittelgruppen von besonderer Bedeutung: Die eine Gruppe sind die sogenannten Sympathikomimetika, die andere das Cortison und seine Abkömmlinge. Sympathikomimetika heißt, daß diese Substanzen die Wirkung des sympathischen Nervensystems nachahmen bzw. verstärken können. Beim Asthma besteht in der Regel ein verstärkter Reizzustand des Nervus vagus, wie im Kapitel über die Atemfunktion beschrieben wurde.

Dieser Einfluß des Nervus vagus kann durch eine Aktivierung seines Gegenspielers, des Nervus sympathikus ausgeschaltet bzw. kompensiert werden. Zu den Sympathikomimetika gehören das ebenfalls schon erwähnte Hormon des Nebennierenmarks, das Adrenalin, und verwandte Substanzen. Trotz einer Gewöhnung des Organismus an diese Substanzen sind die Nebenwirkungen zum Teil verhängnisvoll. Es kommt zu lästigem Herzklopfen,

Schlaflosigkeit, Erbrechen, Verstopfung, Schwindel und hohem Blutdruck. Eine Arteriosklerose kann durch diese Mittel erheblich gefördert werden.

Von einer entscheidenden Wendung in der Therapie des Asthma bronchiale hat man zu Beginn der Cortisonära gesprochen. Wahrscheinlich verdanken eine ganze Anzahl von Asthmapatienten dem Cortison, daß sie noch am Leben sind.

Im akuten, lebensbedrohlichen Zustand ist es gewiß das Mittel der Wahl. Auch unter einer Dauerbehandlung mit Cortison bleiben Asthmatiker oft lange Zeit beschwerdefrei.

Mit Cortison ist allerdings noch kein einziges Asthma geheilt worden (Prof. Wyss). Dabei ist der Wirkungsmechanismus des Cortisons beim Asthma noch keineswegs geklärt. Es beeinflußt mit Sicherheit nicht die Antikörperbildung. Der Haupteffekt dürfte in einer Entzündungshemmung und damit in einer Schleimhautabschwellung und Sekretminderung zu suchen sein. Außerdem hat es gesicherte psychische Nebenwirkungen, so daß Jores von einer ausgesprochenen Psychodroge spricht. Es desensibilisiert auch psychisch, d. h., es setzt die Überempfindlichkeit auch im seelischen Bereich herab.

Cortison bewirkt nahezu eine totale Gesamtumschaltung des Organismus, deswegen vermutlich auch der meist frappierende Effekt bei hoher Dosierung. Die so schwierige und therapeutisch immer wieder angestrebte Gesamtumschaltung des Vegetativums wird hier sozusagen abrupt erzwungen, allerdings mit dem hohen Risiko starker Nebenwirkungen: Das Cortison wirkt negativ auf den Zucker- und Eiweißstoffwechsel, den Mineralhaushalt und auf das hormonelle System. Darüber hinaus setzt es die Infektabwehr herab, verändert den Tonus der Haut und steigert die Magensaftsekretion. Im psychischen Bereich kann es sowohl euphorisierend als auch deprimierend wirken. Konkret bedeutet dies an möglichen Nebenwirkungen: Aktivierung einer latenten Zuckerkrankheit, Eiweißabbau mit gelegentlichem Muskelschwund, vermehrte Kalzium- und Phosphorausscheidung, vermehrte Kochsalz- und Wassereinlagerung.

Hieraus resultiert mit der Zeit eine Entkalkung des Skelettsystems und eine Aufschwemmung im Gesichtsbereich bis zum Vollmondgesicht. Charpin hat 256 Asthmatiker, die mehr als ein Jahr lang Cortison bekamen, genau geprüft. Dabei fand er immerhin fünfmal das Auftreten von spontanen Wirbelbrüchen, in 15 Fällen verzeichnete er eine schwere Knochenentkalkung, eine Osteoporose. Der Einfluß auf das hormonelle System äußert sich in einer Virilisierung, einer »Vermännlichung«, bei der Frau mit vermehrtem Haarwuchs. Bei Kindern kann Cortison sogar das Wachstum hemmen. Die körperliche Abwehr wird verhindert, was sich an charakteristischen Veränderungen des Blutbildes zeigt. Die Haut wird dünn, es können weiße und rote Streifen (Striae) auftreten, auch eine Akne ist möglich. Hautblutungen bezeichnet man in diesem Fall als Corticoidpurpura. Die Zunahme der Magensaftsekretion ruft bei disponierten Patienten Magengeschwüre mit der Gefahr eines Magendurchbruchs hervor.

Jedem verantwortungsbewußten Arzt ist inzwischen klargeworden, daß die Cortisonbehandlung des Asthma bronchiale mit besonderer Zurückhaltung geübt werden muß. Daß der Patient oft auf einer Cortisonspritze besteht, weil er glaubt, daß sie allein ihm helfen könne, zeigt die Tragik und Ohnmacht der Medizin bei der rein medikamentösen Behandlung des Asthma bronchiale.

Dabei ist eine weitgehende unarzneiliche Umstimmung beim Asthma auch mit einfachen Mitteln ohne gravierende Nebenwirkungen möglich. Es hat sich nämlich gezeigt, daß ein Asthma gelegentlich verschwindet, wenn eine andere Krankheit auftritt.

»Der Mensch braucht nur eine Krankheit«, sagt Jores. Diese Erkenntnis macht man sich bei der künstlichen Fiebertherapie zunutze. Mit der Einspritzung von Fieber erzeugenden Mitteln, z. B. Pyrifer®, läßt sich auch bei »altem« Asthma eine Umstimmung mit Beschwerdefreiheit bis zu zwei Jahren erzielen. »Gebt mir die Macht, Fieber zu erzeugen, und ich heile alle Krankheiten«, soll Parmenides im sechsten Jahrhundert vor Christi erklärt haben. Hierzu ist zu sagen, daß man in der Antike dem Fieber eine reinigende Wirkung, eine Katharsis auch im seelischen Bereich zuschrieb. Professor Schubert sah bei 73 schweren Asthmafällen mit der Fiebertherapie immerhin bei 51 Patienten einen sehr guten Erfolg, bei 14 Patienten war er nur gering, sechsmal blieb die Situation unverändert, und zweimal war eine Verschlechterung festzustellen.

Nicht nur mit Fieberschüben, sondern mit noch geringeren Reizen läßt sich oft eine zufriedenstellende Besserung des Asthmas erzielen, weshalb die Reizkörpertherapie besonders für die hausärztliche Behandlung geeignet ist. Hierher gehört wiederum die Eigenblutbehandlung, auch mit Ozonanreicherung zur Wirkungsintensivierung. Von der guten Wirkung der Schröpfkopfbehandlung am Rücken, mit der Erzeugung von künstlichen Blutergüssen, sollte sich jeder Arzt überzeugen. In manchen Fällen ist auch eine Vakzinebehandlung geeignet, am besten mit einem Fertigpräparat, z. B. Paspat®, welches abgetötete Bakterien enthält. Auch die Ponndorfimpfung mit Einreibung von Bakterienstoffen in die Haut wirkt im gleichen Sinne, ebenso Schlangengift- und Ameisensäureinjektionen. Diese Reizkörpertherapie muß aber intensiv genug durchgeführt werden und bewirkt wahrscheinlich ebenfalls eine unspezifische Umstimmung durch leichte Temperatursteigerungen. Es hat sich nämlich gezeigt, daß es ziemlich gleichgültig ist, welcher »Stoff« bei der Reizkörpertherapie gegeben wurde. »Wichtig ist, daß der gesetzte Reiz aufgenommen, weitergeleitet und therapeutisch brauchbar verarbeitet wird, d. h., daß es zu einer erfolgreichen Reizantwort kommt« (Schubert).

Eine gut steuerbare Reizantwort ist mit einer gekonnt und differenziert durchgeführten Neuraltherapie zu erzielen. Als Domäne der Neuraltherapie gilt ja die vegetative Gesamtumschaltung. Die Beeinflussung des Vegetativums erfolgt hier über die Quaddel und Segmenttherapie der Haut, aber auch durch direkte Injektionen an Nevensträngen, Nervenknoten und sogenannten Störfeldern, insbesondere Narben. Dadurch können mit der Zeit gebahnte Reflexe abgebaut werden und Störfelder, wie etwa ein Tonsillenherd oder eine Narbe, ausgeschaltet werden. Die vor Jahren viel propagierte Injektion an den Sternknoten im Halsbereich (Ganglion stellatum) als Heilmittel für das Asthma bronchiale hat sich leider nicht bewährt.

Direkte Eingriffe am vegetativen Nervensystem in Form chirurgischer Maßnahmen mit Nervendurchtrennung und Ganglienentfernung, z. b. des Glomus caroticum (sogenannte Glomektomie), sind grundsätzlich abzulehnen. Diese Verstümmelungen am Nervensystem haben meist nur einen vorübergehenden psychischen Effekt. Überhaupt ist festzustellen, daß viele Spezialtherapeuten — gleichgültig, ob sie Reizkörpertherapie oder chirurgische Therapie betreiben — zusätzlich die gefährlichen Sympathikomimetika und Cortisone verabreichen. Trotzdem wird immer wieder eine dieser Therapieformen aufgrund von Einzelerfolgen als *die* Heilbehandlung des Asthma bronchiale hingestellt, was beim Patienten falsche Hoffnungen weckt und deshalb schlicht als Irreführung anzusehen ist. Eine Umstimmungsbehandlung bei gleichzeitiger Cortisontherapie ist eine Farce, da die Cortisone die Reaktionsantwort des Organismus völlig blockieren bzw. neutralisieren. Ohne Nachbeobachtung wird unkritisch bei jeder Methode von Therapieerfolgen von über 80 Prozent berichtet. Es bleibt nur die Frage, woher die immer größer werdende Zahl von Asthmakranken kommt.

Es soll hier nicht grundsätzlich gegen eine medikamentöse Therapie des Asthmas Stellung genommen werden, in vielen Fällen ist sie beim Asthma und insbesondere bei seinen Folgekrankheiten — Bronchitis, Emphysem, Cor pulmonale — nicht zu entbehren. Eine Begleitbronchitis bei Asthma ist energisch mit der genannten Enzymtherapie und sekretlösenden Mitteln zu behandeln (z. B. Bisolvon, Halin). Im akuten Zustand wird man in manchen Fällen auch ein Antibiotikum geben müssen, eine Herzstützung mit Strophantin ist ebenfalls oft unumgänglich.

Es sollten an dieser Stelle nur altbewährte Behandlungsverfahren aufgezeigt werden, deren sinnvolle Kombination zu wesentlicher Besserung und oft langanhaltender Beschwerdefreiheit beim Asthma bronchiale führt, weil hier die Kettenreaktion Asthma — Bronchitis — Emphysem — Cor pulmonale rechtzeitig unterbrochen werden kann. Es wäre nur zum Wohle des Patienten, wenn die moderne Schulmedizin diese Verfahren kritisch in ihr therapeutisches Rüstzeug aufnähme, anstatt sie ungeprüft zu verwerfen. Viele Nebenwirkungen blieben dem Patienten erspart, denn eine nachhaltige Beeinflussung des Asthmas ist durch eine ausschließlich medikamentöse Therapie des Asthma bronchiale nicht möglich.

Gilt wirklich der Ausspruch Trousseaus: »Das Asthma ist zwar nicht heilbar, aber man stirbt nicht daran«? Abgesehen davon, daß man an den Folgekrankheiten auch sterben kann und der akute Herztod durch Überdosierung von Asthmamitteln gar nicht so selten ist, so führen doch Wege aus diesem therapeutischen Irrgarten heraus.

Ein Weg kann mit einer Methode beschritten werden, deren Wirkung bis vor kurzem überhaupt in Frage gestellt wurde. Diese Methode ist die Akupunktur. Die Akupunktur wurde deswegen so argwöhnisch betrachtet, weil die Wirkung offensichtlich auf immaterielle Weise zustande kommt, weshalb sie als reine Suggestivtherapie abgetan wurde. Interessanterweise steht im Mittelpunkt der Akupunkturlehre die Theorie vom Gleichgewicht der Energie. Eine Verschiebung dieses Energiegleichgewichts macht krank. Umgekehrt bedeutet eine Wiederherstellung dieses Gleichgewichts Gesundung. Therapeutischer Ansatzpunkt bei der Akupunktur ist das Vegetativum, welches durch den Einstich von Nadeln in die Haut gereizt wird. Es wird also auch hier ein Weg von unten nach oben beschritten, denn das vegetative Nervensystem ist das Ausdrucksorgan dessen, was wir Seele nennen. Eine Abschwächung oder eine Fehlsteuerung der Energien im körperlichen Bereich hat meist auch einen seelischen Energieverlust zur Folge. Umgekehrt kann eine Wiederaufladung körperlicher Energie auch ein positives seelisches Echo hervorrufen. »Der Verlust der Mitte«, an dem so viele übernervöse Menschen unserer Zeit leiden, kann durch die Wiederherstellung eines Gleichgewichts ausgeglichen werden.

Die metaphysische Bezeichnung mancher Akupunkturpunkte — es gibt beispielsweise einen Punkt des göttlichen Gleichmuts — hat sicherlich einen tieferen Sinn. Die folgenden Abbildungen zeigen einige wichtige Akupunkturpunkte bei der Behandlung des Asthma bronchiale. Die Punkte zwischen den Schulterblättern (1) sind die Hauptpunkte für den Lungenbereich bei Krampfzuständen der Bronchien. Sie liegen auf dem sogenannten Blasenmeridian. Für den psychischen Ausgleich sorgt Punkt 6 in den Ellenbeugen auf dem Herzmeridian. Punkt 7 liegt auf dem Meridian für Kreislauf-Sexualität, Punkt 5 auf dem Magenmeridian, die Punkte 2 und 3 auf dem Nierenmeridian, Hustenreiz und Lungenstauung lassen sich über Punkt 4 auf dem Lungenmeridian bekämpfen, er wurde bereits bei der Bronchitisbehandlung erwähnt.

Aus der Punktkombination ist ersichtlich, daß keineswegs nur Punkte auf dem Lungenmeridian zur Behandlung des Asthma bronchiale herangezogen werden, vielmehr werden alle Organsysteme angesprochen. Es erscheint einleuchtend, daß die gesamtkörperliche Rhythmusstörung, die ja beim Asthma vorliegt, durch eine Beeinflussung des ganzen Vegetativums wieder ins Lot gebracht werden muß.

Das Asthma bronchiale ist eine Erkrankung des vegetativen Nervensystems, die sich in fehlgesteuerten allergischen Reaktionen äußert. Krankheiten des vegetativen Nervensystems sind jedoch mit Medikamenten grundsätzlich nicht zu heilen. Was die Arzneibehandlung zu leisten vermag, ist eine Linderung der Beschwerden und im Idealfall eine Symptombeseitigung, die jedoch nur so lange anhält, wie das Medikament gegeben wird. Das Asthma bronchiale zeigt keine Selbstheilungstendenz, sondern ist nur durch eine Umprogrammierung der vegetativen Fehlreaktionen zu heilen. Es ist deshalb kein Zufall, daß die unarzneiliche Akupunktur bei der Behandlung des Asthmas am wirksamsten ist.

Man kann auch sagen: Asthma ist ein seelisches Problem, das sich in einer Atembehinderung äußert. Die Heilbehandlung kann deshalb nur heißen: Psychotherapie und Atemtherapie.

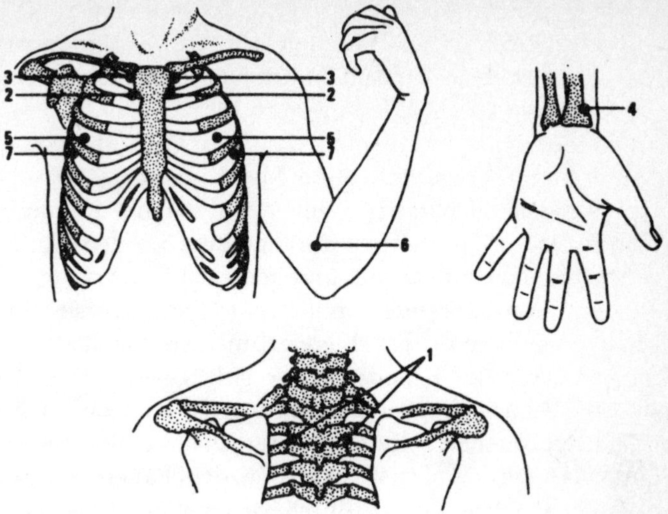

Abbildung 35: Akupunkturpunkte zur Asthmabehandlung.

1. Atemtherapie bedeutet Lösung durch Massage, Atemkorrektur, Gymnastik, Atemschulung, Entspannung. Der Asthmatiker ist nicht nur seelisch, sondern auch muskulär verspannt. Affektstau und Abwehrhaltung erzeugen oft genug auch einen »Muskelpanzer«. Die Lockerung dieser Muskelverspannungen durch geeignete manuelle Behandlung ist ebenfalls eine Möglichkeit, gleichsam von unten her, vom Körperlichen aus, den seelischen Störungen beizukommen.

Der Asthmaanfall ist die schwerste Form der Fehlatmung, die es gibt. Bemerkenswerterweise spielt sich ein großer Teil des krankhaften Geschehens nicht an den inneren Organen ab, sondern außen, in der Muskulatur. Diese aber ist dem Willen unterstellt. Durch das kranke Unterbewußtsein kommt es jedoch zu einer Fehlsteuerung des Atemapparates, die sich verselbständigt und damit unbewußt, reflexhaft abläuft. Genaue Untersuchungen haben gezeigt, daß beim Asthmaanfall zunächst die forcierte, aktive Ausatmung einsetzt, erst infolge des krankhaft gesteigerten Überdrucks bei der Ausatmung kommt es zum Bronchialkrampf mit nachfolgender Schleimhautschwellung und Schleimsekretion. Durch den vermehrten Druck können einzelne Bronchialäste und sogar die untere Luftröhre teilweise verschlossen werden, so daß in schlimmen Fällen Sauerstoffmangel auftritt. Sauerstoffmangel wird immer als lebensbedrohlich empfunden, die Angst blickt dem Patienten aus dem Gesicht, er ringt um Luft.

In diesem bedrohlichen Zustand kann dem Patienten von einem erfahrenen Atemtherapeuten ohne Medikamente geholfen werden. Die manuelle Behandlung eines Asthmaanfalls kann nicht nach dem Motto: »Man nehme« durchgeführt werden, ausschlaggebend ist die behandlerische und menschliche Erfahrung des Therapeuten. Vom Behandler muß Ruhe und Zuversicht ausgehen, ein beruhigender Zuspruch lindert meist schon etwas die Not des Kranken. Wichtig ist zunächst die richtige Lagerung des Patienten, da er bei der üblichen Sitzhaltung mit aufgestützten Händen und hochgezogenen Schultern sicherlich am schlechtesten Luft bekommt. Man wird zunächst versuchen, dem Patienten eine Ausatmungshilfe zu geben, z. B. durch Beugen des Oberschenkels gegen den Brustkorb. Durch Massagegriffe und Vibrationen an der unteren Brustkorböffnung und besonders im Bereich der Magengrube soll das verspannte Zwerchfell wieder mobilisiert werden. Mit zunehmender Besserung des Befindens wird eine Massage des Gesäßes, der Flanken und vor allem des Schultergürtels angeschlossen. Die Überwindung eines Asthmaanfalls ohne Medikamente bedeutet für den Asthmakranken erstmals die Erkenntnis, daß das unheimliche Geschehen auch durch aktive Behandlung überwunden werden kann, nicht nur durch eine Spritze.

Wenn der Patient zur Ruhe gekommen ist, geht man Schritt für Schritt daran, den gestörten Atemrhythmus zu korrigieren. Die Fehlsteuerung und abnorme Erregbarkeit des Atemapparates muß durch geduldiges Üben wieder in die richtigen Bahnen gelenkt werden. Auch hier kann zunächst auf eine mechanische Lockerung des Zwerchfells und der Bauchmuskulatur nicht verzichtet werden. Erst wenn die Atmung freier ist, kann der Patient aktiv unter Anleitung die Bauchatmung üben. Eine Normalisierung des Atemrhythmus gelingt nur, wenn auch die Atempause, die im Asthmaanfall vollständig fehlt, wieder eingehalten wird. Durch rhythmisches Zählen beim Gehen oder Treppensteigen von eins bis vier kann auf eine gleichmäßige Atmung hingearbeitet werden. Eins entspricht der Einatmung, zwei der Ausatmung, drei und vier der Atempause. Hierbei lernt der Patient auch, daß — übertrieben ausgedrückt — Ausatmen wichtiger ist als Einatmen. Das richtige Husten und Abräuspern im Sinne einer Schleimhautregie muß dem

Kranken ebenfalls beigebracht werden. Infolge des quälenden Hustens husten sich viele Asthmatiker oft in einen Anfall hinein.

Nach diesen Vorarbeiten kann mit einer individuell abgestimmten Gymnastik — Bewegungsübungen am Boden, an der Sprossenwand — und eventuell mit Yoga begonnen werden. Atemübungen mit der Stimme verbessern zusätzlich die Atemfunktion. Für die Musiktherapie des Asthma bronchiale ist die ordnende Gestaltungskraft der Werke Bachs und Mozarts ideal geeignet.

Die physikalische Therapie erfordert zunehmend die Mitarbeit des Patienten. Darin liegt der wesentlichste Faktor der psychotherapeutischen Auswirkung der Atemtherapie. Der Patient wird zur Selbsterziehung, zur Selbstkontrolle und zu Selbstvertrauen hingeführt. »Das selbständige Tun, zu dem der Leidende aufgerufen wird, bedeutet eine völlig veränderte Begegnung mit dem Kranksein. Er erwartet nicht mehr vom Medikament seine Hilfe, sondern er erringt sich einen veränderten und auch gefestigten Standpunkt seiner Krankheit gegenüber. Er erwartet nicht nur Unterstützung von außen, sondern er lernt auch, diese Hilfe von sich selbst zu fordern« (Kuppe).

Jede richtige Atemtherapie ist deshalb auch Psychotherapie.

2. Das Asthma bronchiale wurde als Ausdruckskrankheit beschrieben. Der lebendige, offene, gesunde Menschenverstand reicht aus, um die seelischen Ursachen zu verstehen und dem Menschen in seiner psychischen Not zu helfen. Auch vor »Erfindung« der Psychotherapie ist es einfühlsamen Ärzten gelungen, Asthmapatienten zu heilen.

Die wichtigste psychotherapeutische Maßnahme ist das ärztliche Gespräch, wobei dem Patienten das gemeinsame Ziel, die Ursachen der Krankheit zu ergründen und zu beseitigen, vor Augen gestellt wird. Entscheidend dabei ist, dem Patienten zunächst die Angst zu nehmen. Das Problem der Angst des Patienten findet in den Kliniken oft eine erstaunliche Mißachtung. Gerade der Asthmapatient ist dem verhängnisvollen Kreislauf — Anfall — ängstliche Erwartung — Anfall — ausgesetzt. Eine besondere Hilfe bei der ängstlichen Verspannung kann dem Patienten durch psychotherapeutische Suggestivverfahren wie dem autogenen Training zuteil werden. Schon die Eingangsübung: »Ich bin ganz ruhig« beseitigt die ängstliche Grundstimmung. Das Geschehenlassen der Atmung im »Es atmet mich« ermöglicht die Wiederherstellung der Eigengesetzlichkeit der Atmung, die nicht von unseren Spannungszuständen gestört wird. Bereits von Kant stammt eine kleine Schrift mit dem Titel: »Von der Macht des Gemüts, durch den bloßen Vorsatz, seiner krankhaften Gefühle Meister zu werden.« Bei einem Rückfall in die Krankheit soll dem Patienten erklärt werden, daß dieser kein Hindernis auf dem Weg zur Heilung ist, sondern daß aus den Umständen, unter denen die Atemnot eintrat, ersichtlich sein kann, wodurch das Asthma ausgelöst wird. Hat der Patient erst einmal Zutrauen zu der Befähigung des Arztes gewonnen, kann ihm auch die »Aufklärung« zugemutet werden, daß sein eigenes Verhalten mitschuldig an seinem Leiden ist. Mit dieser oft schmerzlichen Erkenntnis muß sich der Kranke auseinandersetzen, wenn er Heilung erfahren will. Die Psychotherapie hilft also, den Bewußtseinsfaktor zu beherrschen. Der Mensch wird immer nur krank an dem, was er nicht sieht.

Die Übung der Atmung ist im asiatischen Raum das wichtigste Mittel zur Vorbereitung des Bewußtseins auf höhere Erkenntnis. Bewußte Atemschulung mit Ausrichtung der Konzentration auf die Atembewegung vermittelt eine verstärkte Selbstwahrnehmung des Körpers. Dies bewirkt einerseits eine Versenkung nach innen und ruft andererseits einen besonderen Grad von Wachheit hervor. Diese »Spannungsregulation« (Ehrenberg) ermöglicht beim Gespannten einen Abbau der Spannung, beim Bedrückten ein Anheben der Aktivität. Ziel der Atemschulung ist »Entspannung in Aktivität«, gleichsam der goldene Mittelweg zwischen Verkrampfung und Erschlaffung. »Der Asthmatiker gewinnt im Zustand der Ruhe und Gelöstheit Einsichten in seine Lebenssituation zu sich selbst und zu seiner Umwelt, er ist außerdem in diesem Zustand in gesteigertem Maße suggestibel und Ratschlägen zur Verhaltensänderung sehr zugänglich« (Ehrenberg).

Die Heilung des Asthma bronchiale tritt dann ein, wenn der Patient seine Fehlverhaltensweise einsieht und mit Hilfe des Therapeuten dieses Stück innerer Arbeit an sich leistet, die Fehlverhaltensweise zu korrigieren. In dem Maße, indem ihm das gelingt, schwindet die Krankheit.

Nur eine Kombination aller Möglichkeiten — Medikamente, Akupunktur, Massage, Atemkorrektur, Entspannung, Psychotherapie — führt zum Ziel.

3. Krankheiten der Verdauungsorgane

Die Mundverdauung

Von der Nahrung und ihrer Verdauung hängt die Gesundheit des Menschen ab. Wer gesund leben will, sollte wissen, wie die Verdauung funktioniert. Die Aufnahmepforte des Leibes für die Nahrung ist die Mundhöhle mit ihren Hilfsapparaten, den Lippen, den Kiefern und Zähnen, dem harten Gaumen, der Zunge, der Kaumuskulatur und den Drüsen. Die Mundregion ist mit einem Gürtel von Sicherungen umgeben, die dem Schutz der leiblichen Unversehrtheit dienen. Vermittels des Geschmacks- und Geruchssinns ist eine Differenzierung der angebotenen Nahrung möglich hinsichtlich ihrer Bekömmlichkeit oder auch Unverträglichkeit. Die Zulassung oder Ablehnung erfolgt jedoch nicht nur durch einen guten oder schlechten Geschmack der Speisen, da der Geschmackssinn ja sehr verbildet werden kann, so daß der Mensch nicht mehr instinktiv spürt, was ihm guttut.

Jedes Tier ist dem Menschen im Instinktverhalten bei der Ernährung überlegen. Die Zulassung oder Abwehr der Nahrung wird außerdem durch komplizierte Reflexe gesichert, deren Ablauf in der Mundhöhle ihren Ausgang nimmt.

Es sind dies die Reflexe des Schlundes, die im Schluckakt die Nahrung weiterbefördern oder im Würge- und Brechakt wieder heraufbefödern. Mit der Aufnahme der Nahrung beginnt die »Bewältigung« und weitere Zubereitung der Nahrungsstoffe für die eigentliche Verdauung. Die mechanische Zerkleinerung der Nahrung erfolgt in erster Linie durch den Kauvorgang. Nur eine gutgekaute Nahrung kann sich vollständig mit dem Mundspeichel vermischen; die Einspeichelung der Nahrung ist der erste wichtige Verdauungsvorgang (Abbildung 36).

Das Sekret, der Speichel, stammt aus sechs Speicheldrüsen — zwei Ohrspeicheldrüsen und vier Kieferspeicheldrüsen — und ist unterschiedlich je nach Art und Eigenschaft der zugeführten Nahrung: Kommen stark gewürzte oder auch schlecht schmekkende Stoffe mit der Mundschleimhaut in Berührung, so werden zwecks Verdünnung große Mengen eines wäßrigen Sekrets geliefert. Diese Art des Speichels heißt deshalb auch Verdünnungsspeichel. Bei trockener Nahrung wird ein vorwiegend schleimhaltiger Speichel — Verdauungsspeichel — produziert, der die trockenen Substanzen einhüllt und schlüpfrig macht. Die Aktivierung und Steuerung der Speicheldrüsen erfolgt über das sogenannte vegetative Nervensystem, das aus dem Sympathikus und dem Nervus vagus besteht. Diese doppelte Innervation der Speicheldrüsen erklärt ihre Fähigkeit, Speichel verschiedener Zusammensetzung zu liefern. Ein Überwiegen der sympathischen Reizung erzeugt den zähen, schleimigen Speichel, eine vorwiegend durch den Vagus bedingte Innervation einen reichlichen, dünnflüssigen Speichel. Über die psychischen Reize durch Vorstellung, Anblick oder Geruch von Speisen — das Wasser läuft einem im Munde zusammen — wurde schon gesprochen.

Neben den Schleimsubstanzen enthält der Speichel ein wichtiges Verdauungsferment, die Diastase, auch Ptyalin genannt, die stärkehaltige Nahrungsmittel zu Dextrinen, den Vorstufen des Zuckers, abbauen kann. Daher rührt der süßliche Geschmack eines gut eingespeichelten und gekauten Stück Brotes.

Ist die Nahrung genügend zerkleinert, eingespeichelt, angewärmt und als schmackhaft empfunden worden, so wird sie von der Zunge zu einem Bissen geformt und nach rückwärts gegen den Schlund geschoben. Sobald der Bissen im Schlund die sogenannten Schluckstellen berührt, entsteht der komplizierte Vorgang des Schluckaktes. Im Bereich des Schlundes erfolgt nämlich die Überschneidung bzw. Kanalisierung der Atem- und Verdauungswege. Beim Schlucken muß deshalb der Rachen nach oben abgeschlossen werden, damit keine Speisen in den hinteren Nasenraum gelangen können; zum anderen muß der Anfangsteil der Luftröhre — der Kehldeckel — verschlossen werden. Ist der Bissen noch nicht schlingfähig, so wird er durch die Muskulatur der Schlundschnürer wieder in die Mundhöhle zurückgewürgt. Auch in der Schlundmuskulatur haben wir somit noch einen Wachposten, der die Qualität und Quantität der zugeführten Nahrung kontrolliert.

Ist der Bissen in die Speiseröhre gelangt, so wird er durch eine wellenförmige Bewegung — Peristaltik — in wenigen Sekunden bis zum Mageneingang befördert. Die Nahrung wird aktiv durch die Speiseröhre hindurchbefördert und rutscht nicht *nur* aufgrund der Schwere in den Magen hinunter. Der Beweis für die aktive Bewegung der Speiseröhre ist leicht zu erbringen: Man kann im Kopfstand flüssige Speisen gewissermaßen nach oben schlucken.

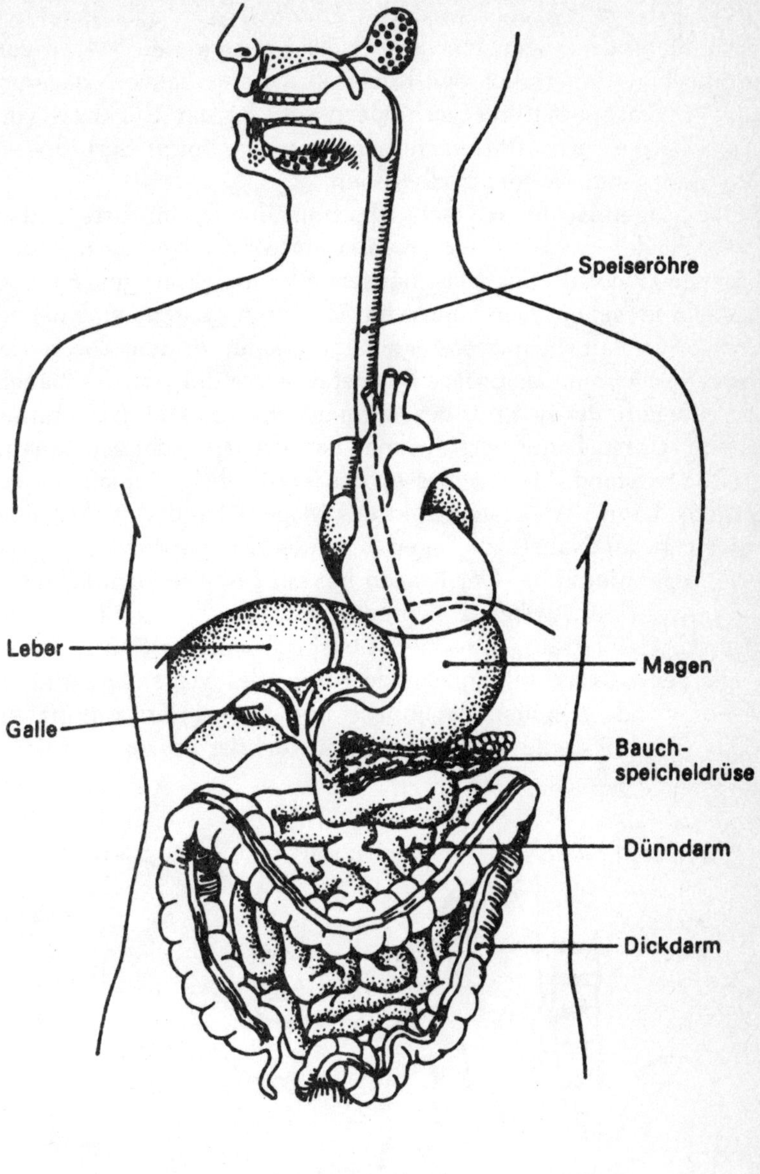

Abbildung 36: Die Verdauungsorgane des Menschen.

Die Funktion des Magens

Am Eingang des Magens, an der sogenannten Kardia, befindet sich ein Schließmuskel, der den Eintritt der Speise in den Magen verwehren kann, aber auch den Rückfluß des starksauren Mageninhalts in die Speiseröhre verhindern soll. Ist der Rückfluß vom Magen in die Speiseröhre nicht behindert, so kommt es zu Speiseröhrenentzündung oder Sodbrennen.

Der Magen ist der weiteste Abschnitt des Darmrohres und an seinen beiden Enden — der Kardia am Mageneingang und dem Pförtner (Pylorus) am Magenausgang — mit kräftigen Schließmuskeln versehen. Der Magen hat im leeren Zustand eine hakenförmige Gestalt. Sein oberer Pol liegt links unter dem Zwerchfell und dem Herzen, das untere Ende steht etwa in Höhe des Nabels. Diese Lage findet sich nur bei einem guten Tonus der Magenmuskulatur. Unter Tonus versteht man das Verhalten der Muskulatur im Ruhezustand. Bei Nachlassen des Tonus, bei Erschlaffung des Magens, kann der tiefste Punkt des Magens handbreit und tiefer unterhalb des Nabels zu liegen kommen. Man spricht dann von einer Magensenkung. Der Magen hat ein Fassungsvermögen von etwa zwei Liter, wobei er sich erheblich ausweiten kann und die Speisen relativ kräftig umschließt (siehe Abbildung 36 a).

Die dem Zwerchfell anliegende Kuppe des Magens nennt man Magengrund (Fundus), die innere und äußere Krümmung des Magens heißt kleine und große Kurvatur, der vor dem Pförtner

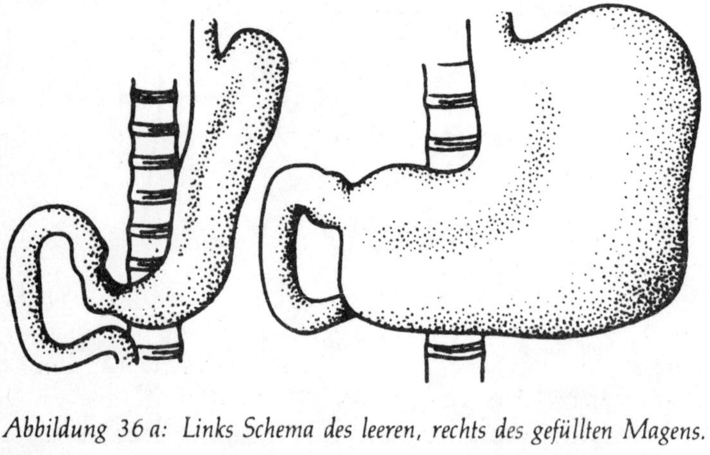

Abbildung 36 a: Links Schema des leeren, rechts des gefüllten Magens.

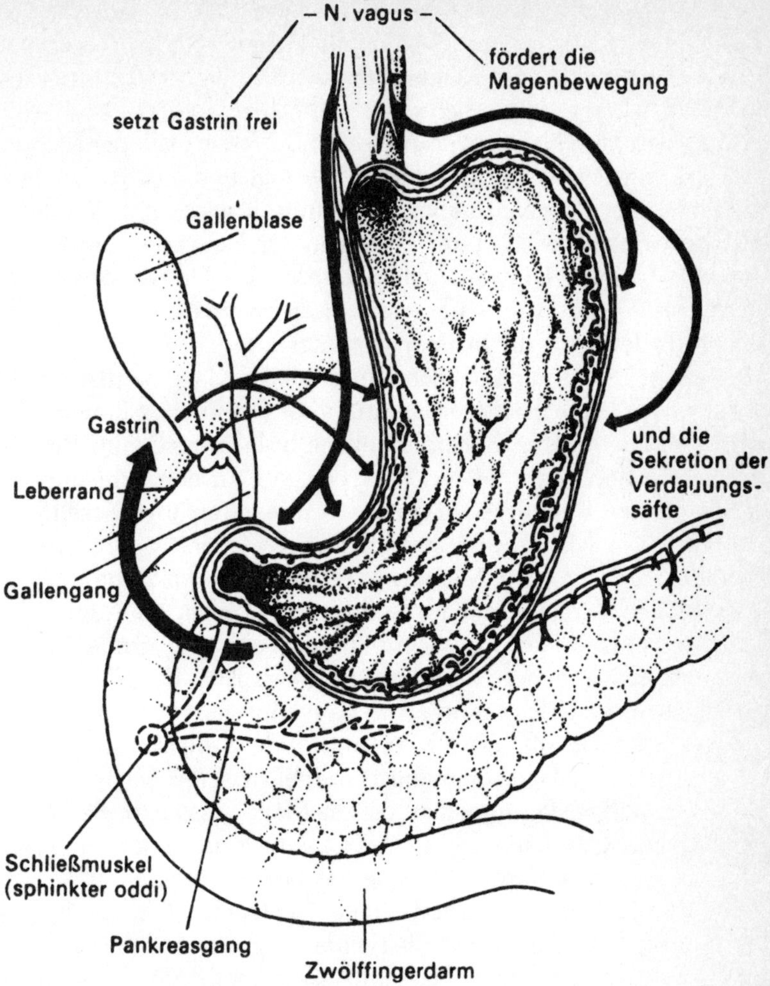

Abbildung 37: Schema der Magenfunktion.

liegende Magenanteil das Antrum, der mittlere Anteil wird als Magenkörper bezeichnet.

Der Magen ist nicht nur Vorratsraum, sondern ein wichtiges Organ des eigentlichen Verdauungsvorganges.

Der Kauakt dient in erster Linie der mechanischen Aufbereitung der Nahrung, im Magen beginnt die Assimilation, die Verwandlung in körpereigene Stoffe. Zersetzung organischer Substanzen wird eigenem Leben dienlich. Diese chemische Tätigkeit erfolgt durch gewaltige Drüsensysteme. Millionen Magendrüsen produzieren täglich etwa zwei Liter Magensaft. Die Menge und Zusammensetzung des Magensaftes richtet sich auch hier wieder nach der Art der dargereichten Nahrung. Neben der *psychischen Phase* der Magensaftsekretion (Vorstellung, Anblick, Geruch und Geschmack), die vor allem über den Nervus vagus vermittelt wird, gibt es eine *reflektorische Phase*, die in erster Linie von der Nahrungszusammensetzung abhängt. Und auch hier werden die Reize vorwiegend durch den Nervus vagus übermittelt; die sympathischen Magennerven fördern nur die Schleimabsonderung.

Die dritte, nicht minder wichtige Phase der Magenverdauung ist die *hormonale Phase*. Hier werden unter der chemischen Einwirkung von Erregungsstoffen hormonähnliche Substanzen, zum Beispiel das Gastrin, erzeugt, das auf dem Blutweg zu den Schleimhautdrüsen gelangt und diese zur Saftsekretion veranlaßt. Diese Phase tritt auch am Magen auf, dessen Nerven operativ durchtrennt wurden. Steuerung der Magensekretion siehe Abbildung 37.

Im Magen wird vor allem die Eiweißverdauung in Angriff genommen. Das Magensekret enthält deshalb eine große Menge eines eiweißspaltenden Fermentes: das Pepsin. Das Pepsin löst Eiweiß auf und zerlegt es in seine Bausteine.

So werden Fleisch, Eier, Käse und andere eiweißhaltige Nahrungsmittel im Magen allmählich aufgelöst. Eine wichtige Rolle bei der Eiweißverdauung spielt die im Magen erzeugte Salzsäure. Der Magen ist der einzige Teil des Organismus, in dem eine freie Mineralsäure vorkommt. Sie bedeutet aber keine Gefahr für das organische Gewebe, da sie erst auf der Schleimhautoberfläche entsteht, die gegenüber der Selbstverdauung einen Schleimschutz aufweist. Dieser Schutzmechanismus kann bei Erkrankungen allerdings gestört sein. Die Salzsäurebildung wird vorwiegend im oberen Magenanteil, dem Magenfundus und dem Magenkörper, vorbereitet, die Stimulierung der Salzsäurebildung erfolgt allerdings über den unteren Magenanteil, das Antrum.

Durch die Salzsäure kommt es zu einer Aufweichung und Denaturierung des Eiweißes, so daß es für die Fermente, zum Beispiel Pepsin, leichter angreifbar wird. Außerdem wird durch die Salzsäurebildung die Pepsinausschüttung verstärkt angeregt. Weiterhin sorgt die Magensalzsäure dafür, daß nahezu alle mit der Nahrung aufgenommenen Bakterien zerstört werden. Der Magen ist daher im gesunden Zustand immer keimfrei.

Der Magen ist auch Sitz des Hunger- und Sättigungsgefühls. Bei der Entstehung des organischen Hungergefühls spricht wiederum die Funktion des Vagus mit. Nervus vagus (siehe Abbildung 37) heißt schweifender Nerv; er tritt aus der Schädelbasis aus, verläuft längst der großen Halsschlagader, schickt Äste zu den Stimmorganen, zu Lunge, Herz, Magen, Milz, Leber, zum Sonnengeflecht und zur Niere.

Er ist der Regler des Kräftehaushaltes im Organismus und gehört wie sein Gegenspieler, der Nervus sympathikus, zu den autonomen, d. h. selbsttätigen Zügeln des Lebens.

Der Magen ist nicht nur Vorratsbehälter und Verdauungsorgan, sondern auch Transportorgan des Speisebreis. Erst wenn die Speisen im Magen genügend vorverdaut sind, wird das weitere Verdauungsrohr mit Speise beschickt. Die Bewegung der sehr kräftigen Magenmuskulatur läuft dabei nach ebenfalls genau gesteuerten Gesetzmäßigkeiten ab. Schon gleich nach der Nahrungsaufnahme kommt es zu fortschreitenden Einziehungen (Kontraktionen), die sich in Richtung auf den Magenpförtner zu bewegen. Im gesunden Magen erfolgen diese Kontraktionswellen in gleichmäßigem Rhythmus im Abstand von etwa zwanzig Sekunden. Im Magen liegt also eine besonders ausgeprägte Peristaltik vor.

Die ständigen Einschnürungen bewirken eine intensive Vermischung des Speisebreis. Die Peristaltik dient also zunächst nur der Durchmischung des Mageninhaltes, und erst nach ausreichender Verdauung kommt es zum Weitertransport. Hierbei setzt ein Reflexmechanismus ein, der den Magenpförtner veranlaßt, kleinste Portionen in den Zwölffingerdarm durchzulassen.

Der Zwölffingerdarm und die Bauchspeicheldrüse

Je nach Schwere und Umfang der aufgenommenen Speise hat sich der Magen nach zwei bis sechs Stunden wieder vollständig entleert. Der eigentliche Darm beginnt mit dem sogenannten Zwölffingerdarm, der sich an den Magenpförtner anschließt.

Der Zwölffingerdarm ist ein etwa dreimal vier Finger breites — daher der Name — langes Darmstück, das sich U-förmig an den Magenausgang anschließt und durch das Bauchfell ziemlich fest an die rückwärtige Bauchwand fixiert ist.

Außer durch die unmittelbare Nachbarschaft zum Magen — im

Magen und Zwölffingerdarm können die gleichen Erkrankungen vorkommen — gewinnt der Zwölffingerdarm eine besondere Bedeutung als Mündungsstelle der Sekrete der zwei großen Verdauungsdrüsen — der Leber und der Bauchspeicheldrüse. Der Zwölffingerdarm ist deshalb auch als die chemische Retorte des Verdauungssystems bezeichnet worden. In den Zwölffingerdarm ergießen sich im Laufe des Tages etwa 1,5 Liter Gallenflüssigkeit und die gleiche Menge Bauchspeicheldrüsensaft. Die Bauchspeicheldrüse liegt mit ihrem Kopf in der Schlinge des Zwölffingerdarms, die Verlängerung der Bauchspeicheldrüse, der Schwanz, liegt hinter dem Magen und reicht fast bis zur Milz. Die nur 75 Gramm schwere Bauchspeicheldrüse (Pankreas) produziert etwa zehn verschiedene Fermente zur Fett-, Eiweiß- und Kohlenhydrateverdauung.

Ihr Verdauungssaft ist stark alkalisch und neutralisiert den aus dem Magen ausgetretenen sauren Speisebrei, wobei die Speichelaufmischung und Feinabstimmung wiederum von der Nahrungszusammensetzung abhängt. Schon 60 Sekunden nach der Nahrungsaufnahme sind im »Bauchspeicheldrüsen-Labor« die ersten Lösungen fertig. Neben dieser Nervensteuerung, vorwiegend durch den Nervus vagus, ist die hormonelle Beeinflussung der Bauchspeicheldrüse über den Blutweg von besonderer Bedeutung. Die in den Zwölffingerdarm gelangende Salzsäure aktiviert das Hormon Sekretin, welches die Sekretion des Bauchspeichels in Gang bringt. Der Bauchspeichel mündet über den Bauchspeicheldrüsengang zusammen mit dem Gallengang in den mittleren Anteil des Zwölffingerdarms. Die warzenartige Mündungsstelle — Papilla Vateri genannt — ist von einem ringförmigen Schließmuskel umgeben — dem Sphincter Oddi.

Meist besitzt das Pankreas noch einen weiteren Ausführungsgang, der zwei bis drei Zentimeter über der Papilla Vateri mündet.

Die wahrhaft lebenswichtige Bedeutung der Bauchspeicheldrüse besteht aber nicht in der Produktion der Verdauungsfermente, sondern in der Produktion des Hormons Insulin — so genannt, weil es in »Inselzellen« produziert wird, die das ganze Pankreas durchsetzen. Es gibt etwa eine Million Pankreas-Inseln, die insgesamt nur ein Gewicht von 2,5 Gramm haben. Eine mangelhafte oder fehlende Herstellung des Insulins ist die Ursache der Zuckerkrankheit, einer Krankheit, die ebenfalls zu den Zivilisationskrankheiten zu rechnen ist und an der in der Bundesrepublik allein etwa drei Millionen Menschen leiden.

Im *Magen* erfolgt in erster Linie die *Eiweißverdauung*. Störungen im hormonellen Anteil der *Bauchspeicheldrüse* führen zu *Zuckerverwertungsstörungen* und damit zu dem bekannten Krankheitsbild Diabetes. Der Verdauungssaft der *Leber*, die Galle, hat besondere Beziehung zur *Fettverdauung*, Magen-Leber-Bauchspeicheldrüse bilden eine funktionelle Einheit, deren Zusammenspiel durch äußerst komplizierte Regelmechanismen gesteuert wird, die im Rahmen dieses Buches nur angedeutet werden können.

Rechnen wir nach, um uns eine Vorstellung von der gewaltigen Verdauungsleistung zu machen, die bereits erfolgt ist, bevor die Speisen an die eigentliche Grenzfläche zwischen Außen- und Innenwelt gelangen, an die Darmwand: 1,5 Liter Mundspeichel, etwa zwei Liter Magensaft, je 1,5 Liter Gallenflüssigkeit und Bauchspeichelsaft fließen in 24 Stunden bei etwa dreimaliger Nahrungsaufnahme im oberen Anteil der Verdauungsorgane zusammen. Die Darmwand ist jedoch die Trennungsfläche zweier grundverschiedener Bereiche. Hier wird differenziert, was aufnehmbar, assimilierbar ist, und was als unbrauchbar wieder ausgeschieden werden muß.

Der Dünndarm

Der Mensch kann ohne Magen, ohne Bauchspeicheldrüse und ohne Dickdarm leben, nicht jedoch ohne Dünndarm.

Der an den Zwölffingerdarm anschließende Dünndarm des Menschen ist ein vier bis fünf Meter langer muskulöser Schlauch, der in seinem oberen Anteil Jejunum oder Leerdarm, in seinem unteren Teil Ileum heißt. Die zahlreichen Schlingen dieses Darms hängen an einer Bauchfellfalte, dem Gekröse. Die Lage dieser Falte — sie zieht von links oben nach rechts unten — bedingt, daß die Schlingen des Jejunums vorwiegend im linken Oberbauch, die Schlingen des Ileums vorwiegend im rechten Unterbauch zu liegen kommen. Die enorme Beweglichkeit des Dünndarms ermöglicht eine regelrechte Pendelbewegung, wobei die Darmschlinge gleichsam geschwenkt wird. Die gleichzeitige rhythmische Segmentierung, die Peristaltik, ermöglicht eine besonders intensive Mischung des Speisebreis. Die Weiterbeförderung des Speisebreis in den nächsten Darmabschnitt erfolgt erst dann, wenn der Inhalt entsprechend vorbereitet ist. Je vollständiger somit der Verdauungsvorgang im vorangegangenen Teil des Verdauungssystems erfolgt, um so leichter erfolgt die Weiterverdauung. Diese Gesetzmäßigkeit gilt für den gesamten Verdauungssektor. Eine mangelhafte Mundverdauung ist nicht mehr zu korrigieren, die falsche Behandlung des Bissens am Anfang erzeugt Mißverhältnis für das gesamte nachfolgende Fließband, ähnlich wie bei einem falsch zugeknöpften Kleidungsstück die Rechnung am Ende ebenfalls nicht aufgeht.

Die Schüttelung und intensive Durchmischung des Darminhalts bedeutet eine erhebliche Beschleunigung der Verdauung. Die Hauptaufgabe des Dünndarms ist jedoch die Resorption — die Aufnahme der verdauten Nahrungsstoffe in das Blut und in die Lymphe. Man hat lange Zeit angenommen, daß dieser Vorgang durch Osmose (Osmose = Austausch verschiedener Flüssigkeiten durch eine poröse Scheidewand) zustande kommt. Es hat sich gezeigt, daß der Flüssigkeitsstrom vom Darm ins Blut etwa dreißigmal größer ist, als es durch Osmose möglich wäre. Es ist anzunehmen, daß die Bewegung des Darms auch eine gewisse Pumpwirkung auf das zur Leber fließende Blut ausübt. Der Zustand und die Leistungsfähigkeit des Darms haben also auch unmittelbar Einfluß auf die Leber. Die gesamten im Dünndarm in das Blut aufgenommenen Nahrungsbestandteile — Aminosäuren, Zucker, Fettstoffe, Vitamine, Mineralien, Arzneimittel — werden über das sogenannte Pfortadersystem zunächst der Leber zugeführt, die wie ein riesiges Filtersystem arbeitet und verhindert, daß die Zusammensetzung des Blutes, die ja sehr konstant gehalten werden muß, durch die Nahrungsaufnahme wesentlich verändert wird.

Der Darm ist auch das Quellgebiet einer besonderen Art von Körpersaft — der Lymphe (lat. lympha = Quellwasser). Die Lymphe ist eine eiweißhaltige, milchartige Flüssigkeit, die die Fett- und Eiweißstoffe der Nahrung direkt — unter Umgehung der Leber — über den Brustmilchgang dem Blut zuführt.

Der Dünndarm ist mit Abstand das größte lymphatische Organsystem des Organismus. Von den 460 im ganzen Organismus verteilten Lymphknoten befinden sich allein 200 im Darmbereich. Jede einzelne Darmzotte enthält neben einer winzigen Arterie und Vene auch ein Lymphgefäß. Durch die Zottenbildung des Dünndarms vergrößert sich die Kontaktfläche des Darms auf ca. 4000 qm.

Schon die Ärzte des Altertums, die die Entstehung der Krankheiten vorwiegend auf eine fehlerhafte Säftemischung zurückführten, wußten, daß die Zusammensetzung des Darminhalts Auswirkungen auf den Gesundheitszustand des gesamten Organismus hat. Der klassische Lehrsatz der Ärzte von der Antike bis in unsere Zeit lautet deshalb:

Qualis cibus — talis chylus
qualis chylus — talis sanguis
qualis sanguis — talis caro

Wie die Speise so der Darmsaft, wie der Darmsaft so das Blut, wie das Blut, so das Fleisch.

Der Dickdarm

Im Dünndarm wird vor allem die Überführung des Speisesaftes in den »Eigenraum« des Körpers bewältigt, im Dickdarm stehen die Ausscheidungsprozesse im Vordergrund. Er unterscheidet sich deshalb in Bau und Funktion wesentlich vom Dünndarm. Der Dickdarm ist etwa 1,25 Meter lang und beginnt im rechten Unterbauch mit einem Blindsack, dem eigentlichen Blinddarm, der durch die seitliche Einpflanzung des Dünndarms in den Dickdarm entsteht. Der Übertritt des im unteren Dünndarm schon sehr kotähnlichen Speisebreis wird durch eine Art Schließmuskel gesteuert, die sogenannte Bauhinsche Schleimhautfalte. Sie soll eine Überfüllung des Dickdarms und zugleich ein Rückströmen von Kot aus dem Dickdarm in den Dünndarm verhindern. Am unteren Ende des beschriebenen kurzen, abgerundeten Blinddarms entspricht ein fünf bis neun Zentimeter langes und etwa fünf Millimeter dickes wurmartiges Gebilde, der Wurmfortsatz (Appendix). Im allgemeinen Sprachgebrauch wird der Wurmfortsatz fälschlicherweise als Blinddarm bezeichnet. Dieser Wurmfortsatz enthält zahlreiche Lymphdrüsen, die sicher eine Sekretion bewirken, die nicht ohne Sinn im Organismus sein kann. »Dies gebietet, bezüglich der Belanglosigkeit seiner operativen Herausnahme kritischer zu sein, als es in den letzten Jahrzehnten häufig der Fall war« (Ring).

Der Blinddarm setzt sich in dem sogenannten aufsteigenden Dickdarm fort (Colon ascendens), der bis unter die Leber hinaufzieht. Hier macht der Dickdarm eine Biegung, zieht als Querdarm (Colon transversum) quer über die Wirbelsäule bis in die Milzregion und biegt hier abermals um in den absteigenden Dickdarm (Colon descendens).

Der aufsteigende und absteigende Dickdarm sind durch das Bauchfell relativ fest an die Bauchhinterwand fixiert, während der Querdarm eine große Beweglichkeit besitzt und seine Lage stark verändern kann. Auf den absteigenden Dickdarmast folgt wiederum ein bewegliches Darmstück, das S-förmig gekrümmt ist und als

Sigma — die griechische Bezeichnung für den Buchstaben S — bezeichnet wird. Der unterste Abschnitt des Dickdarms, der Mastdarm, zieht ziemlich gerade — deshalb auch der Name Rektum — vor dem Kreuzbein bis zur Steißbeinspitze herab und mündet im After.

Der Dickdarm unterscheidet sich nicht nur im Kaliber, in der Dicke, vom Dünndarm, sondern weist auch eine völlig andersgeartete Struktur auf. Im Dünndarmbereich durchsetzen Längs- und Ringmuskulatur etwa gleich stark die Darmwand. Im Dickdarm ist die Längsmuskulatur zu drei Bändern (Tänien) verdickt, die in gleichmäßigem Abstand voneinander liegen. Da die Bänder kürzer sind als die Ringmuskulatur, erscheint der Dickdarm wie gerafft, die dadurch entstehenden sackförmigen Ausbuchtungen nennt man Haustren.

Der Dickdarm enthält selbst keine Verdauungsdrüsen mehr. Er übernimmt die im Dünndarm noch unverdaut gebliebenen Verdauungsreste, insbesondere die Substanzen, die einer Verdauung im Magen und Darm widerstehen — die Zellulose. Um auch die Zellulose aufschlüsseln und verwerten zu können, braucht der menschliche Organismus ein Hilfsmittel, das eigentlich außermenschlicher Natur entstammt: die Bakterien. Die gesamte Dickdarmwand ist mit Milliarden von Bakterien »austapeziert«, die in einer Art Gärung den Verdauungsvorgang vollenden helfen. Nutzen oder Schaden in diesem Wirt-Gast-Verhältnis richtet sich auch hier nach einem organischen Gleichgewicht. Die Gesamtheit der Darmbakterien bezeichnet man auch als Darmflora. Es soll an dieser Stelle schon erwähnt werden, daß eine Störung dieser Darmflora, eine Dysbakterie, fast nie die Ursache, sondern meist die Folge von krankhaften Verdauungsprozessen ist.

Der Kot wird durch Wasserentzug nun zunehmend eingedickt und langsam weitertransportiert. Er wird dabei erheblich vermehrt durch die massenhaft vorhandenen Bakterien, ferner durch Sekrete der Schleimhaut und die abgestoßenen und verbrauchten obersten Schleimhautzellen. Der Dickdarm hat jedoch nicht nur die Funktion des Weitertransports und der Ausscheidung letztlich unverwertbarer Nahrungsbestandteile, sondern er hat eine unschätzbare Entgiftungsfunktion. Zahlreiche Mineralstoffe wie Natrium, Magnesium, Kalzium, aber auch giftige Schwermetalle wie Blei und Quecksilber können über den Dickdarm ausgeschieden werden, der hierdurch zu einem die Leber und die Nieren entlastenden Organ wird.

Etwa sechs Stunden nach der Mahlzeit erreicht die Nahrung den Dickdarm. Die weitere Bearbeitung und der Weitertransport der Nahrungsrückstände erfolgt im Dickdarm viel langsamer und nimmt deshalb ca. zwölf Stunden in Anspruch. Die Passage einer gemischten Nahrung durch den gesamten Verdauungstrakt dauert im Durchschnitt etwa achtzehn Stunden.

Die Transportfunktion des Dickdarms ist dabei so beschaffen, daß sie weder durch ausstreichende Massage noch durch Betätigung der Bauchpresse erheblich beeinflußt werden kann. Wie im ganzen Verdauungstrakt gilt auch hier das Gesetz, daß die Funktion eines Abschnittes immer vom nächsten Abschnitt reflektorisch beeinflußt wird.

Die gesamte Steuerung des Verdauungsvorganges unterliegt, wie schon mehrfach gesagt, mit Ausnahme der Mundverdauung dem vegetativen — unbewußten — Nervensystem. Nur der am Ende des Mastdarms liegende Afterschließmuskel kann wieder willkürlich betätigt werden. Das Gefühl des Stuhldranges tritt dann ein, wenn sich Kot vom Sigma in den Mastdarm entleert. Der normale Stuhl ist geformt, nur von einer hauchdünnen Schleimschicht überzogen und beschmutzt bei seinem Durchtritt weder den After noch dessen Umgebung. Bei Tieren ist die Beschmutzung des Afters immer ein untrügliches Zeichen für Darmerkrankungen oder Verdauungsstörungen. Der Verbrauch großer Mengen Toilettenpapiers kann ein untrügliches Zeichen chronischer Verdauungsstörungen sein (F. X. Mayr) und ist nicht unbedingt ein Maßstab für die Höhe der Zivilisation.

Von der Güte und Nahrung und von der Leistungsfähigkeit der Verdauung hängen Wohlbefinden und Gesundheit unmittelbar ab. Der Verdauungsapparat ist die Wurzel der »Pflanze Mensch«. Bei Schlaffheit, Trägheit und Verkrampfung kommt es zu einer Kette von Störungen, die Auswirkungen im gesamten Organismus haben können — in den meisten Fällen aber zunächst in der Leber, denn die Leber »wurzelt« mit der Pfortader im Darm.

Funktion der Leber und der Gallenblase

Die Leber ist die größte Drüse des Organismus. Es geschieht kaum eine lebensnotwendige Leistung des Körpers, die nicht in irgendeinem Zusammenhang mit der Leber steht. Die Leber wiegt drei bis vier Pfund und ist durch Bänder an der Unterseite des Zwerchfells fixiert. Durch ein sichelförmiges Band wird die Leber in einen rechten und einen linken Leberlappen geteilt, ihr tiefster Punkt liegt etwa in Höhe des rechten Rippenbogens. Die Blutzufuhr erfolgt in erster Linie über das Pfortadersystem, welches das Blut aus Magen, Darm, Milz und Bauchspeicheldrüse sammelt. Das Pfortaderblut enthält alle durch die Verdauungsorgane aufgenommenen Stoffe, die der Ernährung dienen sollen, aber auch Gärungs- und Fäulnisprodukte sowie Giftstoffe, die über den Darm in die Innenwelt des Organismus aufgenommen wurden. Die Pfortader verzweigt sich an der Leberpforte — daher der Name — in zahllose kleine und kleinste Gefäße: Haargefäße oder Kapillaren, die alle Leberzellen umgeben.

Nach Aufnahme der Nahrungsstoffe durch die Leberzelle sammelt sich das Blut in kleinen Blutadern — Venen —, die in der Mitte der sogenannten Leberläppchen liegen. Das durch die Leber filtrierte, gereinigte und entgiftete Blut gelangt schließlich über die Lebervenen in die untere Hohlvene und von hier über das Herz-Kreislauf-System zu allen Organen.

Die Leber enthält noch ein weiteres Netzwerk von feinsten Gefäßen, die Gallenkapillaren; in ihnen sammelt sich die von der Leber produzierte Gallenflüssigkeit. Die Gallenkanälchen münden in einen großen, etwa bleistiftdicken Gallengang an der Unterseite der Leber, in dem die Galle zum Zwölffingerdarm fließt. Aus dem Gallengang zweigt ein seitlicher Blindsack ab, die Gallenblase. Sie hat die Aufgabe, die Galle einzudicken, zu konzentrieren, um bei Bedarf, bei fettreicher Nahrung, eine konzentrierte Gallenflüssigkeit in den Darm entleeren zu können. Die von der Leber täglich produzierte Gallenmenge beträgt etwa 1,5 Liter. Erst durch ihre Entleerung in den Zwölffingerdarm werden die fettverdauenden Fermente der Bauchspeicheldrüse, die Lipasen, aktiviert und wirksam. Die Tätigkeit der Gallenblase selbst wird wiederum über komplizierte nervöse und hormonelle Vorgänge gesteuert, die ihren Ausgangspunkt im Sonnengeflecht bzw. in der Darmwand selbst haben.

Die Galle enthält als Farbstoffe das Gallenrot, das Bilirubin, und das Gallengrün, das Biliverdin. Die Muttersubstanz der Gallenfarbstoffe ist der rote Blutfarbstoff, das Hämoglobin. Die Gallenfarbstoffe haben für die Verdauungsvorgänge selbst keine Bedeutung; die allein wirksamen Bestandteile der Galle sind die Gallensäuren. Sie ermöglichen erst eine sogenannte Emulsionsbildung der Fette, wodurch diese für die Fermente angreifbar werden.

Nach der Aufnahme der Fette werden die Gallensäuren wieder abgespalten und der Leber zugeführt. Diesen Vorgang bezeichnet man als inneren Kreislauf der Gallensäuren. Weiterhin werden über die Galle Cholesterin (= Gallenfett, Chole = Galle, Ste[a]rin = Fett) und einige Mineralien, insbesondere Kalksalze, ausgeschieden. Zur Steinbildung in der Gallenblase kommt es nur dann, wenn die Galle eine falsche Zusammensetzung aufweist. Dies aber bedeutet, daß die Leber eine fehlerhaft zusammengesetzte Galle produziert. Die Ursache dieser falschen Säftemischung ist fast ausnahmslos ernährungsbedingt. Die Ausschüttung der Galle erfolgt nicht nur durch Nahrungsmittel, durch Fette, Eigelb oder Arzneimittel — zum Beispiel Bittersalz, Glaubersalz —, es gibt auch eine reflektorisch-nervöse Auslösung durch psychische Reize. Die Wechselwirkung zwischen Leber-Galle-System und psychischen Alterationen war dem Menschen wohl schon immer bekannt und hat in der antiken Säftelehre von den Temperamenten ihren Niederschlag gefunden. Noch heute spricht man von einem Melancholiker, einem schwermütigen (schwer»galligen«) Menschen, der zu Depressionen neigt und zu keiner Lebensfreude fähig ist; vom Choleriker, der sich so aufregt, daß ihm »die Galle überläuft und hochkommt«; und von Menschen, die glauben, sich »grün und gelb« ärgern zu müssen ...

Gelangen Gallenbestandteile ins Blut und in die Gewebe, so entsteht eine Gelbsucht (Ikterus). Die Ursache der Gelbsucht liegt entweder in einem Gallenstau durch ein Abflußhindernis in den Gallenwegen, zum Beispiel einen Gallenstein, oder sie beruht auf einer direkten Schädigung der Leberzelle durch Viren oder Bakterien, die über den Blutweg oder den Darm in die Leber eindringen und zu einer Leberentzündung führen, zum Beispiel in Form einer Hepatitis. Im ersten Fall liegt ein Gallengang-Ikterus vor, im zweiten Fall ein Leberzell-Ikterus. Diese Unterscheidung ist von besonderer Wichtigkeit und kann nur durch entsprechende Untersuchungsmethoden geklärt werden. In beiden Fällen ist der Stuhl hell, da zuwenig Gallenfarbstoff in den Darm gelangt, und in beiden Fällen ist der Urin dunkel, da der Gallenfarbstoff nun durch die Nieren ausgeschieden wird.

Die Leber ist das Zentrum des Stoffwechselgeschehens. Sie produziert nicht nur Galle, sie ist auch das Zentrum der Abfallbeseitigung und Entgiftung. Darüber hinaus dient die Leber zur Aufbewahrung von Nahrungsstoffen, vor allem von Glykogen, aus dem der wichtigste Energiespender, der Blutzucker, geliefert wird.

Die Leber ist Mittelpunkt des Kohlenhydrat-, Fett- und Eiweißstoffwechsels, sie reguliert auch die Verteilung und Abgabe der Stoffe an das Blut.

Im Laufe der Zeit wurden zahlreiche Untersuchungsmethoden entwickelt, mit deren Hilfe man Auskunft über den Funktionszustand und die Leistungsfähigkeit der Leber zu erreichen versuchte. Aufgrund der unglaublich vielfältigen Funktionsaufgaben der Leber — bisher sind über 500 verschiedene Aufgaben beschrieben — ist es unmöglich, daß eine »Leberfunktionsprobe« allein eine Aussage über den Gesamtzustand der Leber geben kann. Man hat deshalb Untersuchungen über den Gallenstoffwechsel (Bilirubinbestimmung), den Kohlenhydratstoffwechsel (Galaktosebelastung), den Eiweißstoffwechsel (Elektrophorese) und den Fettstoffwechsel (Cholesterin) angestellt. Die Leistungsbreite einer einzelnen Leberzelle wurde mit Belastungsproben mittels Farbstoffeinspritzungen (Bromsulfthaleinprobe) getestet. Von besonderer Bedeutung wurde die Bestimmung der Transaminasen, die eine gewisse Aussage über den Vitalitätsgrad der Leberzelle zulassen. Die Transaminasen sind Fermente, die vor allem in der Leberzelle vorkommen und bei Schädigung der Leberzelle, zum Beispiel bei Entzündungen oder Vergiftungen, ins Blut gelangen können, wo sie dann vermehrt nachweisbar sind.

Auch die Transaminasenbestimmung ist keine Universalmethode und verlangt zur Interpretation die Erfahrung eines Leberspezialisten. Die in den letzten Jahren immer mehr geübte »Leberbeschau« mittels der Laparoskopie und die Gewebsentnahme aus der Leber zur mikroskopischen Untersuchung, die Leberpunktion, haben zwar die Erkenntnisse über Krankheitsvorgänge in der Leber erheblich vermehrt; sie leisten jedoch keinen Beitrag zu einer Diagnostik, aus der sich zwangsläufig eine Therapie ableiten ließe, die ohne diese Methoden nicht gefunden werden könnte (Bruker).

Krankheiten des Magens

Die sogenannte chronische Gastritis

Gastritis ist eine Verlegenheitsdiagnose. Trotzdem denkt die Mehrzahl der Ärzte (etwa 70 Prozent) an eine Gastritis, wenn der Patient über Völlegefühl, Gasauftreibung, Appetitmangel, Sodbrennen, Übelkeit und Erbrechen klagt. Allen diesen Störungen liegt jedoch in der überwiegenden Mehrzahl der Fälle keine »Entzündung« der Schleimhaut zugrunde, wie die Bezeichnung Gastritis = Magenschleimhautentzündung vermuten läßt; fast immer sind es Störungen in der Bewegung (Motorik) des Magens und Darms, die Beschwerden verursachen. Diese sogenannten funktionellen Störungen der Oberbauchorgane und des Magens sind außerordentlich intensiv und können den Patienten sehr quälen. Bemerkenswert ist dabei, daß viele der üblichen Medikamente dem Patienten keine Erleichterung oder gar Heilung bringen. Ebenso versagt zumindest eine ambulante oder stationäre psychiatrische Behandlung.

»Kaum ein Krankheitsbild hat in den letzten Jahrzehnten einen solchen Wandel hinsichtlich Definition und Wertigkeit erfahren wie die chronische Gastritis« (Rösch).

Die in den letzten Jahren in großem Umfang durchgeführten Gastroskopien mit gezielter Gewebsentnahme aus der Magenschleimhaut zeigten nämlich, daß die Hälfte der Patienten, bei denen eine echte, oft sogar massive Entzündung der Magenschleimhaut nachgewiesen werden konnte, überhaupt keine Magenbeschwerden hatten. Ein bei chronischer Gastritis im Verlauf der Jahre oft festzustellender völliger Schleimhautschwund ist vielfach nur ein Zufallsbefund, er macht in der Regel keinerlei Beschwerden. Als Ursachen der echten Gastritis kommen vor allem Alkohol und Medikamente in Frage, besonders wenn sie über einen langen Zeitraum eingenommen werden. Die wichtigsten Arzneimittel, die zu einer Drogengastritis führen können, sind Salizylsäure (Aspirin), Digitalis, viele Rheumamittel (Butazolidin, Cortison, Amuno) und Brom enthaltende Beruhigungsmittel. Diese Medikamente können u. a. Sodbrennen, Übelkeit, Oberbauchschmerzen und Appetitlosigkeit auslösen. Durch Erkennen und Fortlassen der schädlichen Arzneimittel verschwinden die Beschwerden in der Regel innerhalb einer Woche.

Die Diagnose Gastritis läßt sich nicht mit einer Röntgenuntersuchung, sondern nur durch mikroskopische Untersuchung der Gewebsprobe aus der Magenschleimhaut stellen.

Wie gesagt verursacht jedoch eine chronische Gastritis auch bei ausgeprägten Formen selten Beschwerden und ist in der Regel nicht behandlungsbedürftig.

Offensichtlich befriedigt die Verlegenheitsdiagnose Gastritis aber in vielen Fällen Arzt und Patienten. Da meist auch Abweichungen in der Salzsäure- und Pepsin-Produktion nachweisbar sind, werden die Patienten mit säurebindenden Mitteln bzw. salzsäurehaltigen Präparaten behandelt. Diese Maßnahmen sind oft eine reine Suggestivtherapie und führen zu keinem befriedigenden therapeutischen Resultat, da die künstliche Salzsäure im Speisebrei sofort abgepuffert wird. Trotzdem trifft man immer wieder Patienten, die seit 15 oder 20 Jahren täglich Acidolpepsin einnehmen »müssen«, weil irgendwann einmal ein Salzsäure-Pepsin-Mangel festgestellt wurde!

Sofern also durch entsprechende Untersuchungen schwerere Oberbaucherkrankungen wie beispielsweise ein Magengeschwür, ein Zwerchfellbruch oder Gallensteine ausgeschlossen wurden, erhält der Patient die Auskunft, daß er an einer Gastritis leide oder »nur« einen empfindlichen, nervösen Magen habe. Das Charakteristische hierbei ist, daß trotz der Intensität der subjektiven Beschwerden keine krankhaften Veränderungen festzustellen sind. Jede Störung im Organismus hat aber eine Ursache. Wenn nun keine krankhafte Abweichung von der Norm nachzuweisen ist, geschieht der verhängnisvolle Irrtum: Patient und Arzt sehen das Symptom, also die Magenbeschwerden, als die Ursache der Krankheit an. Der Patient glaubt, daß seine Beschwerden von einem nervösen Magen kommen. Nervöse Organe aber gibt es nicht, es gibt nur nervöse Menschen.

Die Bezeichnung »nervös« oder die Redewendung »Alles sind nur die Nerven« haben in den letzten Jahrzehnten einen üblen Beigeschmack bekommen; »nervös« wird oft mit »nur eingebildet« gleichgesetzt, als ob das Nervensystem kein Organ wäre, das gestört werden könnte (Bruker).

Der Kulturhistoriker Egon Friedell bezeichnete die Nervosität als den physiologischen = natürlichen Zustand des begabten Menschen. Der nervöse Mensch ist empfindsam, aufnahmefähiger und suggestibler, Eigenschaften, die nur von einer brutalen Umwelt als negativ deklariert werden können. Auch im Tierreich ist eher das höher entwickelte Tier nervöser als andere Exemplare der gleichen Art: das Reitpferd ist nervöser als ein Droschkengaul und ein Jagdhund nervöser als ein Fleischerhund.

Sicher spielen bei vielen Magen- und Oberbauchbeschwerden auch äußere Umstände eine Rolle. Naturwidrige Eßgewohnheiten wie mangelnde Besonnenheit bei der Nahrungsaufnahme, schnelles Verschlingen, noch dazu von schlecht gekauter, zu heißer oder zu kalter Nahrung können nicht ohne Folgen bleiben.

Diese zeigen sich jedoch, wie schon gesagt, mehr in Störungen

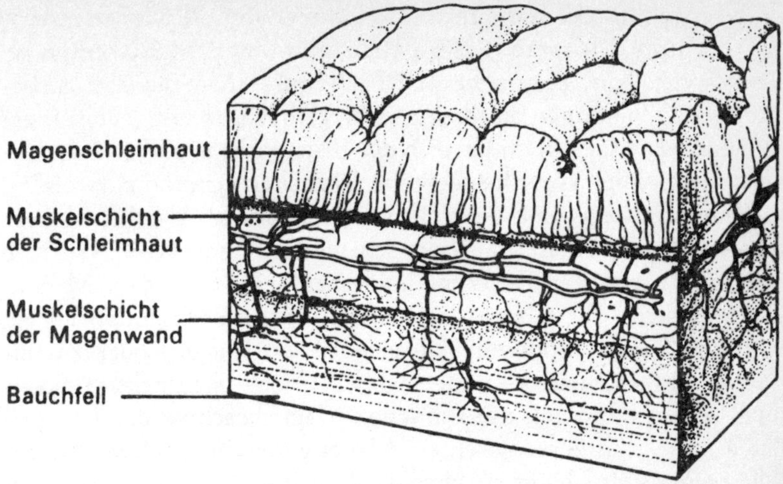

Abbildung 38: Ausschnitt der gesunden Magenwand.

des Allgemeinbefindens als in Magenbeschwerden. Der Magen ist, was die Nahrungsaufnahme angeht, ein außerordentlich geduldiges Organ, und es bedarf schon einer erheblichen Zumutung, bis er mit Schmerzen und Erbrechen protestiert. Der Magen reagiert aber außerordentlich empfindlich auf Störungen, bei denen er selbst primär gar nicht erkrankt ist. Bekannt sind die Bauchschmerzen und das Erbrechen eines Kindes zu Beginn einer Infektionskrankheit, beispielsweise bei akuter Mandelentzündung. Auch ein klassischer Migräneanfall ist immer mit Magensensationen, Übelkeit und Erbrechen verbunden. Es ist also das vegetative Nervensystem, über das der Magen zu derartigen Reaktionen gereizt wird. Dieser Reizzustand führt zu einer Änderung der Tonuslage und ist vor allem auf ein Überwiegen der Tätigkeit des Nervus vagus zurückzuführen. Der Nervus vagus regt nicht nur die Salzsäure- und Pepsin-Produktion an, er bestimmt auch die Peristaltik des Magens. Dies zeigt sich in verstärkten Einschnürungen, aber auch in einem verstärkten Faltenwurf der Schleimhaut, die jedoch nicht von der Schleimhaut selbst, sondern von der darunterliegenden, kräftigen Magenwandmuskulatur ausgeht. Man hat deshalb früher röntgenologisch eine Vergröberung der Magenschleimhautfalten immer als Gastritis bezeichnet. Das Überwiegen der Vagusfunktion, das sich nicht nur am Magen, sondern auch an anderen Organen nachweisen läßt, hat dazu geführt, daß man die Magenkrankheiten einem bestimmten Reaktionstyp und Konstitutionstyp zuordnete. Man sagt, der Patient mit Magenbeschwerden sei ein Vagotoniker, der nicht nur bestimmte körperliche Entsprechungen — niedriger Blutdruck, kalte Hände und Füße, Haltungsschäden, vorwiegend im Bereich der Brustwirbelsäule u. a. —, sondern auch einige typische seelische Verhaltensformen aufweist.

Stimmungslage und konflikthafte Erlebnisse, die keineswegs unbewußt zu werden brauchen, schlagen auf den Magen. Weshalb bei 50 Prozent der Patienten mit sozusagen typischen Magen-Darm-Beschwerden keine organischen Veränderungen vorliegen, während bei der anderen Hälfte meist ein Magen- oder Zwölffingerdarmgeschwür gefunden wird, ist noch nicht geklärt. Sogar beim selben Patienten mit typischen Magenbeschwerden läßt sich das einemal röntgenologisch ein Magengeschwür nachweisen, ein anderesmal wird beim gleichen Beschwerdebild trotz genauester Untersuchungen kein Magengeschwür gefunden.

Das Entstehen eines Magengeschwürs ist immer noch so rätselhaft wie seine oft spontane Abheilung. Da die Art der angegebenen Beschwerden oft keinen Rückschluß zuläßt, ob es sich um eine funktionelle Störung, eine »Gastritis« oder ein Ulcus handelt, ist es naheliegend, die Behandlung des sogenannten empfindlichen, »nervösen« Magens und der Geschwürskrankheit des Magens zusammen aufzuzeigen; offensichtlich liegen ihnen gleiche Ursachen zugrunde. Es zeigt sich nämlich, daß die erhöhten Salzsäure- und Pepsinwerte, die in den allermeisten Fällen gefunden werden, nur eine notwendige Bedingung zur Geschwürsbildung darstellen, aber noch keineswegs ein Geschwür auslösen müssen. Die erhöhten Magensäurewerte finden sich nämlich auch in der Zeit ohne Geschwürsbildung. Es müssen also noch andere Faktoren mitspielen, die ein Magengeschwür auslösen.

Der nervöse Reizmagen und das Magen- und Zwölffingerdarmgeschwür

Man muß endlich einmal erkennen, daß zwischen der Ernährung und dem Magengeschwür keinerlei Beziehungen bestehen (Prof. Artur Jores).

Nach fundierten Schätzungen haben oder hatten etwa zehn Prozent der Bevölkerung bis zum 60. Lebensjahr ein Magen- oder Zwölffingerdarmgeschwür. Das Verhältnis von Magengeschwüren zu Zwölffingerdarmgeschwüren beträgt 1 : 2 bis 1 : 3, Männer sind etwa dreimal häufiger betroffen als Frauen. Die Rate der spontanen Heilungen ist ebenso hoch wie die Neigung zum Wiederauftreten. Nach Ablauf von zwei Jahren haben mehr als 50 Prozent wieder ein Magengeschwür, nach fünf Jahren bereits bis 85 Prozent. Bei Frauen nimmt das Geschwürsleiden mit steigendem Alter zu, bei Männern zwischen dem 50. und 60. Lebensjahr hingegen ab.

Die soziologische Bedeutung des Ulcusleidens, gemessen an den Kosten für Arbeitsausfall, Krankenhausbehandlung und Medikamente ist erheblich. Sie belaufen sich in der Bundesrepublik auf ca. eine Milliarde DM pro Jahr (zitiert nach Bräutigam).

Wie gesagt, ist die Entstehung eines Magen- oder Zwölffingerdarmgeschwürs immer noch unklar. Als einzig unwidersprochener Satz gilt bis jetzt: Ohne Säure kein Geschwür. Wie schon erwähnt ist jedoch die Säure, auch die vermehrte Salzsäurebildung, keineswegs der alleinige Auslöser eines Magengeschwürs, da oft auch bei demselben Patienten erhöhte Säurewerte ohne Geschwürsbildung gefunden werden. Es ist auch nicht erklärbar, warum nur an einem bestimmten Punkt das Gleichgewicht zwischen der Säureaktivität und dem Schutzmechanismus der Magenwand gestört ist. Denn diese Gleichgewichtsstörung ist kein Dauerzustand, sondern periodischen Schwankungen unterworfen.

Es kommt sowohl zu spontaner Heilung wie zu Rückfällen. Man unterscheidet nach der Lokalisation zwei Formen der Ulcuskrankheit: das Magengeschwür und das Zwölffingerdarmgeschwür. Letzteres ist häufiger und vor allem bei jüngeren Menschen zu beobachten. Aus der verschiedenen Lokalisation ergibt sich oft ein unterschiedliches Beschwerdebild, das Rückschlüsse auf den mutmaßlichen Sitz des Geschwürs zuläßt. Beim Magengeschwür treten die Beschwerden meist unmittelbar nach dem Essen auf, beim Zwölffingerdarmgeschwür ist infolge der verspäteten Magenentleerung ein sogenannter Spätschmerz — zwei bis vier Stunden nach der Nahrungsaufnahme — charakteristisch. Auch ein sogenannter Nüchternschmerz, vorwiegend nachts, wird beim Zwölffingerdarmgeschwür häufig angegeben. Er bessert sich schlagartig durch Nahrungsaufnahme, da die überschüssige Magensäure, die vom Magen in den Zwölffingerdarm fließt und das Geschwür reizt, durch die Nahrungsaufnahme kurzfristig gebunden wird und der Magenpförtner sich schließt. Der charakteristische Geschwürsschmerz, der sehr heftige Ausmaße annehmen kann, tritt erst auf, wenn die Muskelschicht des Magens oder Zwölffingerdarms angegriffen wird. Die Magenschleimhaut selbst

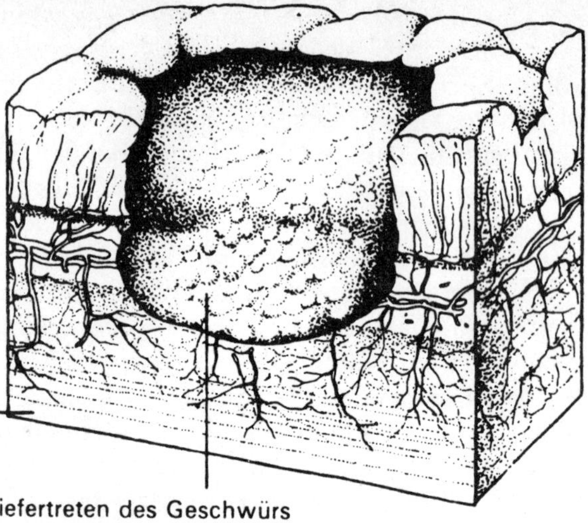

Abbildung 39: Die Entstehung eines Geschwürs. Wenn — so etwas kann z. B. in Konflikt-Situationen geschehen — durch Verkrampfung oder Verstopfung kleiner Blutgefäße die Blutversorgung einzelner Schleimhautbezirke beeinträchtigt ist, kann es zu einem Absterben von Schleimhautstellen kommen. Hier beginnt der Prozeß der Geschwürsbildung, indem das abgestorbene Gewebe vom Magensaft verdaut wird.

ist nicht empfindlich, weshalb auch eine Gewebsprobe ohne jede Schmerzempfindung ausgeführt werden kann. Selbst chemische Einwirkungen, wie zum Beispiel durch konzentrierte Salzsäure, bleiben schmerzlos.

Es sei hier nochmals an die durchwegs schmerzfreie chronische Gastritis erinnert. Geschwüre entstehen durch die Säure. Die gesamte Ulcustherapie der heutigen Medizin richtet sich ausschließlich gegen diese Magensäure, obwohl sie sozusagen das letzte Glied in einer komplizierten Kettenreaktion darstellt. Die Ulcusbehandlung wird deshalb immer eine verfehlte Maßnahme bleiben, weil sie zwangsläufig nur die Auswirkung der Krankheit beseitigt, nicht die Ursache. Der Streit zwischen den Internisten und Chirurgen, wer wohl die effektivere Ulcustherapie betreibt, wurde in den letzten Jahren stillschweigend beigelegt — nach dem Motto: Jedes unkomplizierte Geschwür gehört dem Internisten, jedes komplizierte dem Chirurgen.

Von 100 Ulcuspatienten können 90 durch internistische Maßnahmen vorübergehend geheilt werden; nur jeder zehnte also muß operiert werden. Ein Geschwür ist dann kompliziert, wenn es durchbricht (= perforiert), in ein benachbartes Organ, zum Beispiel die Bauchspeicheldrüse, eindringt (= penetriert), den Magenausgang erheblich verengt (= stenosiert) oder krebsig entartet. Endziel jeder Geschwürsbehandlung ist die dauernde Herabsetzung der Magensäureproduktion.

Der Internist versucht es mit säurebindenden Mitteln, sogenannten Antazida, die meist eine Mischung aus Kalziumkarbonat, Magnesiumoxyd und Aluminiumhydroxyd sind. Außerdem versucht man, die Überfunktion des Vagus mit vagushemmenden Mitteln zu beeinflussen, zum Beispiel mit Atropin und Belladonna. Auf die Dauer gesehen werden diese Medikamente jedoch unwirksam, ja, die ständige Abbindung der Magensäure führt in einem Teil der Fälle sogar zu einer verstärkten Sekretion (Rebound-Acid). Viele solcher »logischen« Medikamente sind in ihrer Wirkung unzuverlässig und haben versagt. »Die Literatur über therapeutisch wirksam sein sollende Substanzen ist außerordentlich groß und ebenso kontrovers. Das liegt zu einem wesentlichen Teil an der großen, spontanen Heilungstendenz des einzelnen Ulcusschubes. Jede Therapieform, die keine größeren Nebenwirkungen besitzt, garantiert deshalb einen hohen Prozentsatz dankbarer Patienten« (Vetter-Rösch).

Was lange Zeit als wichtigster Bestandteil der konservativen Ulcusbehandlung angesehen wurde, hat sich sogar im Hinblick auf die Heilungsbeschleunigung eindeutig wirkungslos erwiesen: die Diät. Professor Jores konnte in Deutschland 250 verschiedene Formen von Magenschonkost nachweisen, die ausnahmslos dieselben Erfolgsquoten bzw. Mißerfolgsquoten aufwiesen. Auch das vielfach für die Magengeschwürsbildung verantwortlich gemachte Nikotin verzögert schlimmstenfalls die Ausheilung, ist aber niemals unmittelbare Ursache, exzessive Formen vielleicht ausgenommen. Der Magengeschwürskranke verträgt im beschwerdefreien Intervall normalerweise jede Kost und auch das Rauchen. Durch eine Klinikbehandlung wird die Krankheitsdauer in der Regel verkürzt. Mit der konservativen Therapie wird daher immer nur ein vordergründiges Ziel erreicht: die Linderung der Beschwerden und die Beschleunigung der Ulcusheilung. Die Verhinderung von Rückfällen hingegen gelingt durch diese Behandlung fast nie, so daß Ottenjan, einer der führenden Gastro-Enterologen Deutschlands, resignierend schreibt: »Von einer idealen Behandlung des Ulcusleidens sind wir noch weit entfernt.«

Die chirurgische Therapie richtet sich ebenfalls ausschließlich gegen die Säurebildung. Die Säure wird gesteuert durch den Nervus vagus und das Hormon Gastrin. Geschwüre entstehen also durch nervliche und/oder hormonelle Fehlsteuerung. Es bieten sich zwei chirurgische Behandlungsmöglichkeiten an.

1. Die konventionelle Zweidrittel-Entfernung des Magens, genannt Billroth I und Billroth II.

Hierbei wird das Antrum (Gastrin) und ein großer Teil des Magenkörpers (Säure) zusammen mit dem Geschwür entfernt. Bei der Operationsmethode nach Billroth I (benannt nach dem Wiener Chirurgen Billroth, der die erste Magenoperation im vorigen Jahrhundert durchführte) wird eine Verbindung zwischen Magenrest und dem Zwölffingerdarm geschaffen. Sie eignet sich vorwiegend für das Magengeschwür. Bei der anderen Methode — Billroth II — wird der Zwölffingerdarm nach oben blind verschlossen und der Magen mit einer hochgezogenen Dünndarmschlinge verbunden (siehe Abbildung 40).

2. Die sogenannte Vagotomie = Durchtrennung der zum Magen ziehenden Vagusäste.

Diese neue Operationsmethode des Ulcus hat in den letzten Jahren weltweite Verbreitung gefunden. Sie gilt als physiologisch angemessener und schonender, da die vermehrte Säuresekretion ausgeschaltet wird, ohne Magenanteile zu opfern. Da der Vagus jedoch auch auf die Bewegung des Magens Einfluß hat, kommt es bei seiner Durchtrennung zu einer vergrößerten Magenentleerung, so daß am Magenpförtner eine zusätzliche Drainageoperation durchgeführt werden muß. Die Erfolge sind bei beiden Verfahren ungefähr gleich. Die Vagotomie dürfte eine etwas geringere Sterblichkeit aufweisen, etwa 1,7 Prozent gegen zwei bis vier Prozent bei verstümmelnden Operationen.

Es steht außer Frage, daß bei den oben erwähnten Komplikationen eine Operation unumgänglich ist.

Auch das erklärte Ziel der Operation wird in vielen Fällen erreicht: Es tritt kein Magengeschwür mehr auf. Es gibt jedoch zahlreiche postoperative Folgekrankheiten, wobei chirurgische Statistiken naturgemäß ein günstigeres Bild vermitteln als interni-

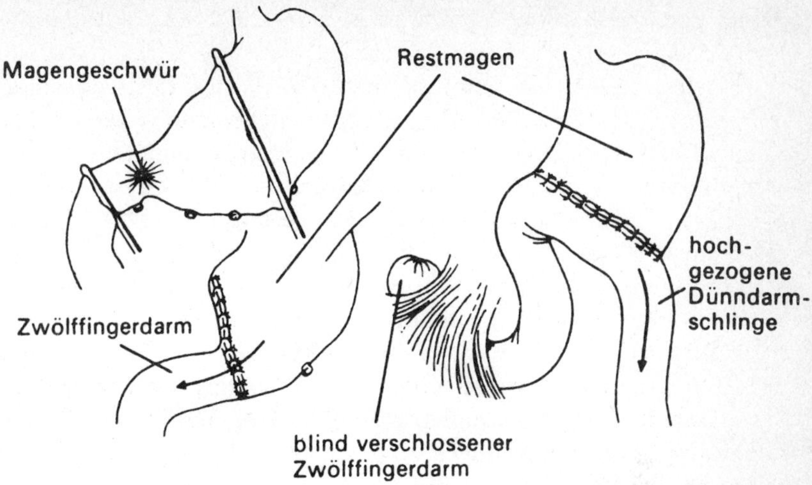

Abbildung 40:

Magensektion nach Billroth I — *Magensektion nach Billroth II*

stische, da die durch die Operation nicht beschwerdefrei gewordenen Patienten nur selten den Chirurgen wieder konsultieren. Die Ursachen der postoperativen Störungen sind vielfältig. Dabei ist zu bedenken, daß bei vielen Ulcuskranken eine psychische Fehlhaltung besteht, die durch die Operation oft nicht beseitigt, sondern im Gegenteil noch fixiert wird. Daher ergibt eine eingehende Befragung nicht selten, daß gleichartige Beschwerden schon vor der Operation vorhanden waren. Der Zustand nach einer Magenoperation bietet mehrfache Probleme, die noch keineswegs gelöst sind. Nur 90 Prozent der wegen eines Ulcusleidens Operierten nehmen ihren Beruf im vollen Umfang wieder auf. Ein relativ hoher Anteil der Magenoperierten strebt eine vorzeitige Pensionierung oder Invalidisierung an.

Magenoperierte zeigen im allgemeinen keine wesentliche Minderung der beruflichen Leistungsfähigkeit, soweit sie in untergeordneter oder mittlerer Position tätig sind. Häufig wird die Arbeitsleistung sogar gebessert. Dagegen erfüllen die Magenoperierten in verantwortlicher Stellung als Vorarbeiter oder Meister, bei denen es auf eigene Initiative ankommt, im Laufe der Jahre nach der Operation nicht die Erwartungen. Viele (ca. 60 Prozent) müssen diätetische Einschränkungen weiterhin beibehalten (zitiert nach Müller-Wieland).

Auch die veränderte anatomische Situation bedingt eine Reihe von Störungen. Der Verlust der Magenpförtnerfunktion verursacht während des Essens oder innerhalb der nachfolgenden 15 Minuten Beschwerden in Form von Kollern und Rumoren im Leib, Übelkeit, Völlegefühl, Stuhldrang, plötzlichen Durchfällen, Schwindel, Blässe, Schwitzen und Herzklopfen. Ursache ist die Sturzentleerung des Mageninhaltes (Dumping = Hineinplumpsen) in den Dünndarm. Die Behandlung dieses sogenannten Dumping-Syndroms besteht in häufigen kleinen Mahlzeiten, Hinlegen nach dem Essen und Vermeiden von Flüssigkeitszufuhr während des Essens. Auch nach eineinhalb bis zwei Stunden kann es nach einer kohlenhydratreichen Mahlzeit zu einem Absinken des Blutzuckers kommen, der sich in Schwäche, Müdigkeit, Zittern und Schweißausbrüchen äußert. Die Behandlung besteht in einer Umsetzung auf eiweiß- und fettreiche, aber kohlenhydratarme Kost. Im akuten Zustand hilft Traubenzucker sofort, den der Patient mit sich führen sollte. Die operative Entfernung von zwei Dritteln des Magens kann auch zu Mangelerscheinungen mit Gewichtsabnahme führen. Sie ist bei 80 Prozent aller Magenpatienten festzustellen, wobei diese durchschnittlich neun Kilogramm an Gewicht verlieren. Dennoch kommt es bei höchstens einem Prozent zu schwergradiger Abmagerung, am häufigsten bedingt durch eine mangelhafte Ernährung (Angstdiät). Auch besondere Zufuhr von Eisen und Vitaminen wird in manchen Fällen notwendig.

Nach der Vagotomie werden bisweilen Schluckbeschwerden in Form von krampfhaften Zuständen am Mageneingang, an der Kardia, beobachtet. Auch reflektorische Veränderungen an der Herzmuskeldurchblutung mit infarktähnlichen Zustandsbildern konnten nachgewiesen werden.

Der Meinungsbildungsprozeß über die Magenchirurgie ist auch unter den Chirurgen noch keineswegs abgeschlossen. So erschien noch vor zwei Jahren eine Arbeit aus einer Klinik mit dem Titel: »Vagotomie: ein neuer Irrweg in der Ulcuschirurgie«.

Dies erinnert etwas an den Kommentar einer Ende des 19. Jahrhunderts in Berlin erschienenen chirurgischen Zeitschrift, in der über die erste Magenoperation bei einem Magengeschwür berichtet wurde, wobei die von der Redaktion gesetzte Fußnote lautete: »Hoffentlich auch die letzte.«

Sicher gibt es notwendige Operationen, auch beim Magengeschwür. Nicht nur vermeidbar, sondern auch unnötig würden die Magenoperationen sein, wenn sich die Medizin auf die wahre Ursache des Ulcusleidens besänne. »Alle Erscheinungen haben ihre Ursachen«, heißt es in einem chinesischen Buch bereits um 240 v. Chr. »Wenn man diese Ursachen nicht kennt, ist es, als wüßte man nichts, obgleich man gewisse Tatbestände richtig eingeschätzt haben mag, und man wird zum Schluß in Verwirrung geraten. Deshalb fragen die Weisen nicht nach Dauerhaftigkeit oder Verfall, auch nicht nach Gut oder Böse, sondern allein nach den Gründen dazu.«

Psychische Faktoren stimulieren die Magensaftsekretion. Das Endglied in der Entwicklung ist die krankhaft gesteigerte Magensaftsekretion und die Geschwürbildung. Die Magenchirurgie ist deshalb — bis auf Eingriffe in Notfällen beim Magengeschwür — fast immer eine verfehlte Maßnahme, weil sie zwangsläufig nur die Auswirkung der Krankheit beseitigt, und nicht die Ursache. Im Grunde genommen handelt es sich um eine Bankrotterklärung der modernen Medizin, wenn sie Patienten chirurgisch behandeln muß, die psychosomatisch krank sind. Wodurch wird man nun aber magenkrank? Können sich die vielfältigen psychischen Störungen in Form von Magenbeschwerden äußern, oder gibt es typische, spezifische Fehlverhaltensweisen, die sich auf den Magen schlagen?

Es gibt sie: Jahrelange Forschungen zeigten, daß bei der psychosomatischen Entstehung von Magen-Darm-Krankheiten nicht irgendwelche beliebigen, sondern weitgehend spezifische Emotionen mitwirken. Das bei fast allen Fällen aufscheinende Hauptproblem ist das Bedürfnis des Menschen nach Sicherheit und Geborgenheit. Dieses elementare Verlangen bringt den Menschen in Konflikt zwischen Abhängigkeits- und Unabhängigkeitswünschen. In Anbetracht dieses Zwiespalts lassen sich zwei Kategorien auslösender Situationen unterscheiden: erstens Situationen, die einen Geborgenheitsverlust beinhalten, und zweitens Situationen, die einen Zuwachs an Verantwortung bedeuten — sei es durch Aufgaben, die von außen kommen, sei es durch eigene Ansprüche, die aus dem Leistungs- und Ehrgeizbereich stammen (Bräutigam). In der psychosomatischen Medizin unterscheidet man deshalb auch zwischen einem passiven Ulcustyp und einem aktiven Ulcustyp. Der erste wehrt seine Abhängigkeitswünsche nicht ab, sondern versucht, seine Kontakte dahingehend zu orientieren, wo die Wünsche nach ausgeprägter Abhängigkeit am besten realisierbar sind; der zweite Typ imponiert scheinbar als aktiv, und der tiefere

Wunsch, in der Abhängigensituation zu verbleiben, gerät bei ihm in Konflikt mit dem Bestreben des Ichs nach Unabhängigkeit und Leistung.

Bei beiden Typen kommt es immer dann zu einer neuen Ulcuserkrankung, wenn die unbewußten oder bewußten Abhängigkeitswünsche eine Versagung erfahren, zum Beispiel ausbleibende Beförderung im Beruf oder Übernahme einer Verantwortung, der man sich nicht gewachsen fühlt. Es ist also nicht die vielzitierte Streßsituation schlechthin, die den Menschen magenkrank werden läßt, sondern es sind die beschriebenen typischen Konfliktsituationen. Nicht so sehr die Lebensweise, und schon gar nicht die Ernährungsweise, sondern bestimmte Lebensbedingungen sind es, die krankmachend wirken. Professor Jores konnte nachweisen, daß in den zwei Weltkriegen viele Magenkranke an der Front trotz der körperlichen Strapazen, dem Ausgesetztsein gegenüber der Witterung, dem unregelmäßigen Essen, einer Kost, die alles andere als eine Magenschonkost war, trotz der erheblichen, unmittelbaren seelischen Belastungen beschwerdefrei waren. Erst wenn sie aus der Front herausgenommen wurden und in der Heimat oder in der Etappe Verwendung fanden, stellten sich die Magenbeschwerden wieder ein. Wir können also zusammenfassend sagen, daß das offen erlebte, aktive Geschehen noch nicht krankheitsfördernd ist, sondern das Nichterlebte, das Unterdrückte, die entscheidende Ursache darstellt. Das emotionale Geschehen der Angst, inneren Not und Unsicherheit wird vielfach verdrängt, so daß nur das körperliche Symptom in den Vordergrund tritt. Die Psychotherapie des Magenkranken, die nach dem Gesagten ja die kausale, an den Wurzeln des Übels ansetzende Therapie sein müßte, gestaltet sich deshalb häufig recht kompliziert. Viele Patienten zeigen eine Fassadenhaltung als Ausdruck ihres inneren Schutzbedürfnisses, die auch mit Psychotherapie nicht immer durchbrochen werden kann. Der amerikanische Psychoanalytiker Orgel berichtete über die Behandlung von 50 Ulcuskranken über drei bis fünf Jahre und 600 bis 1000 Behandlungsstunden. Nur zehn Patienten hielten die Behandlung bis zum Ende durch und waren auch zehn Jahre nach Abschluß der Behandlung noch ohne Rückfall. Die ausschließliche Psychotherapie, vor allem die Psychoanalyse, hat aber ebenso Nachteile wie eine rein mechanistisch naturwissenschaftliche Medizin. An dem einen Pol der Geschwürkrankheit des Magens stehen psychische Faktoren, am anderen Pol die gesteigerte Magensaftsekretion. Bleiben also wirklich nur die beiden Alternativen —

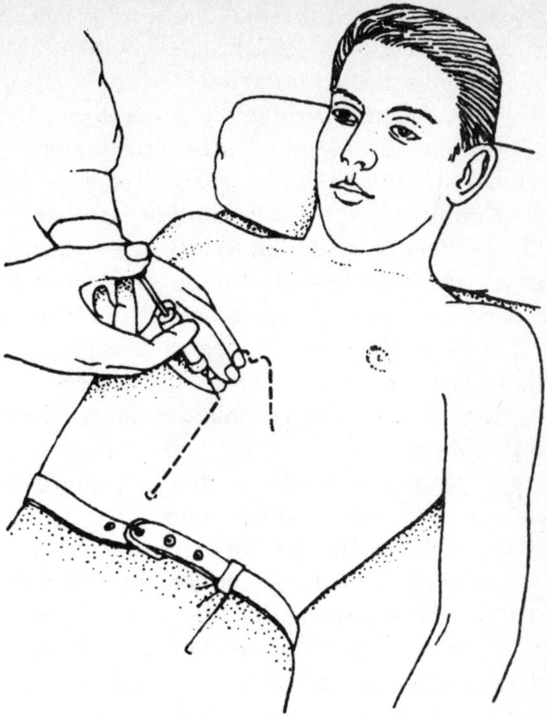

Abbildung 41: Injektion in die Magengrube.

Psychotherapie oder Magenchirurgie? Beide Methoden haben eine hohe Versagerquote, wenn man berücksichtigt, daß mindestens 50 Prozent aller Fälle mit und ohne Psychotherapie, mit und ohne Operation ausheilen. Gibt es tatsächlich keine Behandlungsmöglichkeit, die den Patienten schneller, sicherer — und dauerhafter — Hilfe bringen kann? Es gibt sie: die Akupunktur und Neuraltherapie.

Die Maßnahmen der Neuraltherapie erstrecken sich bei Magenerkrankungen vorwiegend auf Injektionen in die Magengrube. Hierbei wird das Impletol direkt an das Bauchfell bzw. in die Bauchhöhle injiziert, wobei keinerlei Gefahr einer Verletzung innerer Organe besteht. Weiterhin werden Hautinjektionen in den schmerzhaften Hautpartien durchgeführt, die sogenannte Segmenttherapie, die auf dem Weg über Rückenmarksreflexe eine Heilwirkung ausübt. Außerdem wird man den erwähnten Alarmpunkt des Magens an der linken Augenbraue infiltrieren, besonders wenn er druckschmerzhaft ist. Auch mögliche Störfelder in Form von Narben müssen mit Injektionen behandelt werden, insbesondere wenn nach Magenoperationen weiterhin Oberbauchbeschwerden bestehen. Die Akupunkturbehandlung des Magens erstreckt sich nicht nur auf die Punkte auf dem sogenannten Magenmeridian, die Kenntnis von einer gesamtkörperlichen Störung erfordert auch die Beeinflussung anderer Organsysteme, die nicht unmittelbar von der Krankheit betroffen sind. Einer der wichtigsten Punkte bei Magenkrankheiten ist jedoch der 36. Magenpunkt, der neben dem Köpfchen des Wadenbeins liegt. Die Nadelung dieses Punktes bewirkt oft eine tiefgreifende seelische Umstimmung. Abbildung 41 zeigt die Technik der neuraltherapeutischen Injektion in die Magengrube.

Oft genügen schon wenige Behandlungen, um den chronisch Magenkranken von seinen Beschwerden zu befreien. Schwieriger gestaltet sich die Behandlung der vorwiegend psychisch bedingten Dünndarm- und Dickdarmerkrankungen, insbesondere der vernarbenden Dünndarmentzündung, der Ileitis terminalis, der Crohnschen Krankheit und der geschwürigen Dickdarmerkrankung, der Colitis ulcerosa. Gerade weil die Schulmedizin hier noch keine Heilungschancen sieht, sollte unbedingt eine Behandlung mit Akupunktur und Neuraltherapie erfolgen, denn gerade die Krankheiten, die mit den üblichen Mitteln nicht behandelt werden können, sind ein verläßlicher Maßstab für die Wirksamkeit oder Unwirksamkeit einer zusätzlichen Therapie.

Vorwiegend seelisch bedingte Erkrankungen des Darms

Der »nervöse« Darm, das Reizcolon

Das Reizcolon (colon irritabile) ist ein Oberbegriff für eine Reihe funktioneller Darmbeschwerden, die hartnäckig und lästig, aber harmlos sind. Fast jeder zweite Patient, der wegen chronischer Bauchschmerzen die Sprechstunde aufsucht, leidet unter einem irritablen Dickdarm.

Im Vordergrund der Beschwerden stehen Schmerzen, Völlegefühl, Kullern oder Rumoren oder Unbehagen im Leib, vermehrte Blähungen und Unverträglichkeit bestimmter Speisen, wobei es sich durchaus nicht immer um die in den Lehrbüchern angegebenen »schweren« Speisen handelt. Typisch ist, daß die gleichen Nahrungsmittel unter verschiedenen psychischen Belastungen unterschiedlich toleriert werden. Bekannt sind etwa die Klagen von Ehefrauen, deren Männer im Urlaub alle Gaststättenspeisen vertragen, während zu Hause das einfachste Essen Anlaß zu Beschwerden gibt. Der Zustand ist keineswegs auf den Dickdarm beschränkt, sondern schließt auch den Dünndarm mit ein. Bei manchen Patienten stehen Durchfälle im Vordergrund, abwechselnd mit gelegentlicher Verstopfung. Bei anderen besteht umgekehrt eine Verstopfung mit gelegentlichen Durchfällen. Zuweilen kommt es auch anfallsartig zu Schleimabsonderungen. Psychische Einflüsse spielen stets eine große Rolle. Viele dieser Patienten haben schon immer einen empfindlichen Magen-Darm-Trakt und betrachten dies als ihre »persönliche Note« (Franken).

Bei anderen Patienten wird die Empfindlichkeit des Darms bei Angst- und Erregungszuständen gesteigert, so vor dem Examen, vor dem Auftreten als Schauspieler, Sänger oder Redner. Relativ häufig wurden auch Durchfälle bei Fliegeralarm im Kriege beobachtet.

Bei diesen akuten, emotional bedingten Durchfällen steht eindeutig die Angst vor dem Nichtbewältigenkönnen einer Situation im Vordergrund anstelle selbstbewußten eigenen Auftretens und Leistenkönnens. Im Organischen äußert sich diese in der Nichtbewältigung eines normalen Vorganges, nämlich des Verdauungsvorganges; es kommt zum Durchfall.

Abgesehen von diesen akuten und harmlosen Formen des nervösen Durchfalls stellen die Beschwerden des nervösen Darms doch meist einen Dauerzustand dar. Leitsymptom ist die Schmerzempfindung im Darmbereich, die bei akuten, emotional bedingten Durchfällen meist fehlt. Die klinischen Untersuchungen, die selbstverständlich zum Ausschluß einer organischen Erkrankung durchgeführt werden müssen, sind meist ohne besonderen krankhaften Befund. Auffallend ist jedoch, daß ein Drittel der Patienten Operationsnarben von Blinddarmoperation, Gallenblasenoperation oder gynäkologischen Eingriffen hat. Streß und Angstneurosen spielen wie gesagt beim nervösen Darm eine erhebliche Rolle; charakteristisch ist, daß der Schlaf durch Durchfälle meist nicht gestört wird. Auch besteht in der Regel ein Mißverhältnis zwischen Intensität und der langen Dauer der Beschwerden einerseits und dem guten Allgemeinzustand andererseits. Darüber hinaus finden sich oft Zeichen einer allgemeinen Labilität des vegetativen Nervensystems: Schlaflosigkeit, Müdigkeit, Leistungsschwäche, Kopfschmerzen, Herzbeschwerden, Luftschlucken, Juckreiz und anderes.

Falls durch entsprechende Untersuchungen andere Krankheiten ausgeschlossen werden konnten, steht am Beginn der Behandlung vor allem die Beseitigung der Angst des Patienten vor einem schweren organischen Leiden. Es muß versucht werden, dem Patienten die Beziehungen zwischen Psyche und Darmfunktion zu erklären; er muß lernen, Konflikte und unbewußte psychische Einstellungen auf bestimmte Lebenssituationen zu erkennen und auszuschließen. »Nicht selten läßt der befreiende Satz: Sie haben jedenfalls keinen Krebs, den Patienten aufatmen. Wichtig ist es jedoch, die Symptome beim Patienten nicht zu bagatellisieren, denn wer unter Bauchbeschwerden leidet, will ernstgenommen werden« (Franken). Strenge allgemeine Diätpläne sollten nicht aufgestellt werden, da die individuelle Verträglichkeit sehr unterschiedlich ist und eine Fixierung auf bestimmte Diäten vermieden werden muß. Der Patient soll selbst herausfinden, welche Nahrungsmittel für ihn schwer verträglich sind. Bei Neigung zu Durchfällen sind Fruchtsäfte, Süßigkeiten und Weißmehlprodukte selbstverständlich unbedingt zu meiden.

Da die herrschende Lehrmeinung keine Heilungschancen bei diesen oft sehr lästigen und schmerzhaften Beschwerden sieht, sollte immer ein Behandlungsversuch mit Neuraltherapie und Akupunktur gemacht werden. Bei den neuraltherapeutischen Maßnahmen steht auch hier die Injektion in die »Magengrube« im Vordergrund. Ein verkrampfter Dickdarm läßt sich oft als kugelige Walze besonders im rechten Unterbauch tasten. Injektionen in das zugehörige Hautsegment (Quaddeln) können hier Erleichterung bringen. Eine gezielt durchgeführte Akupunktur über die Meridiane des Dünndarms und Dickdarms führt oft zu einem Ausgleich der nervösen Fehlsteuerungen des Darms, wobei mit homöopathischen Mitteln eine zusätzliche Beeinflussung der oft individuellen Symptomatik möglich ist.

Die regionale Darmentzündung

(Enteritis regionalis = Crohnsche Krankheit)

Die regionale Darmentzündung ist ein eigenes Krankheitsbild mit einer Entzündung und Verdickung der gesamten Darmwand.

Sowohl der Dünndarm als auch der Dickdarm können befallen sein, wobei häufig der untere Dünndarm und der Mastdarm betroffen sind. Die Krankheit tritt meist zwischen dem 20. und 40. Lebensjahr auf. 80 Prozent aller Erkrankungen beginnen vor dem 30. Lebensjahr, zuweilen auch schon im Kindesalter.

In der Mehrzahl der Fälle ist der Beginn schleichend, an Beschwerden treten Schmerzen, Durchfall und auch Fieber auf. Die meisten Patienten klagen über Leibschmerzen im rechten Oberbauch, die von der Entzündung des Dünndarms herrühren, die häufig mit einer Blinddarmentzündung (Appendizitis) verwechselt wird. Der Durchfall ist fast immer breiig und zeigt im Gegensatz zur geschwürigen Dickdarmentzündung, der Colitis ulcerosa, selten Blutbeimengungen. Meistens werden drei bis sechs Stühle am Tag entleert. Fieber kommt nur bei etwa einem Drittel der Patienten vor und übersteigt selten 38 Grad C. Ist die Erkrankung nicht nur im Dünndarm, sondern auch im Mastdarm lokalisiert, treten häufig Fistelbildungen und Geschwüre auf. An seltenen Begleiterkrankungen werden auch Gelenkschwellungen, Gewichtsverlust und Bindehautentzündungen beobachtet.

Der Verlauf ist chronisch und unberechenbar, es kommt nach schubweisen Verschlimmerungen zu spontanen Besserungen. Eine Röntgenuntersuchung des Dünndarms ergibt selten einen sicheren Beweis für das Vorliegen einer Enteritis regionalis, und oft dauert es zwei bis drei Jahre, ehe eine Diagnose gestellt wird, meist anläßlich einer fälschlicherweise vermuteten Blinddarmentzündung. Die Operation, das heißt die Entfernung der erkrankten Darmabschnitte, führt zu keinen befriedigenden Ergebnissen. In der akuten Phase ist die Operation sogar kontraindiziert, da sie mit einer hohen Sterblichkeitsquote belastet ist. Auch tritt nach der operativen Entfernung des kranken Darmabschnittes die gleiche Krankheit wieder auf, indem nun bisher gesunde Darmabschnitte befallen werden.

Die Ursache der Krankheit ist unbekannt. Man vermutet eine sogenannte Autoaggressionskrankheit — einen Krankheitsvorgang, der primär gegen den eigenen Körper gerichtet ist und keinen zweckmäßigen Abwehrvorgang gegen Gifte und Bakterien darstellt, also seelische Ursachen haben muß. Nicht erlebte oder verdrängte Aggressionen richten sich dabei gegen das eigene Selbst, wobei schwere und chronische, sogar lebensbedrohende Erkrankungen entstehen können. Aber auch depressive Zustände und Ängste können zu körperlicher Krankheit führen. Crohn selbst, der die Erkrankung 1932 beschrieben hat, erwähnte in seiner ersten Veröffentlichung die extremen nervösen Erscheinungen, die dem echten klinischen Bild der Darmkrankheit vorhergehen. Weiterhin beobachtete er, daß die Patienten auf dem Weg über den Psychiater zum Internisten kommen. Trotz der offensichtlichen psychosomatischen Zusammenhänge gestaltet sich die Behandlung der Crohnschen Krankheit als sehr problematisch. Bei einer Psychotherapie ist mit langer Behandlungsdauer und mit Rückfällen zu rechnen. Die Behandlung mit Cortison kann zwar die Beschwerden erheblich lindern, führt aber niemals zu einer Ausheilung. Es ist aufgefallen, daß bei Patienten mit ständiger Cortisontherapie psychiatrische Komplikationen wesentlich häufiger sind. Am wichtigsten ist es, den verzweifelten jungen Patienten immer wieder Mut zuzusprechen und ihnen zu versichern, daß es sich glücklicherweise nicht um einen bösartigen Prozeß handelt und auch ein Übergang in einen solchen nicht zu befürchten ist. Die Diät hat wie bei allen psychogenen Erkrankungen keinen wesentlichen Einfluß auf die Beschwerden.

Gerade jedoch die psychosomatischen Zusammenhänge lassen auch hier einen Therapieversuch mit Akupunktur und Neuraltherapie und »Umstimmungstherapie« angezeigt erscheinen. Wie im Magenkapitel schon ausgeführt, vermag die Akupunktur auf das psychophysische Geschehen gegebenenfalls unmittelbar einzuwirken und bietet damit die Chance, den Patienten von einem chronischen und oft quälenden Leiden zu befreien, besonders wenn unterstützende Maßnahmen wie Neuraltherapie und Eigenblutbehandlung hinzukommen.

Die geschwürige Dickdarmentzündung
(Colitis ulcerosa)

Auch die Colitis ulcerosa ist eine Darmerkrankung unbekannter Ursache. Sie scheint in den letzten Jahren häufiger geworden zu sein. Die Ersterkrankung erfolgt meist im dritten oder vierten Lebensjahrzehnt. Die Krankheit ist charakterisiert durch einen langwierigen und zu Rezidiven neigenden Verlauf, der auch die Beurteilung aller therapeutischen Maßnahmen erschwert. Zwischen akuten und chronischen Formen gibt es alle Übergänge, es werden deshalb drei Verlaufsformen der Colitis ulcerosa unterschieden:

1. Leichte Form: Der Patient fühlt sich gesund, ist ohne Fieber und Gewichtsverlust. Er hat zwei bis drei Stuhlentleerungen mit

Schleim, manchmal mit Blut. Betroffen ist fast nur die Schleimhaut des Mastdarms.

2. Mittelschwere Form: Der Patient fühlt sich krank, und auch sein seelisches Befinden ist in Mitleidenschaft gezogen. Die Stuhlentleerungen sind oft von schmerzhaften Krämpfen begleitet, der Stuhl ist mit Schleim, Blut oder Eiter vermischt. Temperatur und Blutsenkung sind erhöht, das Körpergewicht sinkt, und es besteht eine Anämie. Befallen ist die Schleimhaut im Mastdarm, im Sigma und im absteigenden Dickdarm.

3. Schwere Form: schweres Krankheitsgefühl, viele Stuhlentleerungen täglich mit erheblichen Schleim-, Eiter- und Blutbeimengungen. Erhebliche Beeinträchtigung des Allgemeinbefindens. Der Patient ist meist depressiv-apathisch, befallen ist die Schleimhaut des gesamten Dickdarms. An den schweren Formen erkranken mehr Männer als Frauen.

Die schwere Form ist jedoch glücklicherweise die seltenste. Manche Fälle beginnen allmählich mit nur geringen Blutungen, andere akut mit massiven Durchfällen und schwersten Krankheitserscheinungen. Bei etwa der Hälfte aller Fälle sind die Symptome mäßig stark und halten sich zwischen diesen beiden Extremen. Das Auftreten der schweren Formen, oft unmittelbar nach erheblichen psychischen Traumen, weist auch bei der Colitis ulcerosa auf die letztlich seelischen Ursachen der Krankheit hin. Man hat sich auch hier bemüht, gemeinsame seelische Züge in der Persönlichkeitsstruktur von Colitiskranken zu suchen und fand auch gehäuft ähnliche Verhaltensweisen.

An vegetativen Symptomen findet sich oft eine geringe Belastbarkeit, leichte Kränkbarkeit, Gefühlsabwehr. Als typische Charaktermerkmale des Colitis-ulcerosa-Patienten werden beschrieben: Reinlichkeit, meist gute Intelligenz, großes Bedürfnis nach Geborgenheit, Mitgefühl und Liebe, mangelndes Selbstwertgefühl, passive Haltung gegenüber dem Leben, Abhängigkeit von einer Schlüsselfigur. Der Ausbruch der Erkrankung erfolgt mehr oder weniger plötzlich in einem Zustand der Hilflosigkeit oder Hoffnungslosigkeit (unerwünschte Schwangerschaft, Unvermögen der Lösung von der Mutter, Nichtbewältigen einer neuen Aufgabe, die meist ohne Hoffnung auf Erfolg hartnäckig weiterverfolgt wird). Die relative Ich-Schwäche bedingt oft einen schnellen Vertrauensverlust in die eigenen Fähigkeiten, man ist passiv, unentschlossen, ängstlich und abhängig, und bei Konfliktsituationen kommt es zu einer Umwandlung in ein körperliches Krankheitsbild (Konversion), das wiederum psychische Reaktionen auslöst.

Der schwache Wille vermindert die Frustrationstoleranz, das Ertragen alltäglicher Streßsituationen. Das Nichtbewältigenkönnen des Lebens ist tatsächlich so ernst, daß unter Umständen lebensbedrohliche Zustände auftreten.

Die Prognose der Colitis ulcerosa gilt deshalb nach wie vor als ungünstig. Sie ist meist belastet mit langdauernder Arbeitsunfähigkeit, bei langem Bestehen sogar mit der Gefahr eines Übergangs in eine krebsige Erkrankung. Nach 25 Jahren beträgt die Gesamtsterblichkeit immerhin 25 bis 40 Prozent, wobei in etwa zehn Prozent aller Fälle auch bösartige Erkrankungen hinzukommen. Die Behandlung der Colitis ulcerosa gestaltet sich entsprechend schwierig. Sie verlangt vom Arzt viel Einfühlungsvermögen, da die Krankheit in ihrem Verlauf oft unberechenbar ist. Die einzig kausale Therapie, die Psychotherapie, kann leider keine überzeugenden Heilerfolge aufweisen, zumindest besteht keine direkte Beziehung zwischen Dauer und Intensität der Psychotherapie und der klinischen Besserung. Vor allem die große Psychotherapie — die analytische Psychologie —, die mit ihrem aufdeckenden Verfahren die Krankheitswurzel in Konfliktsituationen selbst im frühen Kindesalter sucht, muß leider oft erkennen, daß das Erkennen des Konflikts nicht zwangsläufig mit einer Heilung verbunden ist. Die aktive, stützende und ermutigende Behandlung, die »kleine« Psychotherapie, das ärztliche Gespräch, bringt deshalb dem Patienten mehr Hilfe, besonders wenn er zur Autorität und Persönlichkeit des Arztes Zutrauen gewinnt. Aus dem gleichen Grund lassen sich die Behandlungserfolge bei der Colitis mit sogenannten zudeckenden Verfahren, wie autogenem Training, eventuell in Kombination mit hypnotischer Behandlung, erklären.

Die medikamentöse Behandlung der Colitis ulcerosa beschränkt sich bei den leichteren, fieberfreien Formen auf eine Dauertherapie mit einem Salicylsäure-Sulfonamid-Präparat (Azulfidine), wovon allerdings meist acht bis zwölf Tabletten am Tag verabreicht werden müssen. Eine Vielzahl von leichteren und mittelschweren Fällen läßt sich mit dieser Therapie in einem zufriedenstellenden Zustand halten. Das Cortison kann bei akuten Schüben oft lebensrettend wirken. Häufig ist es jedoch ohne Effekt, insbesondere, wenn schon zahlreiche Krankheitsschübe angelaufen sind, die wiederholt einen Cortisoneinsatz nötig machten. In 20 Prozent der

Azulfidine-Therapie finden sich Nebenwirkungen, wie Übelkeit, Erbrechen, Kopfschmerzen, seltener Arzneifieber, Verminderung der weißen Blutkörperchen und Anämie. Bei sonst unbeeinflußbaren Fällen versucht man in letzter Zeit mit Zytostatika, das sind Medikamente, die die Zellteilung hemmen, den schweren Krankheitsverlauf zu beeinflussen. Alle diese Therapieformen sind nur symptomatisch: sie bekämpfen Folgezustände der Krankheit, Fieber, Blutungen, Geschwüre, Durchfälle. Aufgrund seiner besonderen psychischen Konstellation könnte dem Colitiskranken wohl nur durch eine Stärkung seines Ichs, seiner Gesamtpersönlichkeit, geholfen werden. Auch eine mühevolle und langwierige Psychotherapie über mehrere Jahre vermag nicht immer einen Durchbruch zu schaffen. Der Verlust des Selbstbewußtseins, der Verlust der »Mitte«, wie die Chinesen sagen, hat eine chronische Darmkrankheit zur Folge. Das im Unterbewußtsein wurzelnde Ich ist letztlich der krankmachende Faktor.

Interessanterweise kann bei einem völligen Verlust des Ichbewußtseins, bei der Entwicklung einer Wahnidee, einer Psychose, eine Colitis ulcerosa abheilen und mit dem Schwinden der Wahnidee wieder auftreten. Im Kapitel über Magenkrankheiten wurde vermerkt, daß die Akupunktur selbst bei psychotischen Zuständen wirksam sein kann. Um so mehr sollte bei der psychosomatisch bedingten Colitis ulcerosa immer ein Therapieversuch mit Akupunktur gemacht werden, zumal eine richtige Behandlung zu dauerhaften Erfolgen führen kann. Wie es gelingt, die Überempfindlichkeit gegen die Umwelt oder gegen sich selbst mittels Akupunktur zu beeinflussen und abzubauen, ist noch ein großes Geheimnis. Es ist anzunehmen, daß die übergeordneten Steuermechanismen im Organismus, das zentrale Nervensystem und das vegetative Nervensystem, nicht einseitig auf untergeordnete Abläufe einwirken. Auch die Organfunktion als solche wirkt von unten auf übergeordnete Einrichtungen, das heißt, es besteht nicht ein Kausalzusammenhang in einer Richtung, sondern es besteht ein Funktionskreis (Bachmann). Dieses Phänomen ist für die Deutung der Akupunkturwirkung von großem Wert. Bereits Hippokrates sieht in gleicher Weise den lebenden Organismus, wenn er sagt: »Alle Teile des Körperhaushaltes bilden einen Kreis. Jeder Kreis ist zugleich Anfang und Ende.«

Die Anwendung der Akupunktur ist schon dann gerechtfertigt, wenn nur einem von zehn Patienten Hilfe zuteil wird, wo mit anderen Methoden nicht geholfen werden kann. Bischko berichtet, daß bei 42 Colitiskranken der verschiedensten Schweregrade nur in drei Fällen die Akupunkturbehandlung als erfolglos abgebrochen werden mußte. Es ist selbstverständlich, daß die Akupunkturbehandlung von schwersten Colitisfällen nur in der Klinik oder in klinisch ausgerüsteten Sanatorien erfolgen kann, da zusätzliche Maßnahmen wie Infusionen, Bluttransfusionen oft unentbehrlich sind. Bischoff konnte mit Mayr-Kuren und vollwertigen Frischbluttransfusionen schwere Colitisfälle zur vollständigen Ausheilung bringen. Ähnlich günstig wirken sich auch Eigenbluttransfusionen aus, wobei mittels Ozonanreicherung des Blutes besonders sauerstoffreiches Blut in den Körper gebracht wird. Eine weitere Hilfsmaßnahme ist die Verordnung von Schlangengiften. Schlangengifte sind ja in der Regel Nerven- und Blutgifte, die zu einer Lähmung bzw. zu einer Gerinnungsstörung des Blutes führen können. Gemäß dem homöopathischen Grundsatz, Ähnliches mit Ähnlichem zu kurieren, bewirken sie in entsprechender Verdünnung eine Anregung gestörter Nervenfunktionen und eine Blutstillung.

Vorwiegend ernährungsbedingte Erkrankungen des Darms

Die chronische Stuhlverstopfung

Die chronische Stuhlverstopfung (Obstipation) ist eines der häufigsten Leiden überhaupt. Unter Obstipation versteht man die beschwerliche, kaum ohne künstliche Mittel erfolgende Entleerung des Darms. Natürlich liegt einem so weitverbreiteten Übel — man nimmt an, daß drei Viertel aller Frauen über 40 Jahren unter Verstopfung leiden — nicht nur eine Ursache zugrunde. Das deutliche Überwiegen des weiblichen Geschlechts bei mehr oder minder gleicher Ernährungs- und Lebensweise spricht dafür, daß zumindest als Auslöser auch seelische Störungen mitspielen. Die Stuhlentleerung gehört in unserer Kultur in den Bereich des Unästhetischen; sie wird vor allem bei jungen Mädchen aus Prüderie während der Pubertätsphase zusammen mit der noch nicht akzeptierten sexuellen Entwicklung »verdrängt«. Es kommt zu Verstopfung. Oft fällt in diese Zeit die Einnahme der ersten Abführmittel. Bereits nach einigen Wochen hat sich der Darm an den regelmäßigen Reiz gewöhnt und streikt, wenn der Reiz wegfällt. Der Patient hat sich eine regelrechte Stuhlverstopfung erworben, die lebenslang bestehen kann, auch wenn das nervöse Grundleiden längst beseitigt ist. Daß chronische Verstopfung oft in Gesellschaft sei mit Eigensinn, Ordnungsliebe und Sparsamkeit sowie mit ihren Steigerungen, Intoleranz, Pedanterie und Geiz, trifft sicher nur für schwerere, psychopathologische Fälle zu. Ebenso dürfte es sich bei der Kombination von Obstipation und Frigidität verhalten. Diese vorwiegend emotional bedingte Obstipation liegt in höchstens 20 Prozent der Fälle vor und kann natürlich nur durch entsprechende Aufklärung und Beratung geheilt werden.

Zunächst ist zu klären, was überhaupt als Stuhlverstopfung zu gelten hat. Es gibt Menschen, die nur alle zwei, drei Tage oder seltener Stuhl entleeren und trotzdem keine Darmbeschwerden haben oder eine Störung des Allgemeinbefindens feststellen. Zur Stuhlentleerung kommt es eben erst, wenn genügend Stuhl vorhanden ist. Auf diese Tatsache muß unbedingt hingewiesen werden, damit vielen an Verstopfung leidenden Patienten die Zwangsvorstellung, daß täglich eine massive Stuhlentleerung erfolgen müsse, genommen werden kann. Denn Menge und Häufigkeit des Stuhls richtet sich in erster Linie nach der Auswahl der Nahrung. An dieser Stelle ist auch zu erwähnen, daß selbst bei absolutem Hunger noch Stuhl gebildet wird, der sich aus Resten der Verdauungssäfte, aus abgestoßenen Zellen der Darmschleimhaut und aus den Darmbakterien zusammensetzt. Es ist interessant, daß dieser sogenannte Hungerkot, der nur sehr selten und verbunden mit erheblichen Beschwerden abgesetzt werden kann, sich in seiner Zusammensetzung nicht wesentlich von dem Stuhl unterscheidet, der bei reiner Zivilisationskost auftritt. Mit einer reinen Zivilisationskost, die praktisch keine Schlacken hinterläßt, wird eine chronische Stuhlverstopfung geradezu programmiert. Bei den heutigen Ernährungsgewohnheiten ist es kein Wunder, daß die chronische Stuhlverstopfung zu den häufigsten ernährungsbedingten Zivilisationskrankheiten gehört. Man spricht deshalb auch von einem Zartkostnährschaden, der sich nicht nur in der beklagten hartnäckigen Verstopfung auswirkt, sondern, wie im ersten Kapitel schon ausgeführt, Folgekrankheiten wie Abgeschlagenheit, Kopfschmerzen, Völlegefühl, Verstimmtheit, Herz-, Kreislauf-Störungen u. a. hervorruft. Nicht selten findet man bei diesen Patienten auch die Narbe einer Blinddarmoperation.

Das Prinzip einer Heilung der chronischen Stuhlverstopfung heißt deshalb: schlackenreiche Kost. Je schlackenreicher die Kost ist, desto weicher und voluminöser wird in der Regel der Stuhl und um so unproblematischer seine Entleerung. Daher ist die erste Maßnahme bei einer chronischen Obstipation, den Anteil der Ballaststoffe in der Nahrung zu erhöhen. Dabei muß man sich von den Ernährungsgewohnheiten und den Essenswünschen des Patienten einerseits, andererseits aber auch von der jeweiligen Bekömmlichkeit leiten lassen. Vielfach genügt die Zulage eines Ballastträgers — etwa der Übergang von Feinbrot auf Vollkornbrot, oder die Verordnung einer Rohkostzulage oder eines Getreiderohbreies in Form eines Müslis. Das Rezept für einen Getreiderohbrei nach Dr. Schnitzer/Dr. Bruker und die wichtigsten Diätanweisungen, die bei der ernährungsbedingten Obstipation innerhalb von wenigen Tagen zum Erfolg führen, sind auf Seite 276 f. abgedruckt. Ist mit dieser Methode keine Normalisierung des Stuhles zu erreichen, liegt mit Sicherheit keine ernährungsbedingte Obstipation vor. Nach längerer Einnahme eines Abführmittels kann eine normale Stuhlentleerung frühestens nach zwei Tagen erfolgen, denn die Gewöhnung an den starken Reiz der Abführmittel führt zu einem Nachlassen der natürlichen Darmbewegung.

Weitere Folgen des chronischen Abführmittelmißbrauches sind Störungen im Mineralhaushalt. Es kann zu einem Kaliummangel kommen, der wiederum die Verstopfung verstärkt und zu einem erhöhten Bedarf an Abführmitteln führt. Die Nebenwirkungen dieser Medikamente reichen von der einfachen Gewöhnung mit dem Zwang zur Steigerung der Dosis bis zur dauerhaften Schädigung der Darmbewegungen, zur toxischen Blutarmut und zur chronischen Leberentzündung (Hepatitis). Klinische Beobachtungen in verschiedenen Ländern haben gezeigt, daß die Langzeiteinnahme von Isatin enthaltenden Abführmitteln zu hepatitisähnlichen Krankheitsbildern führen kann, die denjenigen einer chronischen aktiven Hepatitis entsprechen. Bei diesen Mitteln muß unbedingt auf die notwendige Beschränkung der Einnahmedauer hingewiesen werden. Man ist sogar zu der Überzeugung gekommen, daß bei einer Leberentzündung, deren Ursache unklar ist, immer die Frage nach einem Abführmittelmißbrauch gestellt werden muß. Mittel, die Isatin enthalten, sind unter anderem: Agaroletten, Chohlhepan, Cholkugeletten mite, Daluval forte, Flatudestal, Kissingerpillen, Leopillen, Obstinoletten, Schlank-Schlank, Adiposetten, Bekunis-Dragees, Karlsbader Pillen, Hepaticum medice sine, Mediolax, Soluhepar forte, Stadalax f., Tirgon-

Abführdragees und Tirgon-Emulsion. Bei den aufgeführten Medikamenten ist zu beachten, daß es sich hierbei auch um zahlreiche sogenannte getarnte Abführmittel handelt, die vorwiegend als Leber-Galle-Mittel deklariert werden. »Dabei ist es ganz widersinnig, eine wirklich geschädigte Leber durch Dauergebrauch von Laxantien mit all den vielfältigen unguten Folgen zusätzlich zu belasten« (Fröhlich).

Weiterhin ist zu beachten, daß nicht nur Abführmittel verstopfend wirken — sie programmieren mit Sicherheit die nächste Verstopfung —, sondern daß auch zahlreiche andere Medikamente eine Verstopfung bewirken oder fördern.

Zum Beispiel Eisenpräparate, Hustenmittel mit Codein, Appetitzügler (Mirapront), bestimmte Herzmittel bei Angina pectoris (Betasympathikolytika, Dociton) und manche Rheumamittel (Amuno). Eine obstipierende Nebenwirkung haben ferner die meisten Psychopharmaka, sowohl Beruhigungsmittel wie Antidepressiva. Die moderne Arzneimitteltherapie gerät zunehmend in einen verhängnisvollen Kreislauf, indem sie sich gezwungen sieht, Therapie gegen die Therapie zu betreiben: Obstipationsbedingte Schlafstörungen werden mit Beruhigungsmitteln behandelt, die wiederum die Darmtätigkeit hemmen.

»Zur sachgemäßen Behandlung der Obstipation gehört die Aufklärung über ihre Ursachen. Ziel der Behandlung der chronischen Stuhlverstopfung ist es, die betroffenen Patienten durch verschiedene Anordnungen und Maßnahmen dahin zu bringen, daß sie von selbst und ohne alle künstlichen Hilfsmittel regelmäßige und ausreichende Entleerungen haben, und zwar bei jeder Lebensweise, wie sie ein Durchschnittsmensch führt. Denn nur dann können wir von einer wirklichen Heilung sprechen, wenn die tägliche Stuhlentleerung wieder zur natürlichen Funktion, wie das Essen, Trinken, Schlafen, geworden ist« (Lobstein). Wird die richtige Nahrung in der richtigen Weise längere Zeit eingehalten, wird man nicht nur bald eine Besserung seiner Darmtätigkeit beobachten, sondern eine auffallende und anhaltende Besserung des Allgemeinbefindens feststellen. Viel bedeutungsvoller aber als die Behebung der Stuhlverstopfung ist die Gewißheit, zugleich vor Arteriosklerose, Wirbelsäulen- und Gelenkerkrankungen, Gallensteinen und überhaupt allen ernährungsbedingten Zivilisationskrankheiten geschützt zu sein (Bruker).

Die Behandlung der chronischen Verstopfung nach Schnitzer/Bruker:

1. Vollkornprodukte. Alle Auszugsmehle müssen durch Vollkornprodukte ersetzt werden. Das tägliche Brot muß Vollkornbrot sein, aber auch die Brötchen und die anderen Backwaren müssen aus Vollkornmehl hergestellt sein. Für den Erfolg ist es gleichgültig, ob das Vollkornbrot aus feinstem Mehl, grobem Schrot oder aus Mischungen verschiedenster Getreidearten, Roggen, Weizen, Hafer, Gerste oder Hirse, hergestellt ist. Auf jeden Fall ist aber zu empfehlen, daß nicht immer ein und dieselbe Vollkornbrotsorte gegessen wird. Überhaupt ist Abwechslung eine Grundregel vollwertiger Ernährung. Sie gilt nicht nur für das Brot.

2. Unter den Vollkornprodukten nimmt das Schnitzer-Naturmüsli eine besonders wichtige Stellung ein. Für die Erzielung eines sicheren Behandlungserfolges ist es absolut unerläßlich.

Grundrezept für Schnitzer-Naturmüsli:
Zutaten pro Person: 1 Korneinheit (60 g) biologischer Weizen, 1 Wassereinheit (110 g) frisches Wasser. 60 g Weizen in einer Schnitzer-Getreidemühle oder notfalls in einer elektrischen Kaffeemühle mittelgrob mahlen; dann mit dem Schnitzer-Meßbecher frisches, kaltes Wasser aus der Leitung abmessen.

In einer Schüssel das frische Weizenschrot mit dem Wasser vermischen.

Das so eingeweichte Schrot läßt man eine halbe, höchstens zehn Stunden abgedeckt bei Zimmertemperatur stehen.

Vor dem Essen preßt man eine frische Zitrone aus und mischt pro Person einen Eßlöffel Zitronensaft unter das eingeweichte Weizenschrot.

Dann reibt man pro Person einen kleinen oder einen halben großen Apfel auf einer Edelstahlraffel in die Schüssel. Der frischgeriebene Apfel wird sofort untergemischt, da er auf keinen Fall braun werden darf. Aus diesem Grund soll das Schnitzer-Naturmüsli auch sofort tischfertig gemacht werden.

Tischfertigmachen des Schnitzer-Naturmüslis durch täglich wechselndes Hinzufügen einer oder mehrerer der folgenden Beigaben: Pro Person 20 g grobgeriebene Haselnüsse oder Cashewkerne, pro Person 20 g Pinienkerne oder Sonnenblumenkerne, pro Person ein in Stücke geschnittener Pfirsich, pro Person 100 g einer beliebigen Obstsorte der Saison, je nach Größe in Stücke geschnitten, z. B. Birnen, Aprikosen, Trauben, Orangen, Zwetschken, Mirabellen, Kirschen, Reineclauden, Erdbeeren, Stachelbeeren, pro Person ein Joghurt, pro Person eine halbe Tasse unpasteurisierte rohe Vorzugsmilch, pro Person ein Eßlöffel frischer Rahm.

Das Hämorrhoidalleiden

Hämorrhoiden sind Vergrößerungen und Erweiterungen der Venen im Bereich des Afters. Die inneren Hämorrhoiden liegen unter der Schleimhaut des Mastdarms und erscheinen als bläuliche Wülste, als isolierte Knoten oder als ringförmige Anschwellungen.

Die äußeren Hämorrhoiden liegen außerhalb des Afters und sind mit Haut bedeckt. Sie erscheinen als bläuliche Vorwölbungen, die durch Pressen deutlicher sichtbar werden. Das erste Symptom des einfachen Hämorrhoidenleidens ist in der Regel der Abgang von hellrotem Blut nach dem Stuhlgang infolge eines kleinen Schleimhauteinrisses. Schmerzen treten erst auf, wenn es zu einer Entzündung der Venen und vor allem zu einer Thrombose eines Hämorrhoidenknotens kommt. Bei größeren inneren Hämorrhoiden besteht sonst nur ein leichtes Druckgefühl im Analbereich, als wäre der Enddarm beim Stuhlgang nicht vollständig entleert. In Kombination mit Hämorrhoiden tritt oft ein Reizzustand der Umgebung des Afters in Form eines sehr lästigen Juckreizes auf, der durch ein Exzem hervorgerufen wird. Ein solcher Juckreiz in der Aftergegend wird vom Laien ebenfalls als Hämorrhoiden bezeichnet, auch wenn keine entsprechenden Veränderungen vorliegen. Am schmerzhaftesten ist ein Einriß der Schleimhaut am After, eine Analfissur, die bei der Stuhlentleerung zu fast unerträglichen Schmerzen führen kann.

Diese Formen der Erkrankungen in der Aftergegend — Krebs natürlich ausgeschlossen — sind meist ebenfalls Folgen einer chronischen Darmträgheit. Es muß hier nicht unbedingt eine hartnäckige Verstopfung vorliegen, auch ein ständig stark Fäulnis- und Gärungsgifte enthaltender Stuhl kann die Umgebung des Afters ständig reizen, da er ja infolge seiner pathologischen Zusammensetzung die Aftergegend beschmutzt.

Auch die Behandlung des Hämorrhoidenleidens gehört noch immer zu den umstrittenen Gebieten der Medizin. Eine Vielzahl von Behandlungen wurde vorgeschlagen — ein Zeichen für die Unwirksamkeit der meisten dieser Verfahren. Da die Ursache fast ausschließlich in einem krankhaften Darmzustand zu suchen ist, gelten die gleichen Behandlungsregeln wie bei der Obstipation. Die Beschwerden schwinden meist von selbst.

Häufig ist auch bei Leberleiden infolge von Stauungen im Pfortadersystem eine Hämorrhoidenbildung zu finden. Man hat deshalb Hämorrhoidenknoten auch als Visitenkarte der Leber bezeichnet.

Eine kausale Behandlung würde hier in einer entsprechenden Lebertherapie bestehen. Auch die Akupunktur behandelt das Leiden vorwiegend durch Nadelung auf dem Lebermeridian. Die Hauptpunkte liegen dabei an den Füßen im Bereich des Innenknöchels. Ein anderer Akupunkturpunkt ist der Lage nach den Hämorrhoiden ebenfalls völlig entgegengesetzt und liegt auf dem höchsten Punkt des Kopfes. Durch eine Nadelung des Punktes lassen sich auch akute Erscheinungen oft rasch zum Abklingen bringen. Bei allen Schweregraden ist auch eine Verödungsbehandlung anwendbar, die Rückfallquote beträgt ungefähr 25 Prozent. Eine schmerzhafte Analfissur kann man nur durch Dehnung des Afters in Narkose ausheilen.

Erkrankungen der Gallenblase

Die Steingallenblase

Gallensteine sind ernährungsbedingt. Spricht man von »Galle«, so meint man den Gallenstein und seine Folgen (Reifferscheid). Über fünf Millionen Einwohner der Bundesrepublik sind Gallensteinträger. Für Mitteleuropa darf man etwa damit rechnen, daß jeder zehnte Mann und jede fünfte Frau Gallensteine haben. Trotz dieser weitverbreiteten Krankheit konnten erst in letzter Zeit Ursachen und Entstehungsmechanismus bei der Gallensteinbildung wenigstens zum Teil aufgeklärt werden. Das Gallensteinleiden ist in sogenannten armen Ländern sehr viel seltener und nimmt mit dem Lebensstandard und vor allem der Üppigkeit der Ernährung entsprechend zu. Das Steinleiden ist eine Zivilisationskrankheit, seine Ursachen ein Zivilisationsnährschaden.

Die Gallensteine des Menschen bestehen entweder aus reinem Cholesterin oder aus Cholesterin mit Beimengung von Gallenfarbstoffen und Kalksalzen. Letztere heißen auch Pigmentsteine. Zum Auftreten von Gallensteinen kommt es immer dann, wenn das Konzentrationsverhältnis von Cholesterin und Gallensäure in der

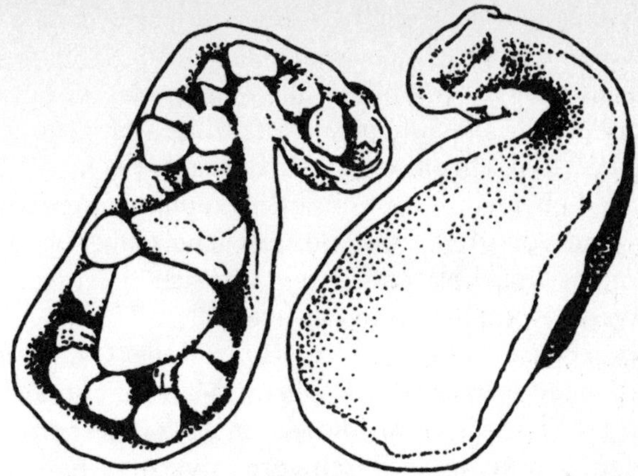

Abbildung 42: Eröffnete Gallenblase mit zahlreichen Gallensteinen.

Gallenflüssigkeit gestört ist. Das Cholesterin wird normalerweise durch die Gallensäure in Lösung gehalten, das heißt, es kommt nicht zu einem Auskristallisieren und damit zu einer Ablagerung von Cholesterin in der Gallenblase. Wird jedoch von der Leber zu wenig Gallensäure produziert oder ist die Cholesterinkonzentration zu hoch, so kommt es in beiden Fällen zu einer Übersättigung der Galle mit Cholesterin. Es entstehen sogenannte Kristallkeime, an die sich im Laufe der Jahre immer mehr Cholesterin und später auch Kalksalze anlagern. Es entstehen einzelne oder zahlreiche Steine, die die gesamte Gallenblase ausfüllen können (siehe Abbildung 42).

Durch jahrzehntelange Fehlernährung, vorwiegend durch den Genuß von raffinierten Kohlenhydraten und Fetten, aber auch durch zu reichliches und zu fettes Essen, zieht sich der Mensch immer »schönere« Exemplare von Gallensteinen heran. In Dänemark, Schweden, Finnland, wo der reichhaltige Speisezettel besonders viele tierische Fette enthält, haben es tatsächlich schon drei Viertel der Bevölkerung zu Gallensteinen gebracht. Der Ursprung des Gallensteinleidens liegt wie gesagt in der Leberzelle, die eine fehlerhaft zusammengesetzte Galle produziert. Das Ausscheidungsprodukt Galle ist in seiner Zusammensetzung gestört, wenn die Leber — offensichtlich infolge der Zivilisationsnährkost, die ja letztlich eine Mangelernährung darstellt — nicht in der Lage ist, die »richtige« Galle zu produzieren. An weiteren Ursachen, die mit der Zeit die Leberzelle überfordern können und damit die Gallensteinbildung begünstigen, ist die chronische Stuhlverstopfung zu nennen. Gallensteinleiden und Stuhlverstopfung sind tatsächlich häufig »vergesellschaftet«, und bei allen Gallenblasenerkrankungen ist im besonderen Maße auf eine normale Darmtätigkeit zu achten. Weiterhin belasten chronische Eiterherde an den Zähnen oder Mandeln die Leberzelle und können Komplikationen des Gallensteinleidens hervorrufen, zum Beispiel eine Gallenblasenentzündung. Denn das Gallenblasenleiden macht sich in der Regel erst bemerkbar, wenn Komplikationen auftreten.

So ist es auch zu erklären, daß zwei Drittel aller Gallensteinträger von ihrem Leiden primär nichts spüren. Man spricht deshalb auch von stummen Steinen, wenn diese nur als Zufallsbefund festgestellt werden und keinerlei Beschwerden verursachen. Treten jedoch Komplikationen auf, so kann sich das Gallensteinleiden äußerst schmerzhaft bemerkbar machen und sogar zu lebensbedrohlichen Situationen führen. Die häufigste Komplikation beim Gallensteinleiden ist die Gallenblasenentzündung. Auslösende Ursachen können zunächst die Steine selbst sein, vor allem, wenn sie an Größe oder zahlenmäßig erheblich zunehmen und damit die zarte Schleimhaut der Gallenblasenwand stark reizen. (Abbildung 43 zeigt die scharfkantige Oberfläche eines Cholesterinsteines in mikroskopischer Vergrößerung.) Als unmittelbare Auslöser kommen jedoch häufig Diätfehler oder Aufregungen in Frage, die zu einer Stauung im Bereich der abführenden Gallengänge führen, entweder durch Einklemmung eines Steins, durch einen Krampf des Schließmuskels am Ende des Ausführungsganges (Krampf des Sphincter Oddi); aber auch eine akute Schwellung der Schleimhaut, etwa als Folge einer Unterkühlung, kann die Passage behindern und damit Ursache für eine akute Entzündung im ganzen Gallenblasenbereich werden.

Die beschriebenen Komplikationen äußern sich meist in der gefürchteten Gallenkolik. Hierbei treten heftige Schmerzen im rechten Oberbauch auf, seltener auch ein dumpfer Dauerschmerz. In vielen Fällen besteht eine Ausstrahlung zum Rücken, bis in die Gegend des rechten Schulterblattes. Gleichzeitig bestehen oft Übelkeit, Erbrechen und Temperaturerhöhung. Bei Gallenkranken tritt der Schmerz nicht periodisch auf, wie etwa bei Ulcuskranken oder beim chronischen Reizmagen, sondern unregelmäßig. Das tiefe Durchatmen kann auf der rechten Seite schmerzhaft sein, oft sogar auch das weite Abstrecken des rechten Armes. Nicht selten kommt es zu ein, zwei hellgefärbten durchfälligen Stühlen und zu

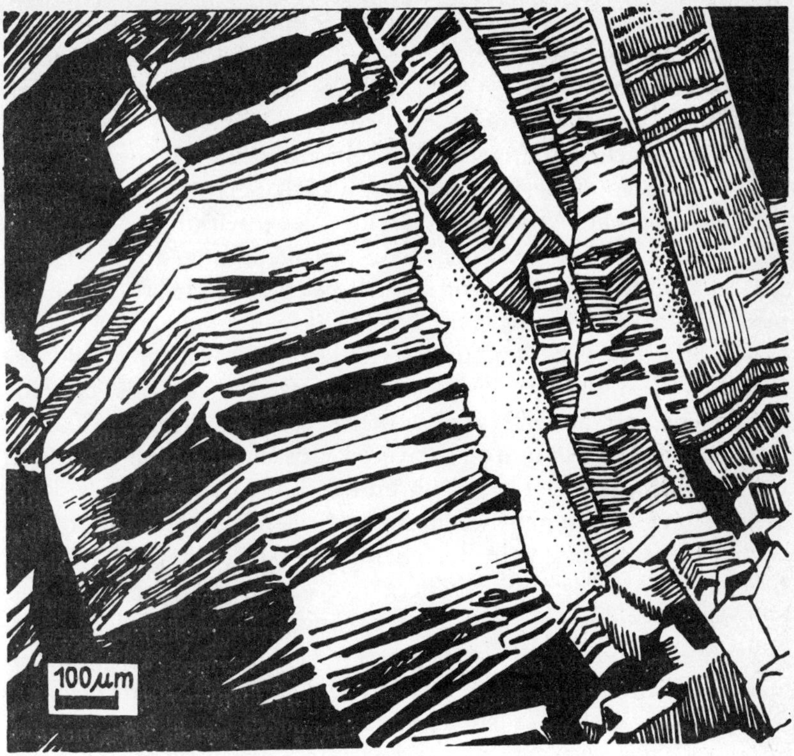

Abbildung 43: Oberfläche eines kugeligen Cholesterinsteins mit scharfkantigen Stufen der Kristallplatten.

einem dunkleren Urin — Zeichen eines flüchtigen Anflugs von Gelbsucht. Die Schmerzen beginnen wie gesagt relativ heftig und dauern im Extremfall einige Tage.

Eine akute Gallenblasenentzündung kann zu einer chronischen Gallenblasenentzündung führen, bei der die körperlichen Reaktionen nicht mehr so heftig zu sein brauchen oder auch ganz fehlen können. Trotzdem verschlechtern sich durch eine chronische Entzündung die Aussichten auf eine Heilung, denn sie schafft das beste Klima für weitere Gallensteine. Da die Gallenblase selten isoliert von Entzündungserscheinungen betroffen ist, sondern auch die Gallengänge mit einbezogen werden, ist das Terrain für eine Steinbildung in den ableitenden Gallenwegen gegeben. Verschließt ein Stein den Ausführungsgang vollständig, kommt es zum Rückstau der Galle in die Leber und von hier durch einen Übertritt in die Blutbahn zur Gelbsucht (Ikterus). Da in diesem Fall ein mechanisches Hindernis — der Stein — die Gelbsucht auslöst, spricht man auch von einem Verschlußikterus.

Er wirkt sich bei längerem Bestehen absolut lebensbedrohend aus, und es muß deshalb frühestmöglich versucht werden, das Hindernis operativ zu beseitigen. Eine »Nebenwirkung« des Gallengangverschlusses ist oft auch eine Sekretstauung in der Bauchspeicheldrüse, da Galle und Bauchspeicheldrüsensaft einen gemeinsamen Ausführungsgang besitzen.

Die Stauung der Verdauuungssäfte in der Bauchspeicheldrüse führt zur Entzündung dieses Organs, zur Pankreatitis, die eine zusätzliche, oft äußerst schmerzhafte Komplikation des Gallensteinleidens darstellt und zu schweren Störungen bis zur teilweisen Selbstverdauung der Drüse führen kann.

Im fortgeschrittenen Stadium des Gallenblasenleidens können auch — unabhängig vom Bestehen einer Gelbsucht — Darmbakterien in die Gallen- und Lebergänge einwandern und zu einer eitrigen Gallenblasen- und Leberentzündung führen. Diese Komplikationen sind durch ein schweres Krankheitsbild mit hohem Fieber, Schüttelfrost und starken Schmerzen gekennzeichnet. Schließlich kann die Gallenblasenwand durch die Entzündungen so weit geschädigt werden, daß es zu einem Durchbruch der Gallenblase in die freie Bauchhöhle oder den umgebenden Darm, meist den Zwölffingerdarm, kommt. Im einen Fall entsteht eine Bauchfellentzündung, eine gallige Peritonitis, im anderen eine Gallenblasenfistel, eine direkte Verbindung zwischen Gallenblase und Darm.

Liest man die Liste der möglichen Komplikationen des Gallensteinleidens, so nimmt es nicht wunder, daß von vielen Ärzten, insbesondere den Chirurgen, eine Frühoperation propagiert wird. Die Chirurgen beklagen vor allem, daß oft Patienten mit jahrzehntelang bekanntem Steinleiden schließlich mit den beschriebenen Komplikationen und mit hohem Operationsrisiko behaftet »auf den Tisch kommen«. Durch Frühoperation aber werden die meisten der oft lebensbedrohlichen Zustände vermeidbar. Trotz dieser einleuchtenden Argumente ist der Streit zwischen den Gegnern einer Gallenblasenoperation und ihren Befürwortern noch nicht zu Ende, aus dem einfachen Grund, weil es keine allgemein gültige Regel geben kann. Obwohl das Gallensteinleiden zu den häufigsten Krankheiten gehört und aufgrund der falschen Ernährung mit einer weiteren Zunahme der Gallenblasenerkrankungen zu rechnen ist, wird auch in Zukunft die Operationsindikation in vielen Fällen nur sehr schwer zu stellen sein. Im allgemeinen gehört das Gallensteinleiden nämlich zu den nicht gefährlichen Krankheiten, wie die hohe Zahl der Patienten mit stummen Steinen beweist. Eine große Zahl von Gallenkranken wird von ihrem Leiden mehr belästigt als gequält. Gallensteinleiden ist eben nicht gleich Gallensteinleiden. Es kann in ganz verschiedenen Abstufungen auftreten und den Kranken in entsprechend verschiedenen Graden behelligen. Daß die operativen Eingriffe bei den genannten Komplikationen oft lebensrettend sein können und keine andere therapeutische Wahl bleibt, ist verständlich. Von den Befürwortern der prophylaktischen Frühoperation sollte jedoch nicht vergessen werden, daß das Gallengangsystem kein »seelenloses« System von Röhren ist, sondern ein Organ, welches zur Erfüllung seiner Aufgaben eine spezielle Ausrüstung besitzt (Brühl). Die Herausnahme der Gallenblase stellt selbstverständlich keine »Heilung« der Gallenblasenerkrankung dar, ganz abgesehen davon, daß ein größerer Prozentsatz von Operierten nach der Operation nicht beschwerdefrei wird. Die Devise bei der Behandlung der Gallenblasenerkrankungen sollte deshalb lauten: *Frühbehandlung statt Frühoperation*.

Eine Frühbehandlung setzt natürlich auch eine Frühdiagnose voraus. Bei unklaren Beschwerden im Oberbauch, auf jeden Fall aber nach der ersten Kolik, sollte immer eine Röntgenuntersuchung der Gallenwege durchgeführt werden, denn die Röntgenuntersuchung ist die einzige diagnostische Möglichkeit, um Gallensteine nachzuweisen. Hierbei wird ein jodhaltiges Kontrastmittel in Kapselform eingenommen oder auch direkt in die Vene injiziert. Dieses Medikament wird über die Leber in die Gallenwege ausgeschieden und läßt die Konturen der Gallenwege und der Gallenblase sichtbar werden. Aussparungen oder Schatten in der Gallenblase weisen auf Gallensteine hin. Außerdem kann mittels der Röntgenuntersuchung die Funktionsfähigkeit der Galle geprüft werden: Nach Einnahme einer Reizsubstanz, zum Beispiel Eigelb, muß bei gesunder Gallenblase eine Zusammenziehung und Entleerung auftreten. Bei der Kontrollaufnahme zeigt sich dann normalerweise eine erheblich verkleinerte Gallenblase.

Die Frühdiagnose des Gallensteinleidens wird in Zukunft zunehmend Bedeutung gewinnen, da es gelungen ist, durch Zufuhr von Gallensäure reine Cholesterinsteine in etwa 30 bis 50 Prozent der Fälle wieder zur Verkleinerung oder Auflösung zu bringen (Caspari); bei kalkhaltigen Steinen dagegen ist eine Auflösung grundsätzlich nicht mehr möglich. Die Behandlung ist allerdings sehr langwierig und muß unter Umständen über Jahre durchgeführt werden. Außerdem belaufen sich die Behandlungskosten für eine einjährige Behandlung derzeit noch auf 1450 DM, wobei die Laborkosten für Kontrolluntersuchungen sowie die Kosten der Röntgenkontrollaufnahmen noch nicht berücksichtigt sind. Was in der Ernährung versäumt oder falsch gemacht wird, kann eben durch Medikamente nicht vollständig ausgeglichen werden (Bruker). Dies gilt mehr oder minder für alle sogenannten Leber- oder Gallenmittel, die nur Hilfsmittel zur Linderung der Beschwerden sein können, als Leiden aber nicht beeinflussen.

Eine kausale Behandlung des Gallensteinleidens ist nur durch Änderung der Ernährungsweise möglich. Es wäre aber eine Utopie, für Millionen von Menschen die ideale Ernährungsweise realisieren zu wollen — es sei hier nur an die Verpflegung in Großkantinen und Gemeinschaftsküchen erinnert. Trotzdem sind für den interessierten und verantwortungsbewußt lebenden Leser im Anhang dieses Kapitels nochmals sechs Grundregeln über biologische Vollwertkost aufgeführt. Patienten, die trotz Befolgung dieser Ernährungsanweisungen nicht beschwerdefrei werden — es sind nur etwa zehn Prozent —, haben mit größter Wahrscheinlichkeit ein fortgeschrittenes Gallensteinleiden mit bereits nachweisbaren Komplikationen. Eine ständig erhöhte Blutsenkung, pathologische Leberwerte, immer wieder auftretende Koliken sollten Anlaß sein, den Chirurgen zu Rate zu ziehen.

Zur Frühbehandlung des Gallensteinleidens gehört aber nicht nur eine sinnvolle Diät, sondern auch eine gekonnt durchgeführte Neuraltherapie, besonders dann, wenn auch andere Störfaktoren vorliegen, zum Beispiel gleichzeitig bestehende Herderkrankungen oder Störfelder durch Narben. Durch eine Gallenblasenerkrankung ausgelöste Oberbauchbeschwerden und Schmerzen lassen sich neuraltherapeutisch zunächst durch eine sogenannte Segmentbehandlung der Haut beeinflussen. Ist ein inneres Organ erkrankt, treten neben den direkten Organschmerzen auch sogenannte »übertragene« Schmerzen an der Hautoberfläche auf, und zwar in jenen Haut-, Muskel- und Knochenabschnitten, die mit dem erkrankten Organ über nervale Verbindungen in unmittelbarer Beziehung stehen. In diesen Maximalpunkt kann man nun ein Lokalanästhetikum, zum Beispiel Impletol, spritzen, um den

Schmerzkreis — Körperfläche — inneres Organ — zu unterbrechen. In einer Vielzahl von Gallenblasenerkrankungen ist der sogenannte Voglersche Punkt im Bereich des rechten Rippenbogens schmerzhaft. Seine Behandlung bewirkt meist schon ein Nachlassen der krampfhaften Oberbauchbeschwerden. Weiterhin ist bei allen Gallenblasenerkrankungen auch eine Injektion in das Sonnengeflecht, den Solarplexus, angezeigt, denn die Abgabe der Galle erfolgt durch ein fein gesteuertes Regelsystem, das auf hormonalem und nervösem Wege sowohl die Funktion des Schließmuskels an der Mündung des Gallengangs wie auch das Zusammenziehen und Erschlaffen der Gallenblase selbst steuert. Läßt sich das Leiden durch lokale Behandlung im Segment nicht beeinflussen, so muß an Störfelder gedacht werden, die dem krankhaften Prozeß zwar nicht unmittelbar zugrunde liegen, aber seine Ausheilung verhindern, da von ihnen aus immer wieder krankmachende Reize ihren Ausgang nehmen. Weiterhin sind alle Narben im Bauchbereich unbedingt mit Impletol-Injektionen zu testen, ob sie nicht als Störfeld wirken. Eine Narbenbehandlung ist vor allem immer dann unerläßlich, wenn der Patient trotz Gallenblasenoperation nicht beschwerdefrei wurde.

Es muß an dieser Stelle betont werden, daß die Neuraltherapie nicht das Gallensteinleiden als solches beseitigt, sondern die begleitenden Funktionsstörungen, wodurch jedoch in vielen Fällen eine Beschwerdefreiheit erreicht wird.

Behandlung des Gallenleidens durch biologische Vollwertkost:

1. Basis ist der tägliche Frischkornbrei als wichtigster Vitalkostspender.
   Herstellung: Abends werden drei Eßlöffel Vollkorn (Roggen oder Weizen, evtl. auch gemischt) frisch geschrotet und mit Wasser eingeweicht. Morgens als Müsli mit Obst, Honig, Nüssen, Rosinen und evtl. Sahne essen.
2. Auch das Brot soll aus frisch geschrotetem Mehl gebacken sein. Es gibt viele schmackhafte Arten, verlangen sie beim Bäcker oder im Reformhaus diese Brotsorten.
3. Als Fette sollen nur naturbelassene (kaltgeschlagene) Öle oder Butter Verwendung finden. Sie dürfen stets erst nach dem Kochen oder Braten zugefügt werden. Die Regel ist bei Gallenkranken besonders streng einzuhalten. Alle gehärteten oder künstlichen Fette sind streng zu meiden.
4. Streng zu meiden sind auch Zucker in jeder Form und alle mit

Zucker gesüßten Getränke (Kuchen, Mehlspeisen, Puddig, Limonaden, Marmeladen, Kompotte, Büchsenobst).

5. Möglichst zu meiden sind alle Feinbrote, die aus Auszugsmehlen hergestellt werden. Auch Schweinefett und andere tierische Fette sind mit Vorsicht zu genießen.
6. Alle übrigen Nahrungsmittel — Fleisch, Gemüse und Kartoffeln — sind erlaubt. Der Anteil der Vollwertkost an der Gesamtnahrung sollte jedoch möglichst ein Viertel oder mehr ausmachen. Je stärker die Verdauung gestört ist, desto höher soll der Frischkostanteil sein.

(Zitiert aus: Verdauung ohne Probleme, Edition Tomus im Econ Verlag modifiziert.)

Das Cholezystektomie-Syndrom und die »nervöse« Gallenblase

Etwa ein Drittel der an der Gallenblase operierten Patienten sind nach der Operation nicht beschwerdefrei. Grundsätzlich kommt der Chirurg zu niedrigeren Zahlen, da seine durchschnittlichen Erfolgsstatistiken meist nur Krankheitsfälle mit erneuten Koliken, Gelbsucht und Korrekturoperationen als Mißerfolg buchen, während der Internist auch die Kranken mit leichteren Störungen sieht (Altenburg). Das Cholezystektomie-Syndrom ist kein einheitlicher Krankheitsbegriff, sondern mehr eine Verlegenheitsbezeichnung, welche nur aussagt, daß nach Operationen keine Beschwerdefreiheit besteht. Viele dieser nachoperativen Beschwerden sind jedoch nicht operationsbedingt, sondern durch weiterhin bestehende Begleiterscheinungen des Gallenblasenleidens hervorgerufen, zum Beispiel durch chronische Stuhlverstopfung, Blähungserscheinungen und chronische Pankreatitis.

Vor allem Patienten, die gehofft hatten, durch eine »schnelle« Operation ein für allemal von ihren Beschwerden befreit zu werden, klagen nach einiger Zeit wieder über Beschwerden, da die Schädigungsfaktoren ja weiterbestehen, wenn die Ernährungsweise nicht geändert wird. Aber nicht nur unvernünftige Patienten erleiden unter Umständen einen Rückfall, völlig ungebessert bleiben auch Patienten, bei denen eine falsche Diagnose den Ausschlag zu einem operativen Eingriff gab. Hierher gehört die große Zahl der sogenannten »nervösen« Gallenkranken. Ein nervöses Organleiden kann durch eine Operation, wie auch bei den früheren Krankheitsbildern beschrieben, grundsätzlich nicht »geheilt« werden.

Die Gallenblase gehört zu den Organen, die auch durch seelische Erregungen beeinflußt werden können. Insbesondere durch Ärger kann es zu einem Krampfzustand des Schließmuskels an der Gallenmündung kommen, aber auch die Gallenblase selbst kann sich verkrampfen. Freude und Angst bleiben meist ohne Einfluß auf die Gallensekretion, jedoch hat sich gezeigt, daß die ersten Gallenanfälle oft nach schwerem Ärger auftreten. Gallenkoliken bei Ärger kommen auch bei Gallenblasen ohne jede Steinbildung vor. Selbst wenn ein oder mehrere Steine gefunden werden, müssen sie nicht die unmittelbare Ursache der Gallenkoliken sein. Der Nachweis eines Gallensteins gibt jedoch in solchen Fällen oft den Anstoß zu einer Operation, da man annimmt, den Übeltäter nun gefunden zu haben.

Den Patienten mit sogenannten funktionellen Gallenstörungen kann meist nur mit Neuraltherapie, vor allem aber mit Akupunktur geholfen werden. Die Operation einer steinlosen Gallenblase führt niemals zu einer Beschwerdefreiheit, sie verstärkt vielmehr die bestehende Überempfindlichkeit in diesem Organbereich. Bei Patienten mit funktionellen Gallenstörungen finden sich fast immer auch Zeichen einer sonstigen vegetativen Übererregbarkeit, die sich oft in Kopfschmerzen, Übelkeit, Brechreiz oder in Form einer klassischen Migräne äußern. Darüber hinaus haben die Patienten überdurchschnittlich häufig über unklare Rückenbeschwerden und über ischiasähnliche Reizzustände zu klagen.

Nach dem Gesagten sollte es nicht unglaubwürdig erscheinen, daß man mittels Akupunktur auf dem Gallenblasenmeridian nicht nur eine Migräne oder Kreuzschmerzen behandeln kann, wenn diese von den Verdauungsorganen ausgehen, sondern daß auch das Gallenleiden direkt beeinflußbar ist. Ist ein Gallenblasenleiden ausschließlich nervös bedingt, so können nur eine richtig gehandhabte Akupunktur und Neuraltherapie das Gleichgewicht zwischen Yin und Yang, zwischen Vagus und Sympathikus, wiederherstellen.

Erkrankungen der Leber

Die Fettleber

Die Fettleber ist im letzten Jahrzehnt enorm häufig geworden. Ursachen sind in erster Linie chronischer Alkoholismus und Diabetes mellitus. Mit Abstand folgt dann erst die Überernährung, die allerdings oft mit einem Diabetes kombiniert ist oder sich überschneidet. Die Fettleber muß heute zu den Wohlstandskrankheiten gerechnet werden. Schon früher wußte man, daß Alkoholmißbrauch zur Leberschädigung führen kann. Im Volksmund spricht man von einer Säuferleber. Um die Jahrhundertwende fand man die Alkoholiker vorwiegend bei Angehörigen niedriger sozialer Klassen, heutzutage ist sie in allen Bevölkerungsschichten gleichermaßen verbreitet.

Laboruntersuchungen sind nicht beweiskräftig für das Vorliegen einer Fettleber. Die Diagnose kann nur durch Leberpunktion gestellt werden. Bei der mikroskopischen Untersuchung müssen mindestens 50 Prozent aller Leberzellen erhebliche Fetteinlagerungen aufweisen. Beschwerden sind vielfach gering oder fehlen ganz. Sie können sich äußern in Druck- und Völlegefühl im rechten Oberbauch, besonders nach größeren Mahlzeiten, Appetitlosigkeit, Blähungen, Stuhlunregelmäßigkeiten, Übelkeit, Brechreiz, Abnahme der Leistungsfähigkeit. Eine Lebervergrößerung ist ebenfalls nicht immer mit Sicherheit festzustellen. Ist aber eine Leberschwellung tastbar, so ist sie als krankhaft zu bewerten. Die Fettleber gehört zu den sogenannten toxischen, das heißt von Giften herrührenden Leberstörungen. Daher kommen auch heute in zunehmendem Maße medikamentös bedingte Leberschäden vor (die isathinhaltigen Abführmittel wurden schon erwähnt). Zu den wichtigsten Medikamentengruppen, die ebenfalls eine Fettleber hervorrufen können, gehören das Cortison, die meisten Antibiotika, sehr viele Beruhigungsmittel (Megaphen) und Antidepressiva. Weiterhin Goldpräparate, Schmerz- und Rheumamittel.

Trotz der oft geringen Beschwerden darf die Diagnose Fettleber nicht ohne therapeutische Konsequenzen bleiben, denn aus einer Fettleber entwickelt sich unbehandelt im Laufe von zehn bis 15 Jahren eine Schrumpfleber, eine Leberzirrhose. Die wirksame Behandlung besteht nur in der Ausschaltung der Ursachen. Das ist besonders deutlich bei der alkoholischen Fettleber, die bereits nach vier Wochen Alkoholkarenz verschwinden kann. Ebenso läßt sich die Mast-Fettleber durch Gewichtsreduktion beseitigen, das gleiche gilt für die diabetische Fettleber. Die medikamentöse Fettleber verschwindet ebenfalls prompt nach Absetzen der schuldigen Medikamente. Sind bei manchen Erkrankungen hochwirksame Medikamente unersetzlich, so muß die Fettleber als das kleinere Übel in Kauf genommen werden. Bei der alkoholischen Fettleber ist von einer zusätzlich medikamentösen Therapie unbedingt abzusehen, da Medikamente den Patienten oft zur Annahme verleiten, daß eine Besserung auch auf diesem Wege möglich und daher der schmerzliche Verzicht auf den Alkohol vermeidbar sei. Hier entscheidet nicht nur die ärztliche Führung des Kranken, sondern auch dessen Wille zur Gesundung. Er muß eine Umstellung seiner Lebensweise vornehmen. Auf dem mühevollen und meist von vielen Rückschlägen gezeichneten Weg »weg vom Alkohol« kann dem Patienten in Zukunft vielleicht durch Ohrakupunktur eine Hilfestellung geleistet werden.

Die chronische Leberzellenentzündung
(chronische Hepatitis)

Jährlich treten ungefähr 150 000 Neuerkrankungen von Virushepatitis auf, von denen fünf Prozent in die chronische Hepatitis übergehen. Die Virushepatitis ist in den letzten zwei Jahrzehnten eine der häufigsten Infektionskrankheiten überhaupt geworden. Man unterscheidet eine Virushepatitis A und eine Virushepatitis B. Die Inkubationszeit ist bei beiden Arten verschieden. Sie beträgt bei der Virushepatitis A 15 bis 50 Tage, bei der Hepatitis B 40 bis 160 Tage. Die Hepatitis A befällt vorwiegend Kinder und junge Erwachsene mit einem Häufigkeitsgipfel im Herbst und Winter, von der Virushepatitis B sind alle Altersgruppen betroffen. Die Aufnahmepforte des Viruserregers ist beim Typ A vorwiegend der Mund. Der Typ B wird meist durch direkte Einbringung des Erregers in das Körpergewebe hervorgerufen, zum Beispiel durch Injektionsnadeln. Deshalb gehört zur Gruppe B immer die sogenannte Transfusionshepatitis, die nach einer Bluttransfusion auftritt, wenn der Blutspender, der klinisch völlig gesund sein kann, den Virus in sich trägt. Eine Virushepatitis verläuft teils mit, teils ohne Gelbsucht, etwa im Verhältnis 50 : 50. Die Beschwerden zu Beginn einer akuten Hepatitis sind uncharakteristisch. Es bestehen unklare Magen-Darm-Beschwerden, Übelkeit, Brechreiz, Verstopfung, Gelenkschmerzen, depressive Verstimmung, Kopfschmerzen. Die Transaminasen sind schon vor Auftreten der Gelbsucht erhöht.

Wie gesagt, kommt es im Durchschnitt nur etwa in der Hälfte der Fälle zu einer Gelbsucht, was oft zu einer Verkennung des Krankheitsbildes führt. Besonders die unerkannten Fälle einer akuten Hepatitis gehen jedoch häufig in einen chronischen Krankheitsverlauf über. Eine akute Hepatitis sollte auch bei leichter Verlaufsform deshalb immer klinisch behandelt werden, obwohl es gegen die Virushepatitis noch keine gezielten therapeutischen Maßnahmen gibt. Fester Bestandteil der Therapie sind jedoch Bettruhe und eine Vollwertkost, die nach den Wünschen des Patienten abgestimmt werden sollte. Alle früheren Leberdiäten mit fettarmer Diät, kilogrammweiser Verordnung von Quark und anderen »Schonkosten« haben sich als völlig wirkungslos im Hinblick auf den Krankheitsverlauf erwiesen. Wichtig für die kranke Leber ist jedoch absolutes Alkoholverbot, das auch nach Ausheilung für ein Jahr beibehalten werden sollte. Die mikroskopisch nachweisbare Ausheilung erfolgt nämlich bei etwa 50 Prozent aller Fälle erst zwei bis sechs Monate nach völliger Normalisierung der Leberwerte. Unter Berücksichtigung der genannten Gesichtspunkte heilen mindestens 90 Prozent der aktuen Virushepatitisfälle aus. Trotzdem ist jede akute Virushepatitis eine sehr ernst zu nehmende Erkrankung, da beim Übergang in eine chronische Verlaufsform ein schwierig zu behandelndes Leberleiden entsteht. Man unterscheidet zwei Formen der chronischen Hepatitis: die chronisch stationäre Hepatitis mit günstiger Prognose und die chronisch aggressive Hepatitis mit langsamem, teils raschem Verlauf und ungünstiger Prognose. Die chronische Hepatitis muß nicht unbedingt Folge einer akuten Virushepatitis sein. In diese Kategorie gehören genauso die alkoholische Hepatitis in Weiterentwicklung der alkoholischen Fettleber und auch die medikamentös bedingten Leberzellenschädigungen. Die stationäre Hepatitis schreitet, wie der Name sagt, meist nicht weiter, sondern es bleibt ein chronisch entzündlicher Dauerzustand bestehen, der nicht zur Leberzirrhose führt. Die aggressive Hepatitis neigt zum schubweisen Verlauf, es kommt zum Leberzellenuntergang. Sie stellt somit das Bindeglied zur Leberschrumpfung, zur Leberzirrhose dar.

Die Beschwerden bei chronischer Leberentzündung sind nicht sehr typisch. In den meisten Fällen treten Müdigkeit, Oberbauchschmerzen, Übelkeit und Erbrechen auf, seltener Appetitmangel, Gelenkschmerzen, Juckreiz und Fettintoleranz. Als objektive Befunde finden sich in 50 Prozent eine vergrößerte Leber, in etwa 30 Prozent dunkler Urin und heller Stuhl, in 20 Prozent gelegentlich Fieber und eine vergrößerte Milz. Der Gewichtsverlust hält sich meist in Grenzen. Die Therapie der chronischen Leberentzündung gestaltet sich als äußerst problematisch und schwierig, so daß erfahrene Kliniker resigniert fragen: »Gibt es überhaupt eine Therapie der kranken Leber?« (Markow).

Die letzte Zeit brachte zahlreiche Vorschläge und eine Fülle von Angeboten an Arzneimitteln, denen der Erfahrene und der Unerfahrene in gleicher Weise ratlos gegenüberstehen.

Der wechselnde Krankheitsverlauf und die spontanen Besserungen sind so häufig, daß die Beurteilung aller therapeutischen Maßnahmen schwierig ist. »Man muß die arme kranke Leber immer wieder bewundern, wie sie alles an sogenannten therapeutischen Maßnahmen bewältigt und welche Unzahl von Medikamenten gleichsam auf sie abgefeuert werden. Trotz aller mehrfarbigen Reklame für fast 600 solcher Präparate kennen wir bis heute noch kein entscheidend wirkendes Leberschutzpräparat« (Markow).

Als Grundpfeiler der Lebertherapie haben sich nur drei Gesichtspunkte als wirklich wirksam erwiesen: appetitliche Vollwertkost, Bettruhe, striktes Alkoholverbot. Die sogenannte fettarme, quarkreiche Leberschonkost früherer Zeiten sollte endlich auch von den Ärzten vergessen werden. Trinkkuren an geeigneten Kurorten oder eine Mayr-Kur beseitigen die oft vorhandene Obstipation und bessern die Darmflora. Durch positive Ablenkungen am Kurort ergibt sich außerdem ein entscheidender Unterschied zum Krankenhausaufenthalt, wo sich der Patient nur zu leicht von der Umwelt abkehrt und sich auf seine eigenen Leiden und Beschwerden konzentriert, zumal eine Lebererkrankung oft zu Depressionen, Pessimismus und schlechter Laune (Melancholie) führt.

Besteht neben einer guten ärztlichen Führung unter Mitarbeit des Patienten wirklich kein einziges Therapeutikum, das den Verlauf einer chronischen Hepatitis entscheidend zu beeinflussen vermag?

Es besteht eine Chance: Sie heißt Ozontherapie. Die Behandlungsmethode mittels Ozon bei der chronischen Hepatitis besteht vorwiegend in sogenannten Eigenbluttransfusionen. Auch intravenöse Ozoninjektionen und einfache Ozon-Eigenblut-Behandlungen sind nicht wirkungslos. Bei allen Fällen, in denen klinisch keine entscheidende Besserung, auch nicht mit hochwirksamen Medikamenten, zum Beispiel Cortison, zu erzielen ist, hohe Transaminasenwerte und chronische Bilirubinerhöhungen vorliegen, sollte immer ein Versuch mit Ozon-Eigenblut-Transfusionen gemacht werden. Daß insbesondere die Vollwertkost nicht vernachlässigt werden darf, ist selbstverständlich.

4. Krankheiten des Bewegungsapparates

Einleitung

Für Erkrankungen an den Knochen, den Gelenken, den Sehnen und Muskeln oder Nerven — ob es nun Entzündungen oder aber degenerative, also durch Abnützung, Fehlhaltung oder Entartung hervorgerufene Leiden, ob es akute oder chronische Beschwerden sein mögen —, für alle diese vielfältigen Erscheinungen hat man einen einzigen Begriff gewählt: Rheuma.

Deswegen müssen wir uns zunächst darüber klar sein, daß es nicht »das Rheuma« oder »den Rheumatismus« gibt, sondern vielmehr einen rheumatischen Formenkreis, der sehr viele verschiedene Leiden einschließt.

Wenn wir nach Gemeinsamkeiten dieser verschiedenen Leiden suchen, fällt auf, daß sie fast alle seit Jahrtausenden bekannt und seit Jahrtausenden dem Arzt nur schwer zugänglich sind.

Rheumatische Erkrankungen bilden heute die kostspieligste Krankheitsgruppe, volkswirtschaftlich gesehen verschlingt sie durch Arbeitsausfall, Rentenzahlung und medizinische Leistungen Jahr für Jahr unzählige Milliarden.

Man kann sicher sein, daß immer dort, wo derart hohe Kosten entstehen, wo akute Leiden sich so häufig in chronische Leiden verwandeln, die Medizin noch nicht in der Lage ist, die Ursache der Leiden zu beheben.

Rheumabehandlung besteht bis jetzt hauptsächlich in einer Unterdrückung der Krankheitszeichen. So verdienstvoll das ist, so dankbar der Patient für diese zeitlich begrenzte Erleichterung sein kann, sollte es dennoch nicht dazu verführen, mit dem Erreichten zufrieden zu sein.

Es wird behauptet, daß in den sogenannten Zivilisationsländern zwei von drei erwachsenen Menschen unter rheumatischen Beschwerden leiden.

Das macht zusätzlich deutlich, wie notwendig eine internationale

Zusammenarbeit und Förderung auf dem Gebiet der »Rheuma«-Forschung und -Behandlung ist.

In den meisten europäischen Staaten hat man eine eigene medizinische Fachrichtung geschaffen, man kennt dort also den Facharzt für Rheumatologie. In der Bundesrepublik diskutiert man noch heftig darüber, ob es sinnvoll ist, einen eigenen Facharzt für eine Krankheitsgruppe einzusetzen, für deren Behandlung man — von der Chirurgie bis zur Neurologie — in so gut wie sämtlichen medizinischen Fachrichtungen fundierte Kenntnisse besitzen muß.

Sowohl die Befürworter einer weiteren Spezialisierung in der Medizin wie auch deren Gegner verfügen über wichtige und gewichtige Argumente. Es ist zu hoffen, daß hier bald eine grundsätzliche Entscheidung gefällt wird, damit auf die theoretische Diskussion verstärkt die praktische Arbeit folgen kann.

Für diese praktische Arbeit soll dieses Kapitel ein Beitrag sein. Zwei Ziele werden dabei verfolgt:

Einmal geht es mir darum, auf diesem Weg einen weiteren Schritt in die Richtung zum »mündigen Patienten« zu unternehmen. Ein informierter Patient ist sicherlich der Schrecken jener Ärzte, die den blinden Gehorsam des Patienten fordern und die Begriffe »Vertrauen« und »Abhängigkeit« miteinander verwechseln. Ich glaube, daß ich mit meiner Arbeit möglicherweise das Abhängigkeitsverhältnis zwischen manchen Patienten und Ärzten störe, daß ich aber andererseits dazu beitrage, durch die Information ein wirkliches Vertrauensverhältnis zwischen Patient und Arzt zu festigen und die — gerade bei den rheumatischen Erkrankungen — so unendlich wichtige Mitarbeit des Patienten an der eigenen Gesundheit zu fördern.

Rheumatismus

ist eine Erkrankung des Bindegewebes

Die schmerzhaftesten rheumatischen Erkrankungen betreffen in erster Linie die Gelenke.

Als Gelenk bezeichnet man die bewegliche Verbindung zweier Knochen gegeneinander. Diese sind an ihrem Ende von einer Knorpelschicht überzogen, die die sogenannte Gelenkfläche bildet. Die Knorpelschicht ist glatt, wodurch die Reibung stark vermindert wird und eine erstaunliche Belastbarkeit auf Zug und Druck im Gelenk selbst möglich ist. Von besonderer Wichtigkeit für die Regenerationsfähigkeit des Knorpels ist die Tatsache, daß er selbst keine Blutgefäße besitzt, sondern von der umgebenden Gelenkflüssigkeit, die jedes gesunde Gelenk enthält, ernährt wird. Die Gelenkflüssigkeit wird von der Gelenkkapsel gebildet, die das gesamte Gelenk umgibt und den Stoffaustausch mit der Blutbahn und den Lymphbahnen ermöglicht. Nicht nur die Ernährung des Knorpels, sondern auch der Abtransport der Stoffwechselprodukte und Stoffwechselschlacken aus der Gelenkflüssigkeit muß über die Gelenkkapsel bewerkstelligt werden. Es erscheint verständlich, daß eine durch Entzündung verdickte Gelenkkapsel den Austausch der wesentlichen Nährstoffe wie Glukose (Traubenzucker) und Sauerstoff nicht mehr ausreichend leisten kann. Der Knorpel wird also schlecht ernährt, und die Abfallprodukte, die nicht ausreichend beseitigt werden können, rufen unter Umständen einen zusätzlichen entzündlichen Reizzustand hervor. Dies bedeutet, daß sich eine Gelenkentzündung sozusagen *aus sich selbst heraus* erhält: Die schlechte Ernährung des Knorpels bedingt einen Reizzustand der Gelenkinnenhaut, der Synovia, die aufquillt, sich verdickt und die Ernährungssituation des Gelenks weiter verschlechtert. Dieser Vorgang gilt in erster Linie für die degenerativen Gelenkprozesse. Den entzündlichen Gelenkerkrankungen liegen andere komplizierte Krankheitsmechanismen zugrunde.

Weder von der Ursache noch von der Lokalisation her, noch vom klinischen Standpunkt aus läßt sich ein einheitlicher Rheumabegriff erstellen.

Die Frage, was ist Rheumatismus, kann nach Prof. Wirth letztlich nur dadurch beantwortet werden, daß man den Startpunkt der rheumatischen Erkrankungen ins Auge faßt.

Der Beginn jeder rheumatischen Erkrankung liegt letzten Endes im *Bindegewebe*, so daß wir grundsätzlich sagen können: Rheumatismus ist immer eine Erkrankung des Bindegewebes.

Alle Faktoren, die einen Rheumatismus auslösen oder erhalten können, greifen zunächst am Bindegewebe an, ob es sich nun um Kälte, Nässe, Überanstrengung, Infekte, Bakteriengifte, Wetterwechsel, Hormone oder die sogenannte rheumatische Veranlagung handelt. Wenn alle diese Faktoren einen rheumatischen Schub auslösen können, müssen sie auch an einem gemeinsamen Punkt angreifen. Anders läßt sich die Frage: »Wie merkt letztlich ein Gelenk, daß ein Wetterwechsel stattfindet?«, nicht beantworten (Wirth).

Alle genannten Faktoren bewirken eine Aktivierung des Stoffwechsels der Bindegewebszellen. Die Hauptaufgabe der Bindegewebszellen ist aber der Aufbau der sogenannten *Grundsubstanz*. Wenn nun vermehrt Grundsubstanz gebildet wird, kommt es zu Versorgungsstörungen, bis zum Zelluntergang, da der Transport der Nährstoffe (Sauerstoff + Glukose) behindert wird. Wenn die abbauenden *Enzyme* (Enzym = Eiweißkörper, der eine chemische Reaktion, z. b. Abbau von Gewebe, beschleunigt) die vermehrt produzierte Grundsubstanz und Faserbildung nicht mehr bewältigen, kommt es zum Ablauf eines Entzündungsmechanismus. Die Entzündungszellen gehen durch die Enzyme teilweise zugrunde und setzen dadurch wiederum Stoffe frei, die eine erneute Gewebszerstörung bewirken, somit eine Art *Selbstverdauungsmechanismus* unterhalten.

Diese Reaktionen am Bindegewebe verspürt man zum Beispiel zu Beginn einer Grippe, wenn Gelenke und Muskeln schmerzen. Dieser Entzündungsprozeß wird jedoch im Verlauf der Erkrankung wieder normalisiert, und es bleiben keine Schäden zurück. Beim empfindlichen Rheumatiker jedoch wird die *überschießende* Reaktion nicht mehr bewältigt, und kleinste Reize können diesen entgleisten Prozeß weiter unterhalten. Wir haben also beim Rheumatiker eine Regulationsstörung des Bindegewebes im Sinne einer überschießenden Reaktion. Eine weitere Besonderheit des Rheumatikers kann sich darin zeigen, daß sein Körper das entzündete oder zugrunde gegangene Gewebe als *körperfremd* empfindet und dagegen Antikörper = Abwehrkörper entwickelt, die sich aber nun gegen das eigene Körpergewebe richten und dieses zerstören. Manche Rheumaformen muß man deshalb auch in die Kategorie der Autoaggressionskrankheiten (Autoaggressionskrankheit: gegen den eigenen Organismus gerichteter Krankheitsprozeß) einordnen, weil hier eine Fehlleistung des Abwehrsystems vorliegt; das Abwehrsystem (= Immunsystem) hat primär die Aufgabe, Fremdstoffe, die als solche erkannt werden, abzutöten und zu eliminieren, zum Beispiel eingedrungene Bakterien. Warum es aber nun Krankheitszustände gibt, die den Körper veranlassen, Abwehrstoffe gegen sich selbst zu richten, und warum dies vorwiegend rheumatische Erkrankungen sind, ist ein Rätsel, das sphinxhaft jeder Deutung trotzt.

Arthritis

Die entzündlichen Gelenkerkrankungen

Eine Gelenkentzündung kann durch die verschiedensten Mechanismen zustande kommen. Um die Übersicht nicht zu erschweren, sollen nur die wichtigsten Krankheitsbilder Erwähnung finden:

- Das rheumatische Fieber, der sogenannte Streptokokkenrheumatismus
- die chronische Polyarthritis
- die Bechterewsche Krankheit

Das rheumatische Fieber

Man weiß heute mit Sicherheit, daß der Entstehung eines akuten, fieberhaften Rheumatismus eine Infektion mit bestimmten Bakterien, sogenannten Streptokokken, vorausgehen muß. Diese vorausgehende Infektion äußert sich aber nicht in Form einer Gelenkentzündung, sondern im Sinne einer akuten Halsentzündung oder Kieferhöhlenentzündung. Streptokokken sind weitverbreitete Erreger.

Ein Großteil aller Halsentzündungen wird zum Beispiel von Streptokokken ausgelöst. Aber nur ein kleiner Prozentsatz von Patienten, die eine Streptokokkenangina durchmachen, bekommt im Anschluß daran ein rheumatisches Fieber.

Die Streptokokken lösen keineswegs unmittelbar die Gelenkentzündung und eine Entzündung des Herzgewebes aus, sondern der Organismus *selbst* verursacht durch eine allergische Reaktion dieses schwere Krankheitsbild. Warum es nur bei wenigen Patienten zu einem derartigen schweren allergischen Reagieren, d. h. andersartigen Reagieren kommt, ist bis heute nicht zu sagen. Die rheumatische »Veranlagung« soll erklären, warum nur etwa zwei bis drei Prozent aller Patienten mit Streptokokkeninfekt ein rheumatisches Fieber bekommen.

Obwohl die rheumatische Veranlagung bei der Bevölkerung

sicherlich in den letzten Jahrzehnten nicht geringer geworden ist, kommt das rheumatische Fieber glücklicherweise in den letzten Jahrzehnten immer seltener vor. Auch schwere Formen bis zu den Spätfolgen sind deutlich geringer.

Die Ursache für diesen Wandel ist unbekannt. Sie hängt wohl nicht mit der Entdeckung des Penicillins zusammen, denn sie hat schon vor Beginn der antibiotischen Behandlungsmöglichkeit eingesetzt. Auch in der vorantibiotischen Zeit gab es ausgesprochene Rheumajahre und wiederum Zeiten, in denen die Krankheit selten war.

Gegenwärtig scheinen wir uns in einem solchen Wellental zu befinden. Das rheumatische Fieber ist nicht nur seltener, sondern in seinem Verlauf auch wesentlich leichter geworden. Da die Krankheitserscheinungen nicht so ausgeprägt sind und insbesondere Hinweise auf das Vorliegen einer gleichzeitigen Herzgewebsentzündung völlig fehlen, können wir das Krankheitsbild heute leichter übersehen. Eine frische Angina mit starker Halsrötung, nicht abklingender Pulsbeschleunigung oder das Auftreten von Herzrhythmusstörungen ist immer verdächtig auf eine rheumatische Herzmuskelentzündung, auch wenn die Gelenkschmerzen dabei völlig fehlen sollten.

Die erhöhte Blutsenkung und der sogenannte Antistreptolysintiter im Blut geben weitere Hinweise, wenn auch keinen Beweis für ein Infektrheuma. Da die allergische Reaktion gegen die Streptokokken mit Beseitigung der Streptokokken weitgehend aufhört und Streptokokken nach wie vor sehr penicillinempfindlich sind, ist die Unterlassung einer Penicillintherapie in diesem Fall als Kunstfehler anzusehen. Gleichzeitig werden symptomatisch Medikamente gegen die Gelenkschwellungen und Schmerzen angewandt, zum Beispiel Pyramidon oder Salicylsäure. Das Cortison hat wegen seiner schnellen Wirkung hier eine absolut vertretbare Indikation, die rasche und zuverlässige Wirkung gerade bei akuten allergischen Erkrankungen macht es hier zu einem kaum entbehrlichen Medikament.

Das Hauptproblem stellt heutzutage eher die Vorsorge gegenüber einem neuen Streptokokkeninfekt dar. Man ist deshalb geneigt, aus Sicherheitsgründen eine Penicillindauertherapie zu empfehlen. Hier sollte besser eine Steigerung der körpereigenen Abwehrkräfte angestrebt werden, etwa durch eine Eigenblutbehandlung. Oder durch neuraltherapeutische Injektionen, besonders an den Herd des rheumatischen Fiebers, an die Mandeln oder an die

Kieferhöhlen. Ein weiterhin erhöhter Antistreptolysintiter zeigt nur die Überempfindlichkeit des Organismus an und ist kein Beweis dafür, daß sich etwa eine chronische Erkrankung entwikkelt hätte. In den meisten Fällen wird der Patient wieder vollkommen gesund, auch die Spätfolgen, die gefürchteten Herzklappenfehler aufgrund eines akuten Gelenkrheumatismus, bleiben aus.

Es entwickelt sich danach fast niemals ein chronischer Gelenkrheumatismus, der wegen seiner Häufigkeit und seines chronisch fortschreitenden Verlaufes und der von ihm verursachten massiven Gelenkzerstörungen immer noch das Hauptproblem Nummer eins in der Rheumatherapie darstellt.

Die chronische Polyarthritis

Lange Jahre wurde das Krankheitsbild auch als primär chronische Polyarthritis (pcP) bezeichnet. Das Wort primär sollte zum Ausdruck bringen, daß es sich von Anbeginn an um einen chronischen Entzündungsprozeß handelt, der also nicht etwa die Folge einer nicht ausgeheilten akuten Erkrankung darstellt. Der Begriff chronisch wurde schon erläutert, er bedeutet soviel wie langdauernd, langwierig. Man spricht deshalb auch bevorzugt von einem chronischen Leiden und nicht von einer chronischen Krankheit, da das Wort »Leiden« einen Zustand bezeichnet und das Wort »Krankheit« eher einen in sich abgeschlossenen Prozeß mit Beginn, Höhepunkt und Abklingen der Beschwerden. Polyarthritis schließlich heißt, daß *viele Gelenke* von der Entzündung befallen werden (Poly = viel, arthros = Gelenk).

Die chronische Polyarthritis kann in jedem Lebensalter auftreten, d. h. schon ab dem ersten Lebensjahr. Da der Verlauf jedoch im Kindes- und Jugendalter anders ist und mit anderen Symptomen einhergeht, spricht man — wenn die Gelenkentzündung vor dem 16. Lebensjahr auftritt — nicht von chronischer Polyarthritis, sondern von der Stillschen Krankheit, genannt nach dem englischen Arzt Still, der diese Form der Krankheit im vorigen Jahrhundert erstmals beschrieben hat.

Der chronische Gelenkrheumatismus ist in der ganzen Welt verbreitet. Bei Reihenuntersuchungen findet man Gelenkrheumatismus bei 0,5 Prozent bis ein Prozent aller Männer und bei den Frauen bis zu 1,5 Prozent. Demnach erkrankten Frauen zwei- bis dreimal häufiger als Männer.

Die relativ gleichmäßige Verteilung des Gelenkrheumatismus über die ganze Welt schließt wesentliche klimatische Einflüsse auf die Häufigkeit der Krankheit weitgehend aus, auch wenn sich viele Rheumatiker bei Wetterwechsel schlechter fühlen. Die Umgebung des Menschen, die Einkommensverhältnisse oder die Lebensweise scheinen also für die unmittelbare Entstehung des Gelenkrheumatismus nicht von Bedeutung zu sein, selbst wenn ungünstige klimatische Verhältnisse die Situation zusätzlich verschlechtern können. Ein Heilklima für die cP konnte bis jetzt noch nicht gefunden werden.

Am häufigsten ist der Beginn der Krankheit zwischen dem 30. und 50. Lebensjahr. Der Begriff »progrediente« Polyarthritis = »fortschreitende« Gelenkentzündung wurde früher häufig angewandt. Nicht ohne Grund, weil trotz aller therapeutischen Maßnahmen und Möglichkeiten etwa zehn Prozent aller Fälle unaufhaltsam fortschreiten bis zu schwerer Verkrüppelung.

Dem Frühstadium der Polyarthritis können uncharakteristische allgemeine Störungen vorausgehen, zum Beispiel Müdigkeit, Temperaturschwankungen, Appetitlosigkeit und Gewichtsverlust, Gefühlsstörungen in Fingern und Händen, »Eingeschlafensein«, Kälte- und Schwellungsgefühl. Durchblutungsstörungen, vermehrte Schweißsekretion, unklare Gelenkschmerzen, Blutarmut und Nachlassen der Muskelkraft.

Dieses *Vorläuferstadium* (Prodomalstadium) kann über Wochen, Monate und sogar über Jahre bestehen, wobei diese Art von Beschwerden nicht immer an eine beginnende Gelenkentzündung denken lassen. Im *Frühstadium* werden die Symptome etwas charakteristischer. Im Vordergrund steht das Gefühl der *Steifigkeit am Morgen*, besonders in den Fingergelenken.

Die Hände erkranken meist zuerst, fast ausnahmslos die Mittelgelenke und Grundgelenke der Finger (siehe Abb. 44). Die Fingerendgelenke bleiben meist verschont. Weiterhin ist meist eine bläuliche Hautverfärbung über den Gelenken festzustellen und eine weitere Verschlechterung des Allgemeinzustandes mit Gewichtsverlust und verstärkter Blutarmut. Auch die Schweißneigung nimmt zu, es können stärkere Temperaturschübe auftreten. Im weiteren Verlauf kommt es dann oft sprunghaft zur Beteiligung der Handwurzelgelenke, der Knie und Füße sowie der Schultern, Ellenbogen und Hüftgelenke. Auch die untere Halswirbelsäule ist meist von der Erkrankung mitbetroffen.

Wichtig ist jedoch, daß keiner der Einzelbefunde zur Diagnose

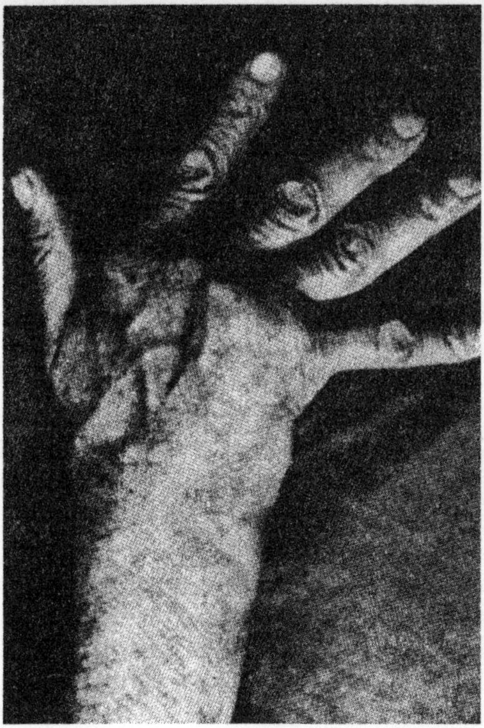

Abbildung 44: Polyarthritis mit vorwiegendem Befall der Fingergrundgelenke und typischer Abweichung der Finger zur Kleinfingerseite.

»chronische Polyarthritis« ausreicht. Man hat sich deshalb über die Regelung geeinigt, daß eine cP mit größter Wahrscheinlichkeit dann vorliegt, wenn von acht Symptomen fünf vorhanden sind, bei drei Merkmalen ist sie wahrscheinlich. Feste Regeln lassen sich aber nur schwer aufstellen. Die acht klassischen Symptome sind:

- morgendliche Steifigkeit
- Bewegungs- und Druckschmerz mindestens in einem Gelenk
- Weichteilschwellung oder Erguß mindestens eines Gelenks
- Schwellung mindestens eines weiteren Gelenks innerhalb von drei Monaten
- symmetrische Schwellung der Finger- und Zehengrundgelenke
- Rheumaknoten über Knochen, Streckmuskeln und neben den Gelenken

- Röntgenveränderungen in Form einer beginnenden Knochenentkalkung
- positiver Rheumatest

Von den Laboruntersuchungen spricht eine stark erhöhte Blutsenkung und der positive Ausfall des sogenannten Rheumatests, auch Latextest genannt, für eine cP, beweiskräftig sind die Ergebnisse dieser Untersuchungen allein noch in keinem Fall.

Der Rheumatest kann nur die bei der cP vermehrt gebildeten Antikörper nachweisen, die ein wesentliches Merkmal der chronischen Gelenkentzündung darstellen.

Im weiteren Verlauf werden nicht nur die Gelenke, sondern auch die Sehnen, Sehnenscheiden, Schleimbeutel und die Muskulatur von der Erkrankung betroffen. Die entzündliche Reaktion des Herzgewebes ist jedoch im Gegensatz zum Streptokokkenrheumatismus fast niemals nachzuweisen. Die begleitende Blutarmut, Anämie, beruht auf einem Eisenmangel bzw. auf fehlender Verwertbarkeit des Eisens und ist eine Folge der chronischen Entzündung im gesamten Organismus. Eine Eisenzufuhr bringt trotz des niederen Eisenspiegels meist keine Besserung des Blutbildes.

Bemerkenswert ist das allgemeine schwere Krankheitsgefühl, das insbesondere während sogenannter Schübe den Patienten befällt und oft zur Bettlägrigkeit zwingt. Die Immobilität in der Bettruhe wirkt sich jedoch oft ganz besonders verhängnisvoll aus, weil durch die schmerzbedingte Schonhaltung der Gelenke oft in kurzer Zeit eine Versteifung der betroffenen Gelenke auftreten kann, die bisweilen nur noch durch eine operative Maßnahme wieder rückgängig zu machen ist.

Was passiert nun wirklich bei dieser verhängnisvollen Erkrankung, die den Menschen versteifen und verkrüppeln läßt?

Die bemerkenswerteste und wichtigste Erkenntnis wurde schon angedeutet: Die Erkrankung geht vom Patienten selbst aus. Er bildet krankhaft Antikörper gegen sein eigenes Gelenkgewebe. Diese Gegenkörper reagieren mit der Gelenkinnenhaut und führen so zur Entzündung, die mit der Zeit die Innenhaut, den Knorpel und den Knochen langsam zerstört. Die Abbildung 45 zeigt schematisch den Ablauf einer Gelenkentzündung bei chronischer Polyarthritis.

Sind Knorpel und Knochenoberfläche teilweise oder ganz zerstört, kommt es zum Zusammenwachsen der Knochen und damit zur Versteifung des Gelenks. Auch das Sehnengewebe kann so weit zerstört werden, daß es zum Riß der Sehnen bei geringfügigen

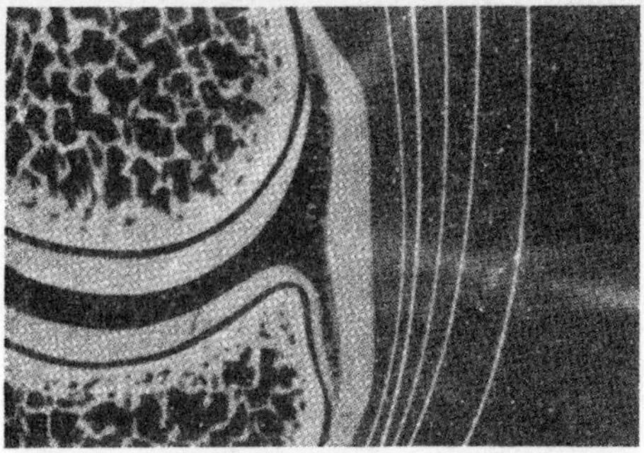

Abbildung 45 a: Beginnende Entzündung der Gelenkinnenhaut (Synovia).

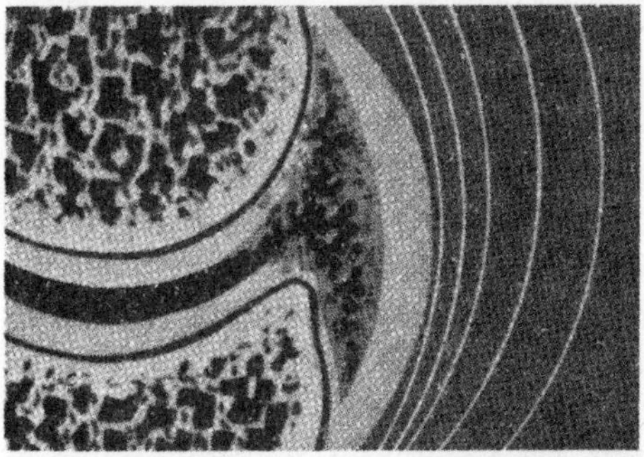

Abbildung 45 b: Vordringen eines faserreichen Bindegewebes in den Gelenkspalt und die knorpelnahen Knochenzonen. Kapselverdickung.

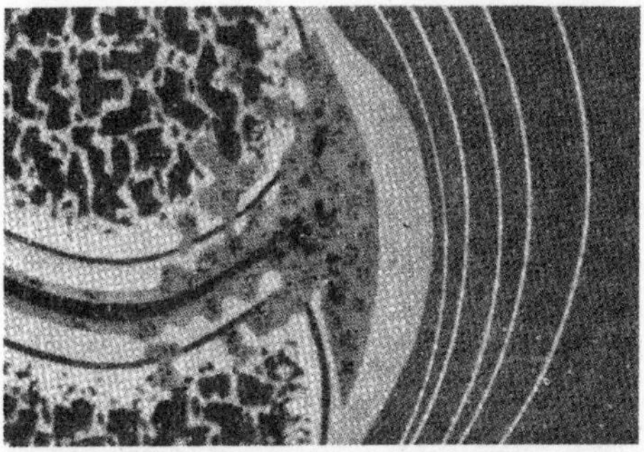

Abbildung 45 c: Es kommt zur Auflösung der Gelenkknorpel und Zerstörung der Knochenstruktur.

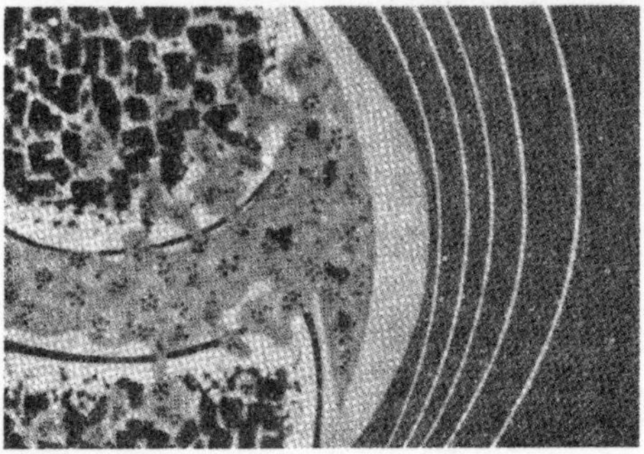

Abbildung 45 d: Das betroffene Gelenk versteift.

Anlässen kommen kann und damit eine Beweglichkeit auch wegen der abgerissenen Sehnen ausgeschlossen ist. Auch die Nerven können in ihrem Verlauf durch die umgebende Entzündung im Gelenk beeinträchtigt werden und dadurch heftige Nervenschmerzen verursachen, insbesondere im Handwurzelbereich, wo ein Druck auf den Nervus medianus schmerzhafte Zustände an der ganzen Handfläche und den Fingern hervorrufen kann. Die Muskulatur selbst wird durch den Bewegungsmangel immer schwächer und schrumpft durch Entzündungen im Muskelgewebe selbst, denn der Muskel enthält besonders viele Bindegewebe. Und Rheuma ist, wie gesagt, in erster Linie eine Erkrankung des Bindegewebes.

Der chronische Gelenkrheumatismus ist also eine Erkrankung, die sich selbst erhält, da immer wieder Stoffe frei werden, die vom eigenen Organismus als Fremdstoffe aufgefaßt und entsprechend bekämpft werden. Der Organismus bildet gegen diese vermeintlichen Fremdstoffe Antikörper, um sie auszuschalten. Die Reaktion zwischen Antikörper und Fremdstoffen bedingt dann wieder eine Reaktion des Gewebes, nämlich eine Entzündung.

So entsteht ein Teufelskreis, der offensichtlich nur schwer zu durchbrechen ist und bei dem, im Gegensatz zu vielen anderen Erkrankungen, keine vorbeugende Maßnahme das Auftreten eines Gelenkrheumatismus von vornherein zu verhindern vermag. Die Statistiken zeigen sogar eine erhebliche Zunahme der chronischen Polyarthritis in den letzten Jahren im Gegensatz zum rheumatischen Fieber. Weder Kind noch Greis scheinen vor dieser heimtückischen Krankheit sicher zu sein. All die Faktoren, die nachweislich ein Gelenkrheuma verschlimmern oder schubweise verschlechtern können wie Kälte, Nässe, Überanstrengung und Wetterwechsel, sind nicht die unmittelbare Ursache.

Da beim Streptokokkenrheumatismus ein vorangegangener Infekt zumindest den spezifischen Auslöser der Erkrankung darstellt, hat man auch beim chronischen Gelenkrheumatismus lange Jahre einen chronischen Infekt als möglichen Auslöser des rheumatischen Geschehens diskutiert. Aus diesem Grund wurde jahrzehntelang jeder verdächtige bakterielle Herd, in erster Linie Zähne, Mandeln, auch die Gallenblase und der Blinddarm, im Zuge einer sogenannten Herdsanierung entfernt, da man glaubte, hier die Wurzel des chronischen Gelenkrheumatismus finden zu können.

Nun spielen Herde bei chronischen Gelenkentzündungen und

auch beim Muskelrheumatismus eine nicht zu unterschätzende Rolle. Bei der chronischen Polyarthritis sind sie aber ebensowenig entscheidend für das Auftreten der Krankheit wie die genannten anderen Faktoren. Die Millionen Mandeln, die entfernt wurden, und Zähne, die gezogen wurden, brachten praktisch nie eine Wende im Krankheitsbild. Bei einer deutlichen Beherdung konnten dadurch das Allgemeinbefinden und die Abwehrkräfte gegen diese Krankheit natürlich etwas gehoben werden, aber im großen und ganzen war die Mühe umsonst. Ebenso der Versuch, den Patienten in ein günstigeres Klima zu bringen. Selbst Geschlechtshormone hat man als mögliche Verursacher dieser Erkrankung angesehen, da vorwiegend Frauen von der Erkrankung befallen sind. Aber auch hier ergaben sich keine nachweisbaren Fehlfunktionen.

Was lag also näher, als bei diesem Krankheitsbild völlig unbekannter Ursache auch seelische Ursachen zu vermuten, denn bei einer ganzen Reihe von organischen Erkrankungen wie Magengeschwür, Colitis, Asthma fand man psychische Fehlverhaltensweisen, die zumindest die Krankheit mit auslösen und den Krankheitsverlauf entscheidend beeinflussen können.

Beim Rheumapatienten findet sich nur eine bislang unerklärliche Fehlleistung des Organismus, anscheinend jedoch keinerlei psychische Auffälligkeit. Sogar Prof. Langen, der berühmte Psychologe und Nervenarzt, hält aufgrund von testpsychologischen Gruppenvergleichen psychosomatische Zusammenhänge bei der chronischen Polyarthritis für ausgeschlossen. Beim Kranken mit chronischem Gelenkrheumatismus fehlen sogar die psychischen Randerscheinungen, die bei vielen chronischen Leiden auftreten, obwohl der Patient immer mit seiner Krankheit konfrontiert wird. Polyarthritiskranke sind weder übermäßig nervös noch besonders depressiv, noch emotionell stärker erregbar. Auch die Neigung zu egozentrischen Einstellungen und die oft ausgeprägte Konzentrationsschwäche bei chronisch Kranken sind hier kaum vorhanden. Der Polyarthritiskranke ist den Ärzten sogar dadurch immer aufgefallen, daß er in ganz besonderem Maße still, friedlich, in sein Schicksal ergeben ist (Jores). Er war deshalb von jeher für die Ärzte ein ausgesprochen angenehmer Patient. Obwohl diese Patienten erleben, wie ihr Leiden ständig fortschreitet, wie sie in immer stärkerem Maße zur Bewegungsunfähigkeit verurteilt sind, hört man von ihnen kaum ein böses oder verbittertes Wort. Aus tiefenpsychologischer Sicht handelt es sich wohl um Menschen, die in ihrer Aggressionsfähigkeit besonders gehemmt sind. Aggressive Impul-

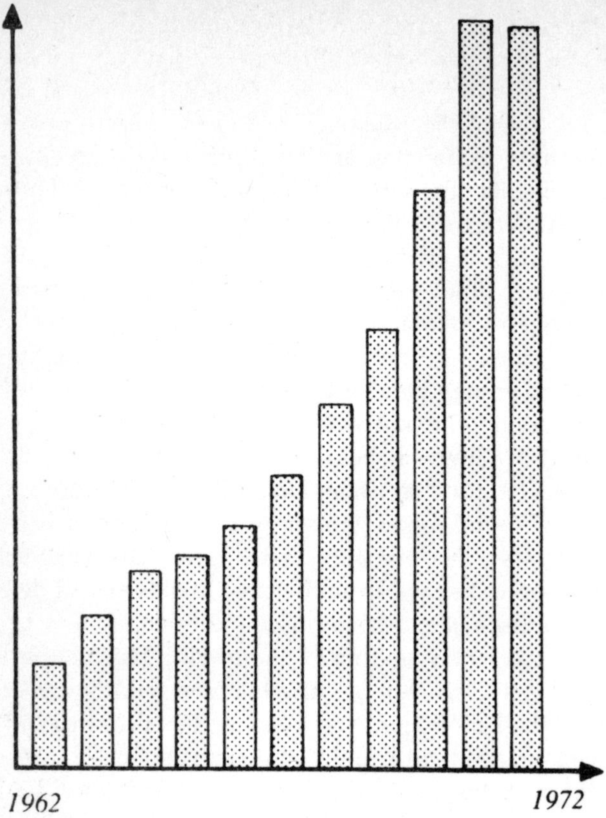

Abbildung 46: Zunahme der an chronischer Polyarthritis erkrankten Patienten von 1962—1972.

se in Form von Wut und Jähzorn sind zwar durchaus möglich, meist aber nur vor der Erkrankung.

Bemerkenswert ist die Tatsache, daß der Krankheitsbeginn oft in eine Zeit fällt, zu der irgendein besonderer Verlust hingenommen werden muß. Hierbei ist Verlust im weitesten Sinne zu verstehen. Es kann einen geliebten Menschen, die Mutter, den Vater, den Ehegatten betreffen, aber auch eine Berufsaufgabe infolge Heirat oder Schwangerschaft sein, letztlich alles, was eine gravierende Einengung des Persönlichkeitsgefüges oder der persönlichen Entfaltungsfähigkeiten zu sein scheint. Man sieht sich offensichtlich außerstande, den seelisch-geistigen Konflikt auszutragen und eine Wandlung auf dem seelischen Sektor durchzumachen oder zu akzeptieren. Da man dem seelischen Leid aus dem Wege gehen will und nach dem Gesetz von Ursache und Wirkung in der Natur des Menschen für eine »Schuld« doch auf irgendeine Weise »bezahlt« werden muß, verlagert sich die Fehlleistung ganz auf das Organische. Die psychische Belastung wird sozusagen körperlich abreagiert, und die Folge ist die weitgehende psychische Unauffälligkeit der Patienten trotz des schweren körperlichen Krankheitsbildes. Seele und Körper ringen miteinander, wie Viktor von Weizsäcker sagt, der Körper drückt sich in der Seele und die Seele im Körper aus. Die Patienten haben ihren seelischen Frieden, aber ihr körperliches Leid.

Übrigens sind bei seelischen Leiden, bei sogenannten Neurosen, fast niemals krankhafte organische Veränderungen nachweisbar.

Die Annahme, daß die chronische Polyarthritis doch psychosomatisch bedingt ist, mag etwas weit hergeholt klingen nach dem Motto: Was man nicht definieren kann, das sieht man als psychisch an. Wenn jedoch alle Bemühungen fehlschlagen, einen äußeren Faktor als Ursache der Polyarthritis zu finden, und sowohl das Kleinkind wie auch der erwachsene Mensch und der Greis von einer Krankheit heimgesucht werden können, gegen die kein Kraut gewachsen scheint, so muß man der Medizin zubilligen, daß sie auch seelische Ursachen annimmt. Das menschliche Leben und damit auch die menschliche Krankheit werden nun einmal von umfassenderen Einflüssen bestimmt als vom Wetter und von einer rheumatischen Veranlagung.

Dies hat nichts mit einem fatalistischen Glauben an ein unvermeidliches Schicksal zu tun.

Der Leib des Menschen ist so vollkommen gebildet und gegenüber allen erdenklichen Einflüssen derart widerstandsfähig, daß vom Körperlichen her ein langes und gesundes Leben fast garantiert sein müßte. Die »Irrtümer des Körpers« sind äußerst selten und die Regeneration und Reparation beispielsweise nach einem schweren Unfall mit Knochenbrüchen, Quetschungen und Zertrümmerungen des Gewebes sind oft erstaunlich. Kann es nicht ein seelischer Irrtum sein, der eine Hand oder ein Bein dermaßen verkrüppeln und versteifen läßt, wie es selbst eine massive Gewaltanwendung nicht zustande brächte?

Von der Seele weiß die Medizin immer noch so gut wie nichts. So ist es kein Wunder, daß sie Krankheiten nicht heilen kann, deren Wurzel vielleicht im tiefsten Unbewußten liegt, zu dem aber der Schlüssel noch fehlt. Der Patient muß sich zwangsläufig an die

Mittel halten, die seine erkrankte körperliche Befindlichkeit unmittelbar beeinflussen können, an Tabletten, Spritzen, Diät, physikalische Maßnahmen, Umstimmungsbehandlung.

Der englische Hippokrates, Sydenham, hat also wohl nicht so unrecht gehabt, wenn er beim chronischen Gelenkrheumatismus forderte, daß der Mensch von Grund auf neu zu gestalten sei. Dies aber erfordert viel Zeit, große Geduld und auch Einfühlungsvermögen in die besondere Situation des Patienten. Damit kann es letztlich keine schematische Behandlung der Polyarthritis geben.

Von allen erfahrenen Rheumatologen wird die möglichst frühzeitige Diagnose der cP gefordert, was insbesondere bei den Fällen mit schleichendem Beginn gewisse Schwierigkeiten bereiten kann. Die kritische Beurteilung des klinischen Befundes im Zusammenhang mit laborchemischen Untersuchungen ermöglicht jedoch meistens, zu einer sicheren Diagnose zu kommen. Viele Fälle beginnen zudem akut und mit rasch fortschreitenden Symptomen, so daß sich schon aufgrund des Verlaufes kein Zweifel an der Diagnose ergibt.

Als Grundlage jeder antirheumatischen Therapie bei der cP gilt die sogenannte Basistherapie, mit der man die krankhafte Bindegewebsreaktion eindämmen will, um so ein Fortschreiten der Gelenkveränderungen zu verhindern. Alle diese Mittel wirken nur symptomatisch, d. h. nur auf die Entzündung und die Antikörperbildung ein. Sie stellen aber keine Heilmittel dar, es gelingt mit keinem Medikament, die Erkrankung vollständig auszuheilen.

Im Frühstadium der Krankheit besteht also das Ziel darin, die Deformierungen der Gelenke zu verhüten und die entzündlichen Prozesse zu vermindern, damit der Patient möglichst lange im Berufsleben verbleiben kann. Auch in den Spätstadien ist man bestrebt, dem Patienten möglichst lange seine Aktivität zu erhalten, damit er sich im täglichen Leben selbst helfen kann, selbst noch bei einer Rollstuhlexistenz. Oberstes Gebot ist immer: nicht zu schaden. Viele Arzneimittel, die bei der cP wirksam sind, enthalten jedoch das Risiko erheblicher Nebenwirkungen. Je größer der entzündungshemmende Effekt, um so höher ist auch dieses Risiko. Eine sogenannte medikamentöse Basistherapie verbietet sich sowohl in der Schwangerschaft wie in den sogenannten »ausgebrannten« Fällen, bei denen eine funktionelle Verbesserung im Gelenkbereich nicht mehr zu erwarten ist. Grundsätzlich ist zu sagen, daß alle Basistherapeutika einer längeren Anlaufzeit von acht bis zehn Wochen bedürfen, ehe sie wirksam werden.

Zu den sogenannten Basistherapeutika gehören:

1. Die *Malariamittel,* z. B. Resochin®, das besonders in frühen Fällen gegeben wird, in denen der Krankheitsbeginn nicht länger als sechs Monate zurückliegt. Resochin ist kein harmloses Mittel. Die Nebenwirkungen sind mannigfaltig und reichen von Magenbeschwerden und Hautveränderungen bis zu schweren Nerven- und Muskelentzündungen, die sich auch nach dem Absetzen nur schwer zurückbilden. Am bedrohlichsten ist jedoch die Gefahr von Augenschäden im Sinne einer Netzhautschädigung. Erste Symptome sind Störungen beim Lesen und Blendungsgefühl. Der Augenarzt muß deshalb regelmäßige Kontrollen bei dieser Therapie durchführen. Weiter kann es zu Schwindel, Hautjucken, manchmal zu Gewichtsabnahme und Haarentfärbung kommen.

2. Die von alters her geübte *Goldtherapie* hat in den letzten Jahren wieder erheblich an Bedeutung gewonnen, da man etwa bei der Hälfte der Fälle eine eindeutige Wirkung dieses Schwermetalls feststellen kann. Es findet sich deshalb heute kaum mehr ein Polyarthritiker, bei dem nicht eine oder mehrere Goldkuren durchgeführt wurden. Die Nebenwirkungen allerdings reichen von Haut- und Schleimhautveränderungen über Nieren- und Blutbildschäden bis zu Magen-Darm-Entzündungen und Leberveränderungen. Am häufigsten — etwa 35 Prozent — ist Hautjucken, verbunden mit Hautausschlag, dem sogenannten Goldexantem, sowie metallischer Geschmack, in seltenen Fällen Eiweiß im Urin. Alle Nebenwirkungen sind jedoch rückbildungsfähig. Es ist interessant, daß die Nebenwirkungsquote um so geringer ist, je aktiver sich der Gelenkprozeß erweist.

Dies gilt insbesondere auch für die 3. Gruppe der Basistherapeutika, das *Penicillamin,* einem Abkömmling des Penicillins. Im Gegensatz zum reinen Penicillin ist dies eine giftige Substanz, die jedoch die Zellteilung nicht unterdrückt und nicht zu einer erhöhten Infektanfälligkeit führt wie die sogenannten Zytostatika. Häufige Nebenwirkungen sind Geschmacksstörungen, Magenbeschwerden und Hautausschläge. Ein schweres Problem ist das nephrotische Syndrom, eine Nierenschädigung mit erheblichem Eiweißverlust. Neuerdings wird auch über Leberschäden berichtet. Penicillaminpräparate sind z. B. Trolovol®, Metalcaptase®.

4. Die verzweifelte Situation, in der sich die Medizin bei der Behandlung auf Polyarthritis befindet, zeigt sich darin, daß sie sich

beim dramatischen Verlauf sogar zum Einsatz einer Therapie gezwungen sieht, die sonst nur bei einer meist tödlichen Krankheit, beim Krebs, eingesetzt wird: zur zytostatischen, zur *immunsupressiven Therapie,* d. h. zu einer Behandlung, die eine Zellteilung unterdrückt und das Immunsystem, das infolge seiner Fehlleistung die Antikörper produziert, blockiert. Von diesen Mitteln geht eine unmittelbare Wirkung auf das blutbildende System aus, insbesondere auf die weißen Blutkörperchen, die stark absinken. Bisweilen kommt es zu Erbrechen, Leberschäden und auch zu bösartigen Neubildungen. Die Infektanfälligkeit ist deutlich erhöht, und sie ist im wesentlichen für die zwischen 0,5 und zwei Prozent liegenden tödlichen Komplikationen verantwortlich. Daß man bei einer normalerweise nicht tödlichen Krankheit glaubt, eine Therapie einsetzen zu müssen, die immerhin in durchschnittlich einem Prozent das Risiko einer tödlichen Nebenwirkung in sich birgt, zeigt einmal mehr die Krise der Medizin und ihre bisher vergebliche Hoffnung auf die pharmazeutische Industrie, die noch bessere Rheumamittel erzeugen soll.

Anfang der fünfziger Jahre glaubte man, das Wundermittel in der Rheumatherapie gefunden zu haben, das Cortison. Es wurde 1947 von dem Engländer Hench in die Rheumatherapie eingeführt. Die Wirkung ist jedoch rein symptomatisch und muß mit dem Risiko einer Reihe schwerwiegender Komplikationen erkauft werden. Cortison hat einen prompten Effekt auf die Entzündungssymptome, auch die Schmerzen können sich innerhalb von Stunden bis Tagen zurückbilden. Die Wirkung beruht auf einer Hemmung sämtlicher Reaktionen des Bindegewebes und der Grundsubstanz. Die Folgen der Antikörperreaktion werden zwar unterdrückt, die Reaktion selbst wird jedoch nicht behindert. Der rheumatische Grundprozeß bleibt unbeeinflußt und verläuft eigengesetzlich weiter. Die Empfindlichkeit von Patienten mit einer cP scheint bei einer Langzeitbehandlung mit Corticoiden größer zu sein im Vergleich zu Patienten mit anderen Krankheiten wie etwa dem Asthma. Es kommt oft schon nach kurzer Zeit der Therapiedauer zu einer Verstärkung der beim Rheumatiker ohnehin schon bestehenden Osteoporose (Knochenentkalkung) mit den Folgen einer Keilwirbelbildung und spontanen Wirbelbrüchen. Auch der Muskelschwund wird durch die Cortisonbehandlung verschlechtert. Weitere Nebenwirkungen des Cortisons sind Vollmondgesicht, verminderte Ausscheidung von Kochsalz und Wasser, damit Gewichtszunahme sowie Magengeschwüre, verminderte Infektabwehr, Cortisondiabetes, hoher Blutdruck, Gefäßschäden, und psychische Schäden bis zur Psychose. Trotzdem gibt es wohl keinen an cP Erkrankten, der nicht schon einmal ein Cortisonpräparat bekommen hat, der nicht mit Enthusiasmus die enorme Erleichterung verspürte und dann mit tiefer Depression reagierte, als nach dem Absetzen der Cortisontherapie alle Symptome wieder auftraten (Kaiser). Die ursprüngliche Begeisterung hat deshalb einer erheblichen Ernüchterung Platz gemacht, und es gilt, daß Cortison heute nur noch bei den seltenen, besonders aggressiven Verlaufsformen eingesetzt werden sollte.

Ein wesentlicher Faktor sind dabei auch die Selbsteinsicht und der Wille des Patienten, trotz erheblicher Funktionseinschränkungen ohne Cortison die Belastungen des täglichen Lebens auf sich zu nehmen.

Zusammenfassend läßt sich sagen, daß durch Cortison die Behandlung der rheumatischen Erkrankungen mit Akutfall wirkungsvoller, aber gleichzeitig auch schwieriger und nicht zuletzt riskanter geworden ist.

Als oberstes Gebot allen ärztlichen Handelns sollte immer noch gelten, wenn irgend möglich nicht zu schaden. Die erheblichen Nebenwirkungen der Basistherapeutika rechtfertigen deshalb immer noch den Einsatz der relativ harmlosen Salicylsäure, sofern sie vertragen wird. Etwa in Form des Aspirins oder als Depotsalicyl »Fischer«. Auch das Phenylbutacon (Butazolidin®) ist im akuten Schub fast immer wirksam, ebenso das Oxyphenbutazon (Tanderil®). Keines dieser Mittel wirkt jedoch bei allen Patienten. Das gilt auch für das Indomedacin (Amuno®), das in erster Linie eine entzündungshemmende und in zweiter Linie eine schmerzstillende Wirkung hat. Bei älteren Patienten sind hier jedoch zentralnervöse Erscheinungen wie Schwindel u. a. zu befürchten.

Die Entscheidung, welches Mittel für den Einzelfall am geeignetsten erscheint, soll dem erfahrenen Rheumatologen vorbehalten bleiben. »Nur wer viele Jahre mit diesen Mitteln eine große Zahl von Polyarthritikern behandelt hat, bewahrt sich den Optimismus, immer wieder in jedem Einzelfall den Versuch zu unternehmen, das, wenn in der Regel auch nicht lebensgefährliche Schicksal des Patienten zu wenden und ihn vor dem Stadium hilflosen Siechtums zu bewahren« (Meyer). Es wird immer darauf hingewiesen, daß jeweils nur ein Medikament für die Basistherapie in Frage kommt, da eine Kombination die Zahl der Nebenwirkungen erheblich steigert und unübersehbar macht.

Trotzdem erlebt man in der täglichen Praxis, daß auch von Rheumakliniken eine Dreifachtherapie, insbesondere bei Kindern, durchgeführt wird, etwa in Form einer Penicillamin-, Imurek- und Cortisontherapie, was einen verheerenden Einfluß auf das Allgemeinbefinden ausübt, so daß gerade Kinder in einem bedauernswerten Zustand in die sogenannte naturheilkundliche Behandlung kommen. Die Rheumatherapie war lange Jahre das Stiefkind der Schulmedizin, die undankbare Behandlung wurde vorwiegend den Badeärzten und der sogenannten Naturheilkunde oder Erfahrungsmedizin überlassen. Auch heute noch weigert sich die offizielle Medizin, die jederzeit nachprüfbaren Erkenntnisse und Therapiekonzepte der Naturheilkunde in ihr therapeutisches Rüstzeug einzubeziehen, was zur Folge hat, daß dem Patienten unschädliche Behandlungsmethoden vorenthalten werden. Als Beispiel mag die diätetische Behandlung der Polyarthritis gelten, die in der Regel mit der Bemerkung abgetan wird, daß sich keine unmittelbaren Erfolge nachweisen ließen. Gleichzeitig wird aber hingenommen und dem Patienten zugemutet, daß sich bei der sogenannten Basismedikation der Effekt ebenfalls erst nach Wochen oder Monaten zeigen wird — sofern er überhaupt auftritt.

Behandlung der chronischen Polyarthritis

Es ist verständlich, daß man einer so gravierenden und chronischen Erkrankung, wie sie die cP darstellt, nur mit einem umfassenden Therapiekonzept beikommen kann. Wie schon erwähnt, kann es ein allgemein gültiges Behandlungsschema nicht geben.

Verlauf, Befund und Reaktion auf die Therapie sind bei jedem Menschen verschieden und sogar beim gleichen Patienten oft unterschiedlich. Und es ist deshalb notwendig, den Therapieplan immer wieder auf die jeweiligen Gegebenheiten abzustimmen.

Zu den Grundlagen der Behandlung der cP gehört die *Diät*. Und zwar die Frischkostdiät im Sinne Dr. Schnitzers oder Dr. Bircher-Benners, über die man in jedem Reformhaus Information und Literatur erhält. Zu Beginn der Behandlung ist dabei grundsätzlich auf Fleisch- und auf tierische Produkte wie Milch und Eier zu verzichten. Die positive Wirkung auf den Krankheitsverlauf und auch auf das Allgemeinbefinden des Patienten bei dieser Kostform ist bei vielen Patienten unbestreitbar. Sie muß allerdings konsequent durchgeführt werden. Eine Langzeitbehandlung im Royal-Free-

Hospital in London, bei der ausnahmslos schwere Fälle von Polyarthritis mit weitgehenden Versteifungen nur mit der Bircher-Benner-Heildiät ohne eine medikamentöse Zusatztherapie behandelt wurden, brachte ermutigende Ergebnisse. Bei zwölf Patienten wurde siebenmal eine vollständige, dreimal eine teilweise und zweimal keine Rückgewinnung der Bewegungsfähigkeit erzielt. Weshalb eine derartige Diät einen so entscheidenden Einfluß auf eine Krankheit gewinnen kann, die normalerweise zur Fortschreitung neigt, ist noch nicht geklärt.

Vor allem darf nicht der Eindruck entstehen, als sei die Polyarthritis ernährungsbedingt. Sie ist sicherlich nicht ernährungsbedingt. Immerhin ist es aber eine Erfahrungstatsache, daß sich Patienten, die sich der Frischkosternährung zuwenden, ihre Schmerzen verlieren, mit der Zeit auf die gefährlichen Medikamente verzichten können und auch wieder eine bessere Beweglichkeit erreichen, sofern dies überhaupt noch möglich ist.

Der entscheidende Vorzug der Diät besteht darin, daß es hiermit offensichtlich gelingt, die Krankheit zumindest zum Stillstand zu bringen. Dies stellt die besten Voraussetzungen dar, um gegebenenfalls operative Gelenkkorrekturen vornehmen zu lassen. Eine Diätumstellung kann natürlich nicht von heute auf morgen eine Umgestaltung des Patienten im weitesten Sinne erreichen.

Bei einer Krankheit jedoch, die von so vielen Umwelteinflüssen abhängig ist wie Wetter, Nässe, Erkältung, ist es durchaus denkbar, daß auch die Ernährung des Menschen einen positiven oder negativen Einfluß ausüben kann. Die Nahrung, die sich der Mensch einverleibt, ist schließlich ein unmittelbares Bindeglied mit der Umwelt. Aus diesen Bausteinen muß er sein körpereigenes Material aufbauen.

Rheumatismus ist aber eine Erkrankung des Bindegewebes und der Grundsubstanz, also sozusagen des einfachsten und überall im Körper befindlichen Gewebes, das den Boden für die einzelnen Organe oder Organsysteme bildet. Mit der richtigen Diät gelingt es offensichtlich, die Entartung des Bindegewebes, wie sie oben dargestellt wurde, zum Teil aufzuheben. Nur von einer gesunden Grundsubstanz können Gesundungsprozesse ausgehen und kann manches wieder in Ordnung kommen, was infolge der Entartung der Grundsubstanz entstanden ist. Gewiß, zwölf Fälle von Polyarthritis stellen noch keine repräsentative Statistik dar. In einer Zeit, in der neue Rheumazentren eingerichtet und große finanzielle Anstrengungen unternommen werden, um die vom sozialen und wirtschaftlichen Gesichtspunkt aus bedeutendste Volkskrankheit in den Griff zu bekommen, sollten so einfache Maßnahmen wie eine Umstellung der Ernährung ebenfalls in der Praxis allgemein geprüft werden, nicht nur die vielen neuen Rheumamittel, die meist nach wenigen Jahren als im wesentlichen wirkungslos wieder von der Bildfläche verschwinden. Für einen Teil der Rheumamittel gilt wohl der Satz eines berühmten französischen Klinikers, der einem Patienten auf die Frage, was er von dem ganz neuen, eben erst erschienenen Medikament halte, antwortete: »Nehmen Sie es ein, solange es noch wirkt!«

Es genügt nicht, wenn in der Zeitschrift der Deutschen Rheumaliga über die Ergebnisse der Frischkostbehandlung mit Bircher-Benner-Diät berichtet wird, aber in den Kliniken selbst keine Konsequenzen gezogen werden. Die richtige Ernährung bei chronischer Erkrankung sollte nicht als simple Angelegenheit, die doch nichts nützt, abgetan werden.

Die Frischkost ist natürlich nicht in jedem Fall wirksam. Wenn es wirklich ein einziges Patentrezept gäbe, das in allen Fällen Hilfe bringt, würde sich das herumgesprochen haben. Grundsätzlich sollte aber bei allen geeigneten Fällen ein konsequenter diätetischer Behandlungsversuch gemacht werden. Nicht geeignet oder nicht sinnvoll erscheint der Versuch bei vorgerückt schwer chronischen Kranken, sogenannten ausgebrannten Fällen, und auch bei alten Patienten, die sich nicht mehr an eine so einschneidende Änderung ihrer Kost gewöhnen können. Auch setzt die Frischkost ja einen intakten und brauchbaren Kauapparat voraus.

Unentbehrlich bei allen schmerzhaften Bewegungseinschränkungen und Gelenkentzündungen ist jedoch die *Neuraltherapie*. Die Neuraltherapie — Behandlung über das Nervensystem — will mit Hilfe von Procain-Injektionen eine Umschaltung über das vegetative Nervensystem in Richtung Gesundung bewirken. Die Domäne der Neuraltherapie sind Erkrankungen, die von sogenannten Störfeldern ausgehen, z. B. Narbengewebe oder ein krankhaftes Herdgeschehen, das sich nicht nur unmittelbar am Einwirkungsort beschädigend auswirken kann, sondern nach der Streßtheorie im Sinne eines dauernden Reizes auch eine Allgemeinreaktion zur Folge hat. Nun wurde bei der Betrachtung über die Ursachen der Polyarthritis ausgeschlossen, daß es sich um eine sogenannte Herderkrankung handelt. Trotzdem sind sogenannte Herde oder Störfelder bei der Polyarthritis unbedingt mitzubehandeln. Nicht etwa weil die Erkrankung davon ausgelöst wurde, sondern weil sie einen zusätzlichen Reizfaktor darstellen, der eine Besserung oder Heilung verhindern kann.

Wenn verdächtige Mandeln oder Mandelnarben vorhanden sind, müssen diese mitinjiziert werden. Zähne sollten nur saniert werden, wenn der Herdbefund eindeutig ist. Die von einigen Außenseitern immer noch geforderte Radikalbehandlung der Zähne und des Kiefers ist sinnlos und deshalb abzulehnen. Es ist denkbar, daß eine Injektion an die Mandeln nicht die Ausschaltung eines fraglichen Herdes bedeutet, sondern daß der Stoß ins vegetative System die entscheidende Wirkung hat.

Neuraltherapie in ihrem ursprünglichen Sinne als Störfeldtherapie kommt bei der cP nur zusätzlich in Frage und ist niemals in der Lage, allein einen Umschwung herbeizuführen. Die Berichte, wonach ein Polyarthritiskranker durch eine Injektion in eine Narbe an der großen Zehe geheilt wurde, gehören leider zu den medizinischen Märchen. Viel wichtiger als die Herdsuche ist bei der Polyarthritis die Lokaltherapie mit Procain. Die betroffenen Gelenke selbst werden mit Gelenkinjektionen angegangen. Bei den großen Gelenken, dem Schultergelenk, dem Hüft- und Kniegelenk werden die Injektionen in das Gelenk (intraartikulär) verabreicht, bei allen anderen Gelenken um das Gelenk herum (periartikulär), mit mehreren Einstichen. Auch die so häufig befallenen kleinen Fingergelenke werden mit Procaininjektionen angegangen. Das Procain (Handelsname z. B. Impletol) besitzt eine ausgesprochen antientzündliche Wirkung und bewirkt bei konsequenter Anwendung zudem einen Rückgang der Entzündungsneigung in den einzelnen Gelenken. Wenn die Entzündung zurückgeht, ist natürlich die schmerzreflektorische Bewegungseinschränkung zum Teil aufgehoben. Die Neuraltherapie bietet sich bei der cP deshalb bevorzugt an, weil sie keine schädlichen Nebenwirkungen aufzuweisen hat. Es liegt sicherlich keine therapeutische Suggestion vor, wenn eine junge Frau nach siebenjähriger Krankheit dank mehrmaliger Procainbehandlung erstmals wieder mit ihrem Mann tanzen oder mit den Kindern Ski fahren gehen kann.

Allerdings sind die Fälle von Polyarthritis, die mit Neuraltherapie allein entscheidend und dauerhaft gebessert werden können, leider in der Minderzahl. Bei einem so vielschichtigen Krankheitsbild wie der cP kann eben nur die sinnvolle Kombination verschiedener Therapieformen das optimale Ergebnis bringen.

Es empfiehlt sich deshalb neben der Diät und der Neuraltherapie im beschriebenen Sinne immer auch eine *Eigenblutbehandlung* zur

Umstimmung des Organismus. Die Eigenblutbehandlung wirkt bei chronischen Entzündungszuständen grundsätzlich entzündungshemmend, da der Körper aufgrund der Eigenblutinjektion Abwehrstoffe gegen die Entzündung mobilisiert. Außerdem ist die Eigenblutbehandlung bei allen allergischen Zuständen wirksam, indem die körpereigenen oder auch körperfremden Allergene besser toleriert werden. Die Sensibilität, die Überempfindlichkeit, wird im Sinne einer sogenannten unspezifischen Desensibilisierung abgebaut. Die Methode ist denkbar einfach: Es wird Blut aus der Vene entnommen, gegebenenfalls mit Ozon-Sauerstoff versetzt und in den Hüftmuskel rückinjiziert. Die Eigenblutbehandlung kann wie jede Reiztherapie Reaktionen hervorrufen, die als Verschlimmerung erscheinen. Der Patient muß darauf aufmerksam gemacht und beruhigt werden, weil die Reaktion von selbst in einigen Tagen wieder abklingt. Der Patient, bei dem eine biologische Therapie durchgeführt wird, sollte auch von Anfang an wissen, daß bei der cP — selbst wenn die Besserung schon weit fortgeschritten ist — immer noch die Gefahr eines plötzlichen akuten Schubes besteht.

Es ist offensichtlich ein Grundgesetz der sogenannten Umstimmungsbehandlung, daß die endgültige Heilung einer chronischen Entzündung wohl nur auf dem Weg über eine akute Reaktion möglich ist. Es muß versucht werden, diesen den Patienten natürlich sehr entmutigenden Entzündungsschub mit vereinten Kräften durchzustehen, denn eine jetzt eingesetzte Cortisontherapie würde sicherlich den ganzen Erfolg wieder zunichte machen.

Ein Problem darf nicht vergessen werden: Die Patienten mit cP kommen ja meist nicht zu Beginn der Erkrankung in naturheilkundliche Behandlung, sondern erst nach jahrelangem oder jahrzehntelangem Leiden. Sehr oft läuft eine medikamentöse Basistherapie, deren Durchführung zunächst nicht unterbrochen werden sollte, insbesondere wenn sie relativ gut verträglich war. Es wird deshalb die jeweils laufende Gold- oder Penicillamin- oder immunsupressive Therapie (Imurek) zunächst beibehalten. Bei doppelter Basismedikation wird allerdings ein Mittel weggelassen; das führt praktisch niemals zu einer Verschlimmerung, dagegen oft zu einer Besserung des Allgemeinbefindens.

Auch ganz ohne Schmerzmittel kann der Patient natürlich nicht auskommen, so daß Amuno, Togal u. ä. nach Bedarf eingenommen werden können. Ist der Patient allerdings an sogenannte kombinierte Rheumamittel gewöhnt, die auch Cortison enthalten, z. B. Realin, so ist die Ansprechbarkeit auf die geschilderten Methoden zunächst gleich Null. Dem Patienten ist mit diesen Methoden nicht zu helfen, solange es nicht gelungen ist, das Cortison abzusetzen. Die Naturheilkunde wird die medikamentöse Therapie aber in jedem Fall ergänzen durch biologisch wirkende Mittel, die eine nachweisliche und gezielte Wirkung auf den Zellstoffwechsel haben, dabei jedoch weitgehend unschädlich sind. In erster Linie gehört dazu das Präparat Wobenzym®, das körpereigene Substanzen, *Enzyme*, enthält, die einen antientzündlichen Effekt haben. Bei der Beschreibung der Entzündungsmechanismen, die bei der cP ablaufen, wurde bereits erwähnt, daß das Bindegewebe vermehrt Grundsubstanz und Fasern produziert, die von den abbauenden Enzymen nicht mehr bewältigt werden können. Diese fehlenden oder zu gering vorhandenen Enzyme werden dem Körper mit diesem Medikament zur Verfügung gestellt. Vielleicht hängt die entzündungshemmende Wirkung des Wobenzyms mit seiner Eigenschaft zusammen, daß es fibrinauflösend wirkt. Fibrin ist der Klebstoff des Gewebes, und vermehrtes Fibrin bedingt immer eine schlechte Ernährung des Gewebes und damit Versorgungsstörungen bis zum Zelluntergang. Es dürfte kein Zufall sein, daß auch das (bei der cP wirksame) Aspirin, die Salicylsäure, ebenfalls auf das Fibrin Einfluß nimmt, so daß es in letzter Zeit sogar als Mittel gegen Durchblutungsstörungen eingesetzt wird (Colfarit®). Die Dosierung von Wobenzym muß ausreichend hoch sein, mindestens dreimal zwei am Tag, bei stärkeren Entzündungen auch dreimal vier. Ein empfindlicher Magen reagiert gelegentlich mit Sodbrennen.

Alle Entzündungen beruhen auf Gewebsgiften. »Entzündung« ist eine Antwort des Organismus auf Giftstoffe und stellt einen Versuch dar, diese wieder zu beseitigen, gleichgültig, ob sie vom Körper selbst produziert oder von außen eingedrungen sind. Die Entgiftung über Niere und Darm hat deshalb schon immer eine bedeutende Rolle bei der Behandlung rheumatischer Erkrankungen gespielt. In ihrer praktischen Form allerdings eher bei der Gicht und dem degenerativen Rheumatismus, in schonender Form aber ist eine *Entgiftungsbehandlung* bzw. »Blutreinigung« auch bei der cP sinnvoll, z. B. mittels des Rheumextees®, der kurmäßig getrunken werden sollte. Er wirkt bei der cP günstiger als der Teufelskrallentee, der eher bei den Arthrosen eine Besserung bewirkt.

Schließlich kann noch eine besondere Form der Arzneitherapie, die *Homöopathie*, mit in den Therapieplan der cP einbezogen werden. Hier sind es weniger pflanzliche Rheumamittel — die bei einem so schweren organischen Entzündungsprozeß nichts ausrichten können —, als vielmehr Tiergifte. Neben der Ameisensäure und dem Bienengift stehen vor allem Schlangengifte in der ersten Reihe der wirksamen Substanzen. Schlangengifte stellen ein Spitzenprodukt der Natur dar, das je nach Schlangenart eine unterschiedliche Wirkung auf das Nervensystem, auf die Blutgerinnung, auf die weißen Blutkörperchen usw. hat. In homöopathischer Dosierung, in Tropfenform oder als Injektion angewandt, sind diese Schlangengifte völlig unschädlich und haben eine spezifische Wirkung auf den Entzündungsstoffwechsel. Wobei das Gift der Sandviper bei der cP besonders wirksam erscheint.

Bei allen angegebenen Therapiemethoden gilt, daß sie nicht vorbehaltlos für jeden Patienten gleich geeignet sind. Gerade bei cP-Kranken erlebt man immer wieder, daß die Arznei, die einem Patienten hilft, beim anderen wirkungslos ist oder sogar nicht vertragen wird. Solange der oberste Grundsatz ärztlichen Handelns, nicht zu schaden, befolgt wird, sind jedoch negative Folgezustände so gut wie ausgeschlossen.

Wie steht es nun mit einer unarzneilichen Therapie, mit der *Akupunktur*, bei der cP-Behandlung?

Leider ist zu sagen, daß die reine Nadelbehandlung bei der cP kaum Erfolg zeigt und auch die Domäne der Akupunktur, gerade bei chronischen Schmerzzuständen lindernd zu wirken, hier meist enttäuscht. Verzweifelte Krankheiten fordern verzweifelte Mittel, und so ist nur *die* Akupunkturmethode wirksam, die bei ihrer Anwendung auch sehr schmerzhaft ist: die Akupunktur mit einer geschliffenen Dreikantnadel, die am Gelenk selbst eine Blutung hervorruft. Ob eine Moxa-Behandlung bei der cP angebracht ist, darüber schweigen sich die westlichen Experten für Chen-Chiu-Heilmethoden noch aus.

Ein Zweig der Chirurgie hat sich in den letzten Jahrzehnten sprunghaft entwickelt; die *Rheumachirurgie*. Rheumachirurgie ist jedoch keineswegs eine Erfindung unserer Zeit. Schon vor 100 Jahren, 1877, hat Volkann über die operative Behandlung von rheumatisch erkrankten Kniegelenken berichtet. Die Methode, die dabei angewandt wurde, ist die gleiche, die auch heute noch geübt wird, die Synovektomie. Dieser Fachausdruck besagt, daß die Gelenkinnenhaut, die Synovia, von der die Entzündung des Knorpels und Knochens ausgeht, operativ entfernt wird. Die Methode geriet zunächst in Vergessenheit und wurde in den zwanziger Jahren wieder aufgegriffen. Der Durchbruch erfolgte erst, als durch die Antibiotika das Risiko von Gelenkoperationen erheblich verringert werden konnte. In Deutschland hat sich besonders Professor Mohing für die Synovektomie eingesetzt. Inzwischen können nicht nur das Kniegelenk, sondern Finger-, Hand- und Sprunggelenke, ja sogar Ellenbogen- und Schultergelenke nach dieser Methode operativ angegangen werden.

Das theoretische Ziel ist die Schaffung eines Gelenkes, das nur noch aus Knochen, Knorpel, Bandapparat und Kapsel besteht. Man erreicht dadurch weitgehende Schmerzlinderung und auch eine Besserung der Beweglichkeit, besonders in Frühfällen. Voraussetzung zur Operation ist die Mitarbeit des Patienten, denn eine ausgiebige Nachbehandlung ist unerläßlich. Ungeeignet ist der apathische, in sein Schicksal ergebene depressive Rheumatiker, ebenso der seiner Rente sichere Invalide. Der Patient muß den Willen zur besseren Funktion haben, ebenso aber auch den objektiven Bedarf. Und er muß dazu intelligent genug sein (Stellbrink).

Die Hoffnung, daß der operative Eingriff sich auf die Allgemeinerkrankung insgesamt auswirken könnte, hat sich nicht erfüllt. Unmittelbar nach der Operation kommt es zwar manchmal zu einer fast euphorischen Stimmungslage des Patienten mit einer deutlichen Besserung auch in den anderen Gelenken. Dieser Zustand hält allerdings nur kurz an und kann durch keine Besserung der Laborbefunde gestützt werden. Die Auswirkung der Synovektomie beschränkt sich somit auf die lokale Erkrankung. Bei einer exakten Durchführung der Operation wird das Gelenk mit großer Sicherheit zumindest für eine längere Zeit aus dem rheumatischen Geschehen ausgeschaltet. Ein operativer Eingriff sollte immer dann versucht werden, wenn eine intensive konservative Therapie über längere Zeit versagt und die Entzündung nicht unter Kontrolle zu bekommen ist. Wenn Knochen und Knorpel schon zerstört sind, wenn das Gelenk deformiert ist oder eine Fehlstellung aufweist, dann ist eine Synovektomie nicht mehr sinnvoll. Die Schwierigkeit besteht in einer rechtzeitigen Entscheidung, die nur vom Internisten und Chirurgen gemeinsam getroffen werden kann. Leider läßt die Zusammenarbeit der Fachdisziplinen auch bei der Rheumatologie zu wünschen übrig, da man den Kollegen einer anderen Fachrichtung zunächst einmal grundsätzlich für inkompetent im eigenen Fachgebiet hält. Dies geschieht im Zeichen einer rationellen Medizin, der man nicht ganz unberechtigt vorwirft: zwei Ärzte = drei Meinungen!

Bei weit fortgeschrittenen Fällen kommt jede konservative Therapie zu spät. Schwere Gelenkzerstörungen können zur vollständigen Versteifung und zur Instabilität von Gelenken durch Band- und Sehnenrisse führen, die sich nicht mehr bessern lassen. Der Gelenkersatz, die »operative Rekonstruktion«, eröffnet hier neue Möglichkeiten. Das spezielle Problem bei der cP besteht jedoch darin, daß der Gelenkersatz oft schon in jungen Jahren vorgenommen werden müßte und über die Haltbarkeit der verschiedenen Kunstgelenke immer noch keine verläßliche Aussage gemacht werden kann.

Zur Anwendung kommt der Gelenkersatz in erster Linie für die zerstörten Hüftgelenke, auch die Fingergelenke lassen sich mit guten Erfolgsaussichten rekonstruieren. Wie bei den Arthrosen ist für das Schulter-, Ellenbogen- und Kniegelenk noch keine befriedigende Lösung gefunden.

Einleitend wurde das menschliche Gestaltproblem erwähnt und besonders auf die menschliche Hand als unverwechselbares spezifisch menschliches Ausdrucksorgan hingewiesen. Die Lehre vom Menschen, die Anthropologie, muß sich bereits ängstlich die Frage stellen, wo die Grenzen der Ersatzteilmedizin wohl eines Tages liegen werden. Hoffentlich nicht in einer totalen Körpertransplantation, die der amerikanische Chirurg Robert White propagiert. Hierbei soll den Leuten, die um jeden Preis ihren Kopf retten wollen, ein totaler Körper transplantiert werden. Das wäre das Ende der *Medizin*.

Es war bis jetzt ausschließlich vom Patienten die Rede, der passiv den Eingriff in das Krankheitsgeschehen mittels Tabletten, Spritzen, Operationen über sich ergehen läßt.

Trotz der vielen erfolgversprechenden Methoden gibt es keine Therapieform, die allen Patienten helfen würde. Kein noch so erfahrener Kliniker vermag in jedem Fall den Verlauf zu steuern oder zu programmieren. Die Eigengesetzlichkeit der cP überwindet oft alle therapeutischen Widerstände — es entsteht ein neuer Schub.

Letztlich ist nur dann ein dauerhafter Erfolg, eine ständig fortschreitende Besserung bis zur Heilung zu erwarten, wenn der Patient selbst unerläßlich an seiner Genesung mitarbeitet. Mitarbeit an der Genesung heißt aber im Falle der cP: ständige und intensive Bewegungsübungen. Sie sind äußerst wichtig, ihre Vernachlässigung führt gerade zu den Gelenkveränderungen und Versteifungen, die sich nicht mehr rückgängig machen lassen.

Abgesehen vom hochakuten Schub, müssen möglichst alle Gelenke mit täglicher spezieller Gymnastik beweglich gehalten werden. Der Patient sollte von einem erfahrenen Krankengymnasten angeleitet werden und konsequent an sich weiterarbeiten. Nur so kann er schließlich seine Krankheit meistern. Dieses ständige An-sich-Arbeiten erfordert viel Selbstüberwindung, Disziplin und Willenskraft. Gelingt es dem Menschen dank seiner eigenen Initiative und Anstrengung, seine Krankheit zu überwinden, so gewinnt er auch ein Stück innerer und äußerer Freiheit.

Ein immer noch weit verbreitetes therapeutisches Vorgehen bei der cP wurde noch nicht erwähnt, nämlich die physikalische Therapie. Obwohl die cP-Patienten selbst bei den unterschiedlichsten physikalischen Anwendungen kaum Erleichterungen erfahren und den Rheuma- und Thermalkurort meist ohne wesentliche Besserung verlassen, wird aus Verlegenheit immer wieder eine Bädertherapie veranlaßt und verordnet.

Die physikalische Therapie stellt beim Rheumakranken eine eingreifende und differenzierte Behandlungsmethode dar, die in ärztliche Hand gehört und bei der cP mit besonderer Vorsicht und mit Einfühlungsvermögen angewendet werden muß. Die physkalische Therapie, angefangen von Bestrahlungen über Packungen bis hin zu den Bäderanwendungen, ist fast immer eine Reiztherapie, die eine Reaktionsantwort des Organismus bedingt. Diese Reaktionsantwort, meist in Form gesteigerter Durchblutung, ist bei der cP im Gegensatz zum degenerativen Rheumatismus meist nicht sinnvoll, da hierdurch ein Aufflackern der Gelenkentzündung hervorgerufen werden kann. Außerdem bedeuten äußere Anwendungen und auch Massagen unmittelbar eine Belastung für den Organismus, denen der cP-Kranke mit seinem reduzierten Allgemeinbefinden oft gar nicht gewachsen ist. »Die Gelder, die für die Betreuung cP-Kranker ausgegeben werden, wären für die Behandlung am Wohnort oft besser ausgegeben. Wir kritisieren die Kur als zweiten bezahlten Urlaub ohne Familie mit allen sich eventuell daraus ergebenden Folgen ohne entsprechende medizinische Indikation, die der Arzt dann vielleicht sogar noch zu bescheinigen genötigt wird« (Matthies).

Natürlich soll dem Patienten nicht eine vollwertige Kurbehandlung vorenthalten werden, aber die Behandlung setzt ein Sanatorium voraus, welches den Patienten optimal diätetisch, naturheilkundlich, trainingsmäßig und physikalisch betreuen kann. Es ist eine Erfahrungstatsache, daß bei Patienten, die individuell ganzheitlich behandelt werden und die gewillt sind, auf dem einmal eingeschlagenen Weg selbst weiterzugehen, die Krankheit oft zum Stillstand kommt.

Ein weiteres ungeklärtes Phänomen bei der cP ist die Tatsache, daß die Erkrankung schon im frühesten Lebensalter, ab dem ersten Lebensjahr, ihren Anfang nehmen kann. Die Krankheitserscheinungen verlaufen — wie im Kindesalter häufig — wesentlich heftiger. Die Krankheit beginnt meist akut mit hohen Fieberschüben und entzündlicher Schwellung, besonders der Hand-, Finger- und Kniegelenke. Im Gegensatz zum Erwachsenenrheumatismus ist oft auch eine Milz- und Leberschwellung nachweisbar, die Lymphknoten verdicken sich, und es kann zu einer Entzündung des Herzbeutels kommen. Trotzdem hat die Stillsche Krankheit, wie sie nach ihrem »Entdecker« genannt wird, nichts mit dem Streptokokkenrheumatismus zu tun, es entsteht in der Regel auch kein Herzklappenfehler. Die Prognose ist jedoch sehr ernst, und etwa zwölf bis 15 Prozent der Fälle verlaufen immer noch tödlich. Die Aktivität des rheumatischen Prozesses bedingt ganz andere Maßnahmen als beim Erwachsenen, und Kliniken und Kinderärzte sehen sich in der verzweifelten Situation fast immer gezwungen, mit hohen Cortisondosen und Antirheumatika zu arbeiten. Gelingt es, die Krankheit in den Griff zu bekommen und das Schlimmste abzuwenden, so entwickelt sich im weiteren Verlauf aufgrund der Cortisontherapie oft genug eine Infektion der Lunge oder Nieren, die zu einem Abbruch der Rheumatherapie zwingt. Das abrupte Absetzen hat aber zur Folge, daß die Gelenke bei den Kindern innerhalb kürzester Zeit versteifen können. Hilflosigkeit und Hoffnungslosigkeit der Rheumatherapie bei Kindern kann nicht erschütternder demonstriert werden, als wenn Hände und Füße zur Vermeidung von Verkrüppelung mit Gipsschalen oder Schraubenzwingen fixiert werden müssen.

Der Genugtuung des Arztes, ein schwerkrankes Kind mit Cortison gerettet zu haben, folgt in den meisten Fällen die Enttäuschung: die Cortisondosen bedingen eine Veränderung der kindlichen Gestalt mit Vollmondgesicht, Minderwuchs und Stammfettsucht. Der freundliche Gesichtsausdruck dieser Kinder bezeugt das menschliche Leben zwar als elementare Hoffnung, ist aber nur ein schwacher Trost (Schilling).

Es soll hier nicht der Eindruck erweckt werden, daß die Naturheilkunde in diesen verzweifelten Fällen etwas Besseres erreichen oder Schlimmeres verhindern könnte. Trotzdem sollte die klinische Medizin, die den Mut hat, eine Cortison- und Imurektherapie mit allen Konsequenzen bei Kindern durchzuführen, auch das Vertrauen haben, daß mit biologischen Mitteln manches erleichtert und die Dauertherapie selbst in schwersten Fällen langsam abgebaut werden kann. Das schlechte Allgemeinbefinden und die meist chronischen Infekte der Atemwege werden allgemein mit Vitalkost und abwehrsteigernden homöopathischen Mitteln (z. B. Lymphozil) gebessert. Auch eine Eigenblutbehandlung kann man den meisten Kindern zumuten.

Die bei der Erwachsenen-cP erwähnten Medikamente wie Schlangengift und Wobenzym wirken auf den entzündlichen Prozeß ein und verhindern mit Wahrscheinlichkeit neue Schübe, so daß — mit fortschreitender Besserung des Allgemeinbefindens, Rückgang der Blutsenkung und der weißen Blutkörperchen — ein langsames Ausschleichen aus der Basistherapie ermöglicht wird. Wenn die Schulmedizin schon keine therapeutische Alternative bei der kindlichen Polyarthritis besitzt, so sollte sie der Naturheilkunde wenigstens eine Chance bieten.

Im folgenden wird ein tabellarischer Überblick über die Behandlung der chronischen Polyarthritis gegeben:

1. Bei unklaren Krankheitserscheinungen wie Müdigkeit, Abgeschlagenheit, Schweißausbrüchen, depressiver Grundstimmung, ungeklärter Anämie sollte immer auch an die Möglichkeit einer beginnenden cP gedacht werden. Je früher die Therapie einsetzt, desto besser sind naturgemäß die Chancen für eine Heilung.
2. Ist die Diagnose durch Laboruntersuchungen oder das Auftreten von Gelenkschwellungen hinreichend gesichert, sollte insbesondere bei jungen Patienten eine Kostumstellung im Sinne Bircher-Benners erfolgen.
3. Die Lokalbehandlung mit Procain und Reizkörpertherapie mit Eigenblut sollte in mindestens vierwöchentlichem Abstand durchgeführt werden.
4. Außerdem ist eine antientzündliche Therapie mit Schlangengift, Wobenzym und homöopathischen Mitteln (z. B. Traumeel) einzuleiten.
5. Falls eine Basistherapie läuft, wird diese fortgesetzt und erst mit fortschreitender Besserung der Beschwerden langsam abgebaut. Auch bei der Cortisontherapie muß unbedingt ausschleichend therapiert werden, andernfalls ist keine wesentliche Beeinflussung des Krankheitsbildes durch biologische Mittel zu erwarten.
6. Schmerzmittel vom Aspirin- und Phenylbutazontyp sowie Indomedacin (Amuno) können nach Bedarf gegeben werden. Die therapeutische Grenze der Schmerzmittel ist jedoch oftmals erreicht, sie

verlieren mit der Zeit an Wirksamkeit. Eine Dosiserhöhung bringt meist nur Nebenwirkungen hervor.

7. Die Frage einer eventuellen Synovektomie ist rechtzeitig zu diskutieren, im Endstadium kommen nur gelenkrekonstruierende Maßnahmen in Frage.

8. Die seelische Führung des Patienten kann von entscheidender Bedeutung sein. Auch eine mäßige und langsame Besserung summiert sich mit der Zeit zu einem positiven Effekt. Der Erfolg vermittelt dem Patienten Zutrauen zur Methode und insbesondere wieder Vertrauen auf seine eigenen Kräfte.

9. Um eine bessere Beweglichkeit muß jeden Tag gekämpft und gerungen werden. Ohne gezielte Bewegungsübungen bleiben alle Maßnahmen Stückwerk. Es sei hier auf die Schriften der Deutschen Rheumaliga verwiesen, etwa: »Lehrbuch für Rheumakranke« von Prof. Matthies, erschienen im Dr. Ewald Fischer Verlag für Medizin, das eine Anleitung zur richtigen Bewegungstherapie enthält. Für cP-Kranke ist außerdem eine Schallplattenserie mit dem Titel »Rheumaberatung und Gymnastik« auf dem Markt (J. F. Lehmanns-Verlag).

10. Rheumatherapie heißt somit: Umstellung der Lebensweise, Neuraltherapie, medikamentöse Behandlung, Chirurgie, Psychotherapie, Bewegungstraining.

Keine Methode und keine Technik führen allein bei der Behandlung der cP zum Ziel, nur gemeinsam sind die Kraft der Arznei und die Macht des Gesundungswillens erfolgreich.

Die Arthrosen

Der sogenannte degenerative Rheumatismus

Zunächst ist zur Klärung der Begriffe eine Bemerkung notwendig: Im medizinischen Sprachgebrauch wird überall, wo eine Entzündung im Spiel ist, gleichgültig welcher Art, die Endsilbe »itis« angehängt. Dort, wo die Degeneration als Grundkrankheit erkannt wird, benützt man die Endsilbe »ose«. Im Griechischen heißt das Gelenk Arthos — die Gelenkentzündung somit Arthr*itis* und die Gelenkdegeneration Arthr*ose*.

Aus der Überschrift ist ersichtlich, daß die Arthrose mit dem unerfreulichen Begriff Degeneration in Verbindung gebracht wird. Die Feststellung, jemand sei degeneriert, bedeutet, daß irgendeine Funktion, geistig, seelisch oder körperlich, minderwertig ist.

Degeneration im körperlichen Sinne heißt Entartung des Gewebes, Zerstörung seiner spezifischen Funktion und Ersatz durch minderwertiges Gewebe.

Diesen Vorwurf körperlicher Degeneration müssen sich mindestens 50 Prozent aller Menschen über Fünfzig heute gefallen lassen. Denn 50 bis 80 Prozent der Bevölkerung tragen die Zeichen degenerativer rheumatischer Krankheiten. Statt Degeneration verwendet man in unserem technischen Zeitalter lieber die Begriffe Abnützung oder Verschleißerscheinungen. Der Mensch denkt sich seinen Körper eben auch weitgehend als Maschine, die einer Materialermüdung unterliegt. Im Gegensatz zu einem Autoreifen ist unser Körper jedoch ein lebender Organismus, der wie alles Lebendige die Fähigkeit hat, sich selbst immer wieder zu erneuern. Der degenerative Rheumatismus ist deshalb keine Alterskrankheit, und der Greis hat normalerweise auch keine »degenerierten« Gelenke, keine Arthrosen.

Die Kniegelenkarthrose

Die deformierende Arthrose des Kniegelenks ist die häufigste Arthrose. Die Ursache ist ein Mißverhältnis zwischen Beanspruchung und Belastbarkeit. Die Arthrose ist eine isolierte Erkrankung der Gelenke, sie zeigt klinisch nicht die Symptome einer Allgemeinerkrankung und verursacht auch keine pathologischen Laborbefunde. Eine Arthrose ist weder durch bloße Alterung noch durch einfachen Materialverschleiß zu erklären, sondern ein biologisch komplexes Krankheitsgeschehen. Die Schädigung des Gelenkknorpels steht zwar an führender Stelle, aber es treten auch Reaktionen an der Gelenkinnenhaut auf, die eine große Rolle spielen. Aus einer Arthrose kann sich eine Arthritis entwickeln und umgekehrt.

Zunächst erleidet nur der Knorpel Schaden. Die Grundsubstanz wird aufgefasert, es entstehen regelrechte Schlaglöcher im Knorpel. Im weiteren Verlauf kommt es zum völligen Abbau des Knorpels, es entsteht eine Knochenglatze. Diesen Reizzustand am Knochen versucht das Gelenk dadurch auszugleichen, daß Knochengewebe in die locker gewordene Gelenkkapsel vorwächst, was zu einer Randwulstbildung führt. Die Knochenzacken im Röntgenbild sind also Wulstbildungen. Dies gilt auch bei der Wirbelsäule, die ja aus Gelenken besteht:

Die Vorschädigung eines Gelenkes kann durch vielerlei Faktoren bedingt sein:

- durch jahrzehntelange Fehlernährung,
- durch Belastung infolge Übergewichts — die Kniearthrose der fettsüchtigen Frau ist eine alltägliche Beobachtung,
- durch statische Fehlbelastung infolge X- oder O-Bein-Bildung oder durch gleichzeitig bestehende Hüftarthrose,
- durch frühere Meniskusläsionen und andere Verletzungen, auch die Osteporose spielt eine Rolle.

Bei einer beginnenden Kniegelenkarthrose ist der sogenannte Startschmerz typisch, das »Eingerostetsein«. Der Patient muß erst »in Gang« kommen. Bei einer fortgeschrittenen Arthrose kommt zum Anlaufschmerz der Ermüdungsschmerz und der Belastbarkeitsschmerz. Es macht sich eine Spannung in der Gelenkkapsel bemerkbar, die ein Verkürzungsgefühl in der Kniekehle hervorruft. Das Knie kann nicht mehr ganz durchgestreckt und auch nicht mehr über den rechten Winkel gebeugt werden. Dies macht Schwierigkeiten besonders beim Berg- und Treppabwärtsgehen, so daß der Patient leichter rückwärts die Treppe hinuntergehen kann. Da der Halt des Gelenkes immer schlechter wird, kann jetzt auch

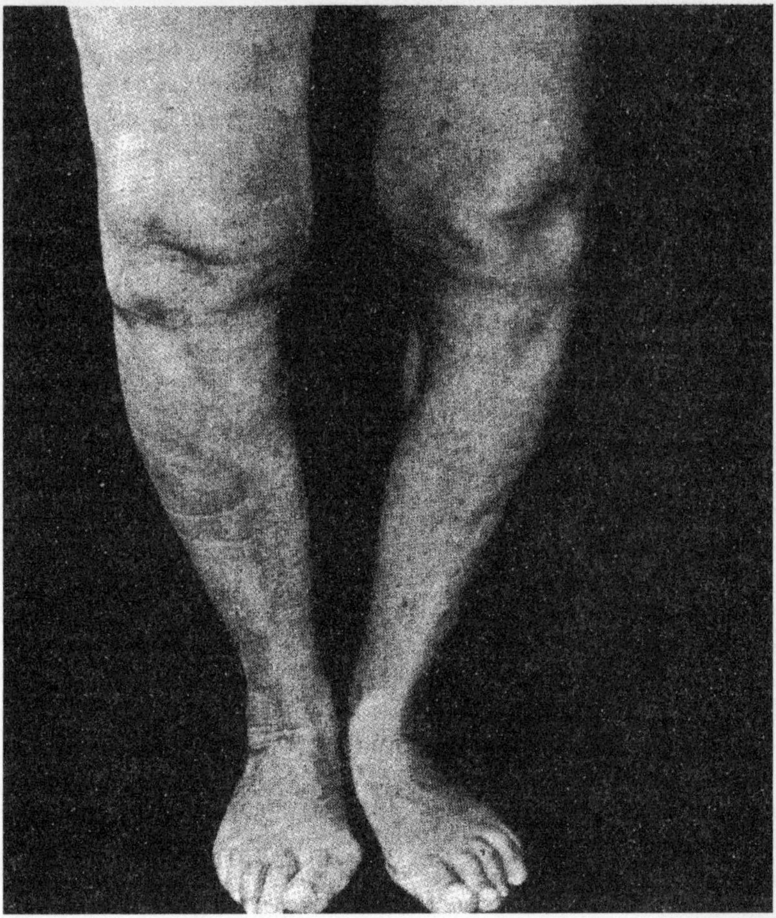

Abbildung 47: Schwere beidseitige Kniearthrose mit Fehlstellung (beginnende O-Bein-Bildung).

eine rasch zunehmende X- und O-Bein-Bildung auftreten. Die krachenden und knarrenden Gelenkgeräusche, die den Patienten erschrecken, sind meist von untergeordneter Bedeutung für die Schmerzsituation.

Nur die besonders fortgeschrittene Arthrose zeigt auch einen Dauerschmerz. Es kommt jetzt zu fortgeleiteten Sehnen- und Muskelschmerzen, die vielfach auch nachts sehr quälen. Die Auffaserung des Knorpels und der direkte Knochenkontakt führt schließlich auch zu entzündlichen Begleitvorgängen, die einen Kniegelenkerguß hervorrufen. Dieser muß vom Arzt abpunktiert werden, da sonst immer neue Reizerscheinungen den Gelenkprozeß noch weiter verschlechtern. Erwähnenswert ist schließlich noch, daß eine Gelenkarthrose im Grunde genommen doch keine völlig isolierte Erkrankung darstellt, sondern daß sich die Bindegewebsschwäche auch an anderen Organen auswirkt. Kniearthrosen sind fast immer mit Venenerweiterungen und Krampfadern verbunden. Auch Leistenbrüche und degenerative Wirbelsäulenveränderungen kommen gehäuft vor.

Arzt und Patient müssen sich mit der betrüblichen Tatsache auseinandersetzen, daß der degenerative Gelenkprozeß nicht rückgängig zu machen ist und sogar eine Neigung zum Fortschreiten besteht.

Die Schmerzen sind ein Sekundarphänomen, das erst im Endstadium des Gelenkprozesses auftritt. Die Therapie hat lediglich das Ziel, den Schmerz zu beseitigen. Auch nach erfolgreicher konservativer Therapie zeigt der Röntgenbefund bei der Arthrosis deformans keine Veränderung gegenüber früher. Obwohl diese Beobachtungen vieltausendfach gemacht worden sind, wirken sie dennoch überraschend. Letztlich bedeutet dies, daß die im Röntgenbild sichtbare Arthrose gar nicht Gegenstand der Therapie ist, sondern nur der Reizzustand des Gelenkes und der damit verbundene Schmerz. Gelingt es, den Reizzustand des Gelenkes zu beseitigen, so wird der Patient im Idealfall schmerzfrei, ohne daß sich an der Arthrose selbst etwas geändert hat. Der Patient will und muß von seinen Schmerzen befreit werden, er ist eher bereit, sich mit der Bewegungseinschränkung abzufinden.

Was ist demnach therapeutisch überhaupt zu tun? Leider zuviel. Denn je schwerer eine Krankheit zu beeinflussen ist, um so mehr Behandlungsmethoden werden angegeben. Oder umgekehrt, je mehr Behandlungsmethoden es für eine Krankheit gibt, desto wahrscheinlicher ist es, daß sie schwer heilbar ist.

Beginnen wir mit der *medikamentösen Therapie:* Da fast alle Rheumamittel gleichzeitig Schmerzmittel sind, haben nahezu alle eine symptomatische Wirkung auf den Schmerz. Bei älteren Patienten ist jedoch Vorsicht geboten, auch bei dem sonst gut wirksamen und relativ gut verträglichen Amuno, da es in höherem Alter zu Schwindelerscheinungen, Übelkeit und Magenunverträglichkeit kommen kann.

Auf lange Sicht wirksamer und unschädlicher sind sogenannte

Rheumatees, wie Rheumex- oder Teufelskrallentee, die nach der alten Säftetheorie eine Entschlackung des Organismus über Galle, Niere und Darm bewerkstelligen. Größere Bedeutung hat die *lokale Therapie,* besonders in Form von Injektionen in und an das Gelenk, wobei das Kniegelenk besonders gut zugänglich ist. Für die — vom erfahrenen Arzt ausgeführt keineswegs schmerzhafte — Injektion in das Gelenk kommen verschiedene Substanzen in Frage. Am wirksamsten dürfte die Behandlung mit Procain (z. B. Impletol) sein, das wohl eine unmittelbare Verbesserung des Stoffwechselgeschehens und einen Rückgang der Entzündung bewirkt. Auch ist eine gezielte Injektion an die Muskel- und Sehnenansätze um das Kniegelenk herum möglich. Nach exakter Unterspritzung der Druckschmerzstellen verschwinden die Schmerzen oft im ganzen Gelenk schlagartig — bei gleichzeitiger Verbesserung der Beweglichkeit. Die Injektion von Cortison in ein degeneriertes Kniegelenk, wie sie noch immer von Orthopäden gehandhabt wird, ist hingegen abzulehnen, da der Zustand des Knorpels hierdurch noch wesentlich verschlechtert werden kann. Solange der Gelenkknorpel noch eine gewisse Regenerationsfähigkeit aufweist, ist auch ein Versuch durch Injektionen mit Bindegewebsbausteinen empfehlenswert, z. B. Dona 200 S®. Hierbei ist eine Serie von ca. zehn Injektionen erforderlich. Eine ähnliche Wirkungsrichtung hat Arteparon®.

Eine einfache und wirkungsvolle Lokalmaßnahme ist auch die Injektion eines Mistelpräparates (Plenosol) in die Haut über dem Gelenkspalt. Es wird hierdurch eine künstliche Entzündung mit umschriebener Rötung und Juckreiz hervorgerufen, wodurch das Allgemeinbefinden kurzfristig beeinträchtigt wird. Die Erfolge sind jedoch äußerst günstig und auch lange anhaltend. Die künstlich provozierte lokale Entzündung bewirkt vermutlich eine bessere Durchblutung und damit eine bessere Ernährung des schlechtversorgten Bindegewebes. Eine ähnliche Wirkung dürfte vom Kantharidenpflaster ausgehen. Der aus dem Käfer »Spanische Fliege« gewonnene Wirkstoff erzeugt an der Auflagestelle eine große Blase, die ebenfalls eine tiefreichende Wirkung auf die Lymphbahnen bzw. das Bindegewebe ausübt. Fertige Kantharidenpflaster sind nicht mehr im Handel, man bezieht die schwarze Masse in Stangenform aus der Apotheke und streicht sie in etwa ein Millimeter Dicke auf einen Mullappen. Das Pflaster muß 24 Stunden liegenbleiben. Die entstandene Blase wird aufgestochen und ein Verband angelegt. Mit der Beschreibung dieser Methoden nähern wir uns wieder der alten Vorstellung, daß »Rheuma« nur durch »Stechen und Brennen« zu heilen ist.

Man wird heutzutage glücklicherweise nicht mehr als Scharlatan angesehen, wenn man Patienten, die wegen ihrer Gelenkschmerzen vergeblich beim Internisten und Orthopäden waren, versuchsweise mit Akupunktur behandelt. Prof. Herget von der Universität Gießen hat eine Fallstudie über 148 Patienten mit chronischen Schmerzzuständen veröffentlicht, die zuvor ohne Erfolg behandelt worden waren. Die Akupunktur erbrachte immerhin in ca. 50 Prozent ein positives Behandlungsergebnis. Bei der Kniegelenkarthrose werden hierbei acht Nadeln kreisförmig um die Kniescheibe gestochen und die in der Nähe liegenden Punkte auf dem Gallenblasen- und Magenmeridian genadelt.

Ein äußerst wichtiger Punkt, besonders bei einer Sehnen- und Gelenkkapselverdickung, ist der sogenannte Blasenpunkt 54 in der Mitte der Kniekehle, der auch mit einer Procaininjektion erfolgreich angegangen werden kann.

Schließlich ist das Kniegelenk ein dankbares Objekt für eine sinnvolle *physikalische Anwendung*. Angefangen von Packungen über Bäder bis zum äußerst wirkungsvollen Kneippschen Knieguß ergibt sich eine Fülle von Möglichkeiten, das Leiden zu bessern und dem Patienten eine ausreichende Aktionsfähigkeit und insbesondere Schmerzfreiheit zu vermitteln. Mit der Salbenanwendung hat jeder Therapeut und Patient seine eigenen Erfahrungen. Besonders wirksam erscheint eine Lymphsalbe: Unguentum Lymphaticum®, aber auch Arthrodynat® und die schmerzstillende Algesal®-Creme. Es ist selbstverständlich, daß bei einer Beteiligung der Venen mit Krampfaderbildung eine Venenpflege mit Salben und Medikamenten sinnvoll ist. Bei ausgeprägtem Krankheitsbild mit Stauungen in den Unterschenkeln hilft eine Ozontherapie, die auch die Kniegelenkarthrose bessern kann.

»Viel hilft viel«, das gilt zumindest bei der Kniegelenkarthrose. Es muß natürlich eine sinnvolle Koordination der Methoden, nicht etwa eine Verlegenheitstherapie mit allen möglichen und sich sogar widersprechenden Maßnahmen durchgeführt werden.

Zur Übungsbehandlung ist zu sagen, daß nur ein bewegtes Gelenk funktionstüchtig bleibt. Bei der Arthrose steht die Schonung und die Bewegung ohne Belastung im Vordergrund. Hierzu eignet sich besonders Radfahren, aber auch Bewegung im Thermalwasser oder Übung auf dem Trockenen. Die vielgeschätzte Rolle unter dem Kniegelenk beschleunigt hingegen die Arthrose.

Eine einfache, aber viel zuwenig durchgeführte Maßnahme sind kleine Sandsäcke auf Ober- und Unterschenkel in Bauchlage. Die Behandlung einer Kniegelenkarthrose ist ein dankbares Gebiet, vor allem wenn sie mit Einfühlungsvermögen und Fingerspitzengefühl durchgeführt wird und der Patient nicht nur das Ärztemuster eines neuen Rheumamittels in die Hand gedrückt bekommt.

Die Hüftgelenkarthrose

Die Arthrose des Hüftgelenks ist ein sehr schmerzhaftes Leiden und bedingt eine noch stärkere Einschränkung der Bewegungsfähigkeit des Menschen als die Kniegelenkarthrose. Der alte Patient, der am Stock geht und die andere Hand gegen die schmerzende Hüfte drückt, ist zum Sinnbild für die Gebrechlichkeit des Alters geworden. Da in fortgeschrittenem Stadium das Hüftgelenk nicht mehr genügend gebeugt werden kann, sitzt der Patient auf der Vorderkante des Stuhls und hat Mühe beim Aufstehen. Bei den ersten Schritten tut er sich besonders schwer. Das Anziehen von Strümpfen und Schuhen macht Schwierigkeiten oder ist völlig unmöglich geworden. Auch ein Übereinanderschlagen der Beine gelingt nicht mehr. Übrigens eine einfache Untersuchungsmethode zum Nachweis oder Ausschluß einer Hüftgelenkarthrose. Der Lagewechsel im Bett verursacht Schmerzen, man kann nicht auf der erkrankten Seite liegen, die Nachtruhe ist gestört.

Eine beginnende Degeneration des Hüftgelenks muß sich zunächst nicht im Hüftbereich bemerkbar machen. Häufig liegen Kniegelenkschmerzen vor, die sich im Gegensatz zur reinen Kniegelenkarthrose besonders beim Treppaufgehen bemerkbar machen. Vom Hüftgelenk selbst geht oft ein Leistenschmerz aus, den der Patient besonders beim Abspreizen des Beines spürt. Die Beweglichkeit im Hüftgelenk wird mit der Zeit nach allen Richtungen eingeschränkt.

Der deformierenden Arthrose des Hüftgelenks liegt ebenfalls ein Mißverhältnis zwischen Belastung und Belastbarkeit zugrunde, bei dem der Gelenkknorpel im Mittelpunkt steht. Es kommt zu einem fortschreitenden Abrieb des Knochens, der, ähnlich wie beim Kniegelenk, zunächst mit Randwulstbildungen reagiert. Der abgenützte Gelenkkopf schiebt sich immer stärker in die Gelenkpfanne hinein, es tritt eine Beinverkürzung auf, der Patient hinkt.

Es sei an dieser Stelle kurz erwähnt, daß es auch beim Kind degenerative Schäden unbekannter Ursache am Hüftgelenk geben kann, wobei allerdings weniger der Knorpel als der Knochen und die Wachstumszonen betroffen werden.

Kinder, die über Schmerzen beim Laufen klagen oder ein diskretes Hüfthinken zeigen — auch bei Ermüdung — müssen unbedingt dem Arzt vorgestellt werden. Die angeborene Hüftgelenkluxation, die schon in der Jugend zu schweren Hüftgelenkarthrosen führen kann, wird heute glücklicherweise durch Vorsorgeuntersuchungen und durch einfache konservative Behandlungen (Spreizhose) immer seltener.

Im Vordergrund der Behandlung einer Hüftgelenkarthrose beim alten Menschen steht die Beseitigung der Schmerzen. Es ist besonders bedeutsam, daß die Veränderungen im Röntgenbild keinen Rückschluß auf die Stärke der Schmerzen oder den Grad der Funktionseinschränkung erlauben. Es ist daher auch nicht notwendig, eine Hüftarthrose unter allen Umständen zu behandeln, wenn der alte Patient keine oder nur geringfügige Beschwerden hat, was gar nicht selten der Fall ist. Die wichtigsten Mittel der konservativen Therapie sind die *Entlastung der Hüfte* durch eine Gewichtsreduktion und auch durch den Gebrauch eines Stockes. Durch die Entwicklung der *Totalendoprothese*, d. h. des vollständigen Ersatzes von Gelenkkopf und Gelenkpfanne, ist die operative Therapie in den letzten Jahren besonders in den Vordergrund gerückt, weil sie den schmerzhaften Zustand in der Regel sofort und dauerhaft zu beseitigen vermag. Allerdings stellt sich dabei die Frage, ob die Operation des alten Menschen noch ratsam ist. Das Operationsrisiko ist hier erhöht, die Operationssterblichkeit beträgt in der Altersgruppe von 70- bis 80jährigen neun Prozent, von 80- bis 90jährigen 20 Prozent. Prof. Morscher von der Orthopädischen Universitätsklinik Basel fordert deshalb, daß man den Patienten unter keinen Umständen zur Operation überreden solle, er müsse vielmehr selbst entscheiden, zumal es sich nicht um einen direkt lebensnotwendigen Eingriff handelt. Auch die Angehörigen sollten den Patienten nicht zu überreden versuchen. »Die aktive Mitarbeit des Patienten und sein fester Wille, zu genesen, sind die wichtigste Voraussetzung. Die erfreulichsten und besten Resultate erreicht man deshalb bei jenen Patienten, die trotz ihrem Alter noch immer aktiv sind und ihr Leben zu gestalten wissen« (Morscher).

Immerhin ist die Medizin ihrem Traum vom Ersatz eines erkrankten Gelenkes zumindest beim Hüftgelenk näher gekommen. Der von den Gebrüdern Judet Anfang der fünfziger Jahre erprobte

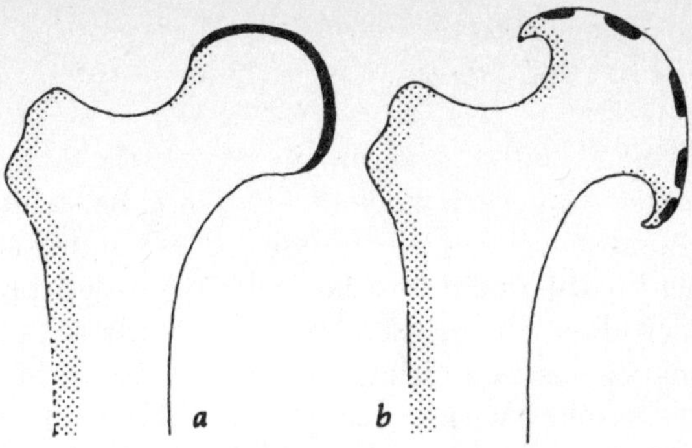

Abbildung 48 a + b: Bild einer schweren Coxarthrose (b). Randwulstbildung und weitgehender Knorpeluntergang. Links (a) zum Vergleich normaler Hüftkopf.

Ersatz des Hüftgelenkkopfes aus Acrylharz (Plexiglas) endete allerdings zunächst mit einem Debakel. Es kam zur Lockerung oder zum Bruch des Prothesenstiels, zum Abrieb oder zur Deformierung des künstlichen Hüftkopfes sowie Fremdkörperreaktionen, was die guten Frühergebnisse wieder zunichte machte. Heutzutage ist das Problem der stabilen Verankerung durch die Verwendung von Knochenzement besser gelöst, es kommt nur noch selten zur Pfannenlockerung. Ein absolut verschleißsicheres Material für den Gelenkersatz hat sich anscheinend noch nicht gefunden, und auch die Fremdkörperreaktionen sind nicht mit Sicherheit auszuschalten. Vielleicht bringen Keramikprothesen eine Wende. Bis jetzt gilt jedoch die Auffassung, daß die Totalendoprothese nur im höheren Lebensalter anzuwenden ist, etwa jenseits des 60. Lebensjahres.

Sie führt in drei Viertel der Fälle zur Schmerzfreiheit, in 20 Prozent zu einer wesentlichen Besserung, und nur bei fünf Prozent ist das Resultat nicht befriedigend. Durch Beseitigung der Schmerzen wird auch die Gehfähigkeit gebessert, die körperliche Aktivität steigt. Allerdings gelingt es nur etwa einem Drittel der Fälle, wieder stockfrei zu gehen. Sicher ist, daß die überwiegende Mehrzahl der mit einer Totalprothese versorgten Patienten sich wieder über viele Jahre eines schmerzfreien Lebens erfreuen dürfen.

Die Maxime der Chirurgie und Orthopädie sollte jedoch lauten: Gelenke erhalten und nicht ersetzen. Wenn nämlich eine gelockerte oder zerbrochene Totalprothese wieder entfernt werden muß, so ist meist keine Möglichkeit zu einer Rekonstruierung mehr gegeben. Die biologische Reaktion auf technisches Material ist nicht vorauszusehen und erfordert gegebenenfalls die endgültige Entfernung der Prothese, wodurch der Patient für immer bettlägerig werden kann.

Die Vertreter der *konsevativen Behandlungsmethoden* bei Hüftgelenkarthrosen sind sich in einem Punkt einig: Schmerzen im Hüftgelenk sind schwer zu beeinflussen. Dies gilt nicht nur für die handelsüblichen Rheumamittel, die bei Hüftgelenkarthrosen kaum schmerzlindernd wirken, es gilt leider auch für die Akupunktur, die bei anderen chronischen Schmerzzuständen sehr hilfreich sein kann. Die Akupunkturwirkung ist in diesen Fällen immer nur kurzfristig. Nach ein paar Tagen sind die Schmerzen meist wieder in der gleichen Stärke vorhanden. Mit einer anderen Behandlungsmethode ist dagegen in vielen Fällen eine anhaltende Besserung der Schmerzsituation und auch der Beweglichkeit zu erzielen. Diese Methode ist die Neuraltherapie.

Die Neuraltherapie bietet zunächst den Vorteil, daß hier das Hüftgelenk direkt mit Injektionen angegangen werden kann. Fast schmerzlos ist die Gelenkinjektion, wenn sich der Patient in Bauchlage befindet. Der Einstich erfolgt unmittelbar über dem Rollhügel (Trochanter des Hüftknochens). Das an der Außenseite der Hüfte tastbare Knochenstück ist nicht die Kugel des Gelenks, wie vom Patienten oft vermutet wird, sondern das Ende des Oberschenkelschaftes. An diesem Rollhügel setzen zahlreiche Sehnen an, die bei der Hüftarthrose ebenfalls schmerzhaft sind, so daß auch an die Schmerzpunkte des Rollhügels direkt Procain injiziert wird. Nach einigen Injektionen läßt die Schmerzintensität oft erheblich nach. Die Beweglichkeit im Hüftgelenk wird bei neuraltherapeutischer Behandlung gelegentlich schlagartig besser, wenn man eine Störfeldsuche betreibt.

Es wurde bereits erwähnt, daß vom Ausmaß der Zerstörung des Hüftgelenks her noch kein direkter Rückschluß auf die Schmerzen und die Bewegungsfähigkeit möglich ist. Es müssen außer dem mechanischen Moment auch noch andere Störfaktoren wirksam werden, die bereits bei mäßiger Veränderung starke Schmerzen hervorrufen können. Dieser Reizzustand eines Gelenks, der im Mißverhältnis zum objektiven Befund steht, kann letztlich nur durch eine Einwirkung von sogenannten Störfeldern ausgelöst werden. Als Störfelder kommen in erster Linie Narben in Frage, insbesondere Operationsnarben in Bauch und Rückengegend, aber auch wurzeltote Zähne und kranke Mandeln. Wie sollte sonst zu erklären sein, daß die Unterspritzung von Narben oder Testinjektionen an Mandeln und Zähnen in dem einen oder anderen Fall eine oft schlagartige Besserung der Beweglichkeit und ein Nachlassen des Schmerzes mit sich bringt? Beschwerdefreie Patienten sind leider kein wissenschaftlicher Beweis für die Wirksamkeit einer Methode, und so wird auch die Neuraltherapie weiterhin von manchen konservativen Medizinern als unwissenschaftlich abqualifiziert. Eigentlich sollte es doch darum gehen, dem Menschen zu helfen, anstatt die Überlegenheit einer medizinischen Auffassung über die andere zu beweisen. Zusammenfassend ist zu sagen, daß die korrekt durchgeführte Neuraltherapie den Hüftgelenkersatz häufig hinauszuzögern vermag und in geeigneten Fällen auch überflüssig macht.

Ein weiterer Hinweis, daß nicht nur die Abnützung und der Verschleiß, sondern auch die Stoffwechselstörungen unbekannter Art auf das Gelenk einwirken können, ist die Tatsache, daß bei vielen Arthrosen mit einer bestimmten Reizkörpertherapie eine Besserung erreicht werden kann. Diese Reizkörpertherapie ist eine Art Impfung mit dem Giftstoff der Tuberkulosebazillen, dem Tuberkulin. Bei dieser sogenannten Pondorff-Impfung wird die Haut über dem Gelenk geringfügig geritzt und der Impfstoff eingerieben. Es entsteht in den folgenden Tagen an dieser Stelle eine geringfügige Rötung und Schwellung, die spontan wieder abklingt. Wie dieser bakterielle Giftstoff eine Gelenkarthrose funktionell zu bessern vermag, ist nicht bekannt. Es ist jedoch interessant, daß ein biologisches Arzneimittel, das bei Arthrosen sehr gute Erfolge aufweist, das Araniforce®, ebenfalls Tuberkulin enthält. Dr. Meixner berichtet, daß bei 217 Patienten mit Hüft-, Knie- und Wirbelsäulenarthrosen durch Einnahme von Araniforce 121 Patienten völlig beschwerdefrei wurden. Von den 33 Patienten mit Hüftarthrosen waren es immerhin zwölf. Jede Reiztherapie kann das Risiko einer Erstverschlimmerung mit sich bringen. Sie ist deshalb nur dem einsichtigen Patienten zu empfehlen, der die Therapie über längere Zeit konsequent durchhält.

Die Polyarthrose

Wie die Polyarthritis, die Entzündung vieler Gelenke, so gibt es auch eine Polyarthrose, die Degeneration mehrerer Gelenke gleichzeitig. Bei vielen Frauen tritt nach den Wechseljahren eine Verdickung im Bereich der Fingerendgelenke auf. Sie kommen besorgt

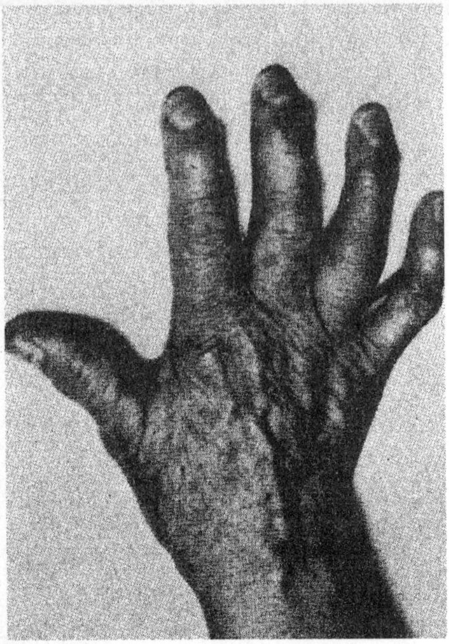

Abbildung 49: Degenerative Arthrose der Hand (Polyarthrose). Im Gegensatz zur entzündlichen Polyarthritis kommt es nur zu mäßigen Gelenkverdikkungen und zu keiner groben Deformierung. Die Beweglichkeit bleibt weitgehend erhalten. Die knotenartigen Auftreibungen an den Fingergelenken sind das Zeichen einer Heberdenschen Arthrose.

zum Arzt mit der Frage, ob eine Arthritis, eine Gelenkentzündung, vorliege. Es handelt sich jedoch um keine Arthritis, sondern um kleine, harte, bis erbsengroße, oft zweihöckerige Knoten, etwas unterhalb der Fingerspitzen.

Vor allem Zeige- und Mittelfinger sind befallen. Diese Verdickung an den Fingerenden sind sogenannte Heberdensche Knoten, genannt nach dem englischen Arzt William Heberden, der erstmals über diese Veränderungen publizierte. Die Ursache ist nicht bekannt, es scheint eine erbliche Veranlagung vorzuliegen. Diese Knoten sind normalerweise schmerzlos und stellen mehr ein kosmetisch-ästethisches Problem dar (Abbildung 49). Die Steifigkeit ist nur gering, und es kommt niemals zur völligen Bewegungsunfähigkeit. Tritt die gleiche Erscheinung an den Mittelgelenken der Finger auf, heißen sie Bouchard-Knoten. Es gilt das gleiche wie für die Heberdenschen Knoten: die Beweglichkeit bleibt erhalten, auch die Handmuskulatur atrophiert nicht. Schmerzhafte Reaktionen sind vor allem bei Kälteeinflüssen zu verzeichnen. Die Behandlung erfolgt mit Rheumasalben, besser jedoch mit Handbädern mit Zusatz einer Rheumaessenz. Durch Impletolinjektionen gehen die Schwellungen meist etwas zurück, mit Akupunktur (Di 4, 3E5 und KS 6) kann die freie Beweglichkeit erhalten werden.

Schwieriger zu behandeln ist die isolierte Arthrose des Daumensattelgelenks, das ja die Oppositionsstellung des Daumens zur übrigen Hand bewerkstelligt. Hier sind mit den genannten Methoden nur Teilergebnisse zu erreichen.

Die Polyarthrose kann im weiteren Verlauf auch die Knie- und Hüftgelenke und vornehmlich die Wirbelsäule befallen. Im Gegensatz zur Polyarthritis fallen Laboruntersuchungen negativ aus, insbesondere der Nachweis des Rheumafaktors. Es kommt praktisch niemals zu Versteifungen, die Veränderungen halten sich meist in Grenzen. Bei der Behandlung steht die physikalische Therapie im Vordergrund mit Moorbädern, Fangopackungen, ferner »Blutreinigung durch Darmsanierung und Entgiftung«. Die degenerativen und entzündlichen Erkrankungen der Wirbelsäule mit ihren oft hartnäckigen Kreuzschmerzen, Hexenschüssen und Ischiasbeschwerden, werden in den nachfolgenden Kapiteln besprochen.

Aufbau und Funktion der Wirbelsäule

Der wichtigste und am kompliziertesten aufgebaute Teil des Skeletts ist die Wirbelsäule. Sie stellt das Achsenskelett des Rumpfes dar.

Zusammen mit den ihr zugehörigen Bändern, Sehnen und Muskeln besteht sie aus über 1000 Einzelteilen. Die Anzahl ihrer knöchernen Segmente, also der einzelnen Wirbelkörper, beträgt 33 bis 34.

Diese werden unterteilt in sieben Halswirbel, zwölf Brustwirbel, fünf Lendenwirbel, fünf Kreuzwirbel (Kreuzbein) und vier bis fünf

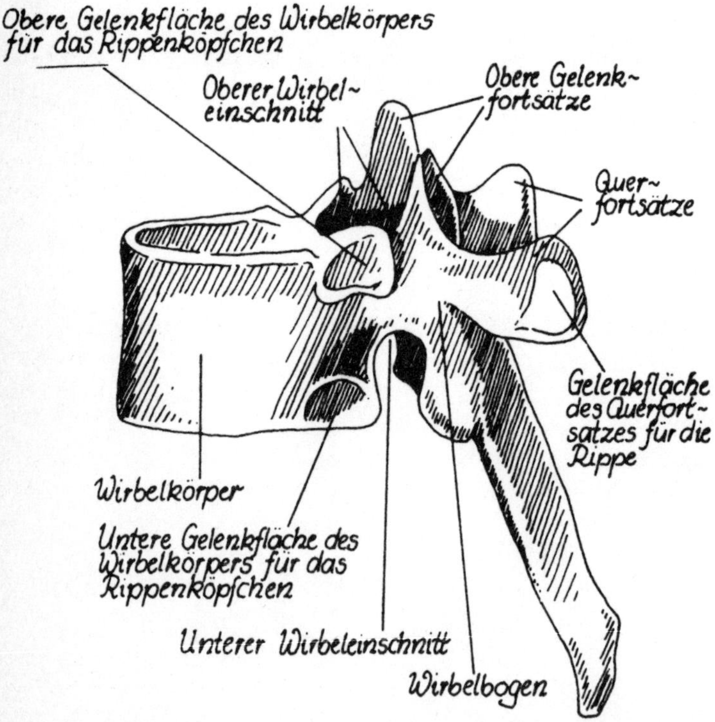

Abbildung 50: Ein Brustwirbel, von der Seite gesehen.

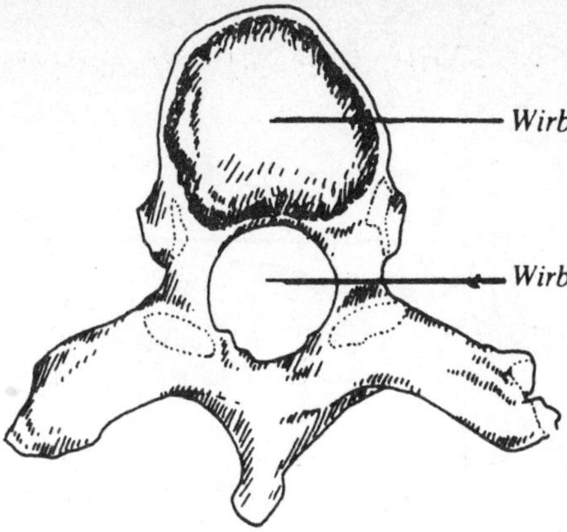

Abbildung 51: Darstellung des Wirbelloches.

Steißwirbel (Steißbein). Zur näheren Beschreibung greifen wir einen Brustwirbel heraus, weil bei ihm alle Einzelmerkmale deutlich ausgebildet sind.

Den Hauptanteil des in der Form einem Ring ähnelnden Wirbels bildet der Wirbelkörper: ein massiges Knochenstück von zylindrischer Form, das aus einer dicken, festen Außenschicht besteht. Seine Stabilität erhält er durch in seinem Innern angeordnete Knochenstäbchen (Spongiosa), die von rotem Knochenmark umgeben sind. Die beiden ebenen Endflächen dienen der Anhaftung der Zwischenwirbelscheiben.

An den Wirbelkörper schließt sich nach hinten der Wirbelbogen an. Das durch diesen Bogen gebildete Wirbelloch bildet in der Gesamtheit der aufeinandergestellten Wirbel den Wirbelkanal. In diesem Kanal verläuft das durch mehrere Hüllen geschützte Rückenmark.

Die beiden Querfortsätze sind Ansatzpunkte kleiner Muskeln, mit denen die Wirbelsäule nach der Seite bewegt und gedreht wird. Neben den Bandscheiben — sie bilden die Verbindung zwischen den einzelnen Wirbelkörpern — besteht noch eine gelenkige Verbindung durch die sogenannten Gelenkfortsätze, von denen an jedem Wirbel vier angesiedelt sind.

Zum Schutz des Rückenmarks vor Verletzungen ist an der Rückseite des Wirbelbogens der Dornfortsatz angebracht. Er ist nach unten gerichtet und legt sich wie ein Dachziegel über den Spaltraum, der zwischen den Wirbeln gebildet wird. Beidseits des

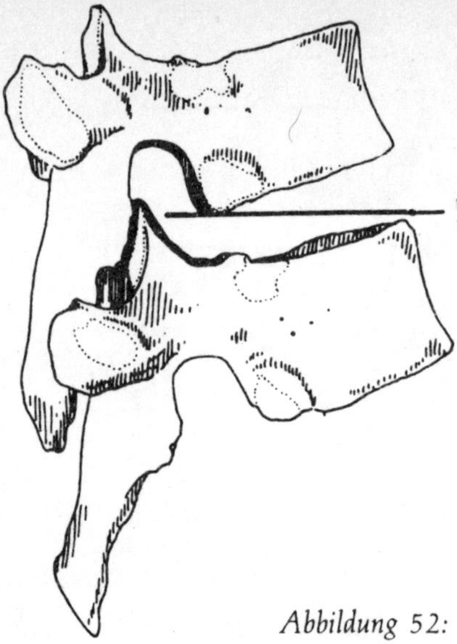

Abbildung 52: Lage der Dornfortsätze.

Wirbelbogens werden durch einen tiefen Einschnitt die Austrittsöffnungen für die aus dem Rückenmark kommenden Nerven gebildet, die Zwischenwirbellöcher.

Die Wirbel unterscheiden sich voneinander in ihrer Form, je nachdem wie stark sie belastet werden. Die Wirbelkörper der Halswirbelsäule beispielsweise sind geringerer Belastung ausgesetzt, da sie »nur« die Last des Kopfes zu tragen haben. Andererseits ist die Halswirbelsäule in ihrer Beweglichkeit der Brust- und Lendenwirbelsäule weit überlegen.

Aus diesen Gründen sind die Wirbel sehr grazil gebaut, die Wirbelkörper nicht so massiv, die Gelenke etwas komplizierter und »besser ausgebaut«. Die Lendenwirbelkörper dagegen, die schließlich die Last des ganzen Oberkörpers tragen müssen, sind wesentlich größer, ihre Querfortsätze sind fast verkümmert, weil an ihnen wegen der geringeren Beweglichkeit weniger kräftige Muskeln ansetzen.

Eine Ausnahme — sowohl in der Form als auch in ihrer Funktion — bilden die beiden ersten Halswirbel: Atlas und Axis. Der Atlas, auf dem der Kopf ruht, besteht im wesentlichen aus zwei massigen Seitenstücken, an denen sich vier Gelenke befinden, die als Kopfgelenke bezeichnet werden. Die beiden oberen bilden die gelenkige Verbindung mit dem Kopf, die unteren mit dem zweiten Halswirbel, der Axis. Die Nickbewegungen des Kopfes erfolgen in den oberen Gelenken, während das Drehen in den unteren vor sich geht. An der Axis fällt besonders ein nach oben stehender zapfenförmiger Fortsatz auf, der Zahn (lat. Dens) genannt wird. Um diesen Zahn dreht sich der Schädel samt Atlas beim Seitwärtsbewegen des Kopfes.

Neben den 24 Wirbelkörpern, die den beweglichen Teil der Wirbelsäule ausmachen, verbleiben noch neun bis zehn knöcherne Segmente: das Kreuz- und das Steißbein. Bei beiden bilden die einzelnen Wirbel keine gelenkige Verbindung, sie sind zu einem einheitlichen Knochen verschmolzen. Das aus vier bis fünf Segmenten gebildete Steißbein ist nur noch ein schwanzartiger Rest ohne Funktion, bei dem die einzelnen Wirbel kaum mehr als solche erkennbar sind. Das Kreuzbein dagegen — aus fünf Segmenten bestehend — hat eine sehr wichtige Aufgabe im Bereich des Beckengürtels. Es verteilt den Druck der Wirbelsäule gleichmäßig auf das Becken über zwei gelenkartige Verbindungen, den Kreuz-Darmbein-Gelenken, die zwischen Kreuzbein und Becken gebildet werden.

Verbindungen der Wirbelkörper untereinander

Beweglichkeit und Stabilität der Wirbelsäule werden neben den Bandscheiben durch 144 Gelenke, 400 Bänder und 550 Muskeln gesichert.

Durch diese große Anzahl von Bändern, mit denen die Wirbel straff miteinander verbunden sind, ist die Beweglichkeit zwischen den einzelnen Wirbelkörpern sehr gering. Erst in der Summation dieser Einzelbewegungen entsteht die erstaunlich große Biegsamkeit der Wirbelsäule. In den einzelnen Wirbelsäulenabschnitten ist die Beweglichkeit aus funktionellen Gründen sehr unterschiedlich. Die Brustwirbelsäule, die für die Stabilität des Brustkorbs und der darin befindlichen Organe verantwortlich ist, weist die geringste Beweglichkeit auf, während die beiden rippenfreien Abschnitte (und hier vor allem wieder die Halswirbelsäule) wesentlich besser beweglich sind.

Die Form der Wirbelsäule ist geprägt durch die besondere Belastung des aufrechten Gehens. Sie stellt keineswegs eine Säule dar, sondern verläuft (von der Seite gesehen) beim erwachsenen Menschen in einem S-förmigen Bogen. Die Halswirbelsäule ist nach

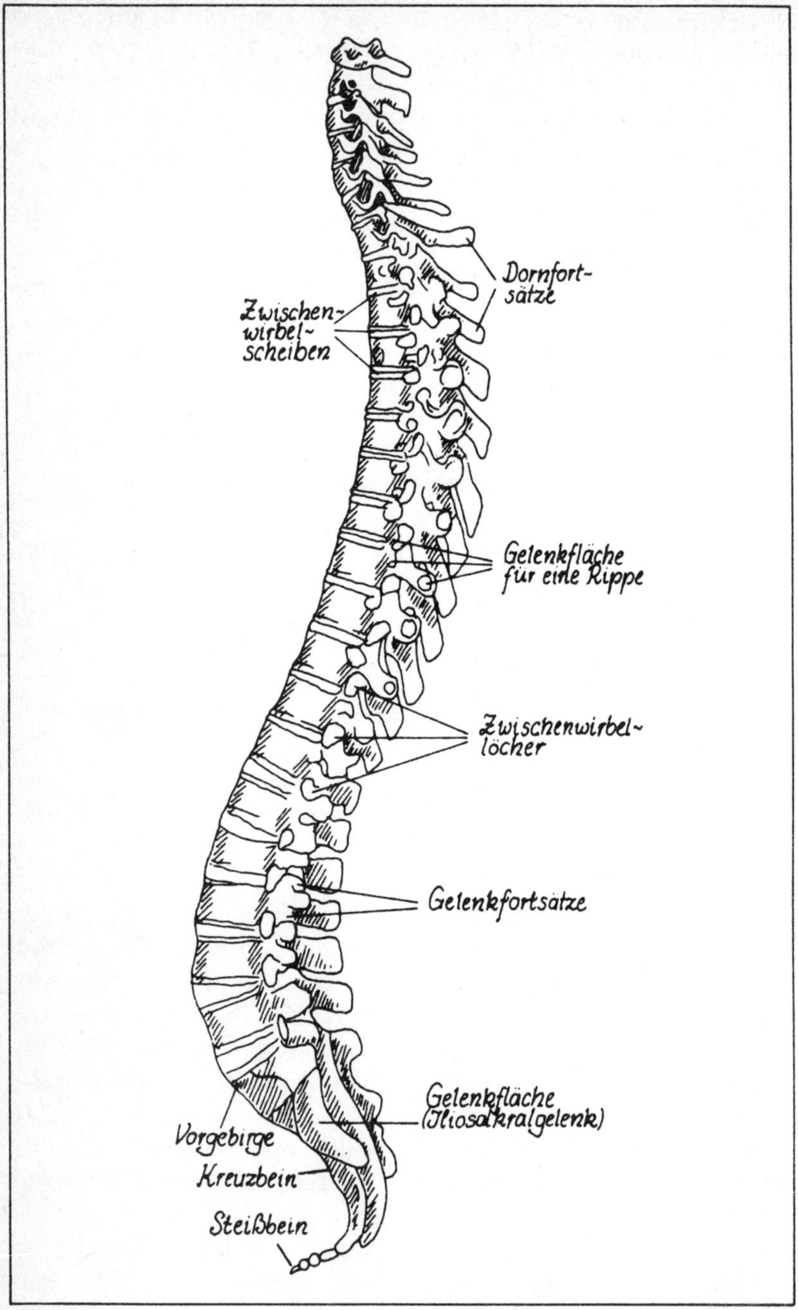

Abbildung 53: Die Wirbelsäule (Profilansicht).

vorne gekrümmt (Halslordose), während die Brustwirbelsäule nach hinten gebogen ist (Brustkyphose). Die Lendenwirbelsäule ist wieder nach vorne gekrümmt (Lendenlordose).

Durch diese S-förmige Krümmung werden Stöße wie durch eine Feder abgefangen und so die Wirbelgelenke und Zwischenwirbelscheiben vor Verletzungen geschützt.

Betrachtet man die Wirbelsäule von vorne, entspricht sie in ihrer Form tatsächlich einer Säule. Das heißt, sie sollte normalerweise kerzengerade sein. Diese Idealform ist allerdings selten: Fast jeder Erwachsene hat eine leichte Seitenverkrümmung der Wirbelsäule (Skoliose), der Rechtshänder nach links und der Linkshänder nach rechts.

Aufbau und Funktion der Bandscheibe

Die 23 Bandscheiben, die zwischen den Wirbelkörpern eingelagert sind, stellen — von ihrer Funktion und ihrem Aufbau her gesehen — unter den über 1000 beweglichen Teilen, aus denen eine Wirbelsäule zusammengesetzt ist, den wichtigsten Anteil dar. Sie unterliegen dadurch aber auch am ehesten dem Verschleiß. Sie stellen zwischen den einzelnen Wirbelkörpern die Verbindung her. Entsprechend der zur Lendenwirbelsäule hin zunehmenden Belastung werden die Bandscheiben nach unten zu kräftiger und massiver. Um sich der S-förmigen Krümmung der Wirbelsäule anzupassen, sind sie, von der Seite gesehen, leicht keilförmig gestaltet.

Aufbau der Bandscheibe

Der Begriff »Bandscheibe« ist etwas irreführend, weil es sich dabei keineswegs um eine flache Scheibe handelt. Sie entspricht in ihrer Form einem Diskus, wie ihn Leichtathleten benutzen, mit konvexer Krümmung auf beiden Flachseiten.

Wie ein Wasserkissen liegt sie zwischen den Wirbelkörpern und fängt bei Erschütterungen der Wirbelsäule oder beim Heben schwerer Lasten Stöße elastisch ab und verteilt die Last gleichmäßig auf die Wirbelkörper.

Von besonderer Bedeutung ist ihre Elastizität im Hinblick auf die Beweglichkeit der Wirbelsäule. Bei jeder Vor- oder Seitwärtsbewegung muß die Bandscheibe nach der entgegengesetzten Richtung ausweichen. Verliert sie diese Funktion, etwa durch Verkalkung oder Austrocknung beim älteren Menschen, wird die Beweglichkeit der Wirbelsäule erheblich verringert.

Ohne Bandscheiben wäre also unsere Wirbelsäule tatsächlich eine Säule, starr und unbeweglich.

Die Bandscheibe muß sehr stabil sein, gleichzeitig aber elastisch genug, um den wechselnden Belastungen standzuhalten.

Sie ist aus einem ringförmigen Faserknorpel aufgebaut, der in seiner Mitte einen Quellkörper von gallertartiger Substanz umschließt. Dieser Faserring verhindert, daß der Quellkörper durch die Last der Wirbelsäule herausgepreßt wird. Damit ist schon angedeutet, daß die Hauptaufgabe dem Quellkörper zufällt.

Legt man einen aus einer Bandscheibe herauspräparierten Gallertkern in Wasser, kann er bis auf das Zwanzigfache seiner ursprünglichen Größe aufquellen. Durch diese Saugfähigkeit entwickelt die Bandscheibe einen Eigendruck bis zu 34 Kilogramm. In der Summation aller 23 Bandscheiben ergäbe sich eine Belastbarkeit der Wirbelsäule von etwa 700 Kilogramm, wobei die Hauptlast jedoch im wesentlichen von den Bandscheiben der Lendenwirbelsäule getragen wird.

Die Belastbarkeit nimmt mit zunehmendem Alter ständig ab, weil die Bandscheiben mehr und mehr austrocknen. Der Wassergehalt des Bandscheibenkerns bei einem Säugling beträgt 88 Prozent, bei einen Zwölfjährigen liegt er noch bei 80 Prozent, und bei einem 70jährigen ist er auf knapp 70 Prozent reduziert. Damit nimmt auch der Eigendruck ab, die Belastbarkeit wird entsprechend geringer — wie bei einem verschlissenen Gummiband, dessen Spannkraft immer mehr nachläßt. Die Bandscheibe wird brüchig und für Verletzungen anfälliger.

In diesem Stadium, in dem die Bandscheibe ermüdet, verschleißt und degeneriert, wird sie zum Störfaktor für das gesamte Achsenorgan: Sie ist mit Ursache für Veränderungen der gesamten Wirbelsäule.

Ernährung der Bandscheibe

Die Bandscheibe eines erwachsenen Menschen ist nicht an das Blutgefäßsystem angeschlossen. Nur die des Embryos und des Säuglings besitzen eine direkte Blutversorgung.

Wenn auch die Bandscheibe nur ein sehr geringes Stoffwechselgeschehen aufweist, so muß sie doch ernährt werden und muß ihre Schlackenstoffe abgeben. Wie nun der Körper dieses Stoffwechselprogramm löst, ist bis heute noch nicht vollständig geklärt.

Man weiß lediglich, daß sie sich durch Diffusion (Durchdringung) mit Hilfe des Lymphgefäßsystems ernährt. Durch Be- und Entlastung der Wirbelsäule wird die Bandscheibe einmal ausgepreßt und durch Entlastung eine Saugwirkung erzeugt, so daß sie aus den ihr anliegenden Deckplatten und der Knochenhaut der Wirbelkörper ihre Nahrung aufnimmt bzw. ihre Schlackenstoffe abgibt. Damit läßt sich auch erklären, daß bei einseitiger Belastung der Wirbelsäule eine Minderversorgung der Bandscheiben entsteht, deren Folge frühzeitiger Verschleiß sein kann.

Die Wirbelsäule eines erwachsenen Menschen hat — bei normaler Belastung — eine Gesamthöhe von 60 bis 65 Zentimeter, wobei der Anteil der Bandscheiben etwa ein Viertel beträgt.

Bei einem Patienten, der längere Zeit im Bett liegen muß, verringert sich diese Höhe bis zu fünf Zentimeter, als Folge der erheblich reduzierten Diffusion, die zu einer Austrocknung der Bandscheiben führt. Die Tatsache, daß alte Menschen kleiner werden, ist auch auf den verringerten Wassergehalt der Gallertkerne zurückzuführen, die allerdings — jedenfalls zum Teil — auch eine Folge verminderter Bewegung ist.

Die Elastizität einer gesunden Bandscheibe läßt sich an einem Beispiel eindrucksvoll erläutern. Wird die Wirbelsäule — zum Beispiel bei einem Gewichtheber — mit 150 Kilogramm belastet, vermindert sich die Höhe jeder Bandscheibe um 1,1 Millimeter, bei 23 Bandscheiben also insgesamt um ungefähr 2,5 Zentimeter. Bei Entlastung bildet sich diese Höhenminderung wieder spontan zurück.

Erkrankungen durch Fehlbelastung der Wirbelsäule

Wirbelsäulenerkrankungen teilt man in zwei Gruppen:

- die angeborenen, bei denen durch Vererbung oder Schädigung der Gene (die Gene stellen den »Bauplan« für unseren Körper dar) bereits im Mutterleib eine krankhafte Veränderung ausgebildet wird,
- und die erworbenen.
  Die erworbenen Veränderungen kann man wiederum grob in zwei Gruppen unterteilen:
- einerseits die krankhaften Veränderungen durch Störungen im Mineralhaushalt des Körpers, durch entzündliche Vorgänge oder bakterielle Infektion (zum Beispiel die Tbc),
- andererseits die erworbenen Veränderungen durch Fehl- bzw. Überbelastung.

Diese Formen der Wirbelsäulenveränderungen, die zu beheben oder wenigstens zu mildern unsere Krankenkassen jährlich mehrere Millionen DM kosten, wären fast durchwegs zu vermeiden, zumindest in erträglichen Grenzen zu halten.

Keinem Kleinwagenbesitzer würde es einfallen, sein Fahrzeug ständig mit mehr als der zulässigen Höchstbelastung zu beladen, weil er um die Achsen und Federn besorgt ist. Aber ungefähr 70 Prozent unserer Bevölkerung haben offenbar keine Bedenken, dem eigenen Körper durch Übergewicht diese Mehrbelastung über Jahre und Jahrzehnte hindurch zuzumuten. Der gesunde menschliche Körper ist durchaus in der Lage, für kurze Zeit Überbelastungen ohne Schaden hinzunehmen und auszugleichen. Wenn sich jedoch Störfaktoren und Fehlbelastungen schon in der Jugend einstellen und im Laufe des Lebens immer mehr summieren, sind degenerative Prozesse, die zu Deformierungen der Gelenke führen, unausbleiblich.

Fußkrankheiten

Damit das menschliche Skelett ohne Störungen funktionieren kann, darf seine Statik keinen schwachen Punkt aufweisen. Die geringste Veränderung an irgendeiner Stelle des menschlichen Tragegerüsts, am Hüft- oder Kniegelenk oder an einem der zahlreichen kleinen Gelenke des Fußes, können zu einer Fehlbelastung führen, die das gesamte Wirbelsäulengefüge in Unordnung bringt.

Dem wichtigsten dieser für die Statik verantwortlichen Teil des Stütz- und Bewegungsapparates schenkt man seltsamerweise die geringste Beachtung: dem Fuß. Der Fuß ist das Fundament der Konstruktion des menschlichen Skeletts. Liegt irgendeine Veränderung der Füße vor, die unsere Statik beeinträchtigt, sind die darüberliegenden Knie- und Hüftgelenke und die gesamte Wirbelsäule gezwungen, sich dieser veränderten Belastung anzupassen. Eine Zeitlang wird der Körper diese Unordnung seines Wirbelsäulengefüges hinnehmen, ohne Beschwerden zu verursachen. Irgendwann jedoch ist er nicht mehr in der Lage, den bestehenden Schaden auszugleichen. Der Patient wird es daran merken, daß er plötzlich Rückenschmerzen hat, denn mittlerweile haben sich irreparable Schäden sowohl an den Knochen als auch an Muskeln, Bändern und Sehnen entwickelt.

Selbst Schäden innerer Organe können entstehen, es können sich Krampfadern bilden und Nerven gestört werden.

Und dies alles wegen eines nicht ernst genommenen und deshalb meist unversorgt gebliebenen Senk- oder Spreizfußes.

Leichte Fußdeformitäten sind häufig schon bei Kleinkindern zu finden. Und es wäre ein leichtes, diese Veränderungen des kindlichen Fußes durch krankengymnastische Übungen zu korrigieren, wenn man den Säugling zuvor durch einen Orthopäden untersuchen ließe. Dies geschieht leider viel zu selten. Sicherlich wird jedes Neugeborene vom Kinderarzt durchuntersucht, dem schwere Deformierungen — wie der Spitz- oder Klumpfuß — nicht entgehen, aber eine spezifische Untersuchung beim Facharzt für Orthopädie, der auch kleinere Unregelmäßigkeiten des Fußgerüsts erkennen wird, erfolgt höchstens bei jedem zehnten Säugling.

So ist es nicht verwunderlich, daß bereits über die Hälfte aller schulpflichtigen Kinder mehr oder weniger stark ausgeprägte Fußschäden aufweisen.

Der vergewaltigte Fuß

Beobachtet man einen Säugling, der allmählich seine Gliedmaßen zu gebrauchen versucht, wird man erstaunt sein, wie wenig Unterschied in der Beweglichkeit von Fingern und Zehen besteht.

Macht der Kleine endlich Anstalten, sich aufzurichten, werden ihm von den stolzen Eltern sofort die ersten Schuhe verpaßt. Während den Händen und Fingern die Möglichkeit zur Weiterentwicklung und Vervollkommnung gelassen wird, sind die Füße jetzt in ihrer Bewegung gehemmt. Das freie Spiel der kleinen Fußmuskulatur wird fast völlig unterdrückt, die Muskeln verkümmern, und damit steht dem Fußskelett das wichtigste Stütz- und Trageorgan nur noch unvollkommen zur Verfügung.

In diesem Stadium ist das Tragegerüst des Fußes nicht mehr in der Lage, dem Gewicht des Körpers standzuhalten, es senkt sich allmählich — der Senkfuß entsteht.

Der Fuß eines erwachsenen Menschen ist meist nur noch eine Karikatur des idealen Fußes, wie man ihn zum Beispiel an griechischen Statuen bewundern kann, die ja noch aus Zeiten stammen, in denen die Füße noch nicht in starre Hüllen gepreßt wurden. Die Ausbildung eines Senk- oder Spreizfußes erfolgt natürlich nicht nur im Säuglingsalter und in der Jugend, sondern wird durch zusätzliche Risikofaktoren auch im Erwachsenenalter voll entwickelt.

So deckt sich zum Beispiel die Zahl der Übergewichtigen von 70 Prozent der Bevölkerung ziemlich genau mit der Zahl der an Plattfüßen leidenden Menschen. Die Grenzen der Belastbarkeit sind bei übergewichtigen Patienten meistens erreicht oder gar überschritten.

Ein weiterer Risikofaktor ist die

Überbelastung im Beruf

So wurden bei Schwerarbeitern doppelt so viele Wirbelsäulenschäden nachgewiesen wie bei Geistesarbeitern.

Den Wirbelsäulengelenken wird zuviel zugemutet. Tagtägliche einseitige Beschäftigung und falsche Dosierung der Arbeitsleistung führen zu strukturellen Veränderungen der Wirbelsäule und damit zu ihrem Verschleiß.

Als Beispiel sei hier nur eine Sekretärin genannt, die, den ganzen Tag an der Schreibmaschine sitzend, den Kopf immer seitlich zum Stenoblock gedreht, ihre Nackenmuskulatur permanent einseitig belastet und so ihrem berufsbedingten Halswirbelsäulen-Schaden mit Sicherheit entgegensehen darf.

Selbst in unserer Freizeit gelingt es uns noch, der Wirbelsäule einen schlechten Dienst zu erweisen. Stundenlanges Laufen über gepflasterte Gehsteige wird bei jedem Schritt von winzigen Erschütterungen der Wibelsäule begleitet. Wobei jeder Tritt nicht nur einen Stoß nach unten verursacht, sondern durch den Gegendruck des Oberkörpers auch jedesmal eine Stauchung im Lenden-Becken-Teil stattfindet.

Man kann also durchaus behaupten, daß Wirbelsäulenschäden nicht unbedingt einen schicksalhaften Verlauf haben, daß man sie nicht gottgewollt hinnehmen muß, weil ja doch nichts dagegen unternommen werden könnte. Würde man nur einige der oben angeführten Risikofaktoren beachten und zum Beispiel versuchen, einen sinnvollen Ausgleichssport zu treiben, könnte man quälende Schmerzen vermeiden, und dem Staat und damit uns allen blieben Milliarden erspart, die jährlich für Therapiemaßnahmen und ausfallende Arbeitsstunden bezahlt werden müssen.

Das Risiko Hochleistungssport

Als man in Griechenland die ersten Olympischen Spiele durchführte, dachte man noch an Sport im Sinne der Erhaltung und Förderung der Gesundheit zu geistiger und körperlicher Leistungsfähigkeit.

Heutzutage sind Sportler, die in diesem Sinne trainieren, die oftmals belächelten Freizeitsportler, die abends noch durch den nahegelegenen Wald traben. Ihre Erfolge sind nicht meßbar, sie drücken sich »nur« in gesteigertem Wohlbefinden aus.

Hochleistungssportler dagegen setzen andere Maßstäbe. Ihre Leistungsfähigkeit wird in Sekunden und Zentimetern gemessen. Um in diesen Bereich der Spitzensportler einzudringen, ist nicht nur Talent vonnöten, sondern hartes Training von frühester Jugend an. Wer einmal als sportlicher Normalverbraucher solch einem Superathleten beim Training zusehen konnte, dem wird klar, daß mit Sport im ursprünglichen Sinne — mit spielerischer Bewegung in der Arena des Wettkampfstadions — nichts zu gewinnen wäre. Was der Leistungssportler in täglichem sechs bis achtstündigem Training absolviert, würde sogar einen Schwerstarbeiter in die Knie zwingen. Der Athlet geht dabei bis an die

Grenzen seines Leistungsvermögens und machmal sogar darüber hinaus. Man bejubelt den siegreichen Athleten, und er selbst genießt natürlich seinen Erfolg — die gescheiterten, sportlichen Frühinvaliden vergißt man. Und dies sind nicht wenige. Selbst der ehemals Erfolgreiche wird sich mit großer Wahrscheinlichkeit nach Abschluß seiner aktiven Laufbahn in das Heer der chronisch behandlüngsbedürftigen Sportler einreihen müssen.

Ein Leistungssportler erleidet im Laufe seiner aktiven Zeit Hunderte von Verletzungen. Der größte Teil davon sind zwar nur sogenannte Mikrotraumen — geringe Verletzungen, die nicht unbedingt behandlungsbedürftig sind —, die aber in der Summation erhebliche Schäden setzen können, die erst als Spätschäden zur Auswirkung kommen. Eine Sonderstellung unter den Sportinvaliden nehmen die Turner ein.

Man weiß, daß die Wirbelsäule des Menschen erst zwischen dem 21. und 25. Lebensjahr voll entwickelt ist. Turner und vor allem Turnerinnen zählen aber in diesem Alter bereits zu den »Senioren« dieses Sports. Namhafte Sportärzte weisen zwar seit Jahren darauf hin, daß man Kinder mit zehn oder zwölf Jahren, die mitten in der körperlichen Entwicklung stehen, einen derart harten und die Leistungsfähigkeit eines sich entwickelnden Organismus ständig überfordernden Sports eigentlich nicht betreiben lassen dürfe, aber ihre besorgten Warnrufe gehen unter im Beifall des Publikums, das eine 13jährige bejubelt, die sich noch gar nicht bewußt sein kann, daß ihre Wirbelsäule 20 Jahre später wahrscheinlich Strukturveränderungen einer 60jährigen aufweisen wird — mit allen entsprechenden Beschwerden.

Die Muskulatur eines Sportlers ist erstaunlich ausbaufähig und zu unglaublichen Leistungen heranzuzüchten. Als Beispiel seien die tiefen Kniebeugen eines Hammerwerfers mit 150 Kilogramm Belastung erwähnt. Aber die Gelenke, Bänder und Sehnen können auf die Dauer einer derartigen Belastung nicht standhalten, ohne bleibende Schäden zu erleiden.

In den fünfziger Jahren brach sich ein deutscher Speerwerfer seinen Oberarm, weil er mit solcher Vehemenz seinen Speer wegschleuderte, daß sein Oberarmknochen der Gewalt seiner Muskulatur nicht mehr standhielt — ein geradezu groteskes Beispiel für die durch übermäßiges Training entstehende Diskrepanz zwischen Muskulatur und den durch sie bewegten Teil des Bewegungsapparates.

Sicherlich wird ein 20jähriger Sportler sich nicht davon abhalten lassen, weiterhin seinen Sport zu betreiben, auch wenn man ihn darauf hinweist, daß er mit 40 vielleicht eine Arthrose der Wirbelsäule und seiner übrigen Gelenke haben wird; die Statistik spricht jedenfalls dafür. Auch »Supermänner« sind nicht unbegrenzt belastbar, man sollte auch an ihr Leben nach ihrer Sportkarriere denken.

Fehlhaltungen der Wirbelsäule

Daß der degenerative Rheumatismus keineswegs eine Erkrankung des Alters sein muß, zeigt sich schon beim Jugendlichen, der eine Fehlhaltung der Wirbelsäule entwickelt. Die lässige oder schlechte Haltung vieler Kinder mag noch als Ausdruck einer nur funktionellen Schwäche des Bindegewebes angesehen werden, die sich im späteren Alter wieder verwächst. Nicht so verhält es sich bei der Scheuermannschen Krankheit. Hierbei handelt es sich um eine Erkrankung der wachsenden Wirbelsäule, deren Beginn vielfach schon im frühen Schulalter erfolgt. Dabei bestehen zunächst keine Beschwerden, so daß nur schwere Formen — und auch diese oft nur zufällig — erkannt werden. Die ersten Krankheitserscheinungen während des Pubertätsalters sind Schlaffheit des Bindegewebes und dadurch verminderter Spannungszustand der Muskulatur, Haltungsverfall, schließlich verstärkter hohlrunder Rükken, unter Umständen Knick-, Senk- und Spreizfüße sowie X-Beine. Der Verlauf ist meistens schleichend ohne besondere Beschwerden oder Leistungsstörungen, kann sich aber auch schnell gestalten mit einer fortschreitenden Verkrümmung (= Kyphosierung) der Brustwirbelsäule, aus der sich eine Versteifung ergeben kann. Als Ursache findet man Einbrüche von Bandscheibengewebe in die Wirbelkörper, die auf dem Röntgenbild als sogenannte Schmorlsche Knötchen zu sehen sind. Die Vorderkante der Wirbel wird niedriger, es kommt zur Bildung von Keilwirbeln (Abbildung 54). Es kann also schon beim Jugendlichen ein degenerativer Prozeß am Bewegungsapparat ablaufen. Es liegt demnach ein Mißverhältnis zwischen Belastung und Belastbarkeit des Bindegewebes, insbesondere des Knorpels bzw. der Bandscheiben vor. Glücklicherweise heilen die meisten unterschwelligen Fälle einer Scheuermannschen Krankheit nach der Pubertät spontan aus, bilden jedoch in späterem Alter dann den Boden für erneute degenerative Veränderungen. Die ausgeprägten Formen behandelt die Schulmedizin

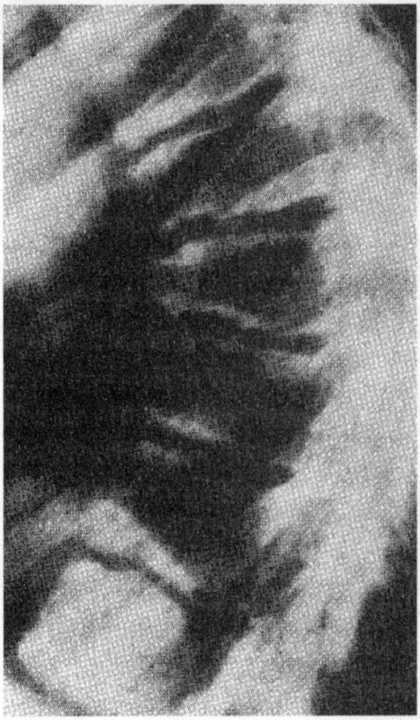

Abbildung 54: Scheuermannsche Erkrankung: Bildung von Keilwirbeln.

mit Gipskorsett, in leichteren Fällen mit Gipsliegeschale, unterstützt durch orthopädisches Turnen. Weiterhin wird eine Vitamin-D- und Kalziumtherapie versucht.

Noch schwieriger gestaltet sich das Problem beim Auftreten einer Kyphoskoliose. Kyphoskoliose bedeutet Buckelbildung mit gleichzeitiger seitlicher Verkrümmung, so daß von rückwärts gesehen ein S-förmiger Schiefwuchs der Wirbelsäule entsteht. Diese Kyphoskoliose, ebenfalls eine degenerative Erkrankung, kann schon im Säuglings- und Kleinkindesalter auftreten, ebenso aber in der Pubertät. Früher führte hauptsächlich die Rachitis oder auch die tuberkulöse Erkrankung der Wirbelsäule zu diesen ausgeprägten Verkrümmungen. Nachdem diese beiden genannten Krankheiten kaum noch vorkommen, muß die Medizin bei der Erklärung der Ursache auch hier ihre Unwissenheit bekennen. Man bezeichnet die Krankheitsbilder, deren Ursache man nicht kennt, als idiopathisch, d. h. selbständig, unabhängig von anderen, »aus sich selbst« entstanden.

Zur Vermeidung der Skoliose im Säuglingsalter wurde in den letzten Jahren besonders die Bauchlage des Kleinkindes propagiert. Damit scheinen Wirbelsäulenschäden tatsächlich seltener zu werden. Die fast ausschließliche Bauchlagerung der Kinder durch besorgte Mütter hat aber einen Nachteil: Es entstehen lagerungsbedingte Klumpfüße. Die einseitige Handhabung von Methoden ist eben niemals geeignet, Krankheiten hundertprozentig zu vermeiden, wirkliche Harmonie ist nur durch Synthese von Gegensätzen möglich.

Die Gips- und Extensionsbehandlung einer verkrümmten Wirbelsäule ist äußerst langwierig, während mit stabilisierenden Operationen auch nur der Folgezustand einer Erkrankung korrigiert wird, deren Ursache mit bekannt ist.

Die einzige konservative Therapie, die gerade beim Jugendlichen hervorragende Ergebnisse aufzuweisen hat, ist die Atmungsorthopädie nach Schroth. Die von Frau Schroth entwickelte Methode — sie litt selbst an einer Kyphoskoliose — ist einzigartig auf der Welt und wird in Sobernheim an der Nahe in einem Spezialsanatorium durchgeführt. Wirksame Methoden werden also nicht nur von hochspezialisierten Fachärzten erfunden (siehe Abbildungen 55 a + 55 b).

Wie aus den Abbildungen ersichtlich, kann eine gezielte passive und aktive Atmungsorthopädie (griechisch orthos = richtig, paidenein = bilden, erziehen) eine richtige Atembildung und Atmungserziehung selbst schwere Wirbelsäulenschäden ausgleichen. Wenn eine schlechte und fehlerhafte Atmung zu einem Haltungsverfall führt und umgekehrt durch eine Atmungstherapie ein degeneratives Wirbelsäulenleiden günstig beeinflußt werden kann, so ist der Schluß nicht so abwegig, daß der Zustand der Bauchorgane ebenfalls Haltungsfehler bedingen kann.

Dr. Mayr hat im Verlauf seiner Untersuchungen über die untrüglichen Zeichen der Gesundheit nicht weniger als sechs Typen fehlerhafter Haltung festgestellt, die er nach ihren charakteristischen Merkmalen benannte (siehe im Kapitel Ernährung).

Aus jeder der dargestellten Haltungsformen kann man bereits auf Störungen bzw. Krankheiten rückschließen, an denen der betreffende Mensch leidet bzw. zu denen er verstärkt neigt. Wir haben damit ein Rüstzeug in der Hand zum besseren Verständnis der Krankheitsentwicklung bei degenerativem Rheumatismus. Der schwere, untersetzte Typ neigt eher zu Arthrosen und Spondylosen, zu Ischias und Hexenschuß. Dies ist wohl verständlich, allein schon wegen seines Übergewichts. Der aufgeschlossene, schlanke Typ ist von reizbarer Konstitution und erkrankt vorwiegend an Reizerscheinungen der Sehnenansätze und der Muskulatur, die

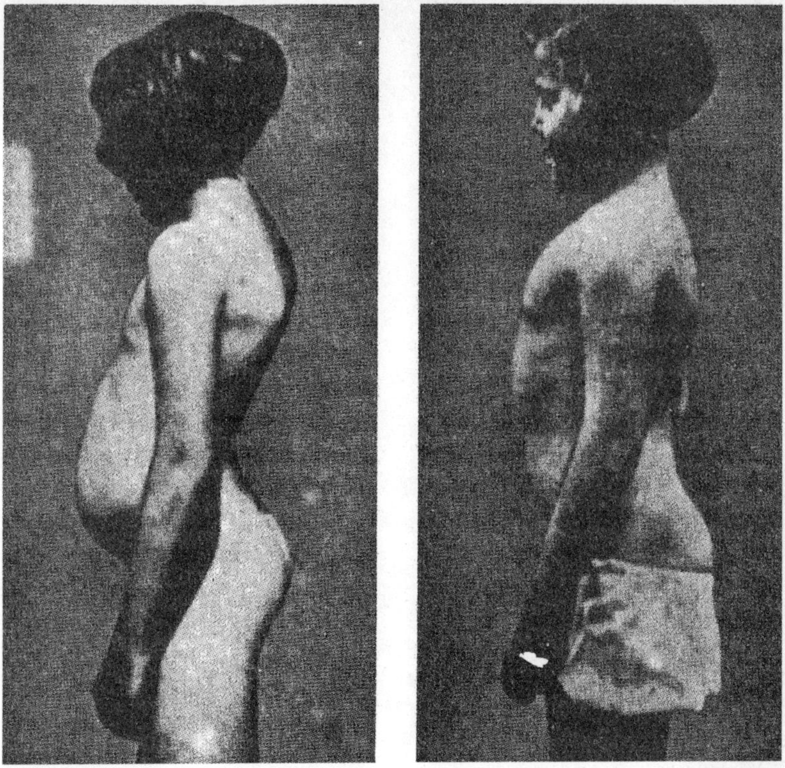

Abbildungen 55 a – b: Links: Elfjähriges Mädchen mit krassem Haltungsverfall und Hängebauch. — Rechts: Das gleiche Mädchen nach drei Monaten Behandlung nach Schroth.

auch eine erhebliche Schwächung aufweist und die schlechte Haltung mitbedingt. Daß die »Entenhaltung« zum typischen Frauenkreuzschmerz und zum Halswirbelsäulensyndrom disponiert, liegt auf der Hand. Um kein Mißverständnis aufkommen zu lassen: Die Konstitution macht nicht krank. Sie ist nur der Boden, auf dem sich eine Krankheit entwickeln kann, wenn ein Schädigungsfaktor lange genug einwirkt. Wichtig ist in diesem Zusammenhang, daß nicht nur die Wirbelsäule auf die Gestaltung des Bauches einwirkt, sondern daß kranke Verdauungsorgane die Fehlhaltung der Wirbelsäule mitbedingen.

Es soll an dieser Stelle nochmals eindringlich darauf hingewiesen werden, daß ein Leiden, das bei der Hälfte der Bevölkerung auftritt,

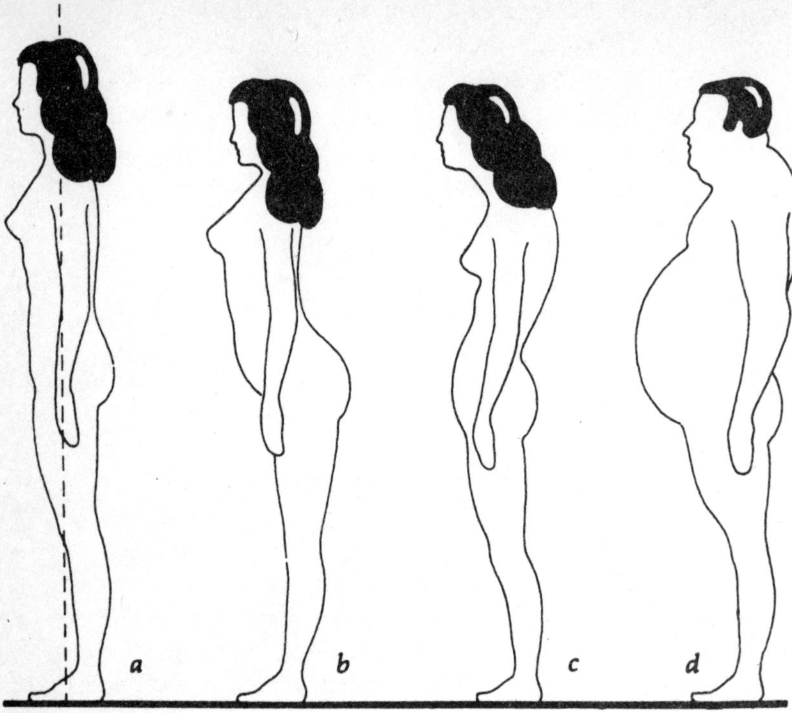

Abbildungen 56 a — d: Die häufigsten Typen fehlerhafter Haltung: a) Normalhaltung; b) Entenhaltung; c) Lässige Haltung; d) Großtrommelträgerhaltung.

auch eine gemeinsame Wurzel haben muß. Die Ernährungsgewohnheiten unterscheiden sich in den zivilisierten Völkern heutzutage kaum noch voneinander. Überall wird vorwiegend denaturierte Zivilisationskost verwendet, in großer Menge raffinierte Kohlenhydrate, Zucker, Auszugsmehle usw. Es bestreitet heute niemand mehr, daß die Zahnkaries bei Kindern fast ausschließlich ernährungsbedingt ist. Die Schäden am Skelettsystem setzen also schon sehr frühzeitig ein, auch wenn sie in diesem Fall unter Mitwirkung von Bakterien zustande kommen.

Wären nicht die reparativen Möglichkeiten der Zahnheilkunde vorhanden, hätte ein Großteil der 30jährigen kaum noch Zähne.

Als weiteres Modellbeispiel für die ernährungsbedingten Erkrankungen am Bewegungsapparat kann die Parodontose gelten. Der Zahn wird locker, da sich das Bindegewebe um den Zahn zurückzieht und der Kieferknochen sich schließlich zurückbildet. Wenn im Mund auch noch bakterielle Einflüsse hinzukommen, so spielt sich doch ein ähnlicher degenerativer Prozeß an den Gelenken und der Wirbelsäule ab. Nur tritt die Parodontose in der Regel früher auf. Für keine Krankheitsgruppe ist der Satz, daß das Gebiß ein Gradmesser für die allgemeine Gesundheit ist, so ausnahmslos gültig wie für die degenerativen Erkrankungen der Bewegungsorgane (Bruker).

Auf einen weiteren Zusammenhang zwischen Zähnen und degenerativem Rheumatismus sei hier hingewiesen. Tote Zähne können zu Störfeldern werden, die bisweilen zu Gelenkerkrankungen und chronischen Rückenschmerzen führen.

Die Osteoporose

Ein Krankheitsbild muß an dieser Stelle erwähnt werden, das in seinen Anfängen oft als Rheuma verkannt wird, in Wirklichkeit aber eine Erkrankung des Knochens darstellt: die Osteoporose. Bei der Osteoporose liegt nicht etwa ein Kalkmangel des Knochens vor, es kommt vielmehr zu einem echten Schwund der Knochenstruktur.

Es liegt eine sogenannte negative Umbaubilanz des Knochens zugrunde. Bei fortdauernder normaler Abbaurate ist die Knochenneubildungsrate vermindert. Da neben den Rippen und dem Becken die Wirbel zu den Knochen mit der höchsten Umbaugeschwindigkeit gehören, führt die Osteoporose bei den Wirbeln am schnellsten zu Beschwerden.

Auf dem Röntgenbild wird sie allerdings erst sichtbar, wenn das mineralisierte Knochengewebe um mindestens 30 Prozent vermindert ist.

Die Osteoporose der Wirbelkörper läuft in charakteristischer Form ab: Sie beginnt im Innern der Wirbelkörper und schreitet nach außen hin fort. Man unterteilt die Osteoporose in drei Schweregrade. Bei Grad eins werden die horizontal verlaufenden Spongiosabälkchen (Knochenbälkchen im Innern der Wirbelkörper, die deren Stabilität sichern) nicht mehr ausreichend ersetzt. Bei Grad zwei werden auch die vertikal verlaufenden Spongiosabälkchen nicht mehr ersetzt, bei Grad drei bildet sich dieser Prozeß auch noch an der Peripherie der Wirbelkörper fort.

Die Brustwirbelsäule wird dabei am häufigsten betroffen und

hier wiederum vor allem der achte, neunte und zehnte Brustwirbel. Es kommt dabei zur Bildung sogenannter Keilwirbel. Die Krümmung der Brustwirbelsäule nach hinten führt zu einem Einbruch des Wirbelkörpers an der Vorderseite. Bei der Lendenwirbelsäule, die ja weitgehend gleichmäßig belastet wird, bilden sich bikonkave Fischwirbel aus.

Bei einer sehr ausgeprägten Osteoporose besteht durch die Brüchigkeit der Wirbel die Gefahr einer »Spontanfraktur«. Ohne Gewalteinwirkung kann dabei, nur durch eine ruckartige Bewegung, ein Wirbelbruch entstehen.

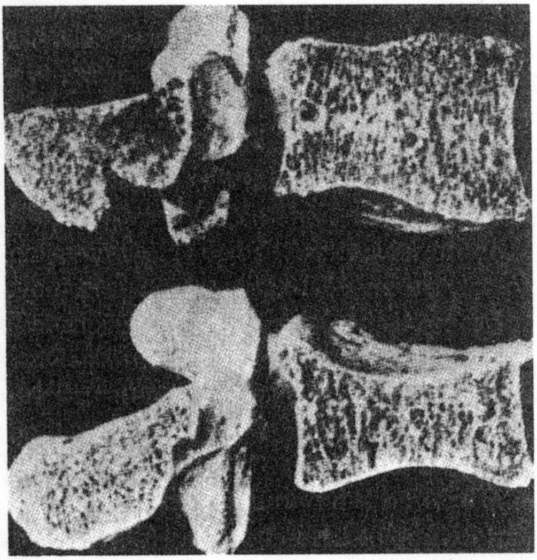

Abbildung 57: Normaler (oben) und osteoporotischer Wirbelkörper = Fischwirbel (unten).

Die Entstehung einer Osteoporose wird meistens durch Inaktivität begünstigt. Bei länger andauernder Bettruhe oder bei Lähmungen fehlt im Knochen der Reiz zur Osteoblastenaktivität (Osteoblast = eine Zelle, die mitverantwortlich für die Knochenbildung ist). Besonders bei Frauen vor und im Klimakterium können Mangel von Östrogen (weibliches Hormon) Ursachen für die Entstehung der Osteoporose sein. Hinzu kommt meistens bei älteren Frauen (Frauen sind überhaupt mehr von der Osteoporose befallen als Männer) eine widersinnige Ernährung oder eine vegetarische Ernährung in übertriebenem Maße, wobei eine Gärungsdyspepsie entsteht (Gärung = Säureentwicklung). Die Säure verlangt eine

Pufferung. Da der Körper nicht genügend Säurepuffer, sprich »Basen« hat, nimmt er diese besonders aus den großen Knochen, und hier ganz besonders aus der Wirbelsäule. Ältere Menschen nehmen gerne »einfache Kost« zu sich, besonders viele Milchprodukte. Sie haben oft eine Degeneration der Darmschleimhaut bzw. eine minderwertige Darmresorption, viel zuwenig Protein (Eiweiß) wird resorbiert. Nur bei genügendem Angebot von Eiweiß (tierischem Eiweiß, wohlgemerkt, nicht etwa Eiweiß von Nüssen usw.) ist der Körper in der Lage, das in der Nahrung angebotene Kalkmolekül sozusagen auf der »Schiene des Proteins (Eiweiß)« in die Fältchen der Knochen, und hier vor allem in die Fältchen der Wirbelsäulenknochen einzuschleusen. Der »Witwenbuckel« ist die Folge eines schlecht arbeitenden Darms. Es hat deshalb keinen Sinn, dem Körper wertvolle Nahrung zuzuführen, wenn er sie überhaupt nicht verarbeiten kann, weil es ihm an Basen fehlt und er ohne die Basen seine Enzyme im Dünndarm gar nicht in Funktion setzen kann. So hängt das Knochengerüst — insbesondere das Achsenorgan — vom Wohl und Wehe des Verdauungsapparates ab.

Andererseits ist ein Hineinstopfen von Kalk, sei es in Form von Brausetabletten oder Kalkpräparaten, ebenso vergebliche Liebesmühe, wenn nicht gleichzeitig der Darm saniert wird — zum Beispiel durch Symbioselenkung —, denn er kann die zugeführte Nahrung gar nicht in den Stoffwechsel einführen, weil ihm die Schiene fehlt.

Die Knochen werden so brüchig, daß sie spontan oder bei normalen Bewegungen zusammenbrechen können, es bilden sich sogenannte Keilwirbel und Fischwirbel. Ein solcher Deckplatteneinbruch eines Wirbels, meistens im Bereich der unteren Brustwirbelsäule, ruft natürlich heftigste, gürtelförmig ausstrahlende Schmerzen hervor. Der Patient vermeidet jede Bewegung und muß für drei bis vier Wochen Bettruhe einhalten. Paradoxerweise heilt eine osteoporotische Fraktur ähnlich schnell wie ein gesunder Knochen. Die Inaktivität durch die Bettruhe bedingt jedoch einen weiteren Verlust an Knochensubstanz. Überhaupt scheint eine ausreichende Bewegung noch das zuverlässigste Mittel zu sein, um ein Fortschreiten der Erkrankung zu verhindern. In letzter Zeit wurde ein rascher Verlust von Knochensubstanz auch bei Astronauten beobachtet, vermutlich eine Folge der Schwerelosigkeit, bei der die Muskeltätigkeit zum Teil ausgeschaltet ist.

Sinken mehrere Wirbelkörper zusammen, so kommt es zu einer erheblichen Krümmung des Rückens, der Verlust der Körpergröße kann bis zu zehn Zentimeter betragen. Daraus ergibt sich eine eigenartig unproportionierte Haltung, die durch einen kurzen Rumpf, einen gekrümmten Rücken und durch zu lang erscheinende Extremitäten gekennzeichnet ist. Die stark gekrümmte alte Frau, die am Stock geht, hat keine Bechterewsche Krankheit, sondern eine fortgeschrittene Osteoporose.

Da mit dem Verlust der Knochensubstanz auch der Kalk verschwindet, hoffte man, mit einer intensiven Kalziumzufuhr die Krankheit behandeln zu können. Dies ist jedoch nicht ganz gelungen, denn das zugeführte Kalzium vermag nicht eine Neubildung der Knochenstruktur anzuregen. Es scheint jedoch auf die Beschwerden nicht ohne Effekt zu sein, es muß nur lange genug und in hoher Dosierung, etwa in Form von Brausetabletten oder als Kalziumorotat, zugeführt werden. Voraussetzung ist, wie gesagt, eine gleichzeitige Darmsanierung nach F. X. Mayr und eine nachfolgende Symbiose.

Eine zusätzliche Hormonbehandlung ist wegen ihrer Nebenwirkungen im Alter abzulehnen, zumal sich kein sicherer Einfluß nachweisen läßt. In neuerer Zeit versucht man, mit einem Fluorpräparat (z. B. Ossin) die Krankheit zu stoppen und die Stabilität des Knochens zu verbessern. Man ging dabei von der Überlegung aus, daß bei Aluminiumarbeitern Fluorvergiftungen beobachtet wurden, die eine deutliche Verhärtung und Verkalkung der Knochensubstanz und der Sehnen erzeugten. Mit diesem »Giftstoff« soll nun ein Krankheitsbild behandelt werden, über dessen Ursachen und Komplexe man sich nicht im klaren ist.

Die Deutung der Osteoporose hat in den letzten 30 Jahren mehrere Wandlungen durchgemacht. Sie wird heute nicht mehr allein als eine Knochenkrankheit aufgefaßt, sondern als eine Teilerscheinung einer Funktionsstörung des gesamten Stütz- und Bindegewebes. Damit nähert sich die Medizin unbewußt den Vorstellungen der Erfahrungsheilkundler, nach denen die Osteoporose mit Wahrscheinlichkeit durch eine langjährige falsche Ernährung mitausgelöst wird.

Abschließend muß noch erwähnt werden, daß heute eine besondere Ursache der Osteoporose bekannt ist: die Cortisontherapie. Es wurde bereits angedeutet, daß der Rheumakranke mit seiner zwangsläufigen Bewegungsarmut besonders empfindlich auf die Knochenentkalkung bei Cortisondauertherapie reagiert. Die Medizin sieht sich wieder einmal gezwungen, eine Therapie gegen Therapiefolgen betreiben zu müssen.

Die entzündliche Wirbelsäulenversteifung
(Bechterewsche Krankheit)

Die Bechterewsche Krankheit ist nach dem russischen Neurologen Bechterew benannt. Sie ist eine chronisch entzündliche rheumatische Erkrankung, die vor allem die Wirbelsäule und die Kreuzdarmbeingelenke befällt und eine besondere Tendenz zur Verknöcherung des Bindegewebes der Wirbelsäule, also der Bandscheibenbänder und der Wirbelsäulengelenke, zeigt. Durch diesen Prozeß kann es zu einer völligen Versteifung der Wirbelsäule kommen. Die Entzündung verläuft meist aufsteigend und führt zu zunehmender Ausbildung des Rundrückens. Auch die Halswirbelsäule wird zunehmend nach vorne und unten gedrängt, so daß der Kopf nicht mehr rückwärts und seitwärts bewegt werden kann. Man sagt deshalb, die Bechterewsche Krankheit macht den Anblick der im Zenit stehenden Sonne unmöglich (siehe Abbildung 58).

Die Erkrankung tritt vorwiegend zwischen dem 15. und 40. Lebensjahr auf und befällt fast ausschließlich Männer, etwa im Verhältnis 9 : 1. Im Durchschnitt der Gesamtbevölkerung kommt etwa auf 2000 Personen ein Krankheitsfall, infolge des Überwiegens des männlichen Geschlechts ist immerhin bei etwa 300 Männern mindestens ein Krankheitsfall zu erwarten.

Die Bechterewsche Krankheit ist eine entzündliche rheumatische Erkrankung wie die chronische Polyarthritis, mit der sie typische Gemeinsamkeiten aufweist. Man hat sie sogar als männliche Variante der vorwiegend beim weiblichen Geschlecht vorkommenden Polyarthritis bezeichnet. Es zeigen sich jedoch nicht nur nach der Lokalisation, sondern auch nach dem Verlauf erhebliche Unterschiede, so daß man die entzündliche Wirbelsäulenversteifung als eigenes, in sich geschlossenes Krankheitsbild betrachtet. Eine der Gemeinsamkeiten mit der Polyarthritis besteht darin, daß man auch hier die letzte Ursache nicht kennt. Man weiß nicht, weshalb bei einem jungen Mann, manchmal noch im Wachstumsalter, meist aber nach abgeschlossener Berufsbildung und zur Zeit der Familiengründung, plötzlich die Wirbelsäule bzw. das Bindegewebe der Wirbelsäule sich zu entzünden beginnt und immer mehr umliegendes Gewebe miteinbezieht und schließlich knöchern »ausheilt«. Weshalb gerade das »Rückgrat« des Mannes von einer so schwerwiegenden Erkrankung betroffen wird, ist eine Frage, die noch einer umfassenden psychosomatischen Klärung bedarf.

Wie bei der Polyarthritis ist das Vorstadium der Erkrankung sehr

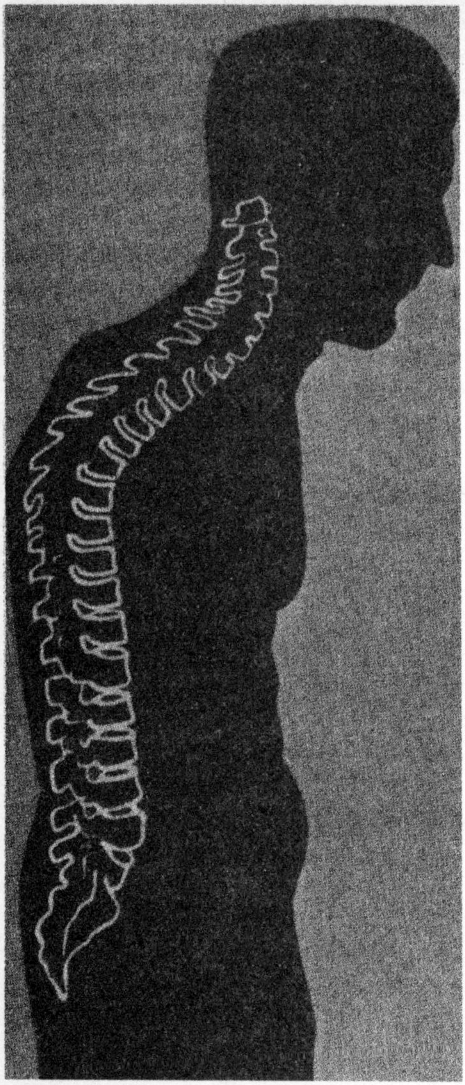

Abbildung 58: Typische Haltung bei entzündlicher Wirbelsäulenversteifung.

uncharakteristisch, und es vergehen oft Jahre, bis die richtige Diagnose erkannt wird. Bei Männern im Alter zwischen 15 und 40 Jahren sollten nachfolgende Symptome an eine beginnende Bechterewsche Krankheit denken lassen:

Flüchtige, besonders nächtlich oder frühmorgens auftretende Schmerzen mit Steifigkeitsgefühl im Wirbelsäulenbereich, vor allem in der Beckengegend mit ischiasartigen Schmerzen, die meist nur bis zum Kniegelenk ausstrahlen. Auch der Brustkorb und Schultergürtel können flüchtige Gelenkschmerzen aufweisen mit Beeinträchtigung der Atembewegung.

Die neuralgischen Schmerzen im Brustkorbbereich werden oft als vegetativ fehlgedeutet. Relativ häufig sind auch Schmerzen beim Husten und Niesen im Lendenwirbelbereich sowie ein sehr unangenehmer Fersenschmerz.

Auch flüchtige Entzündungen der Regenbogenhaut des Auges, Blasenreizungen mit Harnröhrenentzündung und eine Infektion der Prostata können auftreten. Man hat deshalb auch vermutet, daß irgendwelche Herde im Genitalbereich diese Krankheit mit auslösen würden. Diese Entzündungsprozesse haben jedoch in etwa den gleichen Stellenwert wie die Herdtheorie bei der cP.

Die rheumatische Veranlagung kann eine Rolle spielen; ein Großteil der Fälle entsteht jedoch ohne erbliche Vorbelastung. Der Verlauf der Rückenversteifung erfolgt von der Lenden- zur Halswirbelsäule, wobei die rumpfnahen Gelenke, besonders das Hüftgelenk, mit in die Entzündung einbezogen werden können. Eine sichere Diagnose läßt sich erst stellen, wenn röntgenologisch charakteristische Veränderungen an den Kreuzdarmbeingelenken nachzuweisen sind. Das Röntgenbild zeigt eine flaue und unregelmäßige Gelenkbegrenzung, oft ausgefranst wie ein Briefmarkenrand; in der Umgebung des Gelenkes ist bei aktiver Entzündung oft noch eine wolkige Verdichtung des Knochens nachweisbar.

Im fortgeschrittenen Stadium mit zunehmender Wirbelsäulenversteifung genügt meist schon eine Blickdiagnose.

Im Gegensatz zur cP ist der Rheumafaktor immer negativ, die Blutsenkung ist meist nicht so stark erhöht und kann vor allem im Vorstadium noch normal sein. Das Zusammentreffen von nächtlichen Kreuzschmerzen bei männlichen Personen im dritten oder vierten Lebensjahrzehnt mit einer klinisch unklaren Blutsenkungsbeschleunigung ergeben jedoch den hochgradigen Verdacht auf eine rheumatische Wirbelsäulenentzündung im Sinne eines »Morbus Bechterew«.

Behandlung und Verlauf

Das ärztliche Gespräch muß am Anfang jeder Behandlung stehen. Der Patient muß über das, was möglicherweise auf ihn zukommt, aufgeklärt werden und damit auch über die Notwendigkeit einer langdauernden Behandlung, deren Erfolg eine Mitwirkung des Patienten unbedingt erfordert. Auch über den Beruf des Patienten muß man sprechen. Schweres Heben, häufiges Bücken und langes Sitzen sind schädlich, was Anlaß zur Umschulung geben kann, bei älteren Patienten zum Umsetzen auf einen anderen Arbeitsplatz.

Im Einzelfall ist niemals eine verläßliche Prognose zu stellen, da die Erkrankung in jedem Stadium zum Stillstand kommen kann. Leider gibt es jedoch keine Methode, die einen Erkrankungsstillstand mit Sicherheit herbeiführen könnte. Ganz im Vordergrund steht deshalb die Bewegungstherapie, um eine Verkrümmung der Wirbelsäule hintanzuhalten. Hier kommt in erster Linie Brustschwimmen in warmem Wasser in Frage und fast jede Form der physikalischen Therapie, Massagen und Atemübungen, die eine Versteifung der Rippenwirbelgelenke verhindern sollen.

Der Patient soll möglichst flach liegen und wenn irgend möglich ohne Nackenrolle. Die symptomatische medikamentöse Behandlung gestaltet sich einfacher als bei der cP. »Einfachere« Mittel wie Aspirin und Nolvalgin sind meist ausreichend, so daß der Zustand des Patienten einigermaßen erträglich bleibt. Auch Amuno ist gut wirksam. Eine Basistherapie wie bei der cP mit Gold oder anderem ist bei der Wirbelsäulenentzündung wirkungslos. Lassen sich die Schmerzen nicht beeinflussen, greift man bisweilen zur problematischen Röntgenbestrahlung der Wirbelsäule. Auch eine intravenöse Behandlung mit radioaktivem Material (Thorium X) hat man in früheren Jahren versucht.

Nach der Lehrmeinung der Schulmedizin ist außer mit den genannten Behandlungsmethoden sonst leider nichts zu machen. Auch wenn die Erkrankung fortschreitet und die Schmerzen nicht ausreichend beeinflußt werden können. Diese Ansicht beruht auf der Mißachtung einer Methode, die beim Bechterew einen entscheidenden Einfluß auf den »Heilungsverlauf« nehmen kann: die Neuraltherapie als Segmenttherapie.

Es wurde schon erwähnt, daß sich die medikamentöse Behandlung der Wirbelsäulenentzündung günstiger gestaltet als die der Gelenkentzündung. Das Procain hat — lokal angewendet — einen ausgeprägt entzündungshemmenden und regenerierenden Effekt, gerade beim entzündeten und verquollenen Bindegewebe. Die Injektionsbehandlung muß sich deshalb im Falle eines Morbus Bechterew auf die ganze Wirbelsäule erstrecken, wobei in den meisten Fällen die zulässige Höchstdosis von 40 ml pro Behandlung gegeben werden kann. Nach drei bis sechs Intensivbehandlungen ist der

Patient meist anhaltend schmerzfrei. Auch die Aktivität des Krankheitsprozesses, meßbar an der Blutsenkung, geht eindeutig zurück.

Selbstverständlich sollte bei aktiven Entzündungsprozessen, die auch nach erfolgter Versteifung immer noch weiterbestehen können, eine Eigenblut- und Enzymbehandlung wie bei der Polyarthritis durchgeführt werden. Es gibt auch Schlangengifte mit relativ spezifischer Wirkung bei der Bechterewschen Krankheit. Wenn ein Patient trotz Absetzens der Rheumamittel nach der neuraltherapeutischen Behandlung über Jahre hinweg ohne Schmerzen geblieben ist, so ist das ein Erfolg, der auch bei anderen Patienten zu erreichen ist, wie die Erfahrung lehrt. Es sei den Ärzten anheimgestellt, sich diese einfache und wirkungsvolle Behandlung zunutze zu machen, zum Wohle des Patienten — selbst wenn sich von naturwissenschaftlicher Seite vorläufig keine Erklärung für den Therapieeffekt beibringen läßt. Das Aufdecken der Wirkungsweise des Aspirins hat immerhin auch 80 Jahre in Anspruch genommen.

Nichtentzündliche Erkrankungen der Wirbelsäule

Spondylosis deformans

Die Spondylosis def. ist eine »Arthrose der Wirbelkörper mit deformierendem Charakter«. Dabei bilden sich Wülste und Zacken an den Wirbelkörpern aus, sogenannte Exostosen. Besonders im Bereich der Halswirbelsäule kommt es durch diesen Zermürbungsprozeß zu Lockerungen des Wirbelsäulengefüges mit reaktivem, schmerzhaftem Muskelhartspann. Die Knochenzacken verengen mitunter die Austrittsöffnungen für die Nerven und führen damit zu einer Einengung der Nervenwurzel. Die Folge davon ist eine schmerzhafte, schwer zu beeinflussende Neuralgie.

Die Spondylosis def. ist eine Krankheit, die erst etwa ab dem fünften Lebensjahrzehnt auftritt.

Osteochondrose

Die Osteochondrose zeigt klinisch etwa das gleiche Bild wie die Spondylosis def., nur sind hier vor allem die Wirbelkörperdeckplatten betroffen. Die Knorpelplatten, denen die Bandscheiben anhaften, degenerieren und beziehen bei diesem Verschleiß meistens die Knochenbälkchen des angrenzenden Wirbelkörpers mit ein.

Sind die Zwischenwirbelscheiben in diesen Zermürbungsprozeß

mit einbezogen, spricht man von einer Osteochondrose intervertebralis. Sie beginnt meistens mit einer Verbreitung der Zwischenwirbelräume durch Quellung der Bandscheiben. Im weiteren Verlauf kommt es dann zu einer Verschmälerung des Spaltes mit Verhärtungen der Bandscheiben und degenerativen Veränderungen der Grund- und Deckplatten der Wirbelkörper.

Erkrankungen der Bandscheibe

Eine gesunde Bandscheibe hält jeder normalen Belastung stand, sie erfüllt ihre Aufgabe als ein Teil der Wirbelsäule komplikationslos. Wird sie allerdings über längere Zeit hinweg falsch belastet oder ist sie bereits vorgeschädigt — zum Beispiel durch Blutgefäßnarben aus der Embryonalzeit —, so kann es irgendwann plötzlich zur Katastrophe, zum Bandscheibenvorfall kommen.

Was ein Bandscheibenvorfall ist, daß es ihn überhaupt gibt, ist noch nicht lange bekannt.

Obwohl der Begründer der modernen Anatomie, der Leibarzt Kaiser Karls V., Vesalius, bereits im Jahre 1555 den Aufbau der polsternden Scheiben beschrieb, entdeckten amerikanische Mediziner erst 1934 die Bandscheibe als Ursache vieler, bisher mit keiner Therapie zu beeinflussenden »Kreuzschmerzen«.

Man muß bei einer Schädigung des Faserringes, die erst das Hindurchtreten des Gallertkerns ermöglicht, zwei Formen voneinander trennen.

Da ist einmal die Verschiebung (Protrusio) des Gallertkerns gegen den Faserring und das hintere Längsband. Dieses Band muß man sich als elastische Rückwand der Bandscheibe vorstellen, die unser Rückenmark und die daraus hervortretenden Nerven vor Verletzungen durch die Bandscheibe schützt.

Hält dieses hintere Längsband dem Druck des verformbaren Gallertkerns stand, wird es nur ausgebeult, so daß sich diese Ausstülpung noch nicht schmerzhaft an den Nervenwurzeln bemerkbar macht. Der Patient verspürt meist nur ein dumpfes Gefühl des Unbehagens und eine Einschränkung der Beweglichkeit der Wirbelsäule.

Diese Einschränkung der Beweglichkeit resultiert aus einer mehr oder weniger massiven Muskelverspannung, die als ein automatischer Abwehrmechanismus des Körpers gesehen werden muß, der mit Hilfe bestimmter Muskelgruppen die erkrankte Stelle zu festi-

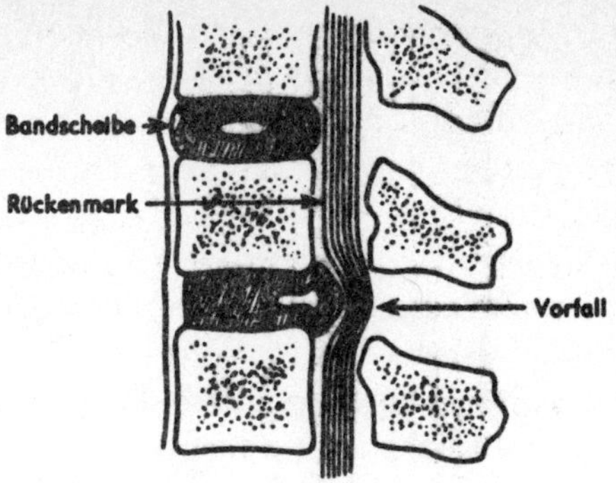

Abbildung 59: Bandscheibenvorfall (Prolaps).

gen versucht, damit eine weitere Schädigung verhindert wird (Schutzreflex).

Die Protrusion bildet sich meistens wieder von selbst zurück. In diesem Falle rutscht der Gallertkern wieder in seine alte Lage zurück, der Faserring vernarbt und verhindert damit, daß er nochmals durch die geschädigte Stelle hindurchtritt und das Rückenmark oder die aus ihm austretenden Nerven irritiert.

Der klassische Bandscheibenvorfall

Im Gegensatz zur Verschiebung (Protrusio), bei der das hintere Längsband dem Druck des Gallertkerns noch standhält, ist beim Bandscheibenvorfall (Prolaps) dieses Band dem Druck nicht mehr gewachsen. Es reißt ein und gibt dem Bandscheibenkern den Weg frei, um in den Wirbelkanal hinauszugleiten.

Dieses Hinausrutschen des Gallertkerns geschieht in den meisten Fällen ganz plötzlich: beim Heben eines schweren Gegenstandes etwa oder bei einer Drehbewegung.

Der Kern wird durch den Faserring hindurchgequetscht, durchbricht das hintere Längsband und drückt auf das Rückenmark oder — zum Beispiel im Bereich der Lendenwirbelsäule — auf einen Ast des Ischiasnervs.

Der Schmerz ist dabei so heftig, daß die Patienten das Gefühl haben, »vor Schmerz in Flammen zu stehen«.

Durch den Abwehrmechanismus der sich spontan verkrampfenden Muskulatur, die damit jede Bewegung der Wirbelsäule im Bereich des Vorfalls verhindert, ist vorerst die Gefahr einer weiteren Verschiebung des Bandscheibenkerns gebannt. Der Patient ist deswegen allerdings kaum mehr in der Lage, sich aufzurichten. Er nimmt dabei unbewußt eine Schonhaltung ein, bei der die Wirbelsäule entgegengesetzt der betroffenen Seite ausweicht — die sogenannte Ischiasskoliose.

Der Bandscheibenvorfall wird wiederum im wesentlichen in drei verschiedene Formen unterteilt: den mittleren (medialen), den seitlichen (lateralen) und den beidseitigen Vorfall.

Beim medialen Vorfall drückt der durch den Faserring hindurchgepreßte Kern auf das Rückenmark, während beim seitlichen Vorfall der Gallertkern in eines der Zwischenwirbellöcher eindringt und den dort verlaufenden Nerv attackiert. Beim beidseitigen Vorfall, der seltesten Form eines Bandscheibenvorfalls, tritt der Bandscheibenkern an zwei Stellen gleichzeitig durch den Faserring und drückt, indem er ebenfalls in die Zwischenwirbellöcher eindringt, auf beide, links und rechts aus dem Rückenmark austretende Nerven.

Der sogenannte klassische Bandscheibenvorfall kann nun wiederum in mehreren Varianten auftreten.

Hat der durchgeschlüpfte Teil des Gallertkerns, der durch den Faserring wie durch eine Felsspalte geglitten ist, noch Verbindung mit dem Kern, so kann er bei entsprechenden Bewegungen wieder zurückgleiten und sich stabilisieren. Es ist allerdings auch möglich, daß er mehrmals hin- und hergleitet und den Patienten mit immer neuen Schmerzattacken heimsucht. Man spricht in einem solchen Fall von einem »pendelnden Vorfall« (labilen Nukleus). Wird durch eine unglückliche Bewegung oder andere Zwischenfälle das Zurückgleiten verhindert, so daß der ausgetretene Teil des Bandscheibenkerns eingeklemmt wird, spricht man von einem »eingeklemmten Vorfall«. Selbst dieser ist noch rückbildungsfähig, wenn der Widerstand aufgehoben wird.

Ist dies nicht der Fall und ein Zurückgleiten unmöglich, handelt es sich um einen »fixierten Vorfall«. Der ausgetretene Teil des Gallertkerns bleibt im Wirbelkanal. In einem solchen Fall kann nur noch durch operative Maßnahmen eine Ausheilung erfolgen.

Ebenfalls meist ein Fall für den Chirurgen ist die Form des »freien Vorfalls«, bei dem der vorgetretene Teil des Bandscheibenkerns abreißt und frei im Wirbelkanal verbleibt. Dieses Teilchen wird als Bandscheibensequester bezeichnet.

Wirbelsäulenschäden und ihre Folgen

Migraine cervicale

Dieser von Bärtschi-Rochaix geprägte Ausdruck bezeichnet einen Beschwerdekomplex, der durch eine Irritation von Nervenwurzeln im Bereich der Halswirbelsäule ausgelöst wird. Typische Begleiterscheinungen sind dabei Kopfschmerzen, Ohrensausen, Schwindelgefühl, migräneartige Beschwerden, die bis zum Erbrechen führen können, Sehstörungen und Taubheitsgefühl am Kopf.

Die Migraine cervicale kann spontan spürbar werden nach einem Unfall beispielsweise (Schleudertrauma), manchmal sogar nachts beim Umdrehen im Bett. Verantwortlich zu machen ist fast immer die plötzliche Blockierung eines Wirbelsegments im Bereich der oberen Halswirbelsäule. Dabei kommt es zu einer Kompression der Arteria vertebralis und einer Reizung des an der Stelle verlaufenden Sympathikus.

Mit einer konservativen Therapie mit Massagen, Schmerzmitteln u. ä. ist ihr kaum beizukommen, denn ihre Ursache liegt in einer Blockierung im Bereich der ersten Halswirbel. Fast alle Patienten haben in der Vorgeschichte einen Unfall erlitten, bei dem die Halswirbelsäule mit einem Ruck nach hinten geschleudert wurde. Dr. Bärtschi-Rochaix, der zum erstenmal die Migraine cervicale beschrieb, kam zu dem Schluß: Wenn die Migraine cervicale auf mechanischem Wege entstanden ist, muß sie auch auf dem mechanischen Rückweg geheilt werden können. Ein klassischer Fall also für die Chiropraktik.

Brachialgie

Die Brachialgie wurde einmal als »Ischias des Arms« bezeichnet. Sitzt die Blockierung der Wirbelgelenke etwas tiefer, im Bereich des fünften bis siebenten Halswirbels, an der Stelle, an der die nervale Versorgung der Arme ihren Ursprung hat, kann es zu einer ganz erheblichen Funktionseinschränkung der Arme und der Finger kommen.

Besonders häufig sind von dieser Brachialgie (brachial = zum Arm gehörend, Algesie = Schmerzempfindung) Personen betroffen, die, durch ihren Beruf bedingt, ihre Nackenmuskulatur einseitig belasten. Beispielsweise Architekten, Näherinnen, Stenotypistinnen oder Zahnärzte. Durch die einseitige Belastung der Wirbelgelenke infolge statischer Fehlhaltung werden auch hier die den Arm versorgenden Nerven im Zwischenwirbelloch eingeengt.

Die ersten Merkmale sind in der Regel ein Kribbeln oder Einschlafen der Finger — vor allem des Daumens, Zeige- und Mittelfingers — meistens in den Morgenstunden oder nach längerer einseitiger Belastung. In diesem Stadium kann häufig noch durch Massagen und Streckübungen, mit denen die muskulären Verspannungen und damit die statische Fehlhaltung korrigiert wird, Abhilfe geschaffen werden. Sind jedoch in diesem Anfangsstadium die Therapiemaßnahmen unzureichend oder werden sie ganz unterlassen, steigert sich das Krankheitsbild, je nachdem, welche Nervenfasern bedrängt werden, bis zur Gefühllosigkeit bzw. Schmerzhaftigkeit der Finger und der Arme. Oder es entsteht ein Muskelschwund, der Kraftlosigkeit zur Folge hat, die bis zur Unbrauchbarkeit der Hand führen kann.

Dem bedrängten Nerv kann nur Hilfe gebracht werden, wenn man ihm den notwendigen Spielraum im Bereich des Zwischenwirbellochs ermöglicht. Dazu ist es notwendig, die statischen Verhältnisse der gesamten Wirbelsäule zu korrigieren und eine Deblockierung der betroffenen Wirbelsegmente vorzunehmen.

Kreuzschmerzen

Kreuzschmerzen und Rückenschmerzen können sehr verschiedene Ursachen haben. Die Vielfalt der möglichen Erkrankungen ist ganz erheblich; etwa 20 Prozent der Arbeitsunfähigkeit und die Hälfte aller frühzeitigen Rentenanträge beruhen auf Wirbelsäulenschäden. Bei Kindern und Jugendlichen sind ernsthafte und längerdauernde Rückenschmerzen auf die in erster Linie bereits erwähnten Krankheitsbilder zurückzuführen:

- Fehlhaltungen der Wirbelsäule,
- Skoliosen,
- Scheuermannsche Erkrankung,
- Bechterew
- und in Ausnahmefällen auch eine tuberkulöse Entzündung im Wirbelsäulenbereich.

Beim Kreuzschmerz des Erwachsenen stehen degenerative Wirbelsäulenerkrankungen ganz im Vordergrund (Spondylose, Osteochondrose, Bandscheibenschäden). Mit weitem Abstand folgen entzündliche Prozesse (Bechterew und Tumoren bzw. Karzinom-Metastasen). Bei alten Menschen ab dem siebenten Lebensjahrzehnt kommt häufig noch eine Osteoporose hinzu. Es ist übrigens ein Irrtum, daß Kreuzschmerzen bei Frauen in der überwiegenden Mehrzahl durch gynäkologische Erkrankungen hervorgerufen werden. In höchstens 20 Prozent der Fälle findet man einen krankhaften gynäkologischen Befund. Die häufigste Ursache der Kreuzschmerzen bei der Frau ist ebenfalls auf degenerative Veränderungen bzw. Fehlhaltungen der Wibelsäule (Entenhaltung! Siehe früher) zurückzuführen. Weiterhin spielen neurovegetative Störungen, die sich als schmerzhafte Verspannungen im Beckenbereich auswirken, eine nicht zu unterschätzende Rolle. Derartige Kreuzschmerzen treten bevorzugt bei vegetativ-labilen Frauen auf, die mit den Anforderungen des Lebens oder des Berufes nicht fertig werden.

»Über die Entstehung des Kreuzschmerzes wissen wir noch wenig« (Prof. Morscher). Vor allem bleibt es unklar, warum in dem einen Fall die vorgefundenen pathologischen Zustände schmerzhaft sind, im anderen Fall jedoch nicht.

Der häufigste Fehler ist es, die röntgenologisch festgestellten krankhaften Veränderungen als Schmerzursache anzusehen. So kann gerade bei jüngeren Patienten trotz heftiger Beschwerden der Röntgenbefund wenig aufschlußreich oder sogar normal sein. Angeborene Formanomalien stellen ebenfalls meistens keine Ursache für Rückenschmerzen dar.

Bei Verdacht auf Bechterewsche Erkrankung ist eine Röntgenaufnahme der Kreuzdarmbeingelenke notwendig, da sie bei dieser Erkrankung immer von der Entzündung mitbetroffen sind. Viel zu wenig wird auch auf Becken- und Beinveränderungen sowie auf Hüftgelenksschäden eingegangen, die häufig einen sog. statisch bedingten Kreuzschmerz hervorrufen. Beinlängendifferenzen der verschiedensten Ursachen müssen unbedingt orthopädisch ausgeglichen werden.

Wichtige Hinweise auf die mögliche Ursache von Kreuzschmerzen ergibt die Anamnese. Man fragt nach dem Zeitpunkt und der Art des ersten Auftretens der Beschwerden, nach der Intensität der Schmerzen im Tagesablauf, nach der Abhängigkeit von der Körperhaltung, nach Ausstrahlungen, nach dem bisherigen Verlauf sowie nach dem Erfolg durchgeführter therapeutischer Maßnahmen.

Kreuzschmerzen als Folge degenerativer Wirbelsäulenveränderungen verstärken sich bei bestimmten Körperhaltungen, z. B. bei längerem Sitzen in monotoner Haltung und nach Überlastung. Ruhe lindert den degenerativen Schmerz wesentlich. Dagegen zeigt ein entzündlicher Schmerz keine Abhängigkeit von Körperhaltung und nur eine mäßige Linderung in Ruhe. Er ist diffus und quälend und erreicht seinen Höhepunkt in der zweiten Hälfte der Nacht oder am frühen Morgen. Die Morgensteifigkeit der Wirbelsäule bei entzündlichen Veränderungen (Bechterew) hält bis in den Vormittag hinein an; dagegen dauert die Morgensteife bei einem degenerativen Leiden höchstens eine Stunde. Bei ausstrahlenden Schmerzen im Sinne einer Ischiaserkrankung ist charakteristisch die Zunahme des Schmerzes beim Husten und Niesen.

Die klinische Bezeichnung für akute und chronische Kreuzschmerzen infolge degenerativer Erkrankungen der Lendenwirbelsäule und der Bandscheiben bezeichnet man als *Lumbago*. Dagegen spricht man von *Ischias*, wenn eine der Wurzeln des Ischiasnervs komprimiert wird — im größten Teil der Fälle durch eine Bandscheibenerkrankung. Es gibt allerdings auch fließende Übergänge (Lumbo-Ischialgie). Es handelt sich dabei um gleichzeitige Kreuz- und Ischiasschmerzen.

Hexenschuß

Der plötzliche heftige Kreuzschmerz, die akute Lumbago = *Hexenschuß*, entsteht durch plötzliche Massenverschiebungen innerhalb einer Bandscheibe, die zur Blockierung eines Bewegungssegments führen. Die Ursache der Schmerzen besteht in einer übermäßigen, meistens plötzlichen Inanspruchnahme der Kreuzmuskulatur. Dabei kommt es zur Zerrung oder Überdehnung von Muskeln, Sehnen, Bändern und Gelenkkapseln. Die Schmerzen im Kreuz, manchmal auch in der Gesäßmuskulatur, können so heftig sein, daß sich der Kranke auch im Bett kaum bewegen kann. Objektiv findet man eine bretttharte Verspannung der Lendenmuskulatur und der Patient kann sich kaum noch nach vorn beugen.

Die Behandlung des Hexenschusses (akute Lumbago) erfordert bei den starken Schmerzen zunächst Bettruhe. Dabei soll der Patient möglichst flach und hart liegen. Weiterhin ist sofort mit einer gezielten Wärmetherapie zu beginnen. Etwa in Form eines heißen Wickels oder mittels einer Fangopackung. Technik des heißen Wickels: Ein großes saugfähiges Tuch wird zu einer Rolle gewickelt, mit heißem Wasser durchtränkt und ausgedrückt, bis es nicht mehr tropft. Dann wickelt man die Rolle von außen nach innen um das Kreuz ab. Darüber kommt dann ein zweites Tuch aus Leinen und darüber eine Decke aus Wolle oder Flanell. Die Wärme hält etwa 20 Minuten an. Sobald der Patient das Nachlassen der Wärme spürt, werden sämtliche Tücher abgenommen. Anschließend muß der Patient noch etwa 15 Minuten zugedeckt liegenbleiben. Diese heißen Wickel werden drei- bis fünfmal täglich angewendet. Intensiver wirkt eine Fangopackung. Fango ist Schlamm, der die Wärme wesentlich schlechter leitet als Wasser. Der Fangoschlamm wird auf eine Plastikfolie etwa zwei Zentimeter dick aufgetragen in einer Temperatur von etwa 45 Grad. Der Patient wird in eine Decke gewickelt und bleibt etwa 20 bis 30 Minuten darin liegen.

Eine akute Lumbago kann durch eine chiropraktische Behandlung ab und zu schon in der ersten Sitzung beseitigt werden. Die heftigsten Schmerzen sollten allerdings bei einer chiropraktischen Maßnahme bereits abgeklungen sein, da die Beschwerden auch schlimmer werden können. Die Chiropraktik ist hierbei jedoch insofern eine bewährte Maßnahme, als es im Einzelfall immer wieder gelingt, das Schmerzbild schlagartig zu beseitigen.

Der akute und auch der chronische Kreuzschmerz ist aber eine Domäne der Neuraltherapie. Eine Injektion an dem sog. unteren Grenzstrang ermöglicht häufig die Beseitigung auch hartnäckigster Schmerzzustände im LWS-Bereich. Die Injektion an dem unteren Grenzstrang kann ambulant durchgeführt werden, wobei der Patient anschließend eine Stunde unter Überwachung liegen muß. Dann darf er mindestens vier Stunden nicht selbst ein Auto steuern.

Häufig genügen aber auch schon lokale Infiltrationen mit Procain in die schmerzhaft verspannte Muskulatur, um eine nachhaltige Besserung zu erzielen. Daß Narben- und Störfeldsuche beim Kreuzschmerz nicht vernachlässigt werden darf, ist selbstverständlich. Für eine Nachbehandlung bietet sich eine ganze Reihe sinnvoller therapeutischer Maßnahmen an: Heiße Bäder (eventuell mit Badezusatz Glandulatherm®), Plenosol®-Kur (Mistelpräparat) und vor allem eine Darmreinigung nach Dr. F. X. Mayr, mittels der nahezu jeder chronische und rezidivierende degenerative Kreuzschmerz beseitigt werden kann infolge der Gesundung der Baucheingeweide und der damit verbundenen Beseitigung der statischen Insuffizienz der Wirbelsäule.

Die Ischias

Auch *Ischias* ist nur ein Symptom. Ischias bedeutet lediglich einen Schmerzzustand im Bereich und im Verlauf der Ischiasnerven, also im Gesäß, an der Innen- oder Außenseite des Oberschenkels und weiter hinunter zur Wade bis in den Fuß. »Ischias ist im Grunde ein zwar populärer aber durchaus laienhafter Begriff, und es ist bezeichnend, daß man im Grunde nicht einmal genau weiß, was nun sprachlich richtig ist: Der, die oder das Ischias« (Bronisch).

Nicht jeder in das Bein ausstrahlende Schmerz ist eine Ischialgie. Man muß auch an Durchblutungsstörungen, an Hüftgelenkserkrankungen und sogar an Skelettmetastasen denken. Der weitaus größte Teil aller Ischiasfälle aber ist durch eine degenerative Veränderung der Bandscheiben bedingt, wodurch es zu einer Kompression einer oder mehrerer Nervenwurzeln im Bereich des Ischiasnervs kommt. Am häufigsten ist die Bandscheibe zwischen dem vierten und fünften Lendenwirbel sowie zwischen dem fünften Lendenwirbel und dem ersten Kreuzbeinwirbel betroffen. Im ersteren Fall zieht der Schmerz von der Außenseite des Oberschenkels zum inneren Fußrand, im zweiten Fall über die hintere Außenseite des Unterschenkels zur kleinen Zehe. Vermutlich gibt es auch eine Ischiasreizung ohne mechanische Ursache. Sie ist selten und kommt gelegentlich bei schwerem Diabetes und auch bei Alkoholikern vor.

Beim klassischen Ischiassyndrom handelt es sich also in der überwiegenden Anzahl der Fälle um einen Bandscheibenvorfall, der zu einer Fixierung der Nervenwurzel im Zwischenwirbelloch führt, so daß bei Erschütterungen (Husten, Niesen, Pressen) sich eine zerrungsbedingte Verstärkung der Schmerzen bemerkbar macht. Meist entwickelt sich die Bandscheibenischias im mittleren Lebensalter. In der Vorgeschichte finden sich häufig Hexenschüsse; auslösend können Heben und Bücken wirken. Ursache sind jedoch immer degenerative Veränderungen der Wirbelsäule und Bandscheiben. Bei der Bandscheibenischias stehen heftige Schmerzen in der Lenden-Kreuz-Region mit Ausstrahlung in das Gesäß und tiefer, vielfach verstärkt schon durch geringe Bewegungen. Beim Versuch, das betroffene Bein in Streckhaltung aktiv oder passiv zu heben, kommt es zu einem heftigen Dehnungsschmerz. Der sogenannte Lasuègsche Versuch ist positiv. Bei fortschreitender Schädigung der Nervenwurzel kann es zu Gefühlsstörungen und im weiteren Verlauf auch zur Lähmung bestimmter Muskelpartien kommen.

Nur bei deutlichen neurologischen Ausfällen oder fortschreitender Verschlechterung ist eine Bandscheibenoperation erforderlich. Die weitaus größte Zahl, durchschnittlich etwa 90 Prozent aller Ischiasfälle, ist mit den richtigen konservativen Behandlungsmethoden zu beherrschen bzw. zu beseitigen. An erster Stelle steht auch hier wieder die Neuraltherapie, die durch gezielte Injektionen (Grenzstrang oder direkt an die betroffene Nervenwurzel) meist rasche Erfolge bringt. Beim chronischen Ischiasschmerz ist die Störfeldsuche von entscheidender Bedeutung. Durch vorsichtige chiropraktische Maßnahmen ist in geeigneten Fällen eine Dekompression der Nervenwurzel durch Rückbildung des Bandscheibenvorfalls zu erreichen. Man sollte jedoch keine chiropraktische Therapie einleiten, ehe nicht die Diagnose absolut feststeht. Hierzu gehört außer einer neurologischen Untersuchung auch eine Röntgenaufnahme der Lendenwirbelsäule. Bei unkritischer chiropraktischer Anwendung ist es naheliegend, daß es zu Schäden kommen muß, wenn Entzündungen oder Tumoren an der Wirbelsäule übersehen werden.

Letztlich verdient noch eine besondere Maßnahme bei der akuten und chronischen Ischialgie Erwähnung, die Ohrakupunktur. Es gibt immer wieder Fälle, daß durch gezielte Ohrakupunktur ein Ischiaspatient schlagartig schmerzfrei wird, ohne daß irgendwelche lokalen Manipulationen notwendig wären. Im übrigen gelten für die Ischialgie die gleichen Zusatzbedingungen wie für den chronischen Kreuzschmerz, also gezielte Wärmeanwendung, heiße Bäder, das richtige Bett — nicht nur was die Unterlage angeht, sondern auch was die Höhe des Bettes betrifft; bei den modernen niedrigen Betten kann das Aufstehen bei einer Ischialgie sehr schmerzhaft sein.

Psychische Einflüsse bei Wirbelsäulenschäden

Die heutige soziale Gesellschaftsstruktur verlangt von den meisten Menschen ein Maß an Leistung, dem sehr viele nicht oder nur teilweise gewachsen sind. Sowohl ein innerer Leistungswille als auch ein äußerer Leistungsdruck führen oft nach Jahren, in denen dieses Leistungsgefälle noch kompensiert werden konnte, zu psychischen Konfliktsituationen, die sich in Organerkrankungen — echten und vorgetäuschten — nach außen hin bemerkbar machen. Der Psychologe spricht dabei von der sogenannten »Organsprache«. Die psychische Überbelastung äußert sich zum Beispiel als Magengeschwür, dem nicht mit Magentabletten beizukommen ist, sondern nur durch Lösung der Konfliktsituation des Patienten. Etwa zehn Prozent aller Krankheiten werden nach Storzka durch psychische Störungen ausgelöst, bei ungefähr 50 Prozent aller Patienten bestehen zumindest emotionale Störfaktoren.

Zunehmende Vereinsamung — besonders bei älteren Menschen, bei denen noch zusätzlich das Gefühl des »Nicht-mehr-gebraucht-Werdens« hinzukommt — führt diese Patienten in die Wartezimmer der Ärzte, um durch ein Leiden die Aufmerksamkeit wieder auf sich zu lenken.

Auch wenn es sich hier um soziologische Ursachen handelt, die nicht vom Arzt beseitigt werden können, sollte man dem Aspekt der psychischen Beeinflussung bei Erkrankungen der Wirbelsäule doch besondere Aufmerksamkeit schenken. Der Volksmund hat in diesem Zusammenhang Ausdrücke geprägt, die die Symptomatik vortrefflich kennzeichnen. Man spricht von »Halsstarrigkeit« oder »Hart*näckig*keit«.

Die Kopfhaltung eines Menschen ist immer Ausdruck seiner Grundstimmung. Wer den Kopf einzieht, hat Angst, wer »überspannt« oder »hochnäsig« ist, also den Kopf nach oben reckt, kennzeichnet damit nach außen seine innere Einstellung. Solche Fehlhaltungen führen auf die Dauer zu Verspannungen der Nackenmuskulatur und dadurch wiederum zu Schäden an der Halswirbelsäule. Niedergeschlagenheit, Trauer, Verzweiflung, Mutlosigkeit werden am ehesten sichtbar im Bereich der Brustwirbelsäule. Der »gramgebeugte Rücken« versinnbildlicht dies deutlich.

Schließlich werden im Bereich der Lendenwirbelsäule besonders die Überforderungen in familiärer oder beruflicher Hinsicht deutlich. Sehr viele Frauen versuchen, durch eine betont steife Haltung Schwierigkeiten zu vertuschen. Und Männer versuchen manchmal sexuelle Schwierigkeiten hinter Kreuzschmerzen zu verbergen.

Man sollte die Krankheit eines Patienten niemals isoliert sehen. Der Kranke ist oft nur Präsentiersymptom einer verhaltensgestörten Familie. Die depressive Grundstimmung eines Menschen führt nach längerer Zeit zu einer nervösen Daueranspannung der Muskulatur ohne eine Möglichkeit der Entspannung. Ein Muskelhartspann ist die Folge, und dieser bedingt wieder durch die dauernde Fehlbelastung der Wirbelkörper eine krankhafte Veränderung der Wirbelsäule. Eine körperliche Überbelastung, die normalerweise vom Körper ausgeglichen wird, kann in Verbindung mit psychischer Überbelastung zum Schmerz und zu wirklicher Krankheit werden.

Viele Patienten mit psychischen Überlastungserscheinungen studieren oft jahrelang körperliche Leiden; sie horchen in sich hinein, um einen Grund für ihre Leistungsminderung zu finden. Mit zunehmender psychischer Entgleisung, die schließlich nicht mehr ausgeglichen werden kann, flüchten sie sich in irgendeine Krankheit. Sie imitieren organische Krankheitsbilder mit fotografischer Treue (Walcher).

Besonders gefährdet sind dabei Hausfrauen. Die Diskrepanz zwischen Verantwortung innerhalb der Familie und sozialer Fehleinschätzung dieser Tätigkeit führt sehr häufig zur Flucht in eine Krankheit, die heute schon als »Hausfrauensyndrom« bezeichnet wird.

Das Zusammenfallen von Konfliktsituationen innerhalb der Familie oder im Beruf mit dem Auftreten von Wirbelsäulenerkrankungen ist außerordentlich verbreitet. Besonders häufig findet man dabei Kopfschmerzen mit Ausstrahlungen in den Nacken, Schmerzen in der Wirbelsäule, Mißempfindungen in den Armen und Beinen, Herzbeschwerden und Beschwerden im Bereich des Magen-Darm-Traktes.

Donner untersuchte eine Reihe von Patienten mit Wirbelsäulensyndromen im Durchschnittsalter von etwa 40 Jahren. Es handelte sich dabei um Cervikal- und Lumbalsyndrome, mit und ohne neurologische Ausfälle (Verminderung der Gefühlsempfindung, Muskelschwäche), Schulter-Arm-Syndrome und Schiefhals (Torticollis spast). Dabei war bemerkenswert, daß nur vier der Patienten röntgenologische Veränderungen aufwiesen, die auch nur annähernd die geschilderten Beschwerden rechtfertigen konnten. Und nur ein einziger hatte Reflex- und Muskelschwächen im Bereich der Extremitäten. Etwa ein Viertel der Patienten bot bei der Aufnahme das Bild einer mäßigen bzw. deutlichen depressiven Stimmungslage.

Besonders bei Rezidiven (Wiederholungen) von gleichen Krankheitsbildern sollte sich der Behandler Gedanken darüber machen, ob nicht eine berufliche oder familiäre Konfliktsituation vorliegt, die eine Änderung des Therapieprogramms nahelegt. In vielen Fällen genügt oft schon das Gespräch mit dem Patienten, bei dem dieser sein Problem erkennt und dann von sich aus löst.

Der Weichteilrheumatismus

Der Kranke fragt nicht nach dem Streit der Mediziner, es ist für ihn wichtiger, daß ihm geholfen wird.

Professor Max Lange

Weichteilrheumatismus ist die zusammenfassende Bezeichnung für eine Gruppe rheumatischer Erkrankungen, die sich außerhalb der Gelenke abspielen. Man versteht darunter schmerzhafte Zustände von Sehnen, Bändern, Muskeln, Schleimbeuteln, Nervengewebe und Unterhautfettgewebe. Als Ursachen der Schmerzzustände kommen degenerative Prozesse, aber auch entzündliche Reaktionen und umschriebene Stoffwechselstörungen in den betroffenen Geweben in Frage. Auch psychische Faktoren und vegetative Fehlsteuerungen können darüber hinaus eine wesentliche Rolle spielen (Wirth).

Typisch für den Weichteilrheumatismus ist der Bewegungs- und der Belastungsschmerz, der mit unterschiedlicher Stärke dauernd besteht und nach längeren Ruhepausen oft besonders intensiv ist.

Die häufigsten Auslöser des Weichteilrheumatismus sind Überbelastung, besonders aber Klimaeinflüsse. Nässe und Zugluft als Verursacher eines akuten Muskelrheumatismus hat fast jeder Mensch in unseren Breitengraden schon einmal erlebt. Eine nicht zu unterschätzende Rolle bei dieser Form des Rheumatismus spielen Herdinfektionen und auch die psychischen Faktoren.

Der Muskelrheumatismus

Der Muskelrheumatismus gehört zu jenen Krankheitsbildern, mit denen der praktische Arzt besonders häufig zu tun hat.

Dr. Schmücker spricht deshalb von einer typischen Hausarztkrankheit. Man sollte annehmen, daß so alltägliche Krankheitszustände auch relativ einfach zu diagnostizieren wären und eine wirksame Hilfe dagegen bekannt sein müsse. Dies ist aber nicht der Fall.

Der Muskelrheumatismus kann sich — je nach Sitz und Ausdehnungen — in den vielfältigsten Beschwerden äußern. In »furchtbaren Rückenschmerzen«, »Hexenschuß«, »Schmerzen in der Schulter«, »Kopfschmerzen vom Nacken bis hinter die Augen« und »das Reißen überall in den Gelenken«. Den genannten Beschwerden liegen oft keine Gelenkerkrankungen, sondern Erkrankungen des Bindegewebes, der Sehnen und besonders der Muskulatur zugrunde. Prof. Max Lange, der berühmte Münchner Orthopäde, unterscheidet den gewöhnlichen Muskelrheumatismus ohne Herdinfektion und den Muskelrheumatismus, der mit einer Herdinfektion zusammenhängt.

Die typische Erscheinungsform des gewöhnlichen Muskelrheumatismus läßt sich am besten mit dem alten Begriff des »Reißens« beschreiben. Als Auslöser kommt häufig eine Erkältung in Frage, nicht im Sinne eines Schnupfens oder Hustens, sondern die unmittelbare lokale Einwirkung von Kälte, Nässe und Zugluft auf den Organismus. Die trockene Kälte ist weniger von Bedeutung. Am schlimmsten wirkt sich die Durchnässung in Verbindung mit Zugluft aus.

Die rheumatische Veranlagung spielt aber auch hier eine Rolle. So erklärt es sich, daß einige Menschen schon auf leichte Abkühlungen mit Muskelrheumatismus reagieren, andere wiederum auch bei massiver Einwirkung gesund bleiben. Die rheumatische Veranlagung bedingt es wohl auch, daß Rheumatiker eine ausgesprochene Wetterempfindlichkeit besitzen.

Diese Menschen haben in ihren Gliedern ihr eigenes Barometer.

Eine weitere wichtige Rolle beim allgemeinen Muskelrheumatismus spielen Stoffwechselstörungen, die in erster Linie durch einseitige, unzweckmäßige Ernährung gefördert werden. Hierher gehört sowohl eine übertriebene Fleischkost wie der Mangel an Vitalstoffen durch denaturierte Nahrungsmittel (Auszugsmehle, Zucker, gehärtete Fette usw.). Der Muskelrheumatismus, der in wechselnder Stärke die gesamte Skelettmuskulatur betrifft, ist in erster Linie Zeichen einer Verschlackung. Prof. Lange hat bereits gefordert, daß zu einer Lokalbehandlung des Muskelrheumatismus immer auch eine Allgemeinbehandlung gehört, z. B. die Beseitigung einer chronischen Verstopfung.

Muskelrheumatismus kann aber auch auf eine infektiöse Ursache zurückzuführen sein, und zwar auf eine sogenannte Herdinfektion. Diese Lehre besagt, daß der Organismus von einem chronischen Eiterherd dauernd oder zeitweise mit Bakterien bzw. deren Giftstoffen überschwemmt wird und daß auf diese Weise an anderen Körperstellen neue Veränderungen auftreten. Sitz des Herdes sind beispielsweise die Mandeln, die Zähne, die Nasennebenhöhlen und insbesondere der Darm, was viel zuwenig beachtet wird.

Ausnahmsweise kann auch ein Infektionsherd in der Prostata und im gynäkologischen Raum eine Rolle spielen. Im Gegensatz zum akuten fieberhaften Gelenkrheumatismus, der ja auch durch eine Infektion ausgelöst wird, kommt es bei der Herdinfektion nicht zu einem allergischen Reagieren. Eher zu einer veränderten Reaktionslage, die sich eben in einer Verquellung des Bindegewebes äußert. Auch hier ist also die Reaktion am Bindegewebe das entscheidende Kriterium für die Auslösung einer rheumatischen Erkrankung.

Die Diagnose Muskelrheumatismus ist nicht aus den geklagten Beschwerden des Patienten abzuleiten, sondern verlangt vom Arzt eine Allgemeinuntersuchung, wobei die Art des Tastbefundes entscheidende Hinweise über die Art der Erkrankung geben kann. Schon vor über 100 Jahren hat der deutsche Arzt Frohrieb behauptet, daß es am rheumatisch erkrankten Muskel fühlbare Verhärtungen gäbe. Von der Schulmedizin wurde diese Behauptung immer wieder angefochten, weil sich keine objektiven Veränderungen unter dem Mikroskop nachweisen ließen. Obwohl die Muskelhärten jedem tastenden Finger auffallen mußten und darüber hinaus ein allgemeiner Muskelhartspann, in Akutfällen auch eine sichtbare Schwellung, nachzuweisen ist, wurde das Vorhandensein eines Muskelrheumatismus als eigenes Krankheitsbild noch lange bestritten. Der Standpunkt der objektiven Medizin in der Frage des Muskelrheumatismus aber auch gegenüber anderen Erfahrungstatsachen könnte gut mit einem abgewandelten Reim von Joachim Ringelnatz charakterisiert werden: »Und somit schließt sie messerscharf, was nicht sein kann, auch nicht sein darf.«

Im medizinischen Sprachgebrauch hat sich die Bezeichnung Myogelosen für diese Art von Veränderungen durchgesetzt. Myogelose heißt eigentlich Muskelverquellung; man nimmt an, daß es zu einer *gel*artigen Strukturänderung in der erkrankten Muskelpartie kommt, die auf chemische Einflüsse zurückzuführen ist. Es konnte nachgewiesen werden, daß es solche Gelosen nicht nur im Muskel, sondern auch im Unterhautbindegewebe gibt, die dann zur vielzitierten Zellulitis oder Orangenhaut führen. Das Unterhautbindegewebe und das Muskelgewebe kann aufgrund seiner Quelleigenschaft besonders leicht Stoffe aus der Blutbahn und der Lymphe binden, wodurch diese Gewebe zum »Schlackenfänger« für alle möglichen Stoffwechselprodukte werden. Nicht umsonst sind die ausleitenden und entgiftenden Verfahren gerade bei dieser Form des Rheumatismus besonders wirksam und in der Regel durch keine medikamentöse Therapie zu ersetzen.

Das Vorkommen von Myogelosen ist nun keineswegs der Beweis für das Vorliegen einer rheumatischen Erkrankung, sondern nur ein Hinweis, daß der Muskel von einer Schädigung betroffen wurde. Daß Stoffwechselgifte die Muskulatur schmerzhaft verändern können, zeigt sich zum Beispiel bei einer Grippeerkrankung, die ziehende Schmerzen in der Muskulatur und den Gelenken verursachen kann. Auch der typische Muskelkater nach Überanstrengung oder ungewohntem Training ist ein typisches Zeichen für die Schädigung des Muskels durch chemische Einflüsse. Wahrscheinlich spielt beim Muskelkater die Anhäufung von Milchsäure eine Rolle. Es ist anzunehmen, daß beim Muskelrheumatismus im allgemeinen eine Übersäuerung des Gewebes entscheidend ist. Nach Prof. Lange führt die mangelhafte Entschlackung des Muskelgewebes durch die Blutbahn unter Mitbeteiligung des Nervensystems zur Muskelhärtenbildung.

Die schon erwähnte Mitbeteiligung des Nervensystems ist von nicht zu unterschätzender Bedeutung, insbesondere für die Entstehung von Schmerzen im Bereich der Wirbelsäule. Im Gegensatz zur Arm- und Beinmuskulatur, die in erster Linie auf Bewegung abgestimmt ist, besitzt die Haltemuskulatur der Wirbelsäule neben der willkürlichen Nervenversorgung auch unwillkürliche = autonome vegetative Nervenfasern. Dadurch wird es verständlich, daß psychische Faktoren zu Myogelosen und auch zum Hartspann einer ganzen Muskelgruppe führen kann. Zwanghafte oder starre Haltungen der Persönlichkeit infolge innerer Hemmung, aber auch Leistungsstreß können zu einer schmerzhaften Dauerspannung in der Muskulatur führen. Zu diesen Krankheitsbildern gehören Nacken-, Schulter- und Armschmerzen, die der Lokalbehandlung trotzen, bis hin zum nervös bedingten Schiefhals. Auch die chronischen »Bandscheibenbeschwerden« junger Männer im Bereich der Lendenwirbelsäule sind nicht selten psychisch bedingt, in Wirklichkeit verbergen sich dahinter mangelnde Kommunikationsfähigkeit und möglicherweise Potenzschwierigkeiten.

Auch beim Weichteilrheumatismus haben die Götter die Diagnose vor die Therapie gesetzt. Ziemlich einfach ist die Diagnose bei der akuten rheumatischen Nackensteife. Sie ist meist halbseitig, und in den meisten Fällen findet sich in der unmittelbaren Vorgeschichte Einwirkung von Zugluft oder Durchnässung. Diese

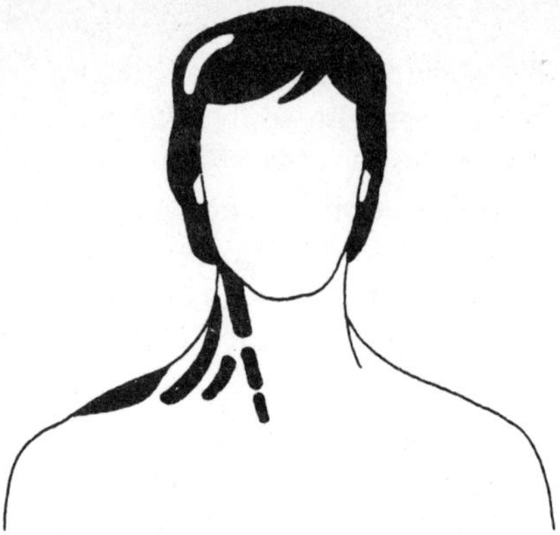

Abbildung 60: Sitz der Muskelhärten bei der rheumatischen Nackensteife.

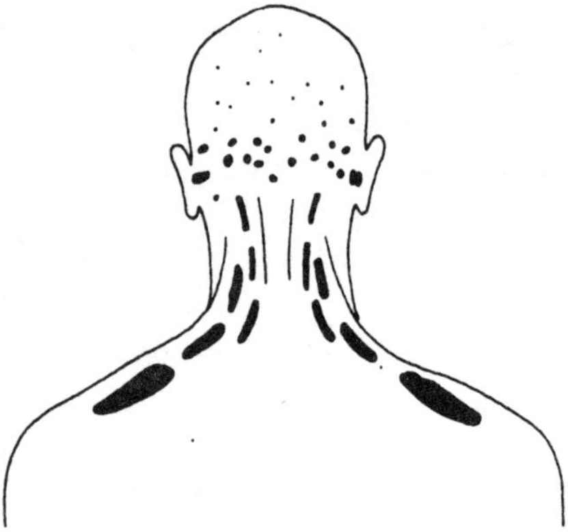

Abbildung 61: Sitz der Verhärtungen bei rheumatischen Kopfschmerzen.

Anhiebsdiagnose ist jedoch immer zu überprüfen, da Nackensteifigkeit auch den Beginn einer Hirnhautentzündung anzeigen kann. Meist ist die Muskulatur auf der betroffenen Seite leicht geschwollen, erheblich berührungsempfindlich, und der Patient vermeidet krampfhaft jede Bewegung des Kopfes. Abbildung 60 zeigt die hauptsächlich befallenen Muskelpartien bei der Nackensteifigkeit. Ähnliche Befunde, wenn auch mit ausgeprägteren Myogelosen, finden sich ferner beim chronischen Halswirbelsäulensyndrom, eine Modediagnose, mittels der heute ein Großteil aller Nacken-, Schulter- und Armbeschwerden erklärt werden. Die Veränderungen an der Halswirbelsäule, die auf fast jedem Röntgenbild nachzuweisen sind, spielen dabei eine eher untergeordnete Bedeutung. Viel wichtiger sind Fehlstellungen, die dann durch chiropraktische Manipulationen ausgeglichen werden müssen. Dasselbe gilt für die oft hartnäckigen Hinterkopfschmerzen, die bis in die Augen- und Schläfenregion ausstrahlen können und ebenfalls durch rheumatische Veränderungen der Muskulatur und des Unterhautzellgewebes im Bereich der Kopfschwarte bedingt sind. Analoge Beschwerden im Lendenbereich in Form chronischer Kreuzschmerzen oder auch des akuten Hexenschusses wurden im Kapitel über Wirbelsäulenbeschwerden ausführlich beschrieben.

Der Muskelrheumatismus ist eine Systemerkrankung, und vielfach finden sich nicht nur auf der erkrankten Körperseite, sondern auch auf der sogenannten gesunden bei genauer Untersuchung krankhafte Muskelveränderungen. Ein wesentliches Charakteristikum von Myogelosen besteht darin, daß sie mit Massage zu beseitigen sind. Zur Basisbehandlung eines Muskelrheumatismus gehört deshalb immer eine gekonnt und gezielt ausgeführte Massagebehandlung, am besten in Form einer punktförmigen Massage mit den Fingerspitzen oder Fingerknöcheln.

Eine ähnlich gezielte Wirkung hat auch die Atemmassage, nach Dr. Schmitt und die von Prof. Vogler entwickelte Periostmassage, die besonders an den Muskel- und Sehnenansätzen angreift. Der Patient muß wissen, daß diese Art von Massage etwas schmerzhaft

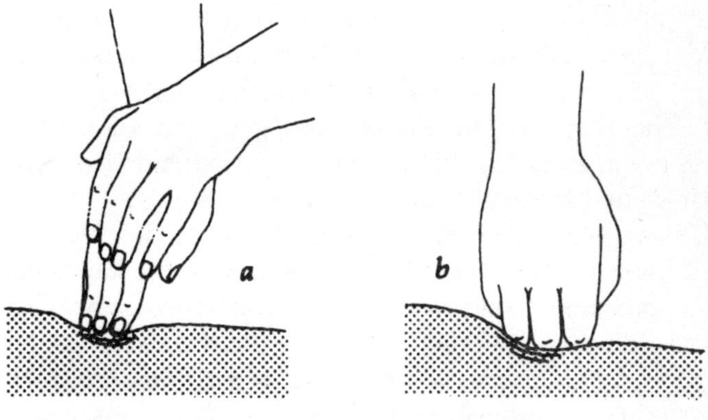

Abbildungen 62 a + b: Technik der Muskelhärtemassage (Gelotrypsie nach Prof. Lange).

sein muß, um eine gute Wirkung zu erzielen. Mit fortschreitender Besserung des Gewebezustandes wird auch die Massage weniger schmerzhaft. Die Schmerzintensität erlaubt geradezu einen Rückschluß auf den Schweregrad des Rheumatismus, gesundes Gewebe ist auch bei massiver Massagebehandlung praktisch schmerzfrei. Leider kennen viele Ärzte die unterschiedlichen Massagetechniken nur unzureichend, das heißt, sie haben sie weder an sich selbst anwenden lassen, geschweige denn selbst erlernt. Aus diesen Gründen werden vom Arzt meist keine gezielten Therapiemaßnahmen verordnet, und er begnügt sich mit der kassenüblichen Verschreibung von zehn Massagen. Ohne Ergänzungsmaßnahmen wie Heißluft, heiße Kompressen, Bewegungsübungen u. a. bleibt die Wirkung aber trotz aller Mühe des Physiotherapeuten ein halber Erfolg.

Bei allen rheumatischen Beschwerden im Bereich des Bindegewebes ist von Anfang an eine intensive, umfangreiche und energische Behandlung durchzuführen. Nur dann kann der Patient auch in schweren Fällen mit einem raschen Erfolg rechnen. Denn es gibt kaum eine Krankheit, die auf die richtige und ausführliche Behandlung besser anspricht als der hier beschriebene Weichteilrheumatismus (Dr. Schmücker).

Zur Intensivbehandlung von rheumatischen Muskelschmerzen gehört auch das Schröpfkopfverfahren. Diese Methode, bei der Schröpfgläser mittels eines künstlich erzeugten Vakuums auf die Haut gesetzt werden, stammt aus der Volksmedizin und wird mit bestem Erfolg bei rheumatischen Beschwerden angewandt. Aufgrund ihrer Herkunft aus der Volksheilkunde wird die Methode von der offiziellen Medizin ignoriert oder pauschal abgelehnt. Sie verordnet lieber Einreibemittel, die so fantastisch wirken, daß auf der ganzseitigen Reklame in Fachzeitschriften der Arzt von begeisterten Rheumapatienten auf Händen getragen wird. Der Verdummung von Arzt und Patient durch eine stupide Reklame sind offenbar keine Grenzen gesetzt.

Prof. Lange vermutet, daß die gute Wirkung des Schröpfkopfverfahrens durch den Blutaustritt in das Gewebe zustande kommt. Das Blut hat eine alkalische Wirkung und kann somit die Übersäuerung des rheumatischen Gewebes neutralisieren. Abbildung 63 zeigt die durch den Vakuumdruck entstandenen kreisförmigen Schröpfflecken. Je intensiver die Reaktion, desto besser auch der Erfolg. Eine »Neutralisierung« des Gewebes ist möglicherweise auch durch andere Formen der sogenannten Segmenttherapie zu er-

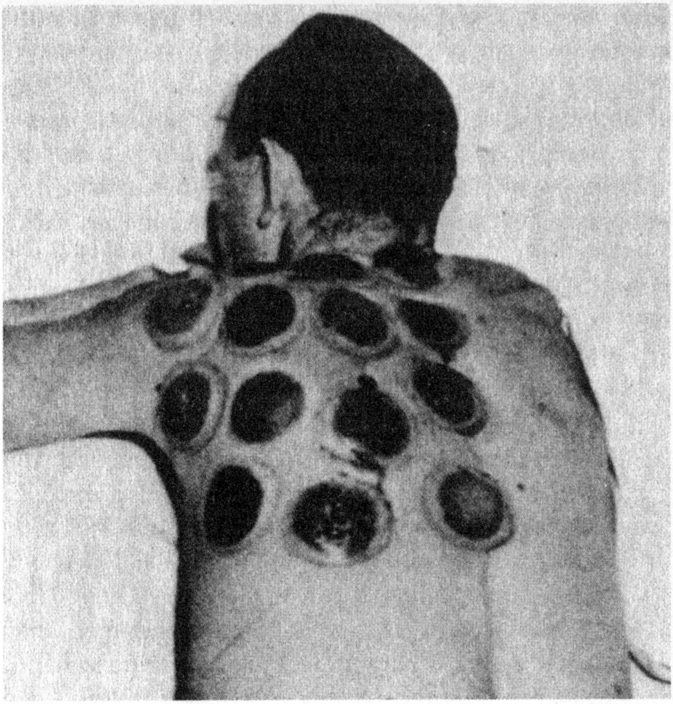

Abbildung 63: Schröpfkopfflecken nach Abnahme der Schröpfgläser bei Schulter-Nacken-Schmerzen.

reichen. Segment heißt Abschnitt und besagt, daß Erkrankungen innerer Organe und auch der Muskulatur zu einer Hautempfindlichkeit in bestimmten Gebieten führen, die den sogenannten Segmenten entsprechen. Andererseits ist von diesen Haut- und Unterhautfeldern aus auch eine therapeutische Organbeeinflussung möglich. Neben der Massage und dem Schröpfkopfverfahren ist deshalb eine Injektionstherapie mit Procain in Form von Hautquaddeln und Injektionen in das Unterhautzellgewebe oder Muskelgewebe sehr hilfreich. Neben seiner momentan schmerzstillenden Wirkung hat das Procain, wie schon mehrmals erwähnt, einen starken entzündungshemmenden Effekt. Mehr eine Ausleitung über die Haut bewirkt das Baunscheidtieren. Hierbei wird die Haut mittels feiner Nadeln oberflächlich geritzt und anschließend ein hautreizendes Öl eingerieben, was einen künstlichen »Ausschlag« hervorruft. Die Ausscheidung von schlechter Lymphe über die Haut bringt auch in hartnäckigen Fällen von Rheuma oft Erleichterung.

Zur Behandlung des chronischen Muskelrheumatismus gehört immer auch eine Allgemeinbehandlung. Hier liegt die Domäne einer intensiven physikalischen Therapie. Thermalbäder, Fangopackungen und besonders die echten Moorvollbäder haben eine deutliche Wirkung. Die schweißtreibende Wirkung der anschließenden Schwitzpackung wird mit kaum einer anderen Methode erreicht (Schmücker). Es ist nun einmal nicht zu leugnen, daß die Beschaffenheit der »Säfte« im menschlichen Organismus einen entscheidenden Einfluß auf das Wohlbefinden bzw. auf das krankhafte Geschehen im Organismus hat. Wie anders wären sonst die beschriebenen Verfahren des Schröpfens, Schwitzens und Ableitens auf die Haut wirksam? Mindestens ebenso wichtig wie die Ableitung auf die Haut und die Segmenttherapie ist die Ableitung von Giftstoffen über den Darm. Wer einmal erlebt hat, wie eine kunstgerecht durchgeführte Mayr-Kur mit Trinken von Glaubersalz und Milch-Semmel-Diät die vielfältigsten rheumatischen Beschwerden in kurzer Zeit zum Verschwinden bringen kann, muß von der Wichtigkeit einer Darmsanierung überzeugt sein. Selbst rheumatische Beschwerden, die jeder Lokaltherapie trotzen, sind mit einer Mayr-Kur erfolgreich zu behandeln. In der Wertigkeit am Ende steht beim Muskelrheumatismus die medikamentöse Therapie. Eine gut unterstützende Wirkung haben immerhin blutreinigende Tees wie Rheumextee oder Teufelskrallentee. Das Enzympräparat Wobenzym ist in Akutfällen z. B. Muskelkater, rheumatischer Schiefhals und Muskelzerrungen als hochdosierte Stoßtherapie nicht zu entbehren.

Übersicht über die Behandlungsmethoden beim gewöhnlichen Muskelrheumatismus, z. B. bei rheumatischen Kopfschmerzen, Nacken-Schulter-Schmerzen, chronischen Kreuzschmerzen, sofern diese nicht durch degenerative Wirbelsäulenveränderungen hervorgerufen werden:

1. gezielte Massage (Gelotrypsie)
2. Wärmeanwendung, Rotlicht, heiße Kompressen, Einreibungen
3. Schröpfen
4. Baunscheidtieren
5. Lokale Procaininjektionen
6. Allgemeinbehandlung (Moorbäder und Fangopackungen)

7. Ableitung auf den Darm (Mayr-Kur), Obstipationsbehandlung
8. medikamentöse Therapie, Rheumatees, Wobenzym, ggf. Schlangen- und Bienengifte

Nach Stellung der Diagnose muß ein Therapieplan festgelegt werden, der sich am Befund, am Allgemeinzustand und an der Belastbarkeit des Patienten orientiert. Es ist zwecklos, die verschiedenen Behandlungsmethoden nacheinander zu absolvieren. Dies bedeutet nur Zeitverschwendung und eine Konservierung der Beschwerden. Patienten mit rheumatischen Beschwerden sind fast immer mit einer intensiven Behandlung einverstanden, so daß Massage, Procaintherapie, Stoffwechselbehandlung, Schröpfen und anderes aufeinander abgestimmt und mit der Behandlung sofort begonnen werden kann. Nur so könnte die Rheumatherapie, die den Patienten mal mit Massagen, mal mit einem Kuraufenthalt zu trösten versucht, in ihrer Effizienz gesteigert und Unsummen an Volksvermögen gespart werden. Die Medizin sollte neben der exakten wissenschaftlichen Medizin die Erfahrungsmedizin gelten lassen, wenigstens so lange, bis die Schulmedizin bessere Resultate aufzuweisen hat; denn die Erfahrungsmedizin ist auf vielen Gebieten der Medizin wirksamer, einfacher und billiger, vor allem auf dem Gebiet des rheumatischen Formenkreises.

Die rheumatische Schultersteife

Bei jedem Weichteilrheumatismus muß auch nach einer Herderkrankung gesucht werden. Dies gilt insbesondere für die äußerst schmerzhaften Formen des Weichteilrheumatismus, die eine Gelenkbeteiligung vortäuschen oder imitieren können, z. B. die Schultersteife. Die schmerzhafte Schultersteife, Periarthritis humero-scapularis, ist ein Sammelbegriff, hinter dem sich verschiedene Ursachen verbergen. Am schmerzhaftesten ist die akute Schultersteife, die nahezu schlagartig einsetzen kann und meist durch Abkühlung und Zugluft ausgelöst wird. Betroffen sind die Muskeln und die zahlreichen Sehnenansätze, die auf das beweglichste Gelenk des Körpers einwirken. Darüber hinaus können die Gelenkkapsel selbst und die übergeordneten Nervenverbindungen in Mitleidenschaft gezogen werden. Wegen der schmerzbedingten Bewegungshemmung kann sich der Patient nicht aus- und anziehen und trägt Jackett und Mantel nur übergehängt.

Die Schmerzen können so massiv sein, daß er die Nacht im Sessel zubringt, ohne Schlaf zu finden. In einem derartigen Notfall ist zu Beginn auch ein starkes Schmerzmittel, zum Beispiel Butazolidin, unumgänglich. Die Lokalbehandlung erfolgt hier mit Wärme und gezielten Procaininjektionen an die Hauptschmerzpunkte des Schultergürtels. Klingt der Prozeß nicht rasch ab, so besteht die Gefahr einer dauernden Bewegungseinschränkung bis zur völligen Schultersteife, sogenannte eingefrorene Schulter. Hauptproblem in der Praxis sind jedoch die chronischen Schulterschmerzen mit noch teilweise erhaltener Beweglichkeit. Bei diesem Krankheitsbild läßt sich oft der therapeutische Beweis liefern, daß der Weichteilrheumatismus durch eine Herderkrankung hervorgerufen und unterhalten werden kann und nicht allein durch die degenerativen Vorgänge bedingt ist, die man im Röntgenbild sieht. Jeder chronisch schulterkranke Patient bringt ein Röntgenbild mit, auf dem der Facharzt glücklicherweise kleine Kalkablagerungen in den Sehnen oder sogar eine Kalksichel in der Gelenkkapsel nachgewiesen hat.

Dieser Befund wird meist als Ursache des Leidens angesehen, ist jedoch oft nur eine Folge des chronischen Entzündungsprozesses. Der wirkliche Störfaktor liegt in einem Herd, der auf noch unbekanntem Wege über das Nervensystem zu einer chronischen lokalen Erkrankung führt. Nicht anders ist die Tatsache erklärbar, daß nach Ausschaltung dieses Störfeldes, durch eine gezielte Neuraltherapie die schmerzfreie Beweglichkeit im Arm oft schlagartig wieder hergestellt werden kann. Es ist kein Einzelfall, daß ein chronisch schmerzhaftes, bewegungseingeschränktes Schultergelenk durch eine Injektion an die Mandeln wieder völlig frei wird, obwohl jede Lokaltherapie zuvor vergeblich war. Ein ähnlich spontaner Behandlungseffekt — in der Neuraltherapie Sekundenphänomen genannt — kann auch bei Injektionen an beherdeten Zähnen auftreten. Hierbei muß natürlich eine konsequente Nachbehandlung durch den Zahnarzt erfolgen. Man wird nur eindeutig wurzeltote und beherdete Zähne extrahieren und insbesondere junge Menschen nicht zu Mundkrüppeln machen. Bei allen Erkrankungen des Schultergürtels ist natürlich die Hals- und Brustwirbelsäule in die Therapie mit einzubeziehen, insbesondere wenn die Schmerzen mit einer Nervenbeteiligung bis in die Fingerspitzen ausstrahlen. Schließlich können auch psychische Faktoren hier eine erhebliche Rolle spielen und zu einer verkrampften Zwangshaltung der Arme führen. Bei Patienten mit psychischer Fehleinstellung ist eine Injektionsbehandlung eher zu vermeiden, weil sie den Gesundungswillen noch stärker beeinträchtigen. Eine gute psychische Anleitung ist in solchen Fällen besser als jede medikamentöse Behandlung.

Gerade am Bild der Schultersteife läßt sich die unterschiedliche Betrachtungsweise zwischen westlicher und chinesischer Medizin deutlich machen. Für die westliche Medizin handelt es sich um eine lokale Erkrankung, die für jeden daran leidenden Patienten dasselbe bedeutet; die traditionelle chinesische Medizin geht diese Erkrankung von sehr verschiedenen Seiten an. Sie vertritt die Auffassung, daß die körpereigene Energie durch viele Möglichkeiten gestört sein kann; nicht nur eine Erkältung und eine Degeneration im Schultergelenk können die Ursachen sein, der Patient kann sich schlecht ernährt haben, es kann sich um eine Person mit familiären Schwierigkeiten handeln, und es kann ein Patient sein, der viele Sorgen hat und lokal seine Abwehrkräfte durch Überarbeitung geschwächt hat. Die westliche Medizin sieht aber bei derartigen Beschwerden nur einen krankhaften Prozeß, der einen bestimmten Körperabschnitt erfaßt hat. Deshalb ist auch die Therapie des Arztes lokalisiert und weit entfernt von medizinischem Gesamtdenken. So wird mechanisch vorgegangen. Dieses Vorgehen ist unabhängig davon, ob der Organismus und seine höhere innere Ordnung an der Krankheit beteiligt sind oder nicht (Fisch). Es ist selbstverständlich, daß ein Krankheitsbild, das durch verschiedene Ursachen hervorgerufen werden kann, auch unterschiedlich behandelt werden muß. Diese Möglichkeit ist mit der Akupunktur gegeben. Gerade bei Krankheiten, die mit einer Verlegenheitsdiagnose versehen werden, vermag die westliche Medizin keine sichere Therapie zu geben. Chinesische Medizin und Akupunktur sind also dringend notwendige Ergänzungen der westlichen Medizin. Die Einbeziehung nachweislich wirksamer Behandlungsmethoden könnte der westlichen Medizin zu zahlreichen Fortschritten verhelfen, einer Medizin, die aufgrund ihrer Rationalität Unvorstellbares geleistet hat, aber durch »Übertechnik« und lawinenartige Datenvermehrung wieder in die Irrationalität zu versinken droht (Porkert).

Der riesige apparative Aufwand in den modernsten Krankenhäusern dient fast ausschließlich der Diagnosestellung, und Facharzt und Spezialist suchen meist nur nach körperlichen und chemischen Veränderungen auf dem Organsektor, für den sie zuständig sind. Kann kein Befund erhoben werden, gilt der Patient als gesund oder als vegetativ gestört, wogegen Tranquilizer und Beruhigungsmittel als Illusionskrücken verordnet werden. Selbst bei einem einfachen Krankheitsbild wie der rheumatischen Schultersteife besteht eine therapeutische Unsicherheit, und die Situation wäre noch unbefriedigender, käme Arzt und Patient nicht die Heilkraft der Natur zu Hilfe. Denn es ist nicht der Arzt, der den Patienten gesund macht, sondern die Natur, er ist nur ihr Helfer (Paracelsus).

Der Tennisellenbogen

Zum Weichteilrheumatismus gehört auch der Tennisarm. Der Tennisarm, vom Arzt Epikondylitis genannt, ist eine schmerzhafte Erkrankung im Bereich des Ellenbogens. Der Schmerz ist ziemlich umschrieben und sitzt meist an der Außenseite des Ellenbogens, am vorspringendsten Knochenpunkt. Ähnliche Erscheinungen können auch an der Innenseite des Ellenbogens auftreten. Die Ursache ist auch hier unbekannt. Überanstrengung, zum Beispiel beim Tennisspielen, trifft nur für einen Teil der Fälle zu. Die Schmerzen können akut oder allmählich sich verstärkend auftreten. Der Patient empfindet die volle Streckung des Ellenbogens als unangenehm und hat beim Zupacken mit der Hand ein Schwächegefühl. Die Schulmedizin behilft sich mit lokalen Cortisoninjektionen, die vielfach nur einen vorübergehenden Effekt erbringen und bei zu häufiger Anwendung sogar zu Knochenerweichungen (Knochennekrose) führen können. Wirksamer ist die lokale Procaininjektion unmittelbar in den Hauptschmerzpunkt der gereizten Knochenhaut, die durch das eingespritzte Mittel geradezu »gedehnt« werden muß. Auch bei der Operation wird vielfach nur ein Schnitt in die Knochenhaut gemacht. Als mögliche Ursachen kommen auch hier Störfelder im Kopfbereich in Frage, nahezu immer aber Fehlhaltungen der Hals- und Brustwirbelsäule, so daß eine Behandlung des Tennisarms ohne Wirbelsäulentherapie, z. B. Chiropraktik, meist eine Fehlbehandlung darstellt. Wie viele Schmerzzustände ist die Epikondylitis auch für die Ohrakupunktur zugänglich. Derartige Sehnenansatzschmerzen können praktisch an jeder Stelle auftreten, wo Sehnen am Knochen verankert sind. Nächst dem Ellenbogen finden sich die Tendopathien (= Sehnenschmerzen) besonders an den unteren Gliedmaßen, am Rollhügel des Hüftgelenkknochens und im Bereich der Achillessehne und Ferse, hier meist als Fersensporn bezeichnet. Typisch für diese Beschwerden ist der bewegungsabhängige Schmerz, der in seiner Intensität erheblich schwankt. Es liegt diesem Leiden keine Sehnen- oder gar Sehnenscheidenentzündung im klassischen Sinne zugrunde, sondern der Reizzustand entwickelt sich oft ohne ersichtliche Ursache. Die Beschwerden sind einer gezielten Injektionstherapie mit Procain meist gut zugänglich, eine unterstützende Akupunktur und Ausgleich statischer Fehlhaltungen bringen meist rasche Hilfe.

Die Dupuytrensche Krankheit

Bei den Sehnenerkrankungen ist noch ein Krankheitsbild zu erwähnen, das bis zum Alter von 80 Jahren über 40 Prozent der männlichen und vier Prozent der weiblichen Bevölkerung befällt, die sogenannte Dupuytrensche Kontraktur. Es handelt sich dabei um Schrumpfungsvorgänge, Verdickungen und Verkürzungen des sehnigen Gewebes im Bereich der Hohlhand. Die Schrumpfung der Haut, der Sehnen und der Gelenkkapsel betrifft in erster Linie den Ring- und Kleinfinger. In fortgeschrittenen Fällen werden diese Finger in Beugestellung fixiert und können weder aktiv noch passiv gestreckt werden. Hauptsyndrom ist die Behinderung, Schmerzen fehlen meist. Die Dupuytrensche Kontraktur kommt wie gesagt wesentlich häufiger bei Männern vor, eine Auslösung durch anstrengende Handarbeit konnte aber nicht nachgewiesen werden. Bei Alkoholikern findet man diese Erkrankung häufiger, aber auch

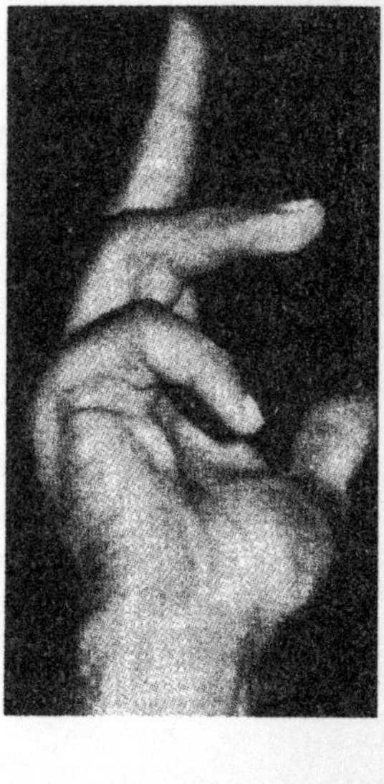

Abbildung 64: Die Dupuytrensche Erkrankung hat den Ringfinger und den kleinen Finger in Beugestellung gezogen.

bei Lungentuberkulose und anderen Krankheitszuständen. Es handelt sich um eine gutartige Wucherung des Bindegewebes. Die verschiedenen Operationsmethoden können das Wiederauftreten einer derartigen Beugekontraktur nicht mit Sicherheit verhindern, deshalb sollte möglichst im Anfangsstadium oder im Stadium der noch nicht so ausgeprägten Strangbildung eine vorbeugende Behandlung mit Impletolinjektionen durchgeführt werden. Dadurch kommt der Prozeß meist zum Stillstand. Das Gewebe wird wieder weicher und dehnungsfähig, die Beweglichkeit besser. Zur Unterstützung kann Vitamin E verabreicht werden. Auch die Lokalbehandlung mit einem Enzympräparat (Thiomukase) bringt manchmal Erfolg.

Eine ganze Reihe von selteneren rheumatischen Erkrankungen konnte im Rahmen dieses Buches nicht erörtert werden, manche Behandlungsmöglichkeiten des Rheumatismus blieben unerwähnt. Das Geheimnis für eine erfolgreiche Behandlung des Muskelrheumatismus liegt in der richtigen Anwendung und in der zweckmäßigen Reihenfolge der Verordnung und Verbindung der einzelnen Behandlungsverfahren. Es besteht kein Zweifel, daß die Methoden der Volksheilkunde und Erfahrungsmedizin in die Rheumatherapie integriert werden müssen. Trotzdem zeigt die Vielfalt der angegebenen Behandlungsmethoden, wie schwierig die Rheumatherapie im Einzelfall auch heute noch sein kann. Der Hauptgrund für diese Misere ist darin zu sehen, daß nahezu alle Behandlungsverfahren beim Rheumatismus eine symptomatische Therapie darstellen und nur auf die Folgezustände der Krankheit einwirken, nicht aber in der Lage sind, den krankhaften Prozeß wieder rückgängig zu machen.

Zu Beginn wurde das Rheumaproblem als menschliches Gestaltproblem angesprochen. »Die Bedrohung des Bewegungssystems verändert die Silhouette des Menschen, und die Erhaltung der Funktion wird zur Lebensaufgabe« (Schilling). Im Rahmen der Schilderung der einzelnen Krankheitsbilder wurde auch immer wieder deutlich, daß Rheumatismus letztlich eine Krankheit ist, die sich selbst unterhält und zum Fortschreiten neigt, gleichgültig, ob es sich um eine psychisch ausgelöste chronische Polyarthritis oder um eine durch unvernünftige Lebensweise bedingte Kniearthrose handelt.

Die Medizin hat heute auch eine erzieherische Aufgabe. Sie muß den Menschen lehren, daß er mitverantwortlich ist für Gesundheit oder Krankheit, daß es seine Aufgabe ist, durch eine entsprechende

Lebensweise Erkrankungen und Störungen des Organismus zu vermeiden — daß er selbst seine Gesundheit schützen muß. Das ist keine leichte Aufgabe. Aber der Mensch muß erkennen, daß auch das Freisein von Beschwerden schon eine Vorstufe zu einer Krankheit sein kann. Die Medizin muß auf das Künftige hinwirken, sie muß die Ursachen bekämpfen, durch die Unglück, Gebrechen und Krankheit entstehen. Die Zukunft lebt schon in der Gegenwart — »Man muß wirken auf das, was noch nicht da ist« (Lao-tse).

5. Kopfschmerzen

Einleitung

Kopfschmerz ist keine Krankheit. Vielmehr ist der Kopfschmerz das Symptom einer Krankheit, also Zeichen für ein bestimmtes Leiden.

Zwei Dinge sind hauptsächlich schuld daran, daß dieses Krankheitssymptom unterschätzt und vernachlässigt wird wie wohl kein anderes und daß die ärztliche Behandlung des vielleicht häufigsten Krankheitssymptoms bis jetzt nicht voll befriedigt.

Erstens: Kopfschmerz ist alltäglich. Die ungemeine Banalität des Kopfschmerzes macht es dem Leidenden und auch dem Arzt oft schwer, das Warnzeichen ernst genug zu nehmen. Es gibt Menschen, die sich an die immer wieder auftretenden Kopfschmerzen gewöhnen, sie für etwas Selbstverständliches halten und beispielsweise der Ansicht sind, jeder Mensch habe bei Wetterwechsel starke Kopfschmerzen. Sie nehmen die Schmerzen auf sich oder aber schlucken mit der Zeit völlig automatisch Tabletten, ob sie nun Schmerzen verspüren oder beschwerdefrei sind. In der Banalität des Kopfschmerzes liegt für den Arzt die Gefahr, ohne Differenzierung einfach darüber hinwegzugehen. Er hört von fast jedem Patienten die Klage über Kopfweh, so daß sich ein gewisser Abstumpfungsprozeß verständlicherweise kaum vermeiden läßt. Die Aufmerksamkeit des Arztes ist eher auf andere, auffälligere Symptome gerichtet, und die sozusagen normale Begleiterscheinung »Kopfschmerz« wird der Arzt als gegeben hinnehmen.

Zweitens: Kopfschmerz ist ein subjektives Symptom. Es gibt subjektive, also nur vom Patienten selbst wahrnehmbare Krankheitszeichen, und es gibt objektive, auch vom Außenstehenden wahrnehmbare Krankheitszeichen. Wäre der Kopfschmerz ein objektives Symptom, vom Außenstehenden erkennbar wie ein Hautausschlag oder meßbar wie eine Körpertemperatur, dann wäre die Geschichte der Medizin sicherlich ein wenig anders verlaufen. Weil der Kopfschmerz aber wie jeder Schmerz immer nur subjektiv empfunden werden kann, gelingt es dem Außenstehenden — hier also dem Arzt — nicht immer, tatsächliche Stärke und Bedeutung der vom Patienten gemeldeten Kopfschmerzen zu erfassen. Es kommt deshalb bisweilen zu dem berühmten Beispiel subjektiver Diagnose: Das ewige Gejammer einer Frau über »ihre« Migräne ist doch reine Hysterie, der fehlt doch nichts. Solche Irrtümer sind selten dem Arzt anzulasten, denn es gibt nur wenige Patienten, die in der Lage sind, ihre eigenen Beschwerden so klar, nüchtern und in den richtigen Relationen zu empfinden und zu schildern, daß der Arzt vom Patienten ein korrektes Bild über die bestehenden subjektiven Symptome erhält. Sehr sensible und von Ängsten erfüllte Menschen können einen aus ziemlich nichtigen Gründen erfolgten Anfall von vorübergehenden Kopfschmerzen wie eine lebensbedrohende Krise empfinden und schildern, während es andererseits Menschen mit chronischem Dauerkopfschmerz gibt, die sich mit ihren sehr ernstlichen Beschwerden so gut arrangiert haben, daß die wahre Bedeutung des Leidens verschleiert wird.

Die Schwierigkeiten beim Erkennen und Behandeln des Kopfschmerzes — seine Alltäglichkeit und fehlende Objektivierung — sollten jedoch den Arzt nicht abhalten, sich intensiv mit ihm zu befassen.

Wenn ein Patient über »Bauchweh« klagt, dann ist das ebenfalls ein alltägliches und subjektiv empfundenes Leiden. Aber es würde wohl keinem Arzt ohne weitere Fragen und ohne nähere Untersuchung einfallen, dem Patienten zu empfehlen, sich lediglich eine Wärmeflasche auf den Bauch zu legen.

Jedem Arzt und wohl auch jedem Patienten ist voll bewußt, daß jeder Bauchschmerz der Hinweis auf eine von sehr zahlreichen und sehr verschiedenen Krankheiten sein kann. Es gehört deshalb zur selbstverständlichen ärztlichen Maßnahme, das Symptom genauer abzuklären und seine Ursache zu erforschen. Genauso sollte aber jedem Arzt und jedem Patienten voll bewußt sein, daß jeder Kopfschmerz der Hinweis auf eine von sehr zahlreichen und sehr verschiedenen Krankheiten sein kann. Und genauso sollte es eine selbstverständliche ärztliche Maßnahme sein, dieses Symptom genauer abzuklären und die Ursache des Krankheitszeichens zu erforschen.

Die Erkrankungen

a) Der gewöhnliche (vasomotorische) Kopfschmerz

Ein Kritiker tadelte einmal einen Satz aus einem Roman des französischen Schriftstellers Dumas, in dem von der »schmerzhaften Leere, die Momente der Schwäche hervorruft«, die Rede war.

»Was für ein seltsames Bild«, meinte er, »wie kann denn eine leere Sache schmerzen?« Dumas entgegnete schlagfertig: »Hatten Sie noch niemals Kopfschmerzen?«

Inzwischen ist natürlich bekannt, was im Schädelbereich weh tun kann und was nicht. Das Gehirn selbst ist nachweisbar unempfindlich, es gibt also keinen Gehirnschmerz. Als Hirnoperationen noch unter örtlicher Betäubung durchgeführt wurden, hatte man Gelegenheit, genau herauszufinden, wo am und im Kopf die schmerzempfindlichen Strukturen liegen. Zunächst sind alle den Schädel bedeckenden Gewebe, die Muskeln und Sehnen des Kopfes, die Kopfhaut und die Schleimhäute schmerzanfällig, außerdem die sensiblen Hirnnerven in ihrem Ausbreitungsgebiet (N. trigeminus, Intermedius, Glossopharyngeus und Zweige des Vagus und Hypoglossus). Schmerzvermittelnd können auch die Nervenäste aus den oberen Halswirbelsäulensegmenten, besonders der am Hinterkopf verlaufende N. occipitalis, sein. Eine untergeordnete Bedeutung als Schmerzfaktor kommt auch den Hirnvenen zu, die von der Hirnrinde zu den Blutleitern der harten Hirnhaut ziehen.

Mindestens 60 Prozent aller Fälle von Kopfschmerzen sind unter die sogenannten vaskulären (Vasa = lat. Blutgefäße) oder vasomotorischen Kopfschmerzen einzuordnen. Als Vasomotoren bezeichnet der Mediziner die Gesamtheit der Gefäßnerven, also das Nervengeflecht, das die Blutgefäße umgibt und bei Bedarf Zusammenziehung (Vasokonstriktion) oder Erweiterung (Vasodilatation) regelt.

Die Vasomotoren, die Kopfschmerzen vermitteln, gehören teils zu intrakraniellen — im Schädel gelegenen — Arterien (A. carotis interna, A. vertebralis, A. meningeae), teils zu extrakraniellen, die alle Äste der A. carotis externa sind.

Die vom Gefäßsystem des Kopfes verursachten oder vermittelten Kopfschmerzen können ganz harmloser Natur, aber auch Ausdruck einer akut lebensbedrohlichen Krankheit sein (zum Beispiel Subarachnoidalblutung).

Der vasomotorische Kopfschmerz ist nicht nur der häufigste, von den Entstehungsursachen her ist er auch der vielfältigste und am besten zu behandelnde. Bisher wurden insgesamt 208 verschiedene mögliche Ursachen für Kopfschmerzen gefunden (Nover). Die Grundlagen über den Mechanismus, aus dem vasomotorische Kopfschmerzen entstehen können, wurden schon vor längerer Zeit von dem amerikanischen Neurologen Harold G. Wolff erarbeitet. Die direkte Schmerzauslösung kommt danach durch Fehlspannungen der Arteriolen und Arterien im Schädel zustande. Der Schmerz ist dabei nicht, wie lange Zeit angenommen wurde, von der Höhe des Blutdrucks oder der Gefäßweite, sondern von der Stärke der Pulsation (Pulsationsvolumen) abhängig. Alle Manipulationen, die dieses Volumen vergrößern — wie etwa Sauerstoffmangel, Kopfschütteln, blutdrucksteigernde Medikamente —, verstärken den Schmerz.

Typische vasomotorische Kopfschmerzen treten als Begleiterscheinung vieler Krankheiten auf. Es ist in der Medizin unmöglich, ein Krankheitsgeschehen isoliert zu betrachten: erkrankt ist niemals nur ein Organ, sondern der ganze Mensch.

Ein Patient, der an Kopfschmerzen leidet, erwartet von seinem Arzt natürlich in erster Linie schnelle Hilfe. Nach internationalen Statistiken klagt durchschnittlich jeder dritte Patient über Kopfweh.

Der Arzt steht dabei jedesmal vor erheblichen diagnostischen Schwierigkeiten. Nicht nur wegen der Vielzahl möglicher Ursachen, sondern auch deshalb, weil Schmerz nicht gemessen und objektiviert werden kann. Der Arzt muß sich daher zunächst voll auf die Angaben des Patienten verlassen, die zwangsläufig subjektiv sind. Zur Differentialdiagnose, also der genauen Abklärung, wie der Schmerz im vorliegenden Fall entsteht, gehören unter anderem:

- die präzise Erfassung aller Krankheitszeichen,
- die Frage nach den Lebensgewohnheiten,

- Zusammenhänge mit der Nahrungsaufnahme, Überempfindlichkeiten und eventueller Arzneimittelmißbrauch,
- wann der Schmerz auftritt,
- wo der Schmerz genau lokalisiert ist,
- wie er unter Umständen provoziert oder vermindert werden kann,
- welcher Art und Stärke die Schmerzen sind.

b) Allgemeine Kopfschmerzen als Begleitsymptom innerer Erkrankungen

Bei vielen Allgemeinerkrankungen treten vasomotorische Kopfschmerzen auf, die nach der Behandlung der vorliegenden Grundkrankheit wieder verschwinden. Schon ein banaler Schnupfen kann dem Patienten mitunter erhebliche Kopfschmerzen bescheren. Auch bei fast allen anderen bakteriell-, virus- oder protozoenbedingten Infektionskrankheiten treten mehr oder weniger starke Kopfschmerzen auf.

Besonders heftig sind sie beim Typhus abdominalis. Der Kopfdruck kann hier mitunter als sehr quälend empfunden werden. Glücklicherweise wird der Typhus mit den Mitteln der modernen Medizin heute recht gut unter Kontrolle gehalten. Auch zwei andere Krankheiten, die mit starken Kopfschmerzen verbunden sind, haben in den letzten Jahren sehr an Bedeutung verloren. Es handelt sich um das Fleckfieber und die Kinderlähmung (Poliomyelitis anterior).

Eine gefürchtete Infektionskrankheit ist allerdings, wie man medizinischen Statistiken entnehmen kann, weiter auf dem Vormarsch: die Hirnhautentzündung (Meningitis). Meist ist die Abgrenzung der Meningitis gegenüber anderen fieberhaften Infektionskrankheiten für den Arzt nicht schwer, weil dabei typische Begleitsymptome auftreten (Licht- und Geräuschempfindlichkeit, relativ hohes Fieber, Übelkeit, Erbrechen und Nackensteifigkeit). Sind diese Symptome nicht eindeutig ausgeprägt, untersucht der Arzt die Hirn- und Rückenmarkflüssigkeit (Liquor). Findet er dort bestimmte Veränderungen wie erhöhten Druck, vermehrten Zell- und Eiweißgehalt, kann er seine sichere Diagnose stellen. Die typischen Meningitis-Kopfschmerzen sind dadurch gekennzeichnet, daß sie im ganzen Schädel empfunden werden und sehr rasch an Intensität zunehmen.

Auch als Folge von Nierenerkrankungen und Krankheiten der ableitenden Harnwege treten häufig Schmerzen im Kopf auf. Bei einigen Nierenkrankheiten dürfte die primäre Ursache die Irritation des Blutdrucks sein. Der Mediziner spricht ja von einem renalen (ren = lat. Niere) Hochdruck. Die Kopfschmerzen bei Harnentleerungsstörungen lassen sich eher durch eine Vergiftung mit harnpflichtigen Substanzen erklären. So kann eine Harnstoffvergiftung bei Männern, die an einer vergrößerten Vorsteherdrüse leiden (Prostatahypertrophie) Kopfschmerzen auslösen.

Zu den Krankheiten des Verdauungstraktes, die mit Kopfweh einhergehen, rechnet man die Magenschleimhautentzündung und verschiedene Leber- und Gallenleiden. Auch chronische Verstopfung (Obstipation) macht sich oft durch Kopfschmerzen bemerkbar. Wahrscheinlich ist dafür die Selbstvergiftung (Autointoxikation) durch Stoffwechselendprodukte verantwortlich.

Ob zu hoher oder zu niedriger Blutdruck zum Kopfschmerz führt, ist noch umstritten. In der Fachliteratur wird sowohl Hochdruck (Hypertonie) als auch Niederdruck (Hypotonie) als mögliche Kopfschmerzursache angegeben.

Der englische Arzt Dr. W. E. Waters veröffentlichte hierzu Anfang 1973 eine interessante Untersuchung. Waters und seine Mitarbeiter verglichen die Blutdruckwerte von 414 Patienten mit verschiedenen Kopfschmerzformen mit denen einer Vergleichsgruppe ohne Beschwerden. Sie stellten dabei fest, daß sich der Blutdruck bei Menschen mit Kopfschmerz nicht grundsätzlich vom Blutdruck gesunder Menschen unterscheidet. Andererseits ist es eine Tatsache, daß rund 80 Prozent aller Hochdruckkranken über Kopfschmerzen klagen. Die Kopfschmerzen treten dabei bevorzugt nachts und früh am Morgen auf und werden als pulsierender, nicht näher zu lokalisierender Dauer- oder Anfallskopfschmerz empfunden. Möglicherweise löst hoher Blutdruck nur dann Kopfschmerzen aus, wenn das Pulsationsvolumen steigt und gleichzeitig noch andere, bisher nicht erkannte Mechanismen zusammenwirken. Sicher ist seit den Basisuntersuchungen von Wolff, daß alle Kreislauffunktionsstörungen, die das Pulsationsvolumen der Kopfblutgefäße steigern, zu Kopfschmerzen führen (z. B. Koronarinsuffizien = Herzschwäche).

Weiter wären Stoffwechsel- und Hormonstörungen zu nennen. So die Tetanie (Kalziummangel durch Unterfunktion der Nebenschilddrüsen), Hypothyreose (Schilddrüsenunterfunktion) und Gicht (Harnsäureabbaustörung). Erfahrungsgemäß klagen auch

Zuckerkranke (Diabetiker) oft über Kopfweh. Auch beim Stoffwechselgesunden können durch Fehlfunktionen im Zuckerstoffwechsel Kopfschmerzen entstehen. Hier sind häufig erniedrigte Glukosewerte (Hypoglykämie) schuld. Der Abfall der Blutglukosewerte muß noch nicht unbedingt Ausdruck einer Krankheit sein (Hungerkopfschmerz), trotzdem sollte der Arzt auch in diesem Fall alle notwendigen diagnostischen Mittel einsetzen, weil auch eine Geschwulst in der Bauchspeicheldrüse (Inselzelladenom) die Ursache sein könnte.

Die normalen hormonellen Regelkreise könnten vor allem im Klimakterium der Frau erheblich gestört werden. Da in den Wechseljahren der Frau (Durchschnittsalter 47 Jahre) die Eierstockfunktion erlischt, fällt auch das Hormon aus, das dabei regelmäßig gebildet wurde. Dieses Follikelhormon hemmt unter anderem die Tätigkeit der Hirnanhangdrüse (Hypophyse). Läßt diese Hemmung während der Klimax nach, treten vorübergehend Symptome wie Hitzewallungen, Depressionen, Angstgefühle, Taubheitsgefühl, Kribbeln in den Fingerspitzen und Kopfschmerzen auf. Diese Störungen dauern individuell kürzer oder länger. Bei dem bisher weniger beachteten männlichen Klimakterium (Klimakterium virile) kann die hormonelle Umstellung ähnliche Folgen haben.

Die Behandlung aller dieser geschilderten Kopfschmerzen hat natürlich nur dann einen Sinn, wenn die Behandlung auf die eigentliche Grunderkrankung zielt.

c) Kopfschmerzen durch Giftwirkung

Man weiß, daß Vergiftungen mit Kohlendioxyd, Blei, Quecksilber, Arsen oder Benzin Kopfschmerzen hervorrufen können. Eine andere Vergiftungserscheinung, nämlich der »Haarwurzelkatarrh«, der den »Kater« nach durchzechten Nächten begleitet, darf als allgemein bekannt vorausgesetzt werden.

Das Schädelbrummen am nächsten Morgen wird meist als dumpfer, nicht näher zu lokalisierender Dauerkopfdruck empfunden. Er ist Ausdruck einer echten Vergiftung. Durch die zentrale Giftwirkung kommt es zu krankhaften Erregungszuständen im Gehirn und dadurch ausgelösten Gefäßkrämpfen. Meist klingen die Schmerzen im Laufe des Tages von allein wieder ab.

Es gibt eine Vielzahl mehr oder weniger probater Hausmittel gegen den »Kater«-Kopfschmerz. Der Rat: »Was am Abend dich gebissen, soll am Morgen dich begrüßen«, der drauf zielt, gleich nach dem Aufstehen wieder mit dem Trinken anzufangen, ist zwar recht originell, aber auf die Dauer leberschädigend. Am besten ist wohl in diesem Fall ein Spaziergang in frischer Luft und der Vorsatz, künftig etwas maßvoller zu trinken.

Ein altes Doktorbuch aus dem Jahre 1703 gab seinen Lesern folgenden Rat: »Wenn man etwas vom Truncke übereilet worden, daß das Haupt vom Rausche wehe tut, dienet ganz oder in etliche Stükken geschnittener schwartzer Pfeffer herunter zu schlucken. Man kann auch das männliche Glied in kalt Wasser mit Essig vermischet hängen. Den Trunkenbolden aber wäre besser, daß man solchen Schwelgern dieses Wehe nicht so bald vertriebe, sondern sie eine Weile zappeln ließe, daß sie, wo ja nicht aus Liebe gegen Gott, doch aus Liebe gegen ihren Leib bewogen würden, von solchen Sünden und Lastern und offenbaren Werken des Fleisches gänzlich abzulassen.«

Natürlich kann man gegen den Katerkopfschmerz auf weniger abenteuerliche Weise vorgehen. Die Möglichkeiten reichen von Rollmops zum Frühstück bis zum kalten Umschlag oder der Eisblase auf dem Kopf. Auch gegen die Einnahme eines der gebräuchlichen Kopfschmerzmittel ist in einem solchen Fall nichts einzuwenden.

d) Augenbedingter Kopfschmerz

Bei Patienten, die bereits am Morgen mit Kopfschmerzen aufwachen, ist ein Augenfehler als Ursache praktisch ausgeschlossen. Anders liegt der Fall bei Kopfschmerzen, die im Laufe des Tages bei Beanspruchung der Augen an Intensität zunehmen. Hier ist es unbedingt erforderlich, einen Augenarzt aufzusuchen. Oft wird ein jahrelanger Leidensweg mit schwersten Kopfwehattacken durch das Verordnen einer geeigneten Brille von einem Tag auf den anderen beendet.

Die Erklärung, auf welche Weise Sehfehler Kopfschmerzen verursachen können, ist relativ einfach.

Eine Möglichkeit ist das *latente Schielen*. Latent heißt in diesem Fall, daß der Patient zwar schielt, die Augenmuskeln aber in der Lage sind, die Parallelstellung beider Augen mit einiger Anstrengung herzustellen. Dabei werden besonders die Muskeln, die seitlich wie Zügel am Augapfel ansetzen, beansprucht.

Latentes Schielen fällt meist nur durch das Erscheinen von Doppelbildern nach Alkoholgenuß oder bei starker Übermüdung auf. Der Augenarzt kann es durch eine einfache Manipulation diagnostizieren: er läßt den Patienten eine Lichtquelle (Taschenlämpchen) fixieren und deckt dabei mit der Hand ein Auge ab. Das verdeckte Auge weicht dann in die Ruhestellung ab, weil die Anspannung des Muskels nicht mehr nötig ist: die Notwendigkeit entfällt, die Bilder beider Augen miteinander zu verschmelzen. Die dauernde Überanstrengung der Muskeln bei der Korrektur des latenten Schielens führt zu Schmerzen in der Stirn und den Augenhöhlen.

Ist das Schielen nicht zu stark ausgeprägt, verordnet der Augenarzt eine »Prismenbrille«, der Fehler kann auch durch eine kleine Operation an den Augenmuskeln behoben werden. Manchmal genügen schon bestimmte Augenmuskelübungen, die in sogenannten orthoptisch-pleoptischen Abteilungen mancher Augenkliniken gelehrt werden. Leider sind derartige Sehschulen bei uns noch nicht in ausreichender Menge eingerichtet. Die Übungsbehandlung läßt sich in manchen Fällen auch ambulant oder unter regelmäßiger augenärztlicher Kontrolle zu Hause durchführen. Oft kann dadurch eine Operation umgangen werden.

Die zweite mögliche Ursache ist *die Übersichtigkeit* (Hyperopie).

Zum besseren Verständnis soll hier zunächst einmal der normale Sehvorgang verdeutlicht werden: die Lichtstrahlen fallen parallel durch Hornhaut, Kammerwasser der vorderen Augenkammer und Pupille in die Linse ein. Dort werden sie je nach der Krümmung der Linse stärker oder schwächer gebrochen und durch den Glaskörper auf die Netzhaut projiziert. Die Netzhaut besitzt ein kompliziertes System von lichtempfindlichen Stäbchen und Zapfen, die das Licht in elektrische Energie umwandeln. Dadurch wird der Sehnerv erregt; er leitet die Impulse ins Gehirn fort. Das eigentliche »Sehen« spielt sich also nicht direkt im Auge, sondern in einem bestimmten Hirnbereich ab.

Etwas vereinfacht sieht der Sehvorgang so aus:

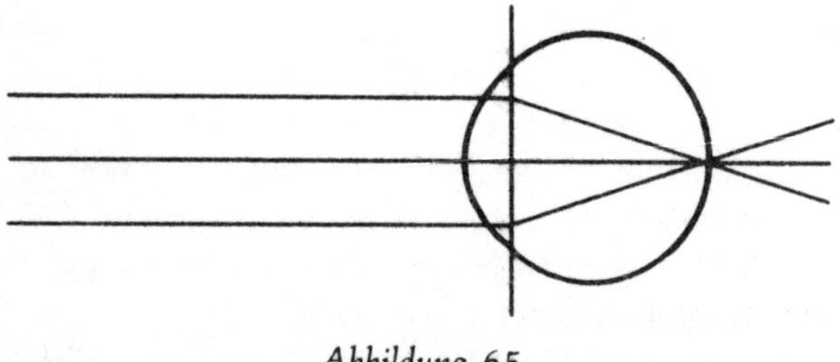

Abbildung 65

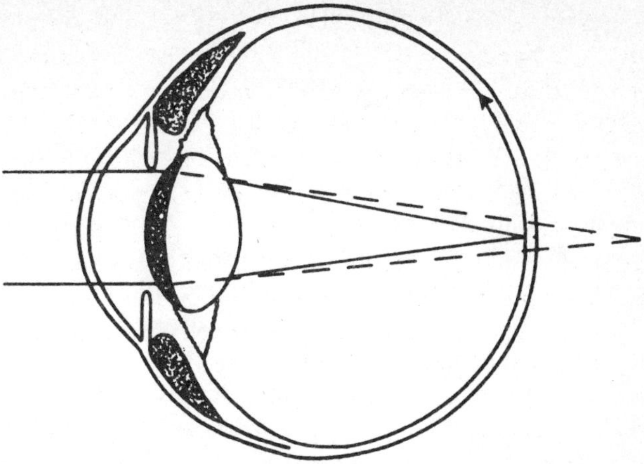

Abbildung 66: Überanstrengung der Ciliarmuskeln beim übersichtigen Auge.

Beim normalsichtigen (emmetropen) Auge werden die Lichtstrahlen beim Blick in die Ferne so gebrochen, daß sie sich punktförmig auf der Netzhaut vereinigen. Will man Dinge betrachten, die näher liegen, muß die Brechkraft der Linse verstärkt werden. Das ist die Aufgabe der Ciliarmuskeln, die die Krümmung der Linse und damit deren Brechkraft verändern. Die so erreichte Naheinstellung nennt man Akkomodation.

Das übersichtige (hyperope) Auge hat einen zu kurzen Augapfel (Bulbus). Dadurch vereinigen sich die Lichtstrahlen nicht auf der Netzhaut, sondern dahinter. Ein Mensch, der an Übersichtigkeit leidet, muß schon beim Blick in die Ferne akkomodieren, um scharf zu sehen. Noch viel stärker werden die Ciliarmuskeln beansprucht, wenn sie den Sehfehler beim Lesen ausgleichen sollen.

Folgen dieser Überanstrengung sind ein Druckgefühl in der Stirngegend und schmerzhaftes Ziehen in den Augen, das zum Beispiel bei längeren Autofahrten auftritt. Ähnliche Beschwerden können entstehen, wenn jemand eine Brille gegen Kurzsichtigkeit trägt, die überkorrigiert, also zu stark ist.

Andere mögliche, aber seltene Ursachen: Kopfschmerzen, die nicht eindeutig zu lokalisieren sind und sich beim Husten und Pressen verstärken, könnten von einer Hirninnendrucksteigerung hervorgerufen werden. Auch in diesem Fall sollte man einen Augenarzt aufsuchen. Eine Diagnose ist durch Betrachten des

Augenhintergrundes mit einem Spezialinstrument (Ophthalmoskop-Augenspiegel) möglich. Nur in seltenen Fällen ist eine Hirndrucksteigerung die Folge eines Hirntumors. Die von Patienten in dieser Hinsicht geäußerten Befürchtungen sind erfahrungsgemäß zu 99 Prozent grundlos. Hirntumoren, die Kopfschmerzen, aber keine anderen neurologischen Ausfallserscheinungen verursachen, gibt es kaum. Sollte aber wirklich einmal eine Hirngeschwulst vorliegen, sind die Heilungsaussichten natürlich um so größer, je eher sie entdeckt wird (siehe Tumorkopfschmerzen).

Auch Drucksteigerungen im Augapfel können Kopfweh verursachen; so bei einer organischen Augenerkrankung, dem akuten Glaukom, volkstümlich grüner Star genannt. Im Gegensatz zur Hirndrucksteigerung fällt beim Glaukom ein gerötetes Auge auf, das sich härter anfühlt als das gesunde.

e) Kopfschmerzen aus dem Hals-Nasen-Ohren-Bereich

Aus dem Hals-Nasen-Ohren-Bereich stammen ungefähr zehn Prozent aller Kopf- und Gesichtsschmerzen. Sie können von leichtem Kopfdruck mit Benommensein bis zu qualvollsten Schmerzzuständen reichen. Am häufigsten und auch am leichtesten zu diagnostizieren sind akute oder chronische

Entzündungen der Nebenhöhlen.

Der Patient sucht nach länger anhaltenden frontalen (Stirn-)Kopfschmerzen oft den Hals-Nasen-Ohren-Arzt mit der selbstgestellten Diagnose »Stirnhöhleneiterung« auf. Viel häufiger entzünden sich aber die Siebbeinzellen und die Keilbeinhöhlen.

Bei typischem Frontalkopfschmerz sind die vorderen Nebenhöhlen erkrankt, bei Scheitel- und Hinterkopfschmerzen dagegen sind meist die hinteren Siebbeinzellen und Keilbeinhöhlen betroffen. Die Schmerzen bestehen im Gegensatz zu den augenbedingten Schmerzen häufig schon morgens beim Aufstehen, manchmal verursachen sie sogar das Erwachen. Der Patient schildert den Schmerz als klopfenden Druck, der sich beim Bücken verstärkt.

Zur Behandlung dieser Krankheitszustände schreibt der Direktor der Universitäts-HNO-Klinik in Marburg/Lahn, Professor Dr.

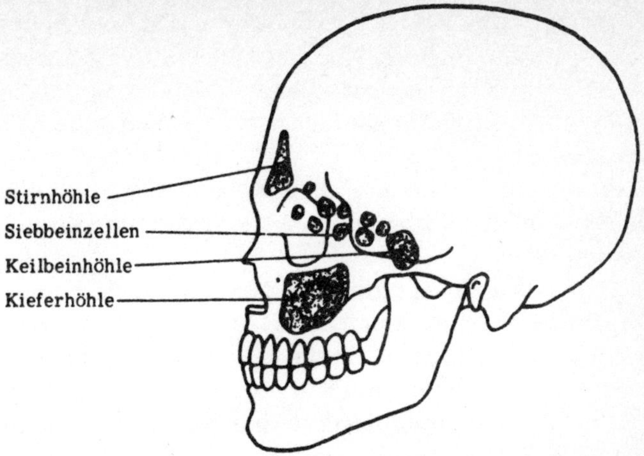

Abbildung 67: Topographie der Nasennebenhöhlen.

J. Berendes: »Der Schmerz bei Entzündungen der Nebenhöhlenschleimhaut hat eine doppelte Wurzel: Druck — oder genauer gesagt: Druckdifferenzen zum natürlichen Gewebsdruck und zum atmosphärischen Druck — in der entzündlich geschwollenen Schleimhaut selbst und im Lumen der befallenen Höhle. Die therapeutischen Bemühungen zur Beseitigung des Schmerzes richten sich also auf das Ziel des Druckausgleiches. Das heißt in jedem Fall: Abschwellen der Schleimhaut. Bei akuten Erkrankungen mit Fieber wird das durch allgemeine Maßnahmen wie Schwitzen, Kamillen-Kopfdampfbad usw. oft schon miterreicht. Im übrigen kann man durch abschwellende Nasentropfen oder Sprays die durch Schleimhautschwellung verschlossenen Nebenhöhlenausgänge wieder freimachen, hiermit den Sekretabfluß ermöglichen und die Entlastung des Höhlenüberdrucks herbeiführen.«

Wenn diese Behandlung keinen Erfolg zeigt, kann der HNO-Arzt mit anderen einfachen Manipulationen, wie zum Beispiel einer Spülung der Nebenhöhlen, Linderung verschaffen. Nützt auch das nichts, wird dem Patienten oft eine operative Ausräumung der Nebenhöhlen vorgeschlagen. Die Operation kann bei Ausschöpfung aller therapeutischen Möglichkeiten heute in den meisten Fällen vermieden werden. Die Operation sollte immer erst die ultima ratio darstellen. Zunächst besteht noch die Möglichkeit einer neuraltherapeutischen Behandlung: das Procain greift nach Ferdinand Huneke am Wesen der Entzündung an, und oft bringt schon die lokale Anwendung des Neuraltherapeutikums die entscheidende Wende im Krankheitsgeschehen. Auch an die Möglichkeit, daß ein Störfeld die Krankheit ausgelöst hat und unterhält, muß gedacht werden.

Ausgezeichnete Erfolge bei allen Nebenhöhlenaffektionen hat auch die Akupunktur, insbesondere in der gekonnten Kombination mit Neuraltherapie.

Neben der Akupunktur und der Neuraltherapie kommt noch eine allgemeine Umstimmung durch Durst- und Fastenkuren und die Eigenblutbehandlung in Frage. Auch lokale Wärmeanwendungen und Bestrahlungen mit Kurz- und Mikrowellen haben sich bewährt. Erfahrungsgemäß fördert eine hohe Luftfeuchtigkeit im Krankenzimmer die Heilung. Es gibt speziell konstruierte (und entsprechend teure) Luftbefeuchter, meist genügen aber die Dämpfe eines nassen Handtuchs, das über die Heizung gelegt wird.

Tuben-Mittelohr-Katarrh

Als Mittelohr bezeichnet man einen im Schläfenbein zwischen äußerem und innerem Ohr gelegenen Hohlraum, die Paukenhöhle, in der die Kette der drei Gehörknöchelchen, Amboß, Hammer und Steigbügel, liegen, sowie die Ohrtrompete (Tuba auditiva), die Verbindung der Paukenhöhle mit dem Schlund.

Beim Tuben-Mittelohr-Katarrh schwillt die Schleimhaut der Ohrtrompete an, so daß die Verbindung vom Rachen zur Paukenhöhle unterbrochen wird. Meist kommt es im Zusammenhang mit einem Schnupfen (Rhinitis simplex) zu der Erkrankung. Ist die Tube zugeschwollen, wird der noch verbliebene Luftrest in der Paukenhöhle resorbiert. Dadurch entsteht ein Unterdruck im Mittelohrraum, der so stark ist, daß sich das Trommelfell nach innen einzieht. Dies hat Hörstörungen bis zu völliger Taubheit und mitunter starke Kopfschmerzen zur Folge. Manchmal treten auch Ohrgeräusche und leichter Schwindel auf. Beim Schlucken und Gähnen empfindet der Patient ein intensives Knacken und Rauschen im Ohr.

Als Behandlung empfiehlt sich Wärme, Bestrahlungen mit einer Solluxlampe, salzarme Kost und Flüssigkeitseinschränkung. Auch abschwellende Nasentropfen bringen manchmal Hilfe. Bleiben die Beschwerden bestehen, muß ein HNO-Facharzt aufgesucht werden. Er beseitigt durch völlig schmerzloses Einblasen von Luft

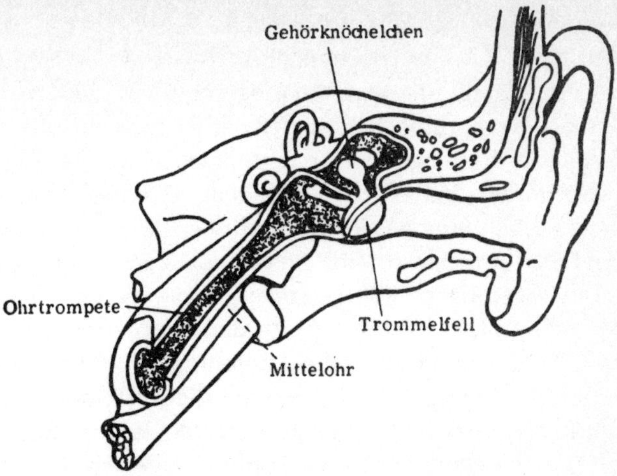

Abbildung 68: Linkes Ohr, Übersicht.

in den Mittelohrraum mit einem sogenannten Politzerballon oft schlagartig die Hörstörung und die Schmerzen.

Mittelohrentzündung (Otitis media)

Die Mittelohrentzündung entsteht durch das Aufsteigen infektiöser Keime aus dem Nasen-Rachen-Raum. Oft ist die Ursache ganz banal: viele Menschen haben nie gelernt, sich die Nase richtig zu putzen. Sie schnauben mit aller Kraft und halten dabei beide Nasenlöcher zu. Dann versuchen sie die Nase explosionsartig wieder freizubekommen. Der dabei entstehende Druck reicht häufig aus, um Krankheitserreger durch die Ohrtrompete in den Mittelohrraum zu drücken. Die Gefahr läßt sich vermeiden, wenn man beim Naseputzen erst das eine, dann das andere Nasenloch zuhält.

Es gibt noch andere Infektionsmöglichkeiten, wie das Einwandern von Bakterien durch Trommelfelldefekte oder die Infektion auf dem Blutweg; diese sind jedoch extrem selten.

Der Patient mit Mittelohreiterung klagt über stechende, klopfende Schmerzen im Ohr, die sich beim Schneuzen, Schlucken und Husten deutlich verstärken. Mitunter ist der Schmerz nicht eindeutig als Ohrschmerz zu identifizieren, sondern wird im ganzen Kopf empfunden. Neben einem gestörten Allgemeinbefinden und erhöhter Temperatur stehen Schwerhörigkeit und Ohrgeräusche im Vordergrund des Krankheitsgeschehens.

Besonders gefürchtet ist eine mögliche Komplikation, bei der die Entzündung auf den knöchernen Warzenfortsatz (Mastoid) übergreift. Bei der Mastoiditis wird die Gegend hinter der Ohrmuschel besonders druckempfindlich und schwillt so stark an, daß das Ohr absteht. Als Faustregel gilt: wenn eine akute Mittelohrentzündung nicht nach zwei bis drei Wochen abgeheilt ist, besteht begründeter Verdacht, daß sich eine Mastoiditis entwickelt.

Die Gefahr der Mastoiditis veranlaßt den schulmedizinisch orientierten Arzt dazu, sofort für mindestens vier Tage hohe Dosen Penicillin zu verordnen. Außerdem werden neben strenger Bettruhe fiebersenkende Medikamente (Antipyretika) und Schmerzmittel (Analgetika) gegeben. Ist die Mittelohrentzündung im Anschluß an einen Schnupfen aufgetreten, kommt auch die Anwendung abschwellender Nasentropfen oder -sprays in Frage. Schmerzstillende Ohrentropfen können am eigentlichen Krankheitsbild nicht viel ändern, weil sie ja das Mittelohr gar nicht erreichen. Aber sie können auf das Trommelfell schmerzlindernd wirken. Entsprechende Ohrentropfen müssen farblos sein (Paraxin, Combison, Leukomycin usw.). Wenn Tropfen eingeträufelt wurden, ist es wichtig, den Ohrenarzt darauf hinzuweisen, weil das Trommelfell dadurch verschleiert sein kann.

Ist das Trommelfell so stabil, daß der Eiter nicht abfließen kann, bleibt dem HNO-Arzt nichts anderes übrig, als ein kleiner chirurgischer Eingriff (Paracentese). Er eröffnet in Narkose oder unter örtlicher Betäubung das Trommelfell durch einen Schnitt mit dem Skalpell. Er wird sich vor allem dann zu der Operation entschließen, wenn der Übergang der Entzündung auf das innere Ohr zu befürchten ist.

Für den naturheilkundlich orientierten Arzt gibt es prinzipiell kein isoliertes Krankheitsgeschehen. Jede Krankheit ist als Erkrankung des ganzen Menschen anzusehen und demnach in erster Linie mit allgemeinen Entlastungs- und Umstimmungsverfahren zu behandeln. In Frage kommen in diesem Fall Schwitzpackungen, Saftfasten, Vitamin-C-reiche Kost und Anregung der Darmtätigkeit (Abführtees, Einläufe). Auch bestimmte einfache Wasseranwendungen werden empfohlen: Leinsamen- und Kamillenumschläge, je nachdem, was der Patient als angenehmer empfindet, kalte Aufschläge, die mit einem wollenen Tuch aufgebunden werden, oder heiße. Bei Kleinkindern sollte in diesem Fall Wärmebehandlung vermieden werden.

Der Neuraltherapeut wird die Behandlung bei allen Krankheiten entzündlicher Genese mit der Injektion von Procain in die Vene beginnen. Das Procain wirkt schmerzstillend, fiebersenkend und allgemein umstimmend. Oft verschwindet allein schon durch die intravenöse Anwendung des Neuraltherapeutikums schlagartig der Schmerz und nachfolgend auch die Entzündung. Unterstützend wirken die Injektion an den Warzenfortsatz hinter dem Ohr (Mastoid) und das Quaddeln bestimmter Halssegmente, die über die sogenannten kutivisceralen Reflexwege (cutis = Haut, viscera = innere Organe) direkt und indirekt auf das Mittel- und Innenohr einwirken. Als äußerstes Mittel steht dem Neuraltherapeuten, wenn alle anderen Möglichkeiten versagen, immer noch die Stellatuminjektion zur Verfügung (das Ganglion stellatum innerviert das gesamte obere Körperviertel seiner Seite vegetativ).

Gehörgangsfurunkel

Gehörgangsfurunkel entstehen durch Infektion der Haarbälge im Bereich des häutigen Gehörganges mit Staphylokokken — kugelförmigen Bakterien. Meist gelangen sie beim Kratzen oder durch übertriebenes Säubern mit Wattestäbchen und dergleichen in das Ohr. Es wird viel zuwenig darauf hingewiesen, daß das Manipulieren mit solchen Hilfsmitteln meist mehr Schaden als Nutzen bringt, weil das vorhandene Ohrschmalz nur noch tiefer in die Gehörgänge gepreßt und so dem Entstehen von Ohrekzemen oder Furunkeln Vorschub geleistet wird. Das Ohr besitzt normalerweise einen sehr gut funktionierenden Selbstreinigungsmechanismus.

Einen Gehörgangsfurunkel kann der Ohrenarzt durch einfache Inspektion mit einem Ohrtrichter feststellen. Der Patient klagt über heftige, reißende Kopfschmerzen, die vom Ohr ausgehen, besonders häufig nachts auftreten und sich beim Kauen erheblich verstärken. Hinzu kommen Berührungsempfindlichkeit der Ohrmuschel und gesteigerter Schmerz beim Druck auf eine Stelle am äußeren Ohr, die man Tragus nennt. Die Behandlung muß dem Facharzt überlassen werden. Er verordnet Schmerzmittel, Boralkoholumschläge und bei schwerem Krankheitsbild Antibiotika. Treten solche Gehörgangsfurunkel immer wieder auf, sollte in Betracht gezogen werden, daß vielleicht ein Diabetes (Zuckerkrankheit) die auslösende Ursache ist. Ein entsprechender Urintest mit einem in der Apotheke erhältlichen Teststäbchen wird hier Klärung bringen.

Menière-Syndrom

Es ist, als ob man auf festem Boden plötzlich seekrank wird: anfallsweise überkommen den Patienten heftige Attacken starken Drehschwindels, verbunden mit Übelkeit und Erbrechen sowie Schweißausbrüchen. So beginnt ein Anfall von Menière, dessen Dauer und Häufigkeit nicht vorausbestimmbar sind. Die unangenehmen Symptome, die sich mit dem Anfall einstellen und mit der Zeit immer stärker hervortreten, sind eine einseitige Innenohrschwerhörigkeit, ein lästiges Ohrensausen. Und natürlich der Kopfschmerz.

Es scheint sich bei dem Menière-Syndrom (benannt nach dem französischen Arzt Prosper Menière) um Krankheitserscheinungen zu handeln, die von einem zu hohen Innendruck in einem bestimmten Abschnitt des Labyrinths verursacht werden. Es sind Abflußschwierigkeiten einer Gewebsflüssigkeit, in etwa vergleichbar mit den Abflußschwierigkeiten des Kammerwassers im Auge, die zum grünen Star führen können.

Die Verringerung der Flüssigkeitszufuhr und die Verbesserung der Abflußverhältnisse im Innenohr können kaum durch Medikamente und nur mit Einschränkungen durch eine Operation herbeigeführt werden.

Wiederum vermögen Akupunkteure und Neuraltherapeuten auf diesem Gebiet einer chronischen und konservativ eigentlich nicht zu behandelnden Erkrankung erfreuliche Ergebnisse zu erzielen.

Über eine Normalisierung der vegetativen Nerven wird eine Normalisierung der Blutgefäße und der lymphatischen Gewebe erreicht. Das kann zur bleibenden Beseitigung der Menièreschen Symptome führen.

Der Patient bleibt von nun an von dem Drehschwindel, dem Erbrechen und dem Ohrensausen verschont, die Hörfähigkeit verschlechtert sich nicht weiter. Und der Kopfschmerz, der jeden Anfall begleitet hat, kehrt natürlich auch nicht zurück, weil er nur eine Folge der Erkrankung war.

f) Migräne

Man definiert die Migräne als »heftigen, anfallsartig auftretenden und periodisch wiederkehrenden, meist halbseitigen Kopfschmerz«. Daß es sich bei der Migräne tatsächlich um eine echte Krankheit und nicht etwa um ein »Gesellschaftsspiel hysterischer Damen« handelt, wird sich langsam herumgesprochen haben.

»Migräne tötet nicht«, sagt der australische Kopfschmerzspezialist Professor James W. Lance, »aber sie kann das Leben zur Hölle machen!«

Unter Migräne leiden auf der Welt mehrere Millionen Menschen. Nordamerikanische Statistiker rechnen mit einem Migränebefall von sechs bis acht Prozent der Gesamtbevölkerung. Dabei sind erfahrungsgemäß Frauen zwei- bis dreimal häufiger betroffen als Männer. Der medizinische Laie ist heute mehr denn je geneigt, die Migräne als eine typische Zivilisationskrankheit anzusehen. Wir wissen aber, daß schon die Menschen in grauer Vorzeit daran litten. Offensichtlich ist die Krankheit aber in sogenannten zivilisierten Gegenden häufiger anzutreffen. So findet man in Asien und Afrika weit weniger Migränen als in Europa und Amerika; bei den Eskimos ist das Leiden nahezu unbekannt.

Migränetyp

Viele Ärzte, die sich um die Migräneforschung verdient gemacht haben, litten selbst an Migräne. So zum Beispiel Herrschel, Brewster, Du Bois-Raynaud, Wheatstone, Möbius und Helmholtz. Andere berühmte Migränepatienten waren: Sigmund Freud, der Begründer der Psychoanalyse, Thomas Jefferson, Verfasser der amerikanischen Unabhängigkeitserklärung und dritter Präsident der Vereinigten Staaten von Amerika, die Schriftstellerin Virginia Woolf und Lewis Carol, Autor des bekannten Kinderbuches »Alice im Wunderland«. Man findet in Biographien großer Menschen relativ selten einen Hinweis auf Migräne. Offenbar hielt man es nicht für nötig, »gewöhnliche« Kopfschmerzen besonders zu erwähnen.

Der amerikanische Neurologe Professor Arnold P. Friedman, Leiter einer New Yorker Spezialklinik für Kopfschmerzen, ist der Ansicht, die Mehrzahl der Migränepatienten zeichne sich durch die gleichen Wesens- und Charakterzüge aus: »Menschen, die unter Migräne leiden, sind meist intelligent, geistig sehr beweglich. Sie sind aggressiv, energisch, gewissenhaft und genau. Sie sind die Ausführenden, die Aktiven — ob in der Wissenschaft oder in der Politik, im Sport oder in der Kunst.«

Ein anderer Autor (C. Haffter) beschreibt die typische Migränepersönlichkeit so: »Migränepatienten sind aktive, sehr beherrschte, überaus zuverlässige, in sich verschlossene Personen, die meist auch einen Hang zu Starrsinn, Ehrgeiz und Perfektionismus zeigen. Häufig finden Migräniker auf Kosten großen Energieaufwandes ihre Befriedigung darin, mehr und Besseres zu leisten als andere. Außerdem fehlt den Migränepatienten die Fähigkeit, Freizeit und Ruhe zu genießen.«

Schon Thomas von Sydenham (1642—1689), der »englische Hippokrates«, meinte: »Offenbar befällt die Migräne mehr Weise als Dummköpfe.« So fand der Amerikaner W. Allen in einer großen medizinisch-wissenschaftlichen Gesellschaft die Krankheit bei rund 50 Prozent der Mitglieder. Auch nervlich besonders aufreibende Berufe, wie ihn beispielsweise Telefonistinnen ausüben, rangieren in der Migränehäufigkeit weit an der Spitze. Andererseits sagen neuere Statistiken, daß die Migräne in allen beruflichen, sozialen und intellektuellen Schichten vorkommt, beim Universitätsprofessor ebenso wie beim schwachsinnigen ländlichen Hilfsarbeiter (Barolin).

Es ist noch nicht einmal annähernd zu schätzen, wie viele Arbeitstage jährlich durch Migräne verlorengehen. Der volkswirtschaftliche Schaden, den die Krankheit anrichtet, dürfte in die Milliarden gehen. Selbst wenn der Migränekranke im Anfall zur Arbeit geht und sich zusammennimmt: es ist wohl unmöglich, mit höllischen Schmerzen voll arbeitsfähig zu sein, wenn auch die Geschichte zu berichten weiß, daß einer der bekanntesten Heerführer des Krieges 1870/71, der General von Alversleben, während eines heftigen Migräneanfalls eine gewaltige Feldschlacht geleitet »und zum glänzenden Siege gebracht« habe.

Symptome

Das Erscheinungsbild der Migräne ist derart vielfältig, daß man sagen kann: jeder Migräniker hat seine eigene Migräne. Der Migränepatient merkt selbst meist ganz genau, wann ein neuer Anfall bevorsteht. Manche Kranke berichten, daß sie sich einen Tag vor der Schmerzattacke oft besonders wohl fühlen. Eine Frau gibt zum Beispiel an, sie fühle sich regelmäßig vor einem Anfall leicht, wie schwebend, und verrichte alle Bewegungen wie spielend. Andere Migräniker sind vor dem Anfall mißgestimmt und depressiv.

Aber nicht immer kündigen solche Vorboten (Prodromalerscheinungen) den nahenden Anfall an. Viele Kranke werden von den Schmerzen ohne jeden ersichtlichen Anlaß aus heiterem Himmel überfallen. Andere wiederum merken an typischen Sehstörungen, daß sich die Krankheit wieder meldet.

Flimmerskotom und andere Sehstörungen

Die »Flimmerskotom« genannten Augenerscheinungen dürfen als eines der klassischen, dem Anfall vorausgehenden Symptome gelten. Der Patient sieht dabei plötzlich flimmernde, leuchtende Pünktchen vor einem oder beiden Augen. Auch gleißende, rotierende Sternchen oder helle Zackenmuster werden beschrieben. Solche optischen Erscheinungen liegen in einem Drittel bis der Hälfte aller Fälle vor. Trotzdem erscheint es wenig sinnvoll, eine Untergruppe der Migräne als »Augenmigräne« abzugrenzen, wie das verschiedentlich vorgeschlagen wurde. Solche Abgrenzungen sollten nur dann vorgenommen werden, wenn eine gezielte Therapie erforderlich und möglich erscheint.

Die in medizinischen Lehrbüchern immer wieder als typisch für Migräne angeführten »Festungsmauermuster«, die die Patienten angeblich beim Flimmerskotom sehen, finden sich bestimmt nicht in dem Maße, wie man das früher annahm. Am häufigsten ist wohl einfaches Augenflimmern, das etwa in den ersten fünf bis zehn Minuten des Anfalls auftritt und schnell wieder verschwindet. In Einzelfällen kann das Flimmern bis zu zwei Tagen anhalten.

Mitunter steigern sich die Sehstörungen so weit, daß der Kranke plötzlich nur noch einen kleinen Ausschnitt vom normalen Gesichtsfeld wahrnimmt. Andere, etwas seltener vorkommende Augenstörungen sind Größersehen (Macropsie), Kleinersehen (Micropsie) und Verzerrtsehen (Metamorphopsie). Der schwedische Arzt Dr. Bille, der in seiner Heimat eine große Untersuchung über Migräne bei Kindern durchführte, berichtete von einem kleinen Mädchen, das als Migräneprodrom alle Menschen ihrer Umgebung wie in einem Spiegelkabinett verzerrt sah und sich jedesmal köstlich darüber amüsierte.

Psychische Symptome

Auch ausgewachsene Halluzinationen kommen vor, im oder nach dem Anfall. So wird von einer Frau berichtet, die mehrmals eine große gelbe Straßenbahn auf sich zukommen sah. Es erscheint für den behandelnden Arzt angebracht, seine Patienten ausdrücklich nach solchen Erscheinungen zu fragen, weil sie meist aus Angst, an irgendeiner Geisteskrankheit zu leiden, verschwiegen werden.

Man findet vor allem Geschmacks- und Geruchshalluzinationen (Geschmack nach Blut, Geruch oder Geschmack nach Petroleum und dergleichen) und auch Veränderungen des Raum- und Zeitgefühls.

Lewis Carol, der Autor des Buches »Alice im Wunderland«, war einer der wenigen Patienten, die aus den Halluzinationen einen gewissen Nutzeffekt ziehen konnten. Er litt nämlich vor jedem Migräneanfall an Körperschemastörungen: eine Körperhälfte oder ein Ohr bläht sich scheinbar auf und wird als riesengroß empfunden, oder es kommt zum Gefühl, als wäre der ganze Körper winzig klein und in die Breite gequetscht. Der Schriftsteller zeichnete, wie seinen Tagebüchern zu entnehmen ist, alle derartigen Störungen auf und verarbeitete die Eindrücke in seiner weltberühmt gewordenen Kindergeschichte. Andere psychische Symptome eignen sich weniger als Stoff für Kinderliteratur:

Ein Mann wurde vor dem Anfall ruhelos und querulantenhaft und verspürte plötzlich das Bedürfnis, in die nächste Kirche zu gehen und von der Kanzel herab den Pfarrer zu beschimpfen. Was er auch tat. Das Ergebnis war, daß er in eine geschlossene psychiatrische Anstalt eingeliefert wurde. Hier normalisierte sich der Zustand rasch, und der Patient konnte bald darauf entlassen werden. Er hatte später keinerlei Erinnerung an diese Episode.

Ein Fall, den Dr. G. S. Barolin in seinem Buch »Migräne« veröffentlichte:

»Ein 38jähriger Patient, der seit seinem 18. Lebensjahr an Migräne leidet, sollte morgens nach dem Besuch einer Amtsstelle ins Büro gehen, statt dessen löste er eine Fahrkarte von Wien nach Salzburg. Davon weiß er aber schon nichts mehr; er erinnert sich erst wieder, wie am Mirabellplatz in Salzburg — wo er offensichtlich kollabiert war — sich ein Polizist um ihn bemühte, während er am Boden lag. In seinen Taschen fanden sich Ausstellungskarten, und während einer später durchgeführten Narkoanalyse erinnerte er sich auch bruchstückhaft an die Besichtigung gewisser Gemälde.«

Sicherlich sind die psychischen Begleitsymptome der Migräne nur in den seltensten Fällen so stark ausgeprägt.

Man erklärt sich das Auftreten solcher Erscheinungen — wie übrigens auch das der Augenstörungen — durch das Vorliegen von Krämpfen der Hirngefäße mit nachfolgender Unterdurchblutung bestimmter Hirnareale. Die Sauerstoffarmut in diesen Gebieten löst dann eine Irritation aus.

Schmerzen

Der Kopfschmerz ist bei Migränikern das häufigste und hervorstechendste Symptom. Der Schmerzcharakter wird dabei anfangs als pulsierend, später als dumpf angegeben.

Definitionsgemäß muß der Schmerz anfallsartig sein. Patienten, die ihrer Meinung nach »eigentlich immer« Migräne haben, bringen damit nur zum Ausdruck, daß sie an keiner echten Migräne leiden.

Das Wort Migräne leitet sich von »Hemicrania« (Halbseitenkopfweh) ab. Inzwischen hat sich aber herausgestellt, daß der Kopfschmerz bei Migräne keineswegs immer nur einseitig lokalisiert ist. Manche Patienten leiden an beidseitigen Kopfschmerzen, bei anderen wechselt die Seite von Anfall zu Anfall. Heyck fand beispielsweise bei 41 Prozent seiner Migränepatienten keinen bevorzugten Schmerzbefall einer Seite.

So paradox es auf den ersten Blick auch klingen mag: es gibt sogar echte Migränen, die ohne Kopfschmerzen verlaufen. Dabei sind nur verschiedene andere Symptome kennzeichnend. Diese atypische Migräneform ist nicht einmal so selten: immerhin fallen darunter acht Prozent aller Migränen. Manchmal kommt es auch vor, daß unter medikamentöser Behandlung die Schmerzen weitgehend verschwinden, andere Symptome aber bestehen bleiben.

Übelkeit, Erbrechen

Manche Migräniker erbrechen im Anfall bis zu 20mal. Bei anderen lassen in dem Augenblick, in dem das Erbrechen beginnt, die rasenden Kopfschmerzen nach. Diese Patienten versuchen meist, das Erbrechen bewußt herbeizuführen. Nach mehrmaligem Erbrechen ist natürlich kein Mageninhalt mehr vorhanden; dann wird meist Verdauungssaft mit galligen Beimengungen herausgewürgt. Aufgrund dieser Tatsache versuchte man, die »biliöse« (= gallige) Migräne als eine eigene Untereinheit in den medizinischen Sprachgebrauch einzuführen. Doch derartige Vorschläge sind unnütz und bringen nur zusätzliche Verwirrung.

Interessant erscheinen in diesem Zusammenhang Untersuchungen, nach denen der Migränepatient mitunter Speisereste erbricht, die älter als einen Tag sind. Offenbar beginnen gewisse Magen-Darm-Störungen schon viele Stunden vor dem eigentlichen Migräneanfall.

Sicherlich ist das Erbrechen des Migränikers ein zentrales, also hirngesteuertes Phänomen, eine Folge der Hirnmangeldurchblutung.

Ödematöse Schwellungen

Oft fallen während des Migräneanfalls einseitige Verschwellungen im Schläfenbereich oder an den Augenlidern auf. Es handelt sich um Ödeme, also um einen durch in das Gewebe eingelagerte Flüssigkeit ausgelösten Zustand. Wie die grundlegenden Untersuchungen des Neurologen H. G. Wolff ergaben, beginnt bereits etwa zehn Tage vor dem Anfall die Flüssigkeitsbilanz negativ zu werden, das heißt, die Flüssigkeitsaufnahme übersteigt bei weitem die Abgabe durch Urin, Schweiß usw. Nach dem Schmerzanfall kommt es dann oft über zwei bis drei Tage zu vermehrtem Wasserlassen. Manchmal ist die Neigung des Migränikers zu Ödemen auffallend groß. So wird von einer Patientin berichtet, die während des Anfalls innerhalb kurzer Zeit bis zu vier Kilogramm zunimmt, ein verschwollenes Gesicht bekommt und deren Finger so stark anschwellen, daß sie keinen Ring mehr tragen kann.

Man hat versucht, über den Mechanismus der Wassereinlagerung therapeutisch weiterzukommen. Aber diuretische Mittel, also Medikamente, die eine Flüssigkeitsausschwemmung anregen, hatten keinerlei Einfluß auf das Schmerzgeschehen. Umgekehrt war es auch nicht möglich, durch Trinkenlassen größerer Flüssigkeitsmengen und Gabe von Arzneimitteln, die den Körper anregen, Wasser zurückzuhalten, Mirgräneanfälle zu provozieren. Daher kann man mit hoher Wahrscheinlichkeit sagen: das Ödem ist nicht die Ursache, sondern nur eine Folge des Migränegeschehens.

Vegetative Begleiterscheinungen

Der Migräneanfall kann mit vegetativen Begleitsymptomen verschiedener Art gekoppelt sein.

Diese Erscheinungen sind mitunter so ausgeprägt, daß sie das Bild der Migräne verschleiern und die Diagnose erschweren; so zum Beispiel Hitzewallungen, Schweißausbrüche, Augentränen, Fieber, Durchfälle und Herzbeschwerden, die an Angina pectoris erinnern. Vor allem bei Kindern wird die Migräne oft als »Bauchschmerzen«, »Schulerbrechen« oder »Hirnhautentzündung« verkannt.

Auslöser

Verschiedene Patienten berichten, daß sie ganz bestimmte Auslösemechanismen ihrer Migräne festgestellt haben.

Es lag nahe, sämtliche Faktoren zu untersuchen, die fallweise zu einem Auslösen der Schmerzsymptomatik führten, um allgemeine Verhaltensmaßregeln für Migräniker zu finden. Theoretisch würde es ja genügen, daß der Kranke bestimmte Dinge und Situationen meidet, um von seinen Anfällen befreit zu werden. Leider hat sich gezeigt, daß die Sache nicht so einfach ist.

Offenbar liegt der Migräneanfall sozusagen schon längere Zeit in der Luft, und der jeweilige Auslöser hat nur die Funktion des berühmten Tropfens, der das Faß zum Überlaufen bringt. So ist es zum Beispiel unmöglich, sofort nach einem abgelaufenen Anfall durch irgendwelche Manipulationen einen neuen Anfall auszulösen. Ob eine Migräneattacke zustande kommt oder nicht, hängt immer von der augenblicklichen Reaktionslage des Körpers ab. Für die Grundlagenforschung der Krankheit ist es dennoch wichtig, zu wissen, auf welche äußeren Einflüsse hin das Migränegeschehen in Gang gebracht wird.

Alkohol

Viele Migräniker wissen, daß sie am nächsten Tag mit Sicherheit einen Anfall zu erwarten haben, wenn sie größere Mengen Alkohol trinken. Das ist an sich nicht weiter verwunderlich, denn Alkohol macht in größeren Mengen bekanntlich schon bei Gesunden Kopfschmerzen. Das labile Gefäßsystem des Migränekranken ist natürlich für derartige Reize ungleich stärker empfindlich. Oft sind es aber auch nur ganz bestimmte alkoholische Getränke, die einen Anfall provozieren. Es ist daher nicht auszuschließen, daß auch geringe Mengen Alkohol in Verbindung mit bestimmten Begleitsubstanzen (Fuselöle etc.) Migräne auslösen können.

Nikotin

Nikotin ist ein äußerst starkes Gefäßgift. Es konnte experimentell nachgewiesen werden, daß Nikotin noch in Verdünnungen von 1 : 50 000 Gefäßverengungen zu verursachen vermag.

Dr. D. Saurugg vom Landesnervenkrankenhaus Valduna in Rankweil/Österreich fand kürzlich heraus, daß bei Migränepatienten die Hirndurchblutung auch in der anfallsfreien Zeit erheblich reduziert ist. Eine genaue Untersuchung mit modernsten Hilfsmitteln ergab, daß die Durchblutungszeit der Hirngefäße auf der bevorzugten Schmerzseite um durchschnittlich 4,3 Sekunden länger ist als auf der anderen Seite. Daß sich solche ohnehin schon pathologischen Zustände durch das Gefäßgift Nikotin noch verschlechtern können, dürfte klar sein. Man kann keinem Migränekranken versprechen, daß seine Schmerzen aufhören, wenn er sich das Rauchen abgewöhnt. Andererseits gibt es Fälle, in denen nach dem Absetzen des Rauchens die Migräne jahrelang stumm blieb.

Lichtreize

Migräneanfällige Personen berichteten, daß Anfälle durch Lichtreize beim Vorbeifahren an Brückengeländern oder beim Fahren entlang von Bäumen gezäunter Alleen bei Sonnenschein ausgelöst wurden. Manchmal genügt auch längeres Betrachten glitzernder Wasser- oder Schneeflächen. Das Entscheidende dürfte dabei die Einwirkung flackernder (intermittierender) Lichtreize von bestimmter, individuell unterschiedlicher Frequenz sein. Die Irritation der Sehrinde im Gehirn hat Rückwirkungen, die einige Zeit später zum Ausbruch eines Migräneanfalls führen. In diesem Zusammenhang wäre auch das Fernsehen zu nennen. Dr. J. Bilbyx vom englischen Gesundheitsministerium gab 1972 das Ergebnis einer großangelegten Untersuchung auf diesem Gebiet bekannt. Danach lassen durch zu langes Fernsehen Konzentrations- und Leistungsfähigkeit nach. Dauerfernseher klagen auffallend oft über Nervosität, Schlafstörungen und Kopfschmerzen. Man kann wohl verallgemeinernd sagen: was beim Gesunden Kopfschmerzen verursachen kann, verursacht sie erst recht beim Migräniker.

Hormonelle Faktoren

Ein Viertel bis die Hälfte aller Frauen, die an Migräne leiden, geben Zusammenhänge mit dem Monatszyklus an. Allerdings läuft nur bei einem Teil von ihnen die Migräne mit der Menstruation parallel; häufig treten die Anfälle vor den Menses auf, manchmal aber auch während oder danach.

Dr. Brian W. Somerville vom Prince Henry Hospital in Sydney/Australien fand Ende 1971 heraus, daß für die Entstehung vor der Menstruation auftretender Kopfschmerzen vor allem der steile Abfall des Serumspiegels des Geschlechtshormons Östrogen verantwortlich ist. In manchen Fällen gelang es tatsächlich, die Schmerzen zumindest zu lindern, wenn man geringe Mengen Östrogen zuführte und damit den Abfall allmählicher verlaufen ließ. Meist sind solche Versuche aber ergebnislos.

Die Arbeiten des schwedischen Arztes Dr. Bille haben bewiesen, daß die Migräne bei Kindern unterschiedslos beide Geschlechter gleich oft befällt. Je höhere Altersgruppen die Statistik erfaßt, um so mehr überwiegen dann die weiblichen Patienten. Viele Frauen erzählen, daß ihre Migräne zusammen mit der ersten Periode auftrat. Auch die Tatsache, daß die Migräne oft während einer Schwangerschaft oder in den Wechseljahren verschwindet, weist auf einen Zusammenhang mit dem Geschlechtsbereich hin. Dr. G. S. Barolin schreibt in seinem Buch »Migräne« zu diesem Thema: »Ich kenne Patientinnen, denen nach der Reihe versprochen wurde: ›Das hört nach der ersten Regel auf‹, ›das hört nach dem ersten Kind auf‹, ›das hört nach dem Wechsel auf‹. Die Migräne überlebte aber bis in das späte Alter die Ärzte und deren Prophezeiungen.«

Offenbar versperrt hier das zu sehr mechanisch ausgerichtete Denken der modernen Medizin den Weg zur Heilung. Die bisweilen erzielten Erfolge der Neuraltherapeuten bei Migränepatientinnen nach Injektionen in den gynäkologischen Raum beweisen, daß zwar der Unterleibsbereich die auslösende Ursache darstellte, aber nicht — oder nur sehr selten — auf hormonellem Wege stört. Der gynäkologische Raum wirkt hier als nervales Störfeld, das durch Procaininjektionen repolarisiert und damit wieder in die Gesamtheit des Körpers eingegliedert wird.

Die Pille

Professor Lee Kudrow von der California Medical Clinic for Headache in Enico/USA und seine Mitarbeiter stellten fest, daß die Zufuhr weiblicher Geschlechtshormone eine bestehende Migräne verschlimmern kann. Bei 58 Prozent der untersuchten Frauen sank nach dem Absetzen hormoneller Empfängnisverhütungsmittel die Anfallshäufigkeit um mehr als die Hälfte ab. Es empfiehlt sich daher, daß Frauen, die unter Migräne leiden, eine Zeitlang mechanische oder andere Verhütungsmittel anwenden, um eine Hormonstörung mit Sicherheit ausschließen zu können.

Hunger

Eine sehr dicke Patientin von Dr. Barolin berichtete ihm, immer wenn sie Hunger habe, bekomme sie einen Migräneanfall. Aus Angst davor habe sie sich angewöhnt, ständig zu essen.

Der Hungerkopfschmerz ist seit langem bekannt. Wahrscheinlich ist ein Absinken der Blutzuckerwerte unter ein bestimmtes Niveau die auslösende Ursache. Dieser »Hypoglykämiekopfschmerz« tritt vor allem bei Zuckerkranken auf, die schlecht »eingestellt« sind, das heißt, zuviel Insulin bekommen. Der genaue Mechanismus der Auslösung ist allerdings noch nicht gefunden.

Nahrungsmittel

Erfahrungsgemäß vertragen rund 30 Prozent aller Migränekranken bestimmte Speisen schlecht. Sie reagieren darauf prompt mit einem Anfall. Solche Nahrungsmittel sind unter anderen: Käse, Schokolade, Zitrusfrüchte, Wiener Würstchen und andere Pökelfleischprodukte. Auch die Auslösung durch Portwein ist bekannt. Wiener Würstchen lösen die Kopfschmerzen durch ihren hohen Gehalt an Natriumnitrit aus, wie der Engländer W. R. Henderson feststellte.

I. Smith, ebenfalls Engländer, fand mit seinen Mitarbeitern heraus, daß Zusammenhänge zwischen Migräne und tyraminhaltigen Nahrungsmitteln bestehen. Er konnte nachweisen, daß Migränepatienten, deren Schmerzen durch solche Lebensmittel entstehen, wegen eines Stoffwechseldefektes das Tyramin nicht wie der Gesunde zu unschädlichen Eiweißprodukten abbauen können; das Tyramin wird bei ihnen in giftiges p-Hydroxyphenylacetaldehyd, den eigentlichen schmerzauslösenden Stoff, umgewandelt.

Dr. M. Sandler vom Queen Charlottes Maternity Hospital in London vertritt die Ansicht, die »Schokoladenmigräne« würde durch nicht abgebautes Phenyläthylamin verursacht.

Vielleicht haben alle drei Forscher recht. Allen bisherigen Ergebnissen auf diesem Gebiet ist die Erkenntnis gemeinsam, daß der Migräniker individuell verschieden auf bestimmte Stoffe reagiert, die mit der Nahrung zugeführt werden. Die Wissenschaftler sind übereinstimmend der Meinung, daß Stoffwechselfehler den Migränepatienten außerstande setzen, gewisse Substanzen ganz abzubauen. Um welche chemischen Bestandteile es sich dabei handelt, ist mehr von akademischem Interesse.

Patienten, die herausgefunden haben, daß ihre Migräne durch bestimmte Nahrungsmittel ausgelöst oder verschlimmert wird, sollten entsprechend Diät halten. Bisher hat man aber vergeblich versucht, einen allgemein verbindlichen Diätplan für Migräniker aufzustellen und so die Migräne unter Kontrolle zu bringen. Offensichtlich spielt die Auslösung der Anfälle durch Nahrungsmittel doch nur eine untergeordnete Rolle. Dagegen erscheint es angebracht, schon bei den ersten Vorboten des Anfalls jede Nahrungsaufnahme einzustellen, um den Organismus nicht durch die Verdauungsarbeit zusätzlich zu belasten.

Körperliche Anstrengung

In der Literatur über Migräne wird die körperliche Anstrengung nur in knapp einem Prozent aller Fälle als möglicher Auslöser angegeben. Und auch bei Patienten, bei denen schwere Arbeit einmal einen Anfall verursacht hat, gelingt die experimentelle Nachvollziehung des Vorganges nur sehr selten.

Der Migräniker sollte prinzipiell nicht in Watte gepackt werden. Ihm tun vernünftige Abhärtung, Bewegung, Sport und körperliche Arbeit meistens gut.

Entspannung

Es gehört zum oft geschilderten Gesamtbild des Migränekranken, daß ihm die Fähigkeit fehlt, Freizeit und Ruhe zu genießen. So unwahrscheinlich es auch klingen mag: Entspannung ist viel häufiger die Migräneursache als Arbeit. So gibt es Menschen, die prinzipiell an »Sonntagsmigräne« leiden. Auch hier sind die Zusammenhänge noch weitgehend unbekannt.

Witterungseinflüsse

Viele Migräniker sind besonders wetterfühlig. Der Föhn steht in der Liste der Migräneauslöser ganz weit oben. Deshalb wird Migränepatienten empfohlen, Klimakuren in Mittelgebirgslagen zu versuchen.

Auch starke Sonnenbestrahlung über längere Zeit kann bei so disponierten Personen einen Migräneanfall auslösen. Natürlich besitzen solche, durch eigene Erfahrungen gewonnene Aussagen — wie immer in der Medizin — keine Beweiskraft. Es gibt Fälle, in denen Migräniker berichten, daß ihre Schmerzen nicht mehr aufgetreten seien, seit sie sich im Sommerurlaub einmal richtig von der Sonne braten ließen. Möglicherweise hängt aber die Besserung des Krankheitsgeschehens in solchen Fällen eher mit der veränderten Umwelt zusammen.

Druckschwankungen

Aus dem Zweiten Weltkrieg sind mehrere Fälle bekannt, in denen Flieger wegen »erwiesener Feigheit vor dem Feinde« degradiert wurden, weil sie jedesmal, wenn sie zu einem Flug gestartet waren, über wahnsinnige Kopfschmerzen klagten. Diesen »Simulanten« wurde Unrecht getan. Tatsächlich hat es sich dabei mit hoher Wahrscheinlichkeit um latente Migräniker gehandelt. Latent bedeutet in der Medizin, daß eine Krankheit zwar anlagemäßig vorhanden ist, die körpereigenen Regulationsmechanismen aber einen Ausbruch verhindern. Bei entsprechender Belastung können diese hemmenden Mechanismen versagen, und die Krankheit bricht aus. Heute ist durch die ausgefeilten Druckausgleichsaggregate der modernen Flugzeuge die Gefahr der Luftdruckschwankungen weggefallen.

Aber es muß nicht unbedingt ein Flugzeug sein. Migräniker beziehungsweise potentielle Migräniker können zum Beispiel auch durch Seilbahnfahren so irritiert werden, daß ein Anfall entsteht.

Man hat in den letzten Jahrhunderten mit großer Sorgfalt viele verschiedene mögliche Migräneauslöser registriert. Dabei bestätigte sich immer wieder: jeder Migräniker hat seine eigene, ganz individuell reagierende Migräne.

Es ist also nicht möglich, allgemeingültige Verhaltensmaßregeln nach dem Motto: »Du sollst ... beziehungsweise sollst nicht ...!« aufzustellen. Glücklicherweise findet beinahe jeder Migränekranke mit der Zeit von selbst heraus, was er darf, und was er besser lassen sollte.

Kindermigräne

Auch Kinder können an Migräne erkranken. Das ist viel häufiger der Fall, als bisher angenommen wurde. Nach Dr. Lance können sich etwa 25 Prozent seiner Migränepatienten daran erinnern, die typischen Kopfschmerzen bereits vor dem zehnten Lebensjahr gehabt zu haben.

Dr. Heyck gibt an, daß rund bei der Hälfte seiner Migräniker die Beschwerden vor dem 20. Lebensjahr auftraten, 13 Prozent davon hatten sie schon mit weniger als zehn Jahren.

W. Birkmayer beschrieb in diesem Zusammenhang einen interessanten Fall: Ein jetzt neun Jahre alter Junge fiel, bereits ehe er sprechen konnte, dadurch auf, daß er von Zeit zu Zeit blaß und kränklich im Bett lag. Seit er sprechen konnte, klagte er immer wieder über Kopfschmerzanfälle. Ansonsten war er in der anfallsfreien Zeit sehr lebhaft und aufgeweckt und kam auch später in der Schule gut mit. Daß wirklich eine echte Migräne vorlag, konnte sowohl aus dem Anfallscharakter der Schmerzen als auch durch typische Augensymptome (für zehn Sekunden sah der Knabe eine Schlange aus kleinen grauen Ringen, die von links nach rechts über das Gesichtsfeld lief) nachgewiesen werden.

Der schwedische Arzt Dr. B. Bille führte in seiner Heimat an Schulen die bisher größte Feldstudie über Migräne durch. Ohne vorher eine irgendwie geartete Auslese zu treffen, untersuchte er systematisch mehr als 9000 Schulkinder auf Migräne. Er fand dabei eine Befallsrate von vier Prozent, also weit mehr Migräniker als in höheren Altersstufen. Das intellektuelle und soziale Niveau der Migränekinder unterschied sich nicht wesentlich von dem einer gesunden Kontrollgruppe. Bei über der Hälfte der Migränekinder ließ sich durch die Familienanamnese eine erbliche Belastung feststellen. Bei Migränen, die in höherem Lebensalter zum erstenmal auftreten, wird die erbliche Belastung nur in fünf Prozent der Fälle gefunden. Auffallend war auch hier, daß Migräne im Kindesalter bei beiden Geschlechtern gleich häufig auftritt.

Abschließend muß noch einmal gesagt werden: Kinder können genauso unter Migräne leiden wie Erwachsene. Eltern neigen leider viel zu oft dazu, einem Kind keine Kopfschmerzen zuzutrauen. Wenn ein Kind über Kopfschmerzen klagt, hat das zunächst einmal nicht viel zu sagen, denn die meisten Kinderkrankheiten sind von diesem Symptom begleitet. Halten die Schmerzen jedoch längere Zeit an, oder kehren sie gar anfallsartig wieder, muß die Sache unbedingt diagnostisch abgeklärt werden. Dafür gibt es schließlich Kinderärzte.

Entstehung

Vor und 300 Jahren erkannte bereits der Schaffhausener Arzt J. Wepfer, daß der Migräneschmerz durch eine abnorme Dehnung der Kopfblutgefäße — vor allem der Arterien — durch den Pulsationsdruck zustande kommt. Er schuf mit seinen Untersuchungen eine wertvolle Diskussionsgrundlage. Die exakte Erforschung des Leidens begann erst in den letzten 20 Jahren. So konnte der Amerikaner H. G. Wolff mit seinen Mitarbeitern feststellen, daß unser Gehirn selbst und die intrazerebralen, also im Gehirn verlaufenden Blutgefäße, nicht schmerzempfindlich sind. Die Krankheit spielt sich also vorwiegend an den extrazerebralen, außerhalb des Gehirns gelegenen Arterien ab.

Der Blutdruck verändert sich während eines Migräneanfalls nicht. Das plötzlich erhöhte Pulsationsvolumen, das den Schmerz hervorruft, ist demnach nicht einfach als Folge eines allgemeinen Kreislaufphänomens anzusehen. Außerdem treten beim Migräneanfall deutliche Zeichen einer Unterdurchblutung bestimmter Gehirnbereiche auf. So hat sich die Auffassung der Krankheitsentstehung in den letzten Jahren immer wieder geändert. Im wesentlichen stammt die heute anerkannte Theorie über die mögliche Krankheitsentstehung von Wolff und seinem Team. Man unterteilt danach den Migräneanfall in drei Phasen, die nicht unbedingt immer, aber meistens in dieser Reihenfolge ablaufen.

Prodromalphase

Durch Mangeldurchblutung oder verminderte Sauerstoffausnutzung entstehen Ausfalls- und Reizerscheinungen der Hirnrinde (Cortex). Die zuführenden Gefäße sind verengt (Vasokonstriktion). Der Patient klagt in diesem Stadium über Lichtempfindlichkeit, Augenflimmern, Schwindel und Gefühlsstörungen. Auch Bewegungs-, Sprach- und psychische Störungen können dieses Stadium begleiten.

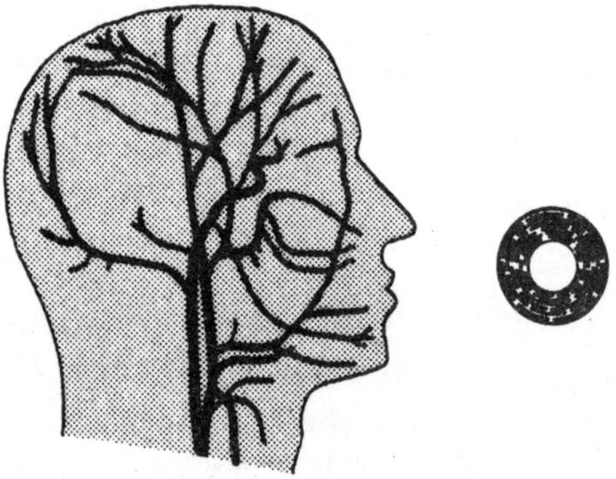

Abbildung 69: Verengte Gefäße.

Schmerzphase

Der Mirgräneschmerz entsteht durch die nachfolgende Erschlaffung der Arterienwände und die pulssynchrone Erweiterung, besonders der Verzweigungen der A. carotis externa. Dadurch

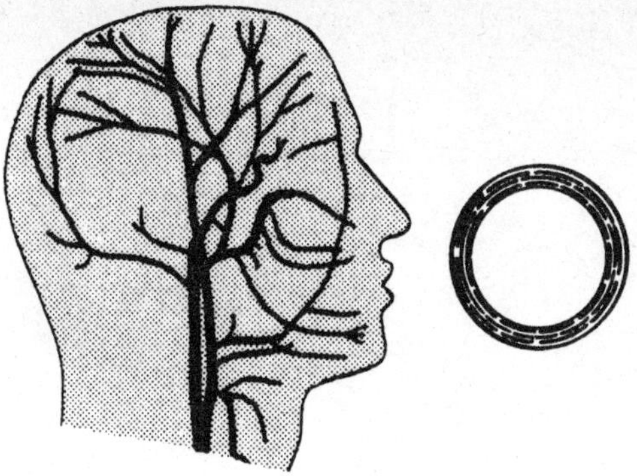

Abbildung 70: Gedehnte Gefäße.

werden schmerzempfindliche Elemente der Gefäßwände gereizt. Der Schmerz wird dabei als pochend oder klopfend beschrieben. In dieser Phase treten oft die Arterien und Venen des Stirn- und Schläfenbereichs deutlich pulsierend hervor.

Ödemphase

Die Erweiterung der Arterien und der isoliert gesteigerte Blutdruck führt zu einer gesteigerten Flüssigkeitsdurchlässigkeit (Permeabilität) der kleinsten Blutgefäße (Kapillaren). Durch Flüssigkeitsaustritt ins Gewebe entsteht ein Ödem der Arterienwände und des umgebenden Bereichs. Der Schmerzcharakter verändert sich dadurch, das Pulsieren hört auf, und es entsteht ein eher dumpfer, drückender Schmerz.

Die Forschungen der letzten Jahre haben gezeigt, daß dieser Mechanismus allein für die Erklärung der Vorgänge beim Migräneanfall noch nicht ausreicht. Denn meist ist zum Beispiel das Gesicht des Migränikers im Schmerzanfall blaß, obwohl man das Pulsieren der Schläfenarterien deutlich sehen und auch tasten kann. Außerdem treten die Hirnreizerscheinungen, die durch Sauerstoffmangel erklärt werden, keineswegs immer nur in der ersten Phase auf. Mitunter begleiten sie den Schmerz. Sauerstoffverarmung des Gewebes und das Pulsieren der größeren Gefäße können also gleichzeitig vorhanden sein.

Heyck und seine Mitarbeiter maßen, um die Lösung des Pro-

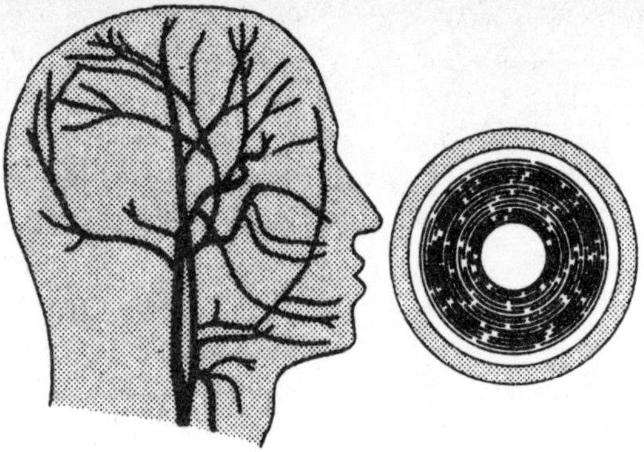

Abbildung 71: Durchlässige Gefäße.

blems zu finden, die Sauerstoffsättigung im Blut der Kopfvenen des Migränikers im Anfall und verglichen die Werte mit Ergebnissen von Messungen in der anfallsfreien Zeit und bei gesunden Kontrollpersonen. Sie fanden dabei, daß stets das venöse Blut im Anfall auffallend hellrot aussah, also mehr dem mit Sauerstoff angereicherten arteriellen Blut ähnelte. Die gemessenen Werte zeigten tatsächlich, daß die Sauerstoffausschöpfung im Migräneanfall stark erniedrigt ist. Das Blut muß also im Migränegebiet vom arteriellen in den venösen Gefäßschenkel übertreten, ohne in wesentlichem

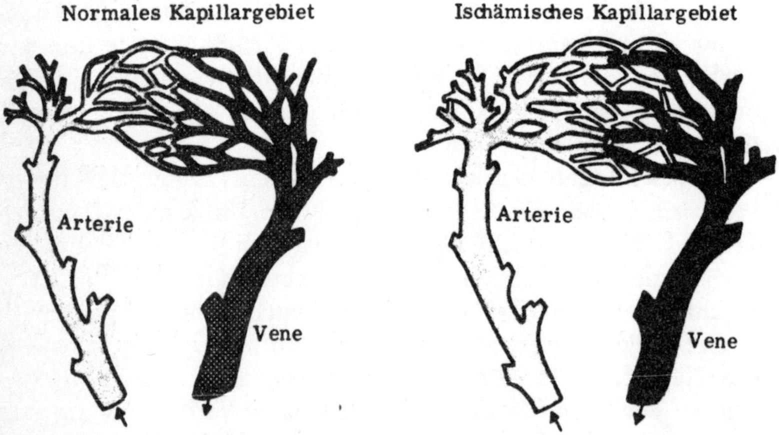

Abbildung 72: Schematische Darstellung der Zirkulationsstörungen im Migräneanfall (nach Heyck).

Maße am Stoffwechsel teilzunehmen. Offensichtlich kommt es im Anfall zu arteriovenösen Kurzschlüssen zwischen den extrazerebralen Blutgefäßen. Die Venen müssen also plötzlich einen arteriellen Blutdruck aushalten und werden schmerzhaft gedehnt. Außerdem erklärt sich auch durch diese Kurzschlüsse (Shunts), wann das umgangene Kapillargebiet minderdurchblutet wird. Bei der Entstehung des Migränekopfschmerzes wirkt sicherlich diese Überfüllung und Dehnung der Kurzschlüsse zwischen Arterie und Vene mit. Völlig klar ist der Pathomechanismus der Migräne auch den heutigen Wissenschaftlern noch nicht; immerhin aber ist man der Krankheit schon weitgehend auf die Spur gekommen, bestimmt sind in der nächsten Zeit noch interessante Forschungsergebnisse zu erwarten. Ob es allerdings überhaupt möglich ist, alle Vorgänge im Lebendigen mit naturwissenschaftlichen Methoden bis ins einzelne ganz zu erfassen, muß bezweifelt werden.

Behandlung

Der englische Arzt D. Campbell verordnete schon 1894 bei Migräne Abkochungen aus dem Getreideschmarotzer Mutterkorn (Secale cornutum). Da es sich dabei um ein hochgiftiges Gebräu handelt und außerdem die genaue Dosierung auf Schwierigkeiten stieß, fanden diese Versuche bei seinen Kollegen wenig Anklang, obwohl er recht gute Erfolge damit hatte.

Erst als es dem deutschen Chemiker Stoll 1918 gelungen war, aus dem Mutterkorn das wirksame Alkaloid zu isolieren, führte H. Maier es 1926 offiziell in die Migränetherapie ein.

Die wirksame Substanz ist das Ergotamin. Ergotamin kann, wie spätere Untersuchungen (Rothlin, Cerletti) ergaben, je nach der vegetativen Ausgangslage des Organismus die Blutgefäße entweder verengen oder erweitern. Bisher war man allgemein der Meinung, die Verengung der gedehnten Arterien und Venen sei das hauptsächliche Wirkungsprinzip bei der Ergotaminbehandlung der Migräne. Inzwischen ist aber bekannt, daß viele Migränen auch durch die hydrierte Form des Ergotamins (Dihydroergotamin) günstig zu beeinflussen sind, obwohl dabei nachweisbar der gefäßverengende Effekt fehlt.

Da Ergotaminpräparate weder schmerzstillend noch zentral dämpfend wirken, müssen sie direkt am Krankheitsgeschehen der Migräne angreifen. Die Meinungen darüber, wie die Mutterkornalkaloide das tun, gehen noch auseinander. Sicher ist, daß es mit solchen Präparaten in vielen Fällen gelingt, drohende Anfälle noch vor dem Ausbrechen abzufangen. Der Patient muß also das Medikament ständig bei sich tragen und es schon beim geringsten Anzeichen eines nahenden Anfalls einnehmen. Ist die Schmerzattacke nämlich erst einmal voll entwickelt, kann man den Zustand kaum noch beeinflussen.

Dann helfen auch handelsübliche Kombinationen von Ergotaminabkömmlingen mit Koffein, Schmerz- und Beruhigungsmitteln nicht mehr, wenn es sich um eine echte Migräne handelt. Dr. Barolin gibt den Erfolg der Kupierungsmittel mit 75 Prozent an. Er muß allerdings einschränken: »Überblickt man langjährige Verläufe, so sinkt der Prozentteil für Dauererfolg der Kupierbarkeit der Migräne noch um einiges ab, da nicht selten nach ein bis zwei Jahren die Kupierungsmedikamente ihre Wirksamkeit verlieren und (oder) die Attacken in immer dichterer Folge auftreten und immer schwerer kupierbar werden.«

Die Engländer Whitty und Hockaday veröffentlichten 1968 eine interessante Arbeit zu diesem Thema in der medizinischen Fachzeitschrift »British Medical Journal«. Die beiden Forscher hatten 92 Migräniker 20 Jahre nach der Diagnostizierung ihrer Krankheit über den Behandlungserfolg befragt. Dabei erwies sich, daß mehr als 75 Prozent noch an Migräne litten. Es scheint also um die Wirksamkeit der üblichen Therapie nicht allzu rosig auszusehen.

Man hat auch versucht, das Leiden durch gefäßchirurgische Eingriffe oder das operative Ausschalten bestimmter Nervenbahnen anzugehen. Die Erfolge waren dabei so dürftig, daß ein chirurgisches Vorgehen inzwischen von den meisten Ärzten abgelehnt wird.

Ergänzende Methoden

»Die moderne Experimentalmedizin benützt kaum ein Zehntel dessen, was an wirksamen Heilverfahren existiert«, schrieb einmal der New Yorker Arzt Dr. Bernhard Aschner.

Die Zahlenangabe erscheint vielleicht ein wenig übertrieben. Tatsache ist aber, daß ein Arzt, der alle modernen Mittel ausgeschöpft hat, noch lange nicht aufzugeben braucht. Denn dann bieten sich immer noch zahlreiche Ergänzungsmethoden an.

Aschner hat — von der Voraussetzung ausgehend, daß sich der menschliche Organismus in den letzten Jahrtausenden nicht mehr verändert hat — alte Heilmethoden »ausgegraben« und sie von verstaubten Ansichten und dem unvermeidlichen mystischen Beiwerk befreit. Er hat dabei festgestellt, daß die Behandlungsmethoden der alten Ärzte immer noch eine wertvolle Ergänzung der therapeutischen Möglichkeiten von heute darstellen.

Manchmal sind einfachste Manipulationen wirkungsvoller als die stärkste Medikamentenkombination. Häufig gelingt es zum Beispiel, mit einer Tasse Kaffee einen drohenden Migräneanfall abzufangen. Offenbar kommt dabei die pharmakologische Wirkung des Koffeins zur Geltung, peripher gefäßerweiternd und zentral verengend zu sein. Umgekehrt gibt es Patienten, bei denen Kaffee die Anfälle auslöst.

Jeder Kranke muß also selbst ausprobieren, wie seine Migräne auf verschiedene Maßnahmen reagiert. Manche Patienten kupieren ihre Migräne durch Hochschnupfen von verdünntem Kölnischwasser. Der deutsche Forscher Fliess hat schon vor einigen Jahrzehnten festgestellt, daß es in der Nasenschleimhaut Bereiche (ähnlich den Headschen Zonen der Haut) gibt, von denen Beziehungen zu inneren Organen existieren. Obwohl der Franzose Leprince die Forschungen später bestätigte, nahm die Fachwelt kaum Notiz davon. Sicherlich würde es sich lohnen, solche Beobachtungen heute noch einmal nachzuprüfen.

Einige Autoren geben an, daß eine schlagartige Besserung der Migränesymptomatik nach dem Inhalieren von reinem Sauerstoff eintrat. Auch das Auflegen einer Eisblase auf den Kopf wird empfohlen, um die Migräneschmerzen zu lindern. Dabei wirken wahrscheinlich sowohl der mechanische Druck auf die schmerzhaft überdehnten Gefäße als auch ihr durch den Kältereiz ausgelöstes reflektorisches Zusammenziehen heilsam. Schon zu Zeiten unserer Vorfahren verordneten die Ärzte bei Migräne Kuraufenthalte in Schonklima, am besten in Mittelgebirgslagen. Intensiver Sonnenbestrahlung sollte sich der Kranke nicht aussetzen, doch mitunter wird die Anfallsbereitschaft durch kurze Sonnenbäder — wobei der Kopf im Schatten sein muß — deutlich herabgesetzt.

Eine schnelle Selbsthilfe stellt für den Migräniker die Periostmassage dar (Periost = Knochenhaut). Diese wird kreisend, punktförmig, mit an- und abschwellendem Druck mit den Kuppen oder Knöcheln der Finger an bestimmten Stellen durchgeführt. Bevorzugt zu behandelnde Punkte bei Migräne sind: die Schulterblattgräten, soweit erreichbar, der Gelenkfortsatz des obersten Halswirbels, der Warzenfortsatz hinter dem Ohr, die Gegend der Hinterhauptschuppe, die Stirn und das Jochbein. Vor allem die Kopfseite, die druckempfindlicher ist, soll so massiert werden. In den meisten Fällen wird es die Seite sein, auf der der Migräneschmerz am häufigsten lokalisiert ist. Die einzelnen Punkte sollen etwa zwei bis drei Minuten lang behandelt werden.

Der naturheilkundlich orientierte Arzt versucht bei allen Krankheiten, deren Entstehungsursachen unklar sind, durch verschiedene Umstimmungsmaßnahmen die Regulations- und Selbstheilungskräfte des Organismus anzuregen. Eine hervorragende Umstimmung wird zum Beispiel durch die Eigenblutbehandlung erzielt. Dabei wird Blut aus einer Vene entnommen und in den Muskel wieder eingespritzt. Man erwartet, daß die Meldung zur Zentrale: »Hier ist Blut außerhalb der Blutbahnen!« eine Alarmreaktion auslöst, die eine Aktivierung brachliegender Selbstheilungskräfte hervorruft. Das Blut kann übrigens nicht einfach wieder resorbiert werden, sondern muß vorher in seine einzelnen Bestandteile zerlegt werden. Auch dabei werden wertvolle Heilmechanismen in Gang gesetzt. Eine Eigenblutbehandlung sieht etwa so aus: ein Kubikzentimeter Blut wird entnommen und wieder eingespritzt, dann wird die Dosis alle fünf Tage um einen Kubikzentimeter bis zur Höchstdosis von fünf Kubikzentimeter gesteigert. Es gibt bestimmte Methoden, um das Eigenblut aufzuarbeiten und noch mehr zu aktivieren (Durchblutung mit einem Ozon-Sauerstoff-Gemisch, Bestrahlung mit UV-Licht etc.). Bei der Behandlung der Migräne hat sich aber die Verwendung von unverändertem Eigenblut am besten bewährt.

Dr. Bernhard Aschner empfiehlt bei Migräne das Schröpfen. Das Ansetzen von Schröpfköpfen beherrschte früher jeder Bader. Die Methode ist aber schließlich in Mißkredit gekommen und wird heute kaum noch angewendet. Und das zu Unrecht, wenn nur ein Teil der damit von unseren ärztlichen Vorfahren erzielten Erfolge der Wahrheit entspricht. Es ist nicht einzusehen, warum eine Heilmethode, die früher wirksam war, es nicht heute auch noch sein sollte. Man unterscheidet das blutige und das unblutige Schröpfen. Das Prinzip ist einfach: Früher benutzte man Metall- oder Glasglocken, in denen die Luft mit einem brennenden Holzspan erwärmt wurde. Dann wurde der Schröpfkopf auf die Haut aufgesetzt. Kühlte nun die Luft in der Glocke ab, nahm gleichzeitig der Luftdruck ab. Der entstandene Unterdruck zog dann einen entsprechend großen Hautbezirk in den Schröpfkopf hinein.

Heute verwendet man beim unblutigen Schröpfen eine Glasglocke, in der durch eine Pumpe ein Unterdruck hergestellt werden kann. Die Glocke wird auf bestimmte Hautstellen gesetzt und dann angesaugt. Im Endeffekt entsteht dadurch ein blauer Fleck. Nun tritt praktisch wieder ein ähnlicher Mechanismus wie bei der Eigenblutinjektion ein. Zusätzlich wirkt natürlich der starke Reiz, der dabei auf die Haut ausgeübt wird.

Unblutiges Schröpfen ist also hauptsächlich ein Verfahren, um eine kleine Menge Blut aus den normalen Kreislaufbahnen herauszuziehen. Beim blutigen Schröpfen verstärkt man den Effekt noch, indem man vorher kleine Einschnitte in die Haut macht. Dadurch wird zusätzlich Blut entzogen und der Kreislauf entlastet. Das Anlegen von blutigen und unblutigen Schröpfköpfen an Hinterhaupt, Nacken und Rücken hat sich bei der Behandlung der Migräne in vielen Fällen bewährt (Aschner, Burger u. a.).

Zu den von Aschner bei Migräne empfohlenen Heilmitteln gehört auch der Aderlaß. Hier bringen der Blutverlust und die Notwendigkeit, diesen zu ersetzen, die Selbstheilungs- und Regulationskräfte in Gang. Eine Wirkung des Aderlasses, die den Ärzten zur Zeit des Hippokrates noch ganz geläufig war, ist heute nahezu unbekannt: sein schmerzstillender Effekt. Die alten Ärzte behandelten damit nicht nur Schmerzen der Brust- und Bauchorgane, sondern auch solche im Kopfbereich. Und das bestimmt nicht deshalb, weil ihnen kein anderes schmerzstillendes Mittel bekannt war. Vielleicht sollte man die Beobachtungen unserer Vorfahren doch in stärkerem Maße wieder aufgreifen. Denn sowohl die Krankheiten als auch die Menschen sind seitdem im wesentlichen gleichgeblieben.

Die Erfahrung vieler Migräniker, daß die Schmerzen im Stadium des Erbrechens nachlassen, nutzten die Ärzte des Altertums therapeutisch, indem sie zur Migränebehandlung Brechmittel verordneten. Es gibt eine ganze Reihe von Mitteln, um Erbrechen zu provozieren. Je nach Erregbarkeit genügt schon bloßes Berühren der hinteren Rachenwand mit dem Zeigefinger. Die alten Römer benutzten zum selben Zweck Pfauenfedern, die altindische Medizin empfahl das Kitzeln des Schlundes mit Pflanzenstengeln. Andere einfache Mittel sind: Trinken von größeren Mengen lauwarmen Wassers, Lösungen aus einem Zucker-Salz-Gemisch, Zucker oder Honig in Essig aufgelöst oder Brechwurz (Radix Ipecacuanhae), die man als Ipecacuanhasirup in Apotheken kaufen kann. Solche Brechmittel bringen vor allem bei Migränen Linderung, die mit trockener Haut, Verdauungsstörungen, Verstopfungen und Menstruationsstörungen verbunden sind. Allen diesen Methoden überlegen ist ohne Zweifel die Akupunktur. Für den erfahrenen

Akupunkteur ist Migräne nicht gleich Migräne. Er behandelt daher neben den typischen Kopfschmerzpunkten, die in anderen Kapiteln erwähnt werden, Spezialpunkte: bei Migräne mit Schlafstörungen und Unruhe sind es andere als bei der mit Gallestörungen verbundenen Form, wieder andere bei Migräne mit vorwiegendem Stirnschmerz, mit Magenbeschwerden, mit Augenschmerzen oder mit Periodenstörungen. Nach vorsichtigen Schätzungen ist bei einer korrekten Akupunkturbehandlung der Migräne in über 80 Prozent mit gutem Erfolg zu rechnen.

Schließlich ist die Neuraltherapie zu nennen. Diese Methode wurde ja bei der Behandlung einer Migräne entdeckt. Und sie stellt heute noch eines der wirksamsten Mittel bei Migräne dar. Nach neuraltherapeutischer Ansicht ist Migräne lediglich die Veranlagung, auf Reize verschiedener Art mit vegetativen Störungen im Zwischenhirn zu antworten, die dann die vielfältige Symptomatik auslösen. Man muß also den Ansatzpunkt der auslösenden Reize suchen und das Vegetativum von den in Frage kommenden Stellen her gezielt angehen.

Die Geschichte der Neuraltherapie zeigt, daß manchmal schon die intravenöse Anwendung eines Neuraltherapeutikums die Migräne beseitigen kann. Wenn das nicht genügt, spritzt man überempfindliche Punkte der Kopfhaut, Narben im selben Bereich und die Kopfschwarte links und rechts etwa in Scheitelbeinhöhe. Manche Migränen sprechen auch sehr gut auf das Umspritzen der Schläfenarterie an. Dabei ist die Heilwirkung durch eine Aktivierung des sogenannten perivaskulären Geflechts, eines die Blutgefäße umgebenden Nervengespinstes, zu erklären.

Wenn die neuraltherapeutische Behandlung bis dahin keine entscheidende Besserung erbracht hat, beginnt die Störfeldsuche. Bei Frauen, deren Migräne unmittelbar nach einer Schwangerschaft angefangen hat, kann man mit dem Störfeld »gynäkologischer Raum« rechnen. Andere Patienten weisen den Arzt auf andere ursächliche Zusammenhänge hin, die ihn das schuldige Störfeld finden lassen. Sehr häufig ist das Störfeld bei Migränen im Kopfbereich zu suchen (Zähne, Mandeln).

Es ist unmöglich, eine einzige Methode zu empfehlen. Die Ausführungen zeigen, daß es *die* Migräne nicht gibt, es gibt also auch nicht *die* Behandlung. Wenn die Methoden der weiterentwickelten modernen Medizin versagen, gibt es für den Neuraltherapeuten immer noch andere Möglichkeiten, Migräne zu behandeln und zu heilen.

g) Trigeminusneuralgie

Unter einer Neuralgie versteht der Arzt ganz allgemein anfallsweise auftretende Schmerzen von stechendem, bohrendem oder ziehendem Charakter, die an das Ausbreitungsgebiet eines sensiblen Nervs gebunden sind, ohne daß dabei Funktionsausfälle oder sonstige Veränderungen gefunden werden.

Eine Trigeminusneuralgie ist demnach definitionsgemäß »ein anfallsartiger Schmerz mit typischem Charakter im Versorgungsgebiet der Trigeminusnerven«. Die Schmerzen können durch Reizung ausgelöst werden und sind streng auf eine Seite beschränkt.

Anatomische Grundlagen

Aus dem Hirnstamm, der sich aus Mittel- und Rautenhirn zusammensetzt, entspringen zwölf Paare von Hirnnerven, deren Versorgungsgebiet meist im Kopfbereich liegt. Zur einfacheren Unterscheidung bezeichnet sie der Mediziner mit römischen Ziffern von I bis XII.

Der »Drillingsnerv« (Hirnnerv Nr. V) verdankt seinen Namen der Tatsache, daß er sich in drei verschiedene Hauptäste teilt. Die Teilung erfolgt im Gegensatz zu den übrigen Hirnnerven noch innerhalb der Schädelhöhle. Alle drei Äste treten dann gesondert durch Öffnungen der Schädelbasis aus. Ihre Namen sind Nervus ophthalmicus, Nervus maxillaris und Nervus mandibularis.

Der Trigeminus ist der stärkste von allen Hirnnerven. Er wird als »gemischter« Nerv bezeichnet, weil er sowohl sensible (für Schmerz-, Temperatur- und Tastempfinden) als auch motorische (für Bewegungen) Fasern hat. Die sensiblen Fasern, die den Hauptanteil ausmachen, entspringen vor der Spitze der Felsenbeinpyramide in der mittleren Schädelgrube von einem großen Nervenknoten, dem Ganglion semilunare (auch Ganglion Gasseri genannt). Man kann dieses Ganglion quasi als elektrische Schaltstation betrachten.

Der Augenast des Trigeminus (N. ophthalmicus) versorgt sensibel den Nasenrücken, die obere Augenlidhaut, die Stirnhöhlenschleimhaut und die Haut der Stirn. Es würde zu weit führen, in diesem Rahmen auch auf die einzelnen Äste der Äste einzugehen. Ein Ausläufer des N. ophthalmicus soll jedoch nicht unerwähnt bleiben, weil er häufig die Ursache von quälenden Kopfschmerzen ist: es handelt sich um den N. supraorbitalis, der den Schädel durch ein

Loch im inneren oberen Augendachwinkel (Foramen supraorbitale) verläßt. Dem ersten Trigeminusast ist noch ein Ganglion zugeordnet, ein viereckiges, plattes Nervenknötchen von etwa zwei Millimeter Länge (Ganglion ciliare).

Der Oberkieferast (N. maxillaris) versorgt sensibel die Haut der Wange und des unteren Lides, die Oberlippe, Oberkieferhöhle, Schleimhaut des Nasen-Rachen-Raumes, den harten Gaumen, die Zunge, die Zähne und das Zahnfleisch der oberen Zahnreihe.

Der Unterkieferast (N. mandibularis) versorgt sensibel die Hirnhaut (Dura mater), die Haut des Kinns und der Schläfe, Unterlippe und vorderen Teil der Ohrmuschel, die Zähne, das Kiefergelenk und das Zahnfleisch des Unterkiefers. Die Schaltstellen des Trigeminusnervs fallen durch eine ungewöhnliche Größe auf. Das liegt wohl nicht so sehr an der Größe des Versorgungsgebietes des Nervs, als vielmehr an der Intensität, mit der sensible Empfindungen der Zentrale mitgeteilt werden. Davon kann man sich leicht selbst überzeugen, wenn man mit der Zungenspitze ein Loch in einem Zahn abtastet. Obgleich es winzig klein ist, erscheint es subjektiv wie eine ausgedehnte Höhle. Die übermittelte Schmerzintensität läßt sich in etwa ermessen, wenn man Zahnschmerzen hat. Offenbar hatte der große deutsche Philosoph Schopenhauer diese Erfahrung ausgiebig genossen. Er meinte jedenfalls: »Bei Zahnschmerzen hört jede Philosophie auf.«

Trigeminusneuralgieschmerzen scheinen Zahnschmerzen an Intensität noch zu übertreffen. Schilderungen wie: »Das ist, als bekäme man ein glühendes Messer ins Gesicht gestoßen«, sind keine Seltenheit. Bisweilen nehmen die Schmerzen ein derartiges Ausmaß an, daß ein Selbstmord den jahrelangen Leidensweg beendet.

Die Trigeminusneuralgie ist zugleich eines der häufigsten und quälendsten Schmerzleiden. Man rechnet im Durchschnitt damit, daß in jedem Jahr pro 100 000 Einwohner vier Menschen neu erkranken. Diese Zahl ergab jedenfalls eine großangelegte Untersuchung in Rochester/USA, die alle Erkrankungen an »TN« von 1945 bis 1969 einschloß. Wie viele Menschen auf der Welt insgesamt an diesem Leiden erkrankt sind, läßt sich nicht genau sagen.

Die Trigeminusneuralgie ist eine Erkrankung des höheren Lebensalters; meist beginnt sie erst nach dem 50. Lebensjahr. Das weibliche Geschlecht wird davon häufiger betroffen als das männliche. Das Verhältnis von erkrankten Frauen zu Männern beträgt etwa 60 : 40. Außerdem ist öfter die rechte als die linke Gesichts-

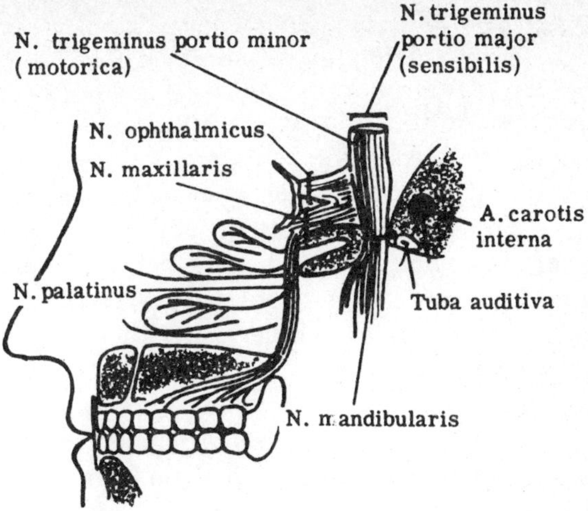

Abbildung 73

hälfte befallen. Trigeminusneuralgien, die beide Seiten gleichzeitig betreffen, sind glücklicherweise extrem selten. Manchmal springt der Schmerz aber von einer Seite zur anderen über.

Symptome

Der erfahrene Arzt sieht meist schon auf den ersten Blick, worum es sich handeln könnte, wenn bei ihm ein Patient mit der typischen »Schonmotorik« erscheint. Der Kranke fällt durch sparsame Mimik und vorsichtiges Sprechen auf. Alle schnellen Gesichtsbewegungen werden ängstlich vermieden, um nicht einen neuen Schmerzanfall auszulösen. Das Gesicht ist meist mit Watte, Schals oder Tüchern eingepackt. Der Schmerzanfall (Tic douloureux) dauert nur einige Sekunden lang, in seltenen Fällen bis zu einer Minute. Die Anfälle treten in Serien auf und können mehrere Stunden dauern. Zwischendurch ist der Patient völlig schmerzfrei. Die Schmerzattacken können durch Sprechen, Essen oder Temperaturreize ausgelöst werden, aber auch durch Streß oder Erregung. Eine Trigeminusneuralgie, deren Ursache nicht aufgedeckt werden kann, nennt man essentielle TN oder idiopathische TN oder genuine TN — was alles soviel heißt wie: »unbekannter Herkunft«.

Ein typisches Symptom dieser Form ist das Vorhandensein sogenannter Triggerzonen (Trigger points). Diese »Gefahrenzonen«

sind kleine Hautgebiete, meist in der Gegend der Nasen-Lippen-Falte, des Kinns oder eines Mundwinkels, deren Berührung unweigerlich einen neuen Anfall auslöst.

Der Leiter der Neurochirurgischen Abteilung der Universitätsklinik Erlangen, Dr. K. Albrecht, betrachtet die Trigger points als so charakteristisch für das Leiden, daß er es ablehnt, einen Gesichtsschmerz ohne diese Zonen als echte genuine Trigeminusneuralgie zu bezeichnen. Er meint: »Bereits bei der Befragung des Kranken kann daraus auf eine Trigeminusneuralgie geschlossen werden. Wenn man ihn bittet, seine schmerzhafte Stelle zu bezeichnen, dann bleibt der Finger respektvoll in einiger Entfernung von der Haut stehen. Jeder Berührung durch den Arzt wird ängstlich ausgewichen. Drückt ein Kranker, um seine Schmerzstelle zu bezeichnen, diffus auf seinem Gesicht herum, dann kann fast mit Sicherheit daraus geschlossen werden, daß keine genuine Trigeminusneuralgie vorliegt.«

Die Triggerpunkte lösen bei leichter Berührung oder Reizung beim Rasieren, Waschen, Zähneputzen, Lachen, Essen, Trinken, Schlucken, Gähnen und Sprechen einen neuen Anfall aus. Bei starkem Druck auf die Punkte läßt der Schmerz manchmal nach.

Die Schmerzen sind in den meisten Fällen auf das Ausbreitungsgebiet des zweiten und dritten Trigeminusastes beschränkt. Oft verzerrt sich im Schmerzanfall das Gesicht, gelegentlich findet man auch vegetative Symptome wie Anschwellen der Nasenschleimhaut, Rötung des Gesichts auf der kranken Seite, Speichel- und Tränenfluß.

Ursachen (Ätiologie) der TN

Wenn der erhobene neurologische Befund normal ist und sich auch sonst keine objektivierbare Schmerzursache finden läßt, spricht man von idiopathischer TN. Über die Ursache der idiopathischen Form gibt es bisher nur einige mehr oder weniger wahrscheinliche Hypothesen. So wird mit einer möglichen mechanischen Reizung des Nervs, seiner Wurzel oder des dazugehörigen Ganglions gerechnet. Andere Theorien beruhen auf der Annahme, daß der Nerv beim Herabsinken des Hirnstamms bei altersbedingter Hirnschrumpfung über das Felsenbein gezogen und schmerzhaft gedehnt wird. Auch Gefäßerkrankungen und abnorme Gefäßschlingen sowie Verkalkungsprozesse der Hirnhaut werden in diesem Zusammenhang diskutiert. Was letztlich wirklich das Ganglion semilunare veranlaßt, völlig unsinnige Schmerzsignale an die Zentrale zu senden, weiß bisher niemand genau.

Die symptomatische Trigeminusneuralgie dagegen kann in ihren Ursachen voll erfaßt werden. Wie schon der Name sagt, sind die Schmerzen hier nicht als die eigentliche Krankheit anzusehen, sondern als ein Symptom, mit dem der Körper auf bestehende Unregelmäßigkeiten aufmerksam macht. Die auslösende Grundkrankheit kann ein Tumor der Hirnnerven, Hirnhäute oder der Schädelbasis sein, der verdrängend wächst und dadurch mechanisch reizt. Auch Gefäßaussackungen (Aneurismen) der benachbarten Arterien können Druck auf den Nerv ausüben. Weitere mögliche Ursachen der symptomatischen TN können Zahn- und Augenhöhlenentzündungen, entzündliche Erkrankungen der Nasennebenhöhlen und isolierte Nervenentzündungen (Neuritiden) sein. Seltener ist eine Virusinfektion mit dem Herpes-Zoster-Virus schuld.

Verlauf der TN (Prognose)

Die Trigeminusneuralgie wird von Ärzten, deren Wissen und Können streng auf dem in der Universität Erworbenen beruht, als eine praktisch unbeeinflußbare Crux medicorum angesehen. Alle schulmedizinischen konservativen Heilungsversuche brachten bisher nur recht mäßige Erfolge. Im allgemeinen versucht man die Anfallsbereitschaft durch Medikamente herabzusetzen, die auch bei der Epilepsiebehandlung angewendet werden.

Im übrigen weicht man schließlich auf eine rein symptomatische Schmerzbetäubung mit entsprechenden Tabletten aus. Von einer Heilung kann aber hier nicht die Rede sein. Der Kranke muß, um nur etwas Erleichterung zu verspüren, nach und nach die Dosis steigern. Mit der Menge der Medikamente steigt natürlich auch die Gefahr unerwünschter Nebenwirkungen auf die Leber, den Magen-Darm-Kanal und die blutbildenden Systeme.

Die Trigeminusneuralgie tritt manchmal periodisch mit anfallsfreien Intervallen von wenigen Monaten bis zu mehreren Jahren auf. Daß sich das Krankheitsgeschehen unbehandelt auf Dauer verflüchtigt, ist offenbar so selten, daß in der Literatur kein solcher Fall erwähnt wird. Die klassische Behandlung der Krankheit, einschließlich der Operation, von der noch die Rede sein wird, zeigt im ganzen gesehen nur unbefriedigende Teilerfolge.

Trotzdem ist die Erkrankung an Trigeminusneuralgie kein Grund zum Selbstmord: es gibt einige sogenannte »Grenzmethoden« der Medizin, für die eine TN geradezu eine Domäne darstellt. Rund 85 Prozent aller sonst nicht zu beeinflussenden Trigeminusneuralgien sind damit heilbar.

Behandlung (Therapie)

Medikamentöse Therapie. Bei der symptomatischen Trigeminusneuralgie ist jeder Versuch, das Krankheitsgeschehen medikamentös unter Kontrolle zu bringen, von vornherein zum Scheitern verurteilt. Hier muß die auslösende Grundkrankheit behandelt werden.

Die Behandlung mit entsprechenden Arzneimitteln soll die Anfallsbereitschaft herabsetzen und die Schmerzattacken lindern. Bewährt haben sich vor allem zwei Mittel, das Carbamazepin und das Phenytoin, die gegebenenfalls noch mit einem Schmerzmittel (Analgeticum) und einem zentral erregend wirkenden Medikament (Neurolepticum) kombiniert werden.

Das Carbamazepin (im Handel als Tegretal) ist ein Antiepilepticum, das also auch bei Epilepsiepatienten wirksam ist. Außer der Reduzierung der Krampfbereitschaft hat es einen stimmungsaufhellenden Effekt. Dabei auftretende Nebenwirkungen wie Schwindelgefühl, Dösigkeit, Übelkeit und Erbrechen kann man umgehen, indem man eine langsam »einschleichende« Dosierung wählt. Wird Carbamazepin über längere Zeit genommen, ist strenge ärztliche Überwachung mit monatlichen Blutproben (Leukozytenzählung) zu empfehlen. Das Mittel kann in seltenen Fällen Knochenmarksschädigungen verursachen, die natürlich möglichst frühzeitig erkannt werden sollten.

Phenytoin (im Handel zum Beispiel als Epanutin, Phenhydan und Zentropil) ist auch ein Antiepilepticum. Wie solche Mittel auf die Trigeminusneuralgie einwirken, ist bisher noch nicht eindeutig geklärt. Es scheinen aber gewisse Beziehungen zwischen Epilepsie, Migräne und Gesichtsneuralgien zu bestehen. Es spricht vieles dafür, daß die Trigeminusneuralgie in den Formenkreis der hirngesteuerten (zerebralen) Anfallsleiden einzuordnen ist. Die immer wieder gegen die These vorgebrachte Tatsache, daß bei TN-Patienten keine typischen Veränderungen im Hirnstrombild (EEG) gefunden werden, spricht nicht unbedingt dagegen, denn es ist bekannt, daß sich mit dem Elektroenzephalogramm nur rindennahe Prozesse erfassen lassen.

Das Verordnen solcher Medikamente hat sicherlich seine Berechtigung. Wenn sich unter dieser Behandlung aber zeigt, daß der Patient nicht darauf anspricht, hat es wenig Sinn, immer neue und noch stärkere Medikamente oder Kombinationen in noch höheren Dosierungen zu verordnen. Führt die konservative Behandlung nicht zum Ziel, wird gewöhnlich eine Operation erwogen, von der sich der Patient natürlich besonders viel erhofft.

Operationen. Man hat in den letzten Jahren verschiedene mehr oder weniger aufwendige Operationstechniken entwickelt. Über die Erfolge sind die Meinungen geteilt. Die Neurochirurgen sehen die Operation zweifellos als die »Methode der Wahl« an. Andere Ärzte machen darauf aufmerksam, daß in manchen Fällen bis zu achtmal operiert wurde, ohne daß der Kranke auf Dauer von seinen Beschwerden befreit worden wäre. Der Karlsruher Neuraltherapeut Dr. H. Schoeler bezweifelte den Sinn solcher Eingriffe überhaupt: »Ich habe viele operierte TN-Patienten gesehen und bin zu der Gewißheit gekommen, daß die ›Heilung‹ bzw. Schmerzfreiheit, soweit sie erzielt wird, lediglich eine Folge des nervlichen Operationsschocks ist, der mit der Durchtrennung eines oder zweier Äste, der Zerstörung des Ggl. semilunare oder eines übergeordneten zentralen Kerngebietes verbunden ist. Dieser Schock kann infolge der großen Masse der N. tr. mehr oder weniger lange anhalten. Klingt er dann aber endlich ab, dann ist das alte Dilemma wieder in voller Wucht da, als wäre nichts unternommen worden.«

Es gibt sicherlich Fälle, in denen die Operation tatsächlich der einzige Ausweg ist. Sie sollte allerdings immer erst die *letzte* Maßnahme sein, wenn alle anderen Behandlungsmöglichkeiten versagt haben. Das schwere Geschütz Operation darf grundsätzlich erst dann aufgefahren werden, wenn alle Register der therapeutischen Bemühungen bereits erfolglos gezogen sind.

Akupunktur. Die Behandlung von Trigeminusneuralgien allein durch Akupunktur wurde seit Jahrtausenden in China und Korea vorgenommen, die angewendete Technik und die erzielten Ergebnisse wurden jedoch niemals in einer Form niedergelegt, die einen nach westlichen wissenschaftlichen Maßstäben arbeitenden und denkenden Arzt befriedigen konnten.

Erst die um das Jahr 1960 herum an mehreren sowjetischen Universitäten und Instituten durchgeführten Versuche brachten die wissenschaftliche Bestätigung, daß tatsächlich in vielen Fällen eine reine Nadeltherapie die Beschwerden bei Trigeminusneuralgie zum Verschwinden zu bringen vermag.

So berichtete Prof. Schogalow auf einem Kongreß über die Behandlung von neun Patienten: die Akupunkturnadeln wurden zwischen einer und zwei Stunden an der eingestochenen Stelle gelassen, die Zahl der jeweils gesetzten Nadeln betrug zwischen sechs und 18, zu jeder Kur gehörten etwa 15 bis 20 Nadelungen. Von den neun auf diese Weise behandelten Patienten konnten sechs als geheilt entlassen und zwei als gebessert bezeichnet werden. Nur ein Patient reagierte nicht auf die Akupunktur.

Diese Zahl von neun Patienten war natürlich zu gering, um wirklich Rückschlüsse auf die Brauchbarkeit der Methode zuzulassen.

Deshalb wurde mit erhöhtem Interesse der Bericht der Ärztin Dr. O. W. Domogarowa über die Behandlung von 56 an Trigeminusneuralgie erkrankten Patienten an der Abteilung für Nadeltherapie des Wissenschaftlichen psycho-neurologischen Forschungsinstitutes W. M. Bechterew in Leningrad zur Kenntnis genommen.

Es handelt sich um meist ältere Patienten mit chronischer Trigeminusneuralgie, sie litten mindestens seit fünf Jahren, einige seit 18 und mehr Jahren unter dieser Erkrankung.

Jeder Patient war selbstverständlich zuvor in schulmedizinischer Behandlung gewesen und hatte durch diese Maßnahmen — von der Medikamentierung bis zur Operation — keine spürbare oder anhaltende Besserung erfahren.

Bei der Untersuchung der Patienten stellten die Ärzte des Instituts übrigens fest, daß jeder Patient ein bestimmtes Schmerzzentrum besaß, von dem aus der Anfall seinen Ausgang nahm, um sich dann weiter auszubreiten. Dieses Zentrum blieb nicht bei allen Patienten immer an der gleichen Stelle, vielmehr wanderte es bisweilen ohne erkennbare Ursache weiter.

Um die Wirkung der Akupunktur zweifelsfrei festzustellen, wurde bei allen Patienten jedes Medikament abgesetzt und keine einzige andere Therapie angewandt als nur die Akupunktur.

Genadelt wurde immer der liegende, möglichst ruhige und entspannte Patient. Entgegen anderer sonst üblicher Methoden wurde auf die Nadelung einiger der sozusagen klassischen im Gesicht befindlichen Akupunkturpunkte verzichtet, statt dessen wurde im Gesicht nach dem Prinzip des »locus dolendi«-Stechens verfahren, also der Einstich der Nadel in den Ort des Schmerzes, hauptsächlich in den jeweiligen Ort des Schmerzzentrums. Die weiteren Nadeln wurden in Fernpunkte gesetzt, beispielsweise in den Punkt Di 10 am Unterarm. Alle Nadeln wurden relativ lange in den Einstichstellen belassen, von 30 Minuten bis zu mehreren Stunden.

Die meisten Patienten (70 Prozent) verspürten bereits nach der ersten Behandlung eine deutliche Erleichterung, die Schmerzen ließen nach oder verschwanden sogar ganz. Nach sieben oder acht der täglich vorgenommenen Nadelungen blieb diese Besserung nicht nur auf die Zeit der Behandlung beschränkt, sondern hielt auch länger an. Nach zehn Behandlungen war die erste Kur abgeschlossen. Nach einer Pause von etwa einer Woche schloß sich die zweite Serie von zehn Nadelungen an, diesmal im Abstand von zwei Tagen durchgeführt. Bei einigen Patienten erwies sich eine dritte derartige Serie als notwendig oder doch angezeigt.

Das Ergebnis: Bei 41 der 56 Patienten waren die Schmerzen völlig oder fast völlig verschwunden, bei zehn Patienten war zumindest eine Besserung zu verzeichnen, nur bei fünf Patienten konnte keine Linderung der Schmerzen durch Akupunktur erzielt werden.

Immerhin konnte aber bei allen 56 Patienten ausnahmslos eine Besserung des Appetits, des Schlafes und überhaupt des Allgemeinzustandes beobachtet werden.

Wer die Hartnäckigkeit des Leidens kennt und weiß, wie häufig eine Trigeminusneuralgie auch nach einer längeren Pause wieder zu erscheinen droht, wird natürlich die Frage nach der Dauer dieses nur mit Hilfe der Akupunktur erreichten Erfolges stellen.

Tatsächlich waren nur 13 der geheilten 41 Patienten nach zwei Jahren noch immer beschwerdefrei, bei allen anderen Patienten kam es nach einem Monat bis zu einem halben Jahr wiederum zu Schmerzanfällen. Allerdings waren diese Schmerzanfälle in der Regel deutlich schwächer als zuvor, und die wurden sämtlich mit wenigen Akupunkturbehandlungen wieder zum Verschwinden gebracht. Es scheint demnach möglich zu sein, durch zehn bis 30 geduldige und lange Nadelungen, die bei Bedarf wiederholt werden müssen, die Attacken der Trigeminusneuralgie zum Verschwinden zu bringen oder immer mehr abzumildern.

Am problematischsten erwies sich dabei übrigens die Behandlung des dritten Trigeminusastes, der am schwächsten auf die Nadelungen reagierte. Hilfe kam höchstens durch den Einstich in einen Punkt direkt in der Kinnmitte am foramen mentale, in den deshalb so genannten »Mentalpunkt«.

So wertvoll die Akupunktur deshalb auch in der Behandlung der

Trigeminusneuralgie sein mag, so ist sie — in der Anwendung und im Ergebnis — doch nicht der schnelleren westlichen Methode vorzuziehen: der Neuraltherapie.

Neuraltherapie. Viele Trigeminusneuralgie-Fälle erhalten den Zusatz »idiopathisch« zu Unrecht. »Unauffindbar« ist die Ursache nämlich meistens nicht; nur paßt die jeweilige Grundursache oft so wenig in die gebräuchlichen medizinischen Anschauungen, daß ein Umdenken nötig wäre, um sie zu erfassen.

Ferdinand Huneke erklärt das in seinem Buch »Das Sekundenphänomen« mit einem Gleichnis: »Ein Junge wirft mit einem Spiegelchen das Bild der Sonne an die im Schatten liegende Wand eines Zimmers. Die sehr ordentliche Hausfrau versucht, den Fleck an der Wand mit einem Staubtuch fortzuwischen. Genausowenig ist es möglich, eine von einem Störungsfeld ferngesteuerte Erkrankung am Ort der Krankheitserscheinung durch irgendeine Behandlungsmethode, also auch durch das Messer, zu beseitigen.« Und an anderer Stelle stellt er fest: »Es ist eine tausendfach bewiesene Erfahrung, daß eine störungsfeldbedingte Erkrankung nur über die Erkennung und Ausschaltung des schuldigen Störfeldes geheilt werden kann. Das gilt selbstverständlich auch für die Trigeminusneuralgie!«

Der streng auf die Neuraltherapie ausgerichtete Arzt beginnt die Behandlung mit der intravenösen Anwendung des Procains. Man rechnet dabei mit dem pharmakologischen Effekt des Mittels, nämlich analgetisch (schmerzstillend), antipyretisch (fiebersenkend), antiphlogistisch (entzündungswidrig) und allgemein umstimmend zu wirken. Vor allem auf die Umstimmung, das Wecken der körpereigenen Abwehrkräfte, kommt es dabei an.

Außerdem empfiehlt sich die Injektion an die drei Nervenaustrittspunkte bzw. die jeweils betroffenen Äste, in besonders schmerzhafte Punkte in der Mundschleimhaut (nach Angaben des Patienten) und manchmal auch in die hintere Rachenwand in die Gegend der Rachenmandel. Zeigt die Behandlung hier noch keinen Erfolg, geht man die Ganglien an. In Frage kommen Ggl. Gasseri, Ggl. Ciliare, Ggl. sphenopalatinum und Ggl. stellatum. Die beiden ersten Nervenknoten wurden schon erwähnt. Das Ganglion sphenopalatinum ist der übergeordnete Nervenknoten für sensible Gaumen- und Nasennerven.

Vom Ganglion stellatum wird das gesamte gleichseitige obere Körperviertel vegetativ versorgt.

Mitunter verschwinden jahrelang bestehende Trigeminusneuralgien unter neuraltherapeutischer Behandlung blitzartig und dauerhaft schon nach einer Sitzung. Derartige Fälle werden häufig veröffentlicht. Aber wer kann wirklich ermessen, was es für einen Patienten bedeutet, wenn er plötzlich wieder ein gesunder, vollwertiger Mensch ist, nachdem er schon längst alle Hoffnungen aufgegeben hatte? Den Neuraltherapeuten ist lange Zeit von ihren Gegnern vorgehalten worden, bei den veröffentlichten Fällen handle es sich, wie sensationell sie auch klingen mögen, letztlich doch um Einzelfälle. Seit dem Herbst 1970 zieht dieses Argument nicht mehr. Der Karlsruher Arzt Dr. H. Schoeler machte sich die Mühe, an 25 Neuraltherapeuten Fragebogen zu schicken, um erstmals eine größere Anzahl statistisch auswertbarer Fälle von Trigeminusneuralgie-Behandlungen zu erhalten. Das Ergebnis sprach für sich — und für die Methode der Brüder Huneke.

»Nach einem einheitlichen Fragebogen wurde von den beteiligten Ärzten über den Verlauf der Behandlungsergebnisse bei 639 Trigeminusneuralgien (410 Frauen und 229 Männer) berichtet, unter denen sich 121 z. T. mehrfach operierte Fälle befanden. Zwischen 19 und 86 Jahren waren alle Altersstufen vertreten. Das Durchschnittsalter war 54 Jahre. Unter 25 Jahren sind nur vereinzelte zu verzeichnen. Es waren nur wenig frische Fälle dabei, die meisten ertrugen ihr Leiden schon jahrelang, oft 16 Jahre und mehr! Alle waren in den letzten Jahren beim Tegretal gelandet, und vielen half auch dieses selbst bei hoher Dosierung nicht mehr, was auch von den schon erwähnten 121 operierten Fällen galt.

Um so überraschender war nun angesichts obiger trostloser Situationen das Ergebnis der gestarteten Aktion. Zur Meldung kamen 639 Fälle. Davon wurden:

Geheilt 220 = 34 Prozent
Sehr gebessert 235 = 37 Prozent
Gebessert 88 = 14 Prozent
Unbeeinflußt 96 = 15 Prozent

Geheilt: Völlig schmerzfrei und ohne Rezidive. Sehr gebessert: braucht kein Tegretal o. a. Analgetica mehr. Nur noch in längeren Abständen geringe Schmerzanfälle. Gebessert: Tegretal o. a. Analgetica erheblich reduziert, aber immer noch Schmerzanfälle. Unbeeinflußt: Zustand völlig therapieresistent.«

h) Zosterneuralgie

Dasselbe Virus, daß die relativ harmlose Kinderkrankheit Windpocken auslöst, verursacht auch die Gürtelrose (Zoster).

An Gürtelrose erkranken meist Erwachsene, die früher einmal Windpocken hatten. Die Windpocken hinterlassen zwar Immunität, das heißt, gewöhnlich erkrankt ein Mensch nie zweimal daran. Andererseits kann mit der Zeit dieser Ansteckungsschutz immer mehr verlorengehen, so daß nach einer massiven Neuinfektion oder der Provokation von noch latent im Körper verbliebenen Windpockenviren ein Zoster entstehen kann.

Die Krankheit fällt vor allem durch einen ganz typischen bläschenförmigen Ausschlag auf. Dieser erinnert sehr an die Hauterscheinungen bei Windpocken, zeichnet sich aber immer dadurch aus, daß die Bläschen ganz dicht beeinanderstehen und auf das Ausbreitungsgebiet bestimmter Hautnerven begrenzt sind. Gürtelrose heißt die Krankheit deshalb, weil sie oft in der Lendengegend lokalisiert ist und der Ausschlag dann wie ein Gürtel aussieht.

Praktisch kann jedes Nervensegment befallen sein, am häufigsten sind es solche in der Brust-, Schulter-, Nacken oder Armregion. Auch Hirnnerven können von dem Virus befallen werden. Hauptsächlich wird davon der N. trigeminus betroffen. Unglücklicherweise schmerzen die Nervenwurzelreizungen so stark, daß die Kranken sehr darunter leiden. Nach ein- bis zweiwöchigem Verlauf trocknen die Bläschen ohne größere Behandlungsmaßnahmen (höchstens Versuch, Juckreiz und Schmerzen zu lindern) langsam ein. Die bräunlich-gelben Borken, die zurückbleiben, stoßen sich nach weiteren zwei bis drei Wochen ab, und es bleiben dann nur noch kleine pigmentlose Narben zurück. In vielen Fällen bestehen noch lange Zeit Schmerzen. Die Zosterneuralgien im Bereich des Trigeminusnervs erweisen sich als besonders hartnäckig. Oft widerstehen sie jahrelang jedem Behandlungsversuch.

Die derzeit übliche schulmedizinische Behandlung ist die Injektion hoher Dosen Vitamin B. Vitamin B ist unter anderem ein Nervenschutzvitamin. Diese Behandlung ist nicht in ausreichendem Maße erfolgreich. Grund genug, sich darüber zu informieren, ob irgendeine der Ergänzungsmethoden bessere Erfolge aufweisen kann. Die Neuraltherapeuten sehen nach ihrer Behandlung manchmal eine Besserung. In diesem Fall ist jedoch die Akupunkturbehandlung der Neuraltherapie stark überlegen. Das gilt sowohl für die akute Form als auch für die Neuralgiebeschwerden danach. Durchschnittlich benötigt der Akupunkteur zur völligen Ausheilung der Zosterneuralgie bzw. Postzosterneuralgie (post = nach) fünf bis acht Sitzungen innerhalb von etwa vier Wochen.

Genadelt werden unter anderem die Hautbezirke neben den Bläschen.

Als überaus wertvoll hat sich bei der Zosterneuralgie auch die rechtzeitige Einnahme hochdosierter Enzympräparate wie Wobe-Mugos — auch in Form von Klistieren — gezeigt. Diese Enzymtherapie sollte über einen gewissen Zeitraum hinaus fortgesetzt werden, um die überaus unangenehmen und langwierigen Folgebeschwerden einer ungenügend behandelten Gürtelrose möglichst abzublocken.

Wirbelsäulenbedingte Kopfschmerzen werden im Kapitel über Wirbelsäulenschäden abgehandelt.

l) Kopfschmerzen als Folge von Gehirnerschütterung

Jede stumpfe Gewalteinwirkung auf den Kopf erschüttert auch mehr oder weniger das Gehirn. Da es im Bereich des Lebendigen keine scharfen Grenzen, sondern nur fließende Übergänge gibt, kann man dabei niemals von vornherein sagen, ob eine leichte oder eine schwere Gehirnerschütterung (Commotio cerebri) oder gar eine Gehirnquetschung (Contusio cerebri) vorliegt. Man hat, um wenigstens eine ungefähre Wertigkeitsskala zu haben, diese Hirnschädigungen in einen 1. Grad (vollkommene Rückbildung aller Krankheitserscheinungen innerhalb von höchstens vier Tagen), 2. Grad (völlige Wiederherstellung des Patienten in drei Wochen) und 3. Grad (spätere und unvollkommene Rückbildung der klinischen Erscheinungen) eingeteilt.

Das Erscheinungsbild der Gehirnerschütterung ist von sogenannten funktionellen Störungen geprägt. Am auffallendsten sind Bewußtseinsstörungen, die von leichter Benommenheit bis zu tiefer Bewußtlosigkeit reichen können. Dazu treten oft Übelkeit und Erbrechen und Erinnerungsstörungen (retrograde Amnesie) auf. Alle vegetativen Funktionen laufen leicht verlangsamt ab, auch der Blutdruck sinkt häufig unter die Norm. Direkte Folge der Gehirnstauchung und der damit verbundenen Durchblutungsstörung im Gehirn sind Schweregefühl, Schwindel, Konzentrationsschwäche, verminderte geistige Leistungsfähigkeit, Schlafstörungen und allgemein leichte Ermüdbarkeit. Je nach Schwere der Gehirnerschütterung bilden sich diese Erscheinungen schneller oder langsamer wieder zurück. Was bleibt, sind oftmals schwere Kopfschmerzen, vor allem nach der Gehirnquetschung. Dabei wird ein begrenzter Teil des Gehirns geschädigt.

Die Funktion des Gehirns ist weitgehend vom Zustand seines Blutgefäßsystems abhängig. Jede Gehirnerschütterung wirkt als Schock und löst zentral einen krankhaften Erregungszustand aus. Dieser ist dann für die auftretenden Kreislaufveränderungen durch Gefäßkrämpfe und -lähmungen verantwortlich. Außerdem werden die Gefäßwände durchlässiger (der Mediziner spricht in dem Fall von einer gesteigerten Permeabilität). Dadurch tritt Serum in das Gewebe aus, es entsteht eine Hirnschwellung.

Grundlage jeder Behandlung im akuten Stadium ist die Bettruhe. Darüber hinaus werden kreislaufstabilisierende Mittel und Schlaf- bzw. Beruhigungsmittel gegeben. Damit werden die Krankheitserscheinungen oft in erträglichen Grenzen gehalten und klingen nach einiger Zeit ab.

Eine wirklich kausale, das heißt am Grunde der Erkrankung ansetzende Behandlung ist das jedoch nicht. Von ihr müßte man verlangen, daß sie die erhöhte zentrale Erregung dämpft, den normalen Gefäßtonus wiederherstellt, damit die Durchblutungsverhältnisse normalisiert und außerdem die gesteigerte Gefäßpermeabilität rückgängig macht. All das sind nachgewiesene pharmakologische Wirkungen der Medikamente, die in der Neuraltherapie nach Huneke zur Anwendung gelangen. Der Neuraltherapeut spritzt daher möglichst bald nach dem Unfall mit Gehirnerschütterung Procain in die Vene. Erfahrungsgemäß genügt die kleine Menge von einem Kubikzentimeter. Dann macht er links und rechts in Höhe der Schläfen Hautquaddeln und spritzt durch sie hindurch in die Tiefe der Kopfschwarte bis an die Knochenhaut je einen halben Kubikzentimeter. In der Regel genügt schon diese harmlose Behandlung, um alle Erscheinungen im akuten Zustand zu heilen und das Entstehen von Kopfschmerzen als Folgezustand zu verhindern. Auch bereits voll ausgebildete Kopfschmerzen, die nach einer Gehirnerschütterung aufgetreten sind, lassen sich so beseitigen. Bei Folgen von Gehirnquetschungen kann man natürlich an der entstandenen Narbe im Hirngewebe auch durch die neuraltherapeutische Behandlung nichts ändern. Aber die tote Zone ist immer von einem Wall schlecht durchbluteten und mit

Stoffwechselschlacken angereicherten Gewebes umgeben. In vielen Fällen gelingt es dem Neuraltherapeuten, durch Injektionen in das Ganglion stellatum diese geschädigte Randzone wieder funktionstüchtig zu machen. Das Ganglion regelt unter anderem auch die Nervenversorgung der Blutgefäße des gesamten oberen Körperviertels. Nach der Stellatuminjektion werden die Durchblutungsverhältnisse gebessert, die normale elektrische Ladung wiederhergestellt und die angesammelten Stoffwechselschlacken abtransportiert. Man erreicht damit eine deutliche Besserung der geistigen und körperlichen Beweglichkeit und eine psychische Auflockerung.

J) Tumorkopfschmerz

Patienten, die längere Zeit an Kopfschmerzen leiden, suchen häufig einen Arzt mit der besorgten Frage auf, ob die Ursache nicht vielleicht ein Hirntumor sein könnte. In den meisten Fällen wird dieser Verdacht unbegründet sein. Nach Barolin findet sich nur in 1,5 Prozent aller Fälle von Kopfschmerzen ein Zusammenhang mit einem Hirntumor.

Trotzdem: der Kopfschmerz gehört bei 90 Prozent aller Hirntumoren mit zu den Kardinalsymptomen, er tritt sogar in vielen Fällen als erstes Symptom auf. Echte Hirnsymptome wie Erbrechen, Schwindel, Gleichgewichtsstörungen, Bewußtseinstrübungen oder Krampfanfälle kommen erst später dazu. Dann nämlich, wenn die Geschwulst an Größe zunimmt und auf die Hirnnerven drückt. Dadurch kann das Blut nicht mehr ungehindert abfließen, und es entsteht eine Hirnvolumenzunahme und eine Drucksteigerung im Schädel. Möglicherweise entsteht der Kopfschmerz durch eine Dehnung der basalen Hirnarterien oder durch Druck auf Hirn- und obere Rückenmarksnerven, in denen Schmerzfasern verlaufen.

Die Schmerzen bei allen möglichen Formen und Lokalisationen von Tumoren haben eines gemeinsam: sie verstärken sich bei Wärmeeinwirkung erheblich. So geben in seltenen Fällen Frauen an, sie könnten nicht zum Friseur gehen, weil sie durch die Hitze der Trockenhaube rasende Kopfschmerzen bekämen. Solche Einzelheiten müssen dem behandelnden Arzt genau geschildert werden, weil es ihm aufgrund seiner Ausbildung und Erfahrung oft möglich ist, aus manchen der für den Patienten belanglosen Hinweise Rückschlüsse auf die mögliche Diagnose zu ziehen.

Die Tumorkopfschmerzen treten bevorzugt früh beim Aufwachen auf und sind häufig mit Nüchternerbrechen verbunden. Erbrechen ist auch eines der häufigsten Begleitsymptome der Migräne. Diese unterscheidet sich aber dadurch vom Tumorkopfschmerz, daß es dem Patienten wirklich übel ist. Der Tumorkranke fühlt sich dagegen beim Erbrechen relativ wohl und kann zum Beispiel nach der Brechattacke ziemlich unbeeindruckt weiteressen.

Der Schmerzcharakter des Tumorkopfwehs wird als drückend, dumpf beschrieben, auch als ein Gefühl, als würde ein eiserner Ring um die Stirn gepreßt und immer fester angezogen.

Abschließend muß zu diesem Thema gesagt werden: Übertriebene Ängstlichkeit ist immer falsch. Aber man muß jede Form von Kopfschmerz unbedingt von einem Arzt diagnostisch abklären lassen. Denn es könnte ja wirklich einmal ein Tumor vorliegen. Die Zahl der bösartigen, inoperablen Tumoren ist etwa genauso groß wie die der gutartigen mit sehr guter Operationsprognose. Wichtig ist in jedem Fall, daß ein Hirntumor möglichst frühzeitig operativ angegangen und bestrahlt wird. Je früher diese Behandlung beginnt, desto größer sind die Heilungschancen.

Merksätze

1. Meist in höherem Lebensalter beginnende, periodisch wiederkehrende, schlecht oder gar nicht zu lokalisierende Kopfschmerzen sind in die Gruppe des vasomotorischen Kopfschmerzes einzuordnen. Sie können Belgeiterscheinungen innerer Erkrankungen sein, aber auch durch Giftwirkung hervorgerufen werden.

2. Kopfschmerzen, die niemals gleich nach dem Aufstehen, sondern erst im Laufe des Tages auftreten, lassen an einen Augenfehler als Ursache denken.

3. Kopfschmerzen durch entzündliche Erkrankungen der Nebenhöhlen (HNO-Bereich) sind dadurch gekennzeichnet, daß sie meist schon morgens bestehen, manchmal sogar das Erwachen verursachen. Meist handelt es sich um Stirnkopfweh, mitunter treten sie auch in der Scheitelgegend auf.

4. Kopfschmerzen durch Mittelohrerkrankungen werden meist in den Schläfen empfunden. Typische Begleitsymptome sind Ohrgeräusche und Hörstörungen bis zur völligen Taubheit.

5. Heftige, reißende, eindeutig vom Ohr ausgehende Kopfschmerzen, die sich beim Kauen verstärken, können einen Gehörgangsfurunkel zur Ursache haben.

6. Hämmernde, rasende Kopfschmerzen, meist in der Hinterhauptsregion, verbunden mit Übelkeit, Erbrechen, Bewußtseinsstörungen und Nackensteifigkeit, sind vor allem bei Patienten, die wegen einer anderen Krankheit mit gerinnungshemmenden Medikamenten behandelt werden, ein Alarmsignal. Es könnte eine lebensbedrohliche Gehirnblutung vorliegen.

7. Kopfschmerzen, die von Hirntumoren ausgelöst werden, nehmen, mit möglichen schmerzfreien Intervallen, langsam und stetig an Intensität zu. Sie werden von spontanem Erbrechen, vor allem Nüchternerbrechen im Strahl begleitet, ohne daß sich der Patient dabei besonders unwohl fühlt. Der Tumorschmerz nimmt unter Wärmeeinwirkung deutlich zu und ist in den meisten Fällen genau lokalisierbar.

8. Hinterkopfschmerzen (meist halbseitig) weisen häufig auf die Halswirbelsäule oder das Kopf-Hals-Gelenk als Ursache hin.

9. Anfallsartige, meist halbseitig lokalisierte, erst pulsierende, dann dumpfe Kopfschmerzen mit typischen Begleitsymptomen (Flimmerskotom, Übelkeit, Erbrechen, Ödeme etc.) werden als Migräne bezeichnet.

10. Plötzlich einschießende Schmerzen von kurzer Dauer und größter Intensität, vorwiegend im Stirn- und Gesichtsbereich, lassen an eine Trigeminusneuralgie denken.

11. Wenn Kinder über Kopfschmerzen klagen, ist das unbedingt ernst zu nehmen. Die Ansicht, Kinder hätten noch keine Kopfschmerzen, ist falsch.

12. Kopfschmerztabletten sind nur für die Behandlung akuter Schmerzzustände geeignet. Vor unkontrollierter Selbstbehandlung mit derartigen Medikamenten über längere Zeiträume wird eindringlich gewarnt.

13. Der Kopfschmerzkranke soll prinzipiell nicht in Watte gepackt werden. Sport, Wechselduschen, Schwimmen, Trockenbürsten der Haut und andere vernünftige Abhärtung können ihm guttun.

14. Für die Behandlung jeder Art von Kopfschmerz gilt, daß die schwächsten Maßnahmen am Anfang stehen sollten. Eingriffe von

größerer Tragweite, wie beispielsweise Operationen sollten erst dann durchgeführt werden, wenn alle anderen Behandlungsmethoden versagt haben. Mittel der Wahl: Akupunktur, Neuraltherapie, Chirotherapie.

15. Kopfschmerzen, ganz gleichgültig welcher Art, sind kein unabwendbares Schicksal. Sie sind bei entsprechender Behandlung in den meisten Fällen heilbar.

6. Augenleiden

Einleitung

Es darf keinen Zweifel geben: wer mit einem Augenleiden behaftet ist, gleich welcher Art, muß sich zuerst dem Augenfacharzt anvertrauen. Es wäre gefährlich und unverantwortlich, wenn er statt dessen irgendeinen Behandler aufsuchen würde, der etwas von der Neuraltherapie oder Akupunktur gehört hat.

Nur der auf dem äußerst komplizierten Fachgebiet der Augenheilkunde ausgebildete Arzt ist in der Lage, die jeweils vorliegenden Symptome und Beschwerden richtig zu erkennen und die sofort notwendigen Maßnahmen zu ergreifen. Es gibt eigentlich kein anderes medizinisches Fachgebiet, das so deutlich abgegrenzt ist von den anderen Gebieten.

Andererseits würde es dem Augenfacharzt nichts von seiner anerkannten Sonderstellung und Bedeutung nehmen, wenn er bereitwilliger die Erkenntnisse anderer medizinischer Gebiete und Richtungen prüfen und gegebenenfalls in die nicht übermäßig große Palette seiner Behandlungsmethoden aufnehmen würde. Bei objektiver Betrachtung ist sicherlich auch dem konservativ eingestellten Augenarzt bewußt, daß viele Augenleiden nichts anderes sind als sich am Auge zeigende Krankheitssymptome, deren Verursacher wohl im engen Zusammenhang mit dem Auge stehen können, meistens aber in einem anderen Gebiet des Gesamtorganismus zu suchen sind.

Wenn der Augenarzt sich stärker um die ursächliche als um die symptomatische Behandlung einer Augenerkrankung bemüht, ist das böse Medizinerwort nicht mehr gültig: »Man sollte es den Augenärzten mal sagen, am Auge hängt noch ein ganzer Mensch.«

Manchen der auf ein streng abgegrenztes Organ geschulten Ärzte mag es etwas schwer fallen, sich den Gedanken einer Ganzheitsbehandlung zu öffnen. Die künstliche, sachlich nicht begründete Gegensätzlichkeit des auf ein Organ beschränkten Augenarztes und des auf den Gesamtorganismus einwirkenden Neuraltherapeuten oder Akupunkteurs darf jedoch nicht länger als Grund angeführt werden, aus dem so viele Patienten heute noch nicht zu der in diesem Buch empfohlenen Behandlung finden können.

Daß heute noch die Zahl der zusätzlich mit Neuraltherapie, Akupunktur und ähnlichen Methoden arbeitenden Augenärzte so erschreckend gering ist, daß nur ein Bruchteil der Patienten diese lohnende Chance beim Augenarzt erhalten, ist nicht auf ein Versagen der genannten Methoden zurückzuführen. Es ist vielmehr auf Dinge zurückzuführen, die zwar menschlich verständlich, dem leidenden Patienten aber kein Trost sind: Vorurteile, Skepsis und die Schwierigkeit, sich von »Außenseitern« beeinflussen zu lassen.

Meine persönlichen Erfahrungen in der Behandlung von Augenleiden mit den von mir empfohlenen Methoden sind zeitlich und in der Zahl naturgemäß begrenzt. Aufgrund dieser begrenzten Erfahrungen habe ich bisweilen ermutigende Wirkungen durch reine Akupunkturbehandlungen — etwa beim grünen Star (Glaukom) erlebt.

Das mag Zufall sein, es kann vielleicht aber auch als kleiner Hinweis dienen, in dieser Richtung verstärkt Untersuchungen anzustellen. Ein Hinweis, der für Augenärzte und allgemeine Ärzte gilt, die in einer sich gegenseitig respektierenden Zusammenarbeit zu sachlichen Ergebnissen kommen möchten.

Physiologie des Auges

Der Mensch erhält die Eindrücke seiner Umwelt durch seine Sinnesorgane, doch in der Hauptsache durch das Auge. Man kann mit Recht sagen, daß wir fast ausschließlich in einer Sichtwelt leben, in einer Welt, in der sich unsere Vorstellung von unserer Umwelt auf Bilder gründet. Durch das beidäugige Sehen entstehen auf der Netzhaut des Auges zwei verschiedene flächenhafte Bilder, die uns eine zweidimensionale Raumvorstellung und gleichzeitig eine Tiefen- und Entfernungswahrnehmung ermöglichen. Diese Bilder werden von der Netzhaut über den Sehnerv und die Sehstrahlung an das primäre Sehfeld oder Sehzentrum im Hinterhaupthirn weitergeleitet. Hier entsteht der bewußte Sinneseindruck, und hier wird das zuvor zweidimensionale Raumsehen in ein dreidimensionales umgewandelt. Zusätzlich gibt uns farbliches Sehen noch eine bessere Unterscheidungsmöglichkeit.

Das Auge ist den anderen Sinnesorganen überlegen, schon dadurch, daß es das Geschehen in seiner Augenblicklichkeit objektivieren kann. Das Auge nimmt alle Geschehnisse auf und bestimmt damit fast ausschließlich unsere gesamte Vorstellungswelt. Das Bild ist für uns Menschen der bedeutendste Informationsträger. Wir bewegen uns zwischen den Gegenständen und schließen daraus, daß dies die »Wirklichkeit« ist.

Beim Farbensehen wissen wir zwar, daß weißes Licht aus einer Mischung aller Wellenlängen des sichtbaren Spektrums besteht: Trifft weißes Licht auf Prismen, wird es in seine Komponenten zerlegt, und diese werden dann, je nach ihrer verschiedenen Wellenlänge, als verschiedene Lichtqualitäten bzw. als Farben empfunden. Das alles ist physikalisch einwandfrei. Nun ist es aber so — und dies ist selbst manchem Physiker nicht bewußt —, daß es rotes, blaues oder andersfarbiges Licht nicht gibt; vielmehr erhält das Licht nur über unsere sinnliche Wahrnehmung, also über Auge und Gehirn, die Qualität »Farbe«. Wie im primären Sehzentrum die Qualität Farbe oder wie dort das dreidimensionale Sehen entsteht, oder in welcher Abhängigkeit die Farben von der chemischen Natur des Körpers sind, das wissen wir trotz aller verfügbaren Möglichkeiten der Technik, wie beispielsweise Elektronenmikroskop, trotz Chemie und Physik nicht.

Auf diese Dinge muß hingewiesen werden, um dem Leser die Kompliziertheit und die vielen rätselhaften Dinge des Auges so recht »vor Augen zu führen«.

Der Sehvorgang

Sehen wir überhaupt noch richtig? Sind unsere Sehfähigkeiten in der modernen Industriegesellschaft verkümmert oder verändert? Zahlreiche Untersuchungen beweisen, daß sogenannte Naturvölker oder in unserer Zivilisation beispielsweise Seefahrer oder Bergsteiger nicht besser sehen als Großstadtmenschen. Sie nützen ihre Fähigkeiten nur besser aus.

Wir haben es einfach verlernt, unsere Sehfähigkeiten richtig auszunutzen, und so kann es zu Verhaltensweisen kommen, die Sehstörungen, wie Schielen oder Nachlassen der Sehfunktion, hervorrufen. Wir müssen versuchen, diese falschen Verhaltensweisen herauszufinden und zu vermeiden. Es genügt zum Beispiel nicht, bei der Arbeit nur das entsprechende Licht zu verwenden, auch die Verteilung der Leuchtkörper im Raum ist wichtig, genau wie die Farbe der Wände. Auch die richtige Verwendung und Anbringung der verschiedenartigen Leuchtkörper, von der Glüh- bis zur Leuchtstofflampe, muß beachtet werden, damit keine vorzeitige Ermüdung und Überbelastung der Augen eintritt, die Kopfschmerzen und Übelkeit hervorrufen. Eine internationale Beleuchtungskommission, die sich mit der Licht- und Beleuchtungstechnik befaßt, hat hierzu detaillierte Untersuchungsergebnisse vorgelegt. Zur guten Beleuchtung kommt die richtige *Sehhilfe*.

Es gibt viele Menschen, die während der Arbeit eine Brille tragen müßten, dies aber aus Unkenntnis oder Bequemlichkeit nicht tun. Es genügt nicht, sich nur eine Brille anpassen zu lassen, um die höchstmögliche Sehschärfe für eine bestimmte Entfernung zu erreichen. Es muß optimales, ermüdungsfreies Sehen beider Augen für einen möglichst großen Sehbereich angestrebt werden.

Nun ist es gar nicht möglich, im *biologischen Geschehen* unumstößliche Gesetze aufzustellen. Im Grunde kann man nur von Gesetzmäßigkeiten sprechen, denn in der Biologie kann nie ein Vorgang für sich, herausgelöst aus einer großen Zahl von Funktionen, betrachtet werden. Allein schon der Aufbau der Strukturen durch eine Vielzahl verschiedenartiger Atome und Moleküle, die in Mil-

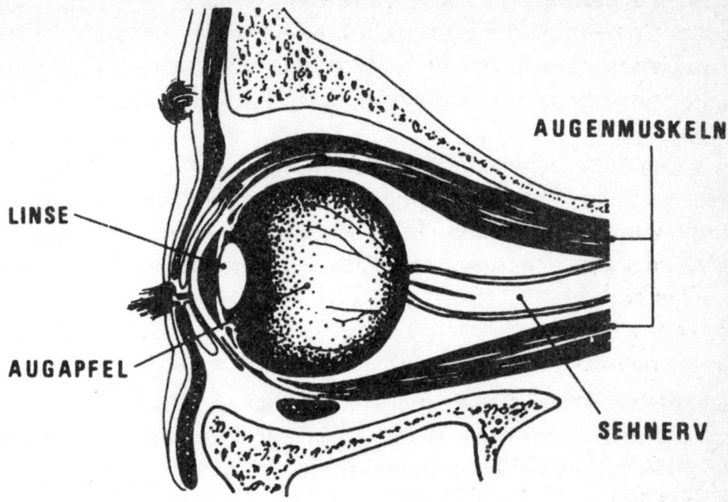

Abbildung 74

lionenzahlen in jeder Zelle vorkommen, macht es begreiflich, daß es aufgrund dieser Verschiedenheiten auch zu Versagern kommen muß. Hier können eben nur hohe Fallzahlen und deren statistische Aussage Grundlage zum weiteren Ausbau von Gesetzmäßigkeiten sein.

Die *Aufgabe des Auges* ist es, Licht zu empfinden. Sobald wir einen Gegenstand erblicken, wird er uns durch seine Leuchtdichte bemerkbar, und wir stellen seine Örtlichkeit fest. Für Notsituationen reicht das bereits aus, beispielsweise beim Autofahren. Es kommt zu einer sofortigen Reaktionsbereitschaft. Die Form, die Farbe und die genaue Entfernung sind in diesem Falle durchaus zweitrangig. Auch das räumliche Sehen ist nicht so wichtig und wird uns teilweise gar nicht bewußt. Fernsehen und Kino sind Beispiele dafür. Wir haben also die Möglichkeiten, mit dem Auge Helligkeit zu empfinden, Farbe, Raum und Bewegung. Wir besitzen die Fähigkeit, bei hellstem Tageslicht wie bei Mondschein zu sehen. Dieser

Beleuchtungsunterschied verhält sich wie 1:1 000 000. Allerdings muß sich unser Auge an Helligkeitsunterschiede erst gewöhnen, und mit zunehmendem Alter nimmt auch diese Fähigkeit, Adaption genannt, ab. Je krasser der Helligkeitsunterschied ist, desto länger dauert die Anpassungsfähigkeit. Das kann bis zu einer halben Stunde dauern.

Gegen diese Schwäche des Gesichtssinns gibt es für Notsituationen mögliche Hilfen, adaptionsverbessernde Medikamente und Dunkelanpassungsbrillen. Eine andere Schwäche des Auges, die Blendung, versuchen wir ebenfalls mit entsprechenden Brillen zu kompensieren.

Das Sehorgan

Das Sehen ist ein Zusammenspiel zwischen Auge und dem entsprechenden Gehirnteil. Beide Teile werden durch Nervenfasern verbunden, die über Umschaltstationen laufen. In der Tierwelt sind die Zusammenhänge nicht so kompliziert wie beim Menschen, so daß die vergleichende Anatomie keine absolute Aussage machen kann.

Das menschliche Auge

(Bulbus oculi = Augenzwiebel) ist eine Kugel, von drei Häuten umgeben und in allen Richtungen drehbar. Der Durchmesser beträgt rund 2,5 Zentimeter. Die Bindehaut (Conjunktiva) ist eine dünne Schleimhaut, welche an den Lidrändern des Ober- und Unterlides (Palpebra) beginnt, an den Übergangsstellen zum Auge eine Falte bildet und lose und beweglich auf dem Auge aufliegt. Dort ist sie mit der Hornhaut (Cornea) fest verwachsen. Die Bindehaut hat mit dem Sehvorgang nichts zu tun, sie garantiert die einwandfreie Bewegung des Augapfels. Außerdem ist sie für die Ernährung des Augapfels, der Lider und der Hornhaut wichtig.

Die Haupthülle des Auges ist die Lederhaut (Sklera), normalerweise weiß und dicht. Nur ihr Vorderteil, Hornhaut genannt, ist durchsichtig. Die Innenseite der Lederhaut ist mit einer dunklen, pigment- und blutgefäßreichen Schicht, der Traubenhaut (Uvea) ausgekleidet. Diese besteht aus drei Teilen:

1. Aderhaut (Chorioidea), zwischen Leder- und Netzhaut (Retina) befindlich,
2. Ziliarkörper (Corpus ciliare), der die Akkommodation der Linse beeinflußt,

3. Regenbogenhaut (Iris), die durch die Hornhaut sichtbar ist und in deren Mitte sich das Sehloch (Pupille) befindet.

Die Aderhaut dient der Ernährung und ihre dunkle Farbe zusätzlich der Absorption des außerhalb des Sehvorganges notwendigen Lichtes. Die Menge der Pigmenteinlagerungen bestimmt die Farbe der Iris. Je mehr Pigment: braun bis schwärzlich, je weniger: grün bis blau. Bei völligem Fehlen sieht man nur die roten Blutgefäße. Diese Menschen, Albinos genannt, haben in der Haut und in den Haaren ebenfalls keine Farbstoffe.

Die Pupille reagiert auf Lichteinfall und auf nervösem Wege mit Weit- und Engstellung. Dies wird durch ringförmig und radial angeordnete Muskelfasern erreicht. Der Netzhaut, die der Aderhaut lose aufliegt, kommt das eigentliche Sehen zu. Sie ist nur an zwei Stellen mit dieser verwachsen, nämlich am Übergang zwischen Ader- und Regenbogenhaut und an der Austrittsstelle des Sehnervs.

Das abbildende System

Die Hornhaut, ungefähr elf bis zwölf Millimeter groß, besteht aus fünf leichtgekrümmten Schichten. Sie ist von feinsten Nerven durchzogen und äußerst schmerzempfindlich. Sie besitzt keine Blutgefäße, ihre Versorgung geht von den Äderchen der Binde- bzw. Lederhaut aus. Diese Übergangsstelle zwischen Binde- und Hornhaut einerseits und zwischen Leder- und Hornhaut andererseits bildet einen Saum (Limbus). Bei alten Menschen kann dieser zu einem weißen Ring werden, der Greisenbogen (Arcus senilis) genannt wird, aber keine Bedeutung hat.

Hinter der Hornhaut liegt die vordere Augenkammer, sie enthält Kammerwasser. Dann folgt die Linse, dann die hintere Augenkammer. Die Größe der Kammern verringert sich mit zunehmendem Alter durch das Linsenwachstum und außerdem ständig durch die Anpassung (Akkommodation) der Linse. Der durchschnittliche Abstand zwischen Hornhauthinterwand und Linsenvorderwand beträgt drei Millimeter. Das Kammerwasser wird ununterbrochen im Ziliarkörper gebildet und fließt in der Limbusgegend in feinen Gewebsspalten, dem sogenannten Schlemmschen Kanal, nach außen ab. Bei Behinderungen dieses Durchflusses entsteht ein erhöhter Druck im Auge, das sogenannte Glaukom oder der grüne Star.

Die Linse

Sie befindet sich hinter der Regenbogenhaut. Ihre Vorderfläche schmiegt sich an diese an, während sich die Hinterfläche in den Glaskörper wölbt. Der Inhalt der Linsenkapsel ist in der Jugend sehr weich und verhärtet sich mit zunehmendem Alter immer mehr, so daß die für das Sehen notwendige Anspannung immer schwieriger wird. An dem Ziliarkörper ist die Linse mit unzähligen kleinen Haltefasern aufgehängt, den sogenannten Zonula-Zinni-Fasern. Diese bewirken ebenfalls eine Linsenbewegung. Alter, Krankheit, vor allem Diabetes, ultrarote Lichteinstrahlung können eine Linsentrübung hervorrufen, den sogenannten grauen Star, auch Katarakt genannt. Zur Wiedergewinnung des Sehvermögens muß dann die Linse entfernt werden. Die hintere Augenkammer ist ebenfalls mit Kammerwasser ausgefüllt. Sie ist kleiner als die vordere und im allgemeinen unbedeutend. Sie trennt die Linsenkapsel vom *Glaskörper*.

Dieser füllt den größten Teil des Augeninnern aus und besteht aus einer schleimigen, von einer dünnen Membran umgebenen Masse. Bei Ermüdungen machen sich manchmal die in ihm befindlichen Trübungen und Schlieren störend bemerkbar, das sogenannte Fliegen- oder Mückensehen. Diese Fehler sind in jedem Auge vorhanden und machen sich allgemein nicht besonders störend bemerkbar.

Die Netzhaut

Sie ist für das Sehen der komplizierteste Teil des Auges. In ihr befinden sich Zapfen und Stäbchen. Erstere sind für das Tag-, letztere für das Dunkelsehen bestimmt. Außerdem befinden sich in ihr Bipolar- oder Ganglienzellen, welche die Zapfen und Stäbchen bündeln und sie dann in einer Sehnervenfaser weiterleiten.

Die Netzhaut kleidet das gesamte Auge bis auf die Linse aus, ist aber nur auf dem vor der Aderhaut gelegenen Teil lichtempfindlich. Der vor der Regenbogenhaut gelegene Teil ist lichtunempfindlich. Betrachtet man das Innere eines Auges mit einem entsprechenden Instrument, so entdeckt man zwei scheibenförmige Gebiete. Das eine ist die Papille, der Ort, wo der Sehnerv austritt; das andere ist eine Einbuchtung, eine Grube. Diese liegt genau in der gedachten optischen Achse der Netzhaut und ist die Stelle des schärfsten Sehens.

Die Papille ist der blinde Fleck im Auge, das heißt, dort befinden sich weder Zapfen noch Stäbchen, mit ihm kann man also nicht sehen. Das stört im allgemeinen wenig, da dieser Punkt im linken Auge links und im rechten Auge rechts von der Sehachse liegt, so daß der blinde Fleck sich nur bei konzentriertem Sehen mit einem Auge störend bemerkbar machen kann. Der hinterste Teil der Netzstoffschicht also, welche die Aufgabe hat, daß ein durch alle Schichten der Netzhaut gedrungenes Licht vor ihr absorbiert und damit nicht reflektiert werden kann. Dann folgt die Schicht mit den Zapfen und Stäbchen, denen dann wiederum Bipolarzellen vorgeschaltet sind. Bipolarzellen und Ganglien haben Schaltaufgaben der verschiedensten Art. Der durch Licht an einem Zapfen hervorgerufene Impuls wird durch eine Bipolarzelle über eine Synapse an ein Ganglion weitergeleitet. Ein Teil des Impulses läuft außerdem auf Seitenkanälen zu anderen Bipolarzellen und dann weiter. Keine derartigen Schaltschichten befinden sich in der *Netzhautgrube (Fovea).*

Der innerste Teil, die Foveola, nur 0,4 Millimeter groß, enthält rund 35 000 Zapfen, deren Durchmesser 0,0015 und deren Länge 0,07 Millimeter beträgt. Diese sind wiederum einzeln an je eine Sehnervenfaser angeschlossen. Die Fovea enthält insgesamt 135 000 solcher Zapfen. Das ist der Bereich des schärfsten und zentralsten Sehens, noch nicht ein Quadratmillimeter groß. Je weiter man sich mit seinem Blick von der Grube entfernt, desto kürzer und dicker werden die Zapfen, und je mehr Stäbchen sind vorhanden. Stäbchen sind aber im Gegensatz zu Zapfen niemals allein oder gebündelt geschaltet, sondern es sind grundsätzlich Zapfen hinzugeschaltet. Es gibt auch kein zapfenfreies Gebiet, wie es im Gegensatz dazu die Foveola als absolut stäbchenfreies Gebiet ist. Die Netzgrube selbst liegt nicht genau an der gedachten Augenachse. Sie ist etwas nach außen und nach unten verschoben, so daß es manchmal scheint, als ob der Mensch ein wenig schiele, besonders wenn der Winkel über die übliche Norm nach außen geht.

Dieses so außerordentlich wichtige Gebiet der Netzhautgrube wird auch bei der Blutversorgung vorsichtshalber gleich doppelt bedacht. Denn der Augapfel wird von zwei Stellen mit Blut versorgt. Ein Zweig der inneren Halsarterie kommt durch die Papille und versorgt in der Hauptsache die Netzhaut und gibt dieser das bekannte charakteristische Bild. Ein anderer Zweig der inneren Halsarterie durchdringt die Lederhaut am inneren geraden Augenmuskel und versorgt die anderen Augenhäute, den Ziliarkörper und so weiter. Die Bindehaut und die Lider werden von einem Ast der äußeren Halsschlagader versorgt und stehen in keinem Zusammenhang mit der originären Augenernährung.

Augenkapsel

Das Auge sitzt wie in einem Kugelgelenk in einer Kapsel. Diese ist mit Fasergewebe und Fett ausgekleidet, das auch unter extremsten Bedingungen nicht verschwindet, um so immer eine reibungslose Bewegung zu gestatten. Durch die kräftigen Schädelknochen ist das Auge gut geschützt, und nur wenige Öffnungen gestatten den notwendigen Gefäßen Zutritt. In dieser Tenonsche Kapsel genannten Höhle (Tenon = Flechse, Sehne) wird das Auge von sechs verschiedenen Muskeln bewegt. Diese sind alle sehr lang, sitzen weit vorn am Auge und gestatten dadurch eine sehr große Beweglichkeit. Vier der Muskeln sind gerade, zwei schief angesetzt. Es ist verständlich, daß ein Muskel allein keine Bewegung ausführen kann, sondern daß, wenn sich einer zusammenzieht, sich der gegenüberliegende ausstrecken muß. Der obere schiefe Augenmuskel läuft sogar über eine Gelenkrolle, die aus einer Sehnenschlinge gebildet wird. So wird es möglich, die Augen in jede beliebige Richtung zu drehen.

Der Sehnerv

Er ist kein echter Nerv, sondern ein vorgeschobener Gehirnteil. Seine Erkrankungen sind gleich denen des Gehirns, und seine Verletzungen sind im Gegensatz zu manchen Nervenschäden nicht wieder zu reparieren. Er entsteht aus den Ganglienzellen, welche die Sehnervenfasern entlassen, die sich wiederum bündeln und so den Sehnerv darstellen. Wenn der Sehnerv das Auge verläßt, bildet er eine S-förmige Schlinge, damit durch die Drehbewegungen des Auges keine Zugwirkung auf die äußerst empfindlichen Sehnervenfasern eintreten kann. Diese reagieren bereits auf erhöhten Druck mit Nachlassen der Sehleistung (Glaukom = grüner Star). Der Sehnerv ist von drei Häuten eingehüllt: einer äußeren harten Haut (Dura), einer Zwischenhaut (Arachnoidea = Spinnennetz) und der inneren (Pia), die entsprechend aus der Lederhaut bzw. aus der Aderhaut entwickelt werden. Der Sehnerv besteht aus rund 1 000 000 einzelner Fasern, von denen etwa die Hälfte einen Durchmesser von einem Tausendstelmillimeter (Mikrometer — Mikron) besitzt. Der Rest ist bis zu zehnmal so dick und hat speziellere Aufgaben als die Masse der Fasern. Nach dem Durchschnitt zum Schädelinneren kreuzen und vereinigen sich die Sehnerven beider Augen im Chiasma. Der Name bezieht sich auf die Ähnlichkeit dieses Gebildes mit dem griechischen Buchstaben chi. Beide Sehnerven laufen dann zu den sogenannten Kniehöckern (Corpus geniculatum laterale), der zweiten aus Ganglienzellen bestehenden Schaltstation. Von hier aus verläuft sich der Sehnerv fächerförmig in seiner Masse im Hinterhauptlappen des Großhirns (3. Neuron). Andere Sehnervenfasern gehen zur Vierhügelplatte im Mittelhirn, zu übrigen Rindenzentren, wie Hör-, Gleichgewichts- und Sprachzentrum, und zum Stirnhirn, dem Sitz der geistigen Funktionen. Neuron bzw. Ganglion beinhalten ein und dasselbe, gemeint sind nervöse Schaltstellen. Deshalb: Ganglienzellen der Netzhaut = 1. Neuron; Ganglienzellen des Kniehöckers = 2. Neuron; Ganglienzellen des Hinterhauptlappens = 3. Neuron.

Der Gesichtssinn der Großhirnrinde

Er liegt in deren hinterem Teil, dem sogenannten Cuneus (Keil), der durch eine Falte in zwei Teile geteilt ist. Jedem Ausschnitt der Netzhaut ist auch ein ganz bestimmter Ausschnitt dieses Großhirnrindenteils zugeordnet. Da sich die Sehnervenfasern im Chiasma nicht nur kreuzen, sondern ganz bestimmten Richtungen zugeordnet sind, kann durch eine Schädigung derselben nicht passieren, daß ein bestimmter Teil des Gesichtssinns ganz ausfällt.

So sind zum Beispiel beide linke Augenseiten im rechten Großhirnteil verankert. Für das Farbensehen gilt die Hypothese, daß die Rot-Grün-Empfindung auf der äußersten Ganglienzellschicht liegt. Gefolgt von der Blau-Gelb-Empfindung liegt in der tiefsten Schicht die Schwarz-Weiß-Empfindung, das heißt, die wichtigste Lichtempfindung ist in der tiefsten Schicht des Cuneus lokalisiert. Selbstverständlich ist aber dieser Teil der Großhirnrinde nicht allein für den Gesichtssinn maßgebend. Grundsätzlich müssen weitere Zentren hinzugezogen werden, um das Erkennen von Formen und Farben, das Vergleichen von Leuchtdichten, das Lesen, Schreiben und so weiter erst zu ermöglichen. Man nimmt an, daß das Steuerzentrum der verschiedensten Hirnzentren und deren Koordination im Stirnhirn zu suchen ist. In dieser Richtung muß durch die Forschung noch eine Menge getan werden.

Die Augenlider

Sie werden von glatter und von gestreifter Muskulatur bewegt. Das bedeutet, daß der Lidschluß unwillkürlich oder auch willkürlich ausgeführt werden kann. Neben der Tätigkeit der ständigen und gleichmäßigen Verteilung der Tränenflüssigkeit über die Hornhaut findet ein willkürlicher bzw. unwillkürlicher teilweiser Lidschluß statt; beim versuchten konzentrierten Sehen (Blinzeln), bei erhöhter Lichteinstrahlung und Erschrecken. Bei starken Reizen, wie Schmerz und Anstrengung, kommt es zum unwillkürlichen Lidschluß, ebenfalls durch Berührung, Hitze, Lärm. Normalerweise werden, durch solche Ereignisse ausgelöst, beide Augen geschlossen. Die Schaltstelle für die Auslösung dieses Reflexes liegt entweder im Sehzentrum oder in der Medulla oblongata.

Die Pupille

Sie regelt durch ihre Weit- und Engerstellung nicht nur die Lichtmenge, sondern sie spielt auch bei der Bildgestaltung eine erhebliche Rolle. Sie ist ein kreisrundes Loch in der Iris und in ihrer Größe sehr variabel. Der Durchmesser von engstens 1,5 Millimeter kann bis auf sieben Millimeter erweitert werden. Eine Reihe von Arzneimitteln ist in der Lage, die Pupillenweite zu beeinflussen. Am bekanntesten dürfte zur Pupillenerweiterung (Mydriasis) Atropin sein. Gewonnen wird die Substanz aus der Tollkirsche (Atropa belladonna), deren Wirkung tagelang anhält und früher kosmetische Verwendung gefunden hat. Andere bekannte Substanzen sind das Suprarenin und das Kokain.

Das Gegenteil, nämlich eine Verengung der Pupille (Miosis), erzielt das Pilocarpin, welches aus baumartigen Sträuchern Südamerikas gewonnen wird. Es beeinflußt nicht die Akkommodation und verursacht eine Verbesserung der Durchblutung des Augapfels. Von Schützen wird diese Substanz gern unerlaubt zum konzentrierteren Zielen verwendet. Sie findet bei der Behandlung des Glaukoms Verwendung.

Akkommodation

Sie ist die Anpassung des Auges an die verschiedene Entfernung des jeweiligen Bildes und dessen korrekte Abbildung auf der Netzhaut. In der Hauptsache ist die Linse dafür verantwortlich, ihre dazugehörenden Aufhängebändchen (Zonula-Zinni-Fasern) und die glatten Muskelfasern des Ziliarkörpers. Um nun das Bild auf der Netzhaut aufgrund der verschiedenen Entfernungen korrekt und scharf abzubilden, gibt es drei Möglichkeiten:

1. Verschiebung des abbildenden Systems,
2. Veränderung der Krümmung des abbildenden Systems,
3. zwei verschiedene Netzhäute.

Im Tierreich hat die Kammuschel zwei Netzhäute; für die Nähe eine direkt hinter der Linse gelegene, für die Ferne eine weiter von der Linse entfernte Netzhaut. Die Tintenfische wiederum können durch Druck auf den gesamten Augapfel ihre Linse nach vorn verschieben und so weiter entfernte Gegenstände wahrnehmen, das heißt, scharf auf der Netzhaut abbilden. Bestimmte Würmerarten können ihren Glaskörperinhalt verändern und so die Entfernung zwischen Linse und Netzhaut variieren. Fische haben ihren Lebensumständen gemäß die Akkommodation umgekehrt zu den Landtieren und Menschen. Die Linsen sind auf die Nähe eingerichtet und akkommodieren für die Ferne. Bei den höher entwickelten Fischen wird die Linse weicher und damit elastischer. Sie wird damit der menschlichen Linse ähnlicher und beginnt auch schon ihre Form zum Zwecke der Scharfeinstellung zu verändern. Die Reptilien wiederum sind in der Lage, durch eine in der Iris befindliche Ringmuskulatur einen Druck auf die sonst starre Linse auszuüben und so die Brechkraft zu beeinflussen. Die Vögel haben dieses System weiterentwickelt. Bei ihnen ist die Muskulatur noch kräftiger und die Linse weich, so daß eine noch stärkere Brechung des Lichtes erfolgen kann. Bei den Säugetieren ist wie bei den Menschen die Linse elastisch, hat in Ruhe Kugelform und wird auf Zug zur Linse verformt.

Der berühmte Physiker Helmholtz hat seine Erkenntnisse über die Akkommodation im vorigen Jahrhundert wie folgt beschrieben:

1. »Die Pupille verengert sich bei der Akkommodation für die Nähe, erweitert sich bei der für die Ferne.

2. Der Pupillenrand der Iris und die Mitte der vorderen Linsenfläche verschieben sich bei eintretender Akkommodation für die Nähe etwas nach vorn. Um dies zu beobachten, wähle man einen scharf bestimmten fernen Fixationspunkt und stelle als näheren eine Nadelspitze hin. Der Beobachter stellt sich so, daß er die Hornhaut des beobachteten Auges von der Seite und etwas von hinten sieht und daß er die schwarze Pupille dieses Auges etwa noch zur

Hälfte vor dem Hornhautrande der Sklerotica hervorragen sieht, solange das beobachtete Auge in die Ferne sieht. Nun lasse er den näheren Gesichtspunkt, die Nadelspitze, fixieren; sogleich wird er bemerken, daß das schwarze Oval der Pupille und wohl auch ein Teil des ihm zugekehrten Irisrandes vor der Sklerotica sichtbar werden.

3. Die vordere Fläche der Kristallinse wird gewölbter beim Nahesehen, flacher beim Sehen in die Ferne.

4. Auch Spiegelbildchen, welches die hintere Fläche der Kristalllinse entwirft, wird bei der Akkommodation für die Nähe etwas kleiner.«

Dieser Ansicht hat der dänische Augenarzt Tscherning widersprochen und ein Gegenmodell aufgestellt. Während es sich bei Helmholtz um Zugkräfte handelt, spricht Tscherning von Druckkräften, welche die Akkommodation hervorrufen. Eine endgültige Klärung, welche dieser Thesen ihre Richtigkeit hat, steht bis heute noch aus.

Die Sehstoffe

Sie sind Substanzen, die in der Dunkelheit gebildet und anschließend bei Belichtung in anders gefärbte Stoffe unter teilweiser Abgabe von Ionen zerfallen. Die freiwerdenden Ionen üben einen elektrischen Reiz auf die Rezeptororgane der Zapfen und Stäbchen aus. Der bekannteste Sehstoff wurde schon vor 100 Jahren von Boll in Heidelberg gefunden. Es ist der Sehpurpur (Rhodopsin). Dieser reagiert mit den Stäbchen und ist also für das Nachtsehen zuständig. Tagessehstoffe sind erst in der heutigen Zeit nachgewiesen worden. Der Sehpurpur ist eine violette Substanz, welche sich am weitesten außen an der Netzhaut in den Stäbchen befindet. In den Zapfen kann dieser Stoff nicht nachgewiesen werden. So haben reine Tagtiere, wie Eichhörnchen, Tauben, Schildkröte, keine Stäbchen auf der Netzhaut und mithin auch keinen Sehpurpur im Auge zur Verfügung. Reine Nachttiere dagegen, wie beispielsweise Eule und Fledermaus, haben keine Sehzapfen, also nur Stäbchen und damit eine erhöhte Menge Sehpurpur zur Verfügung. Chemisch gesehen gehört der Sehpurpur in die Gruppe der Chemoproteide mit einer Molekularmasse von ca. 50 000. Bei Belichtung zerfällt nun der Sehpurpur in mehreren Schritten zum Sehgelb. Es spaltet sich das Opsin vom Retinen. Je nach der Verschiedenheit der Umwelt gibt es entsprechende Sehstoffe, die sich aus der Mischung von Sehpurpur und Sehviolett gebildet haben. Das Sehgelb, immer noch ein Gemisch aus Opsin und Retinen, zerlegt sich noch weiter bis zum farblosen Sehweiß. Diese Substanz ist nachweisbar strukturchemisch Vitamin A + Opsin. Die Vorstufe vom Vitamin A ist hinreichend bekannt und kommt als ß-Karotin in der Karotte vor. Man darf annehmen, daß die Karotine, auch das Xanthophyll gehört dazu, beim Sehvorgang eine wichtige Rolle spielen. Sie werden in der Dunkelheit an der Netzhaut in den Stäbchen als Ölkugeln gebildet und verschwinden sofort unter Belichtung. Für das Vitamin A, als wichtiger Faktor für das Nachtsehen, konnte der Beweis schon erbracht werden. Auch das Vitamin B_2 ist am Sehprozeß beteiligt. Beim Fehlen dieser Substanz kommt es zur Zwielicht- oder Dämmerblindheit. Trendelenburg konnte exakt nachweisen, daß der Sehpurpur für das Dämmersehen unumgänglich notwendig ist. Die Vermutung liegt nahe, daß er sich aus den in den Stäbchen befindlichen Ölkugeln wieder neu bildet. Nach den Tagesfarbstoffen, den Netzhautpigmenten in den Zapfen, wird laufend geforscht. Von der Farbe her sind es ja mindestens drei Grundfarben, die gefunden werden müssen, nämlich die nicht mischbaren Grundfarben Rot, Grün und Blau. Außerdem sind die Tagessehstoffe der einzelnen Tierarten verschieden, und es ist nicht sicher, daß wir den gleichen Stoff besitzen. Durch die speziell für diesen Zweck geschaffene Differenzphotometrie konnte man durch Untersuchungen an farbfehlsichtigen Augen die Existenz des Tagesrotstoffes (Erythrolabin) und Grünsehstoffes (Chlorolabin) nachweisen. Ein Blausehstoff oder ein Ersatz dafür konnte bislang noch nicht nachgewiesen werden. Dazu kommt noch, daß das in das Auge einfallende Licht eine Orts- und Gestaltveränderung der Rezeptoren und Farbstoffträger bewirkt. Die Pigmentkörner wandern entgegen der Lichtrichtung auf die Außenglieder der Zapfen und Stäbchen. Die Zapfen verdicken und verkürzen sich. Die Stäbchen werden abgedrängt und von der Pigmentschicht schützend eingehüllt. Diese Vorgänge nennt man retino-motorische Erscheinungen und sind am stärksten in den ersten fünf Minuten einer Beleuchtungsveränderung zu beobachten. Diese Veränderungen stellen sich optimal zu der herrschenden Beleuchtungsstärke ein, und man nimmt an, daß sie hormonell gesteuert werden. Entwicklungsgeschichtlich gesehen nehmen aber mit der Beweglichkeit der Linse die retino-motorischen Vorgänge (Fisch — Säugetier — Mensch) ab.

Augenerkrankungen

Erkrankungen der Tränenorgane

Die Tränendrüse liegt unter dem oberen inneren Rand der Augenhöhle. In den beiden Tränendrüsen entstehen die Tränen. Diese haben die Aufgabe, den Bindehautsack und die Hornhautoberfläche mechanisch zu reinigen; weiterhin dienen sie zur Ernährung der Hornhaut.

Die Tränen gelangen in den unteren Lidwinkel und dann weiter in die Tränenkanälchen bis in den Tränensack, der unter der unteren Nasenmuschel liegt.

Die Ursachen für das sogenannte Tränenträufeln können sein: örtliche äußere Reize, seelische Reize, Verlegung der Tränenwege. Durch eine Stauung der Tränen im Tränensack kann es besonders bei älteren Menschen zu einer Geschwürbildung der Hornhaut kommen. Solche Entzündungen sollten immer vom Augenarzt behandelt werden.

Erkrankungen der Bindehaut

Die Bindehaut, medizinisch Conjunctiva genannt, ist durchsichtig und feucht. Die Entzündung der Bindehaut, und zwar die nicht infektiöse — Conjunctivitis simplex genannt — ist die häufigste Augenerkrankung überhaupt. Die Symptome für die Bindehautentzündung sind: »rotes Auge« durch vermehrte wäßrige oder auch schleimige Sekretion, Lichtscheu, Tränen, Schwellung. Bei der einfachen Bindehautentzündung sind Hornhaut und Regenbogenhaut nicht beteiligt. Da es manchmal schwierig ist festzustellen, ob die Entzündung der Bindehaut auch auf die Hornhaut oder Regenbogenhaut übergegangen ist, folgt hieraus schon, daß der Patient mit einer Bindehautentzündung, wenn diese trotz Selbstbehandlung nach einigen Tagen immer noch vorhanden ist, einen Arzt aufsuchen sollte, am besten gleich einen Augenarzt. Nur der kann mit Hilfe der technischen Untersuchungsmethoden feststellen, ob eine Entzündung der Bindehaut oder auch eine solche der Hornhaut oder gar Regenbogenhaut vorliegt. Die Ursachen für die

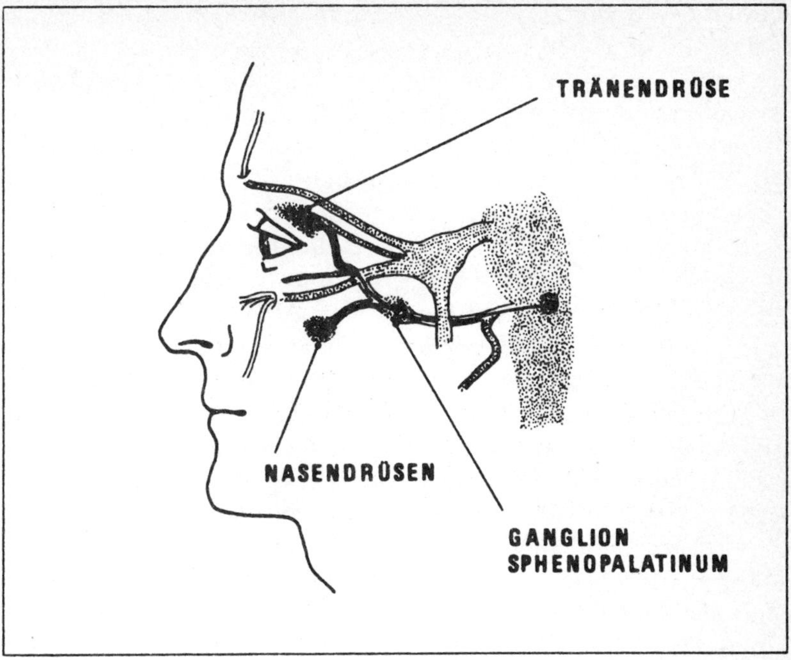

Abbildung 75

einfache Bindehautentzündung sind so zahlreich, daß es oft schwierig ist, sie beim einzelnen festzustellen. Unter anderem kommen als Ursache in Frage: Staub, Kälte, Rauch, ultraviolettes Licht, Wind, stundenlange Naharbeit, Schlafmangel, Nervosität und so weiter. Die Behandlung: Grundlegendes hat sich hier seit der Blütezeit der arabischen Medizin vor 1000 Jahren nicht geändert. Man sollte immer milde Mittel verwenden. Auch jetzt noch verschreibt der Augenarzt Salben oder Flüssigkeiten, die Bor- oder Zinksalze enthalten, die auch schon den Arabern bekannt waren. Vitaminkombinationen mit ätherischen Ölen können verwendet werden. Das pflanzliche Präparat Euphrasia (Augentrost) hilft häufig, ebenso die Kamille. Es gibt im Handel eine Unmenge Präparate gegen die Bindehautentzündung. Der Grund dafür: Es gibt eben nicht *das* Augenmittel, und es ist manchmal sehr schwierig und von langer Dauer, eine solche einfache Bindehautentzündung erfolgreich zu behandeln. Die Augenärzte verschreiben mitunter Präparate, die Cortison enthalten. Das ist unverständlich. Man kann hier vor cortisonhaltigen Medikamenten nur warnen: Schon nach einem Monat können sie eine Drucksteigerung im Auge bewirken, die zu Schäden des Sehnervs führen kann. Es ist im übrigen ein Symptom unserer Zeit, in der Medizin stark wirkende chemische Mittel zu verordnen.

Mit Akupunktur kann man zum Beispiel solche Bindehautentzündungen, die von Dauer zu sein scheinen, häufig mit Erfolg behandeln. Das gleiche gilt für die Neuraltherapie, insbesondere, wenn sie mit einer Eigenblutbehandlung kombiniert wird. Auf diese beiden Behandlungsarten, nämlich Akupunktur und Neuraltherapie, wird in einer besonderen Abhandlung am Schluß näher eingegangen. Es gibt weiter eine Heuschnupfen-Bindehautentzündung, eine allergische Bindehautentzündung und eine infektiöse Bindehautentzündung. Letztere entsteht, wie der Name bereits sagt, durch eine Infektion, eine Ansteckung. Die vielleicht gefährlichste ist die Infektion mit Gonokokken. Diese Erkrankung ist heute selten, seitdem man eine Vorbeugung eingeführt hat durch Eintropfen von einprozentiger Silbernitratlösung bei Neugeborenen. Die durch Bakterien und Viren entstehenden Bindehautentzündungen müssen unbedingt vom Augenarzt untersucht und behandelt werden, zumal nur er feststellen kann, auf welche Teile des Auges die Entzündung eventuell schon übergegangen ist.

Erkrankungen der Hornhaut

Die gesunde Hornhaut ist durchsichtig, sie hat keine Blutgefäße und ist in ihrer Ernährung vom Kammerwasser und der Tränenflüssigkeit abhängig. Häufig kommen Verbrennung und Verätzung der Hornhaut vor sowie andersartige Verletzungen. Oberster Grundsatz: Jede Hornhautverletzung wie auch -erkrankung gehört in die augenärztliche Praxis.

Wenn auch am Schluß einiger Krankheitskapitel Behandlungsmethoden angegeben werden, die zumindest manchmal der augenärztlichen Behandlung überlegen sind, so ist das kein Widerspruch zu der Forderung, daß der Patient unbedingt zum Augenarzt muß. Es bestehen bei verschiedenen Augenerkrankungen viele Gefahren, die nur vom Augenarzt gesehen und beurteilt werden können. Das kann kein praktischer Arzt und kein Internist, sei er auch ein noch so guter Arzt. Ihm fehlen einfach die tägliche Praxis mit Augenerkrankungen sowie die technische Apparatur zur Untersuchung. Wenn ich bei verschiedenen Erkrankungen davon spreche, daß Akupunktur und Neuraltherapie erfolgreicher sind als die übliche von der Universität gelehrte Behandlung, dann ist der logische Schluß daraus nicht der, daß der Patient nicht zum Augenarzt zu gehen braucht, sondern daß der Augenarzt sich verpflichtet fühlen müßte, diese Methoden zu erlernen.

Alle Augenverletzungen gehören also sofort in die augenärztliche Praxis. Auch dann, wenn es scheint, daß die Verletzung nicht so schlimm sei. Ob schlimm oder nicht schlimm, das kann vorher niemand beurteilen.

Viele Menschen sind der Ansicht, daß die Hornhaut als Schutzhaut für das Auge so hart ist, daß sie alle Schädlichkeiten für das Auge abhält und daß ihr selber außer einer Verletzung von außen nichts passieren kann. Das ist nun leider nicht so. Es gibt auch *Hornhautentzündungen*, aus diesen entwickeln sich öfters *Hornhautgeschwüre*. Die Ursache dafür ist meistens eine Ansiedlung von Bakterien oder Viren. Aber auch durch Austrocknen der Hornhaut bei einer Gesichtsnervenlähmung (Facialislähmung) wie auch bei Erkrankung des ersten Astes des V. Hirnnervs (Trigeminusneuralgie) können Hornhautgeschwüre entstehen. Wenn sich ein echtes Hornhautgeschwür entwickelt hat, dann ist höchste Alarmstufe geboten. Dieses Hornhautgeschwür heißt Ulcus serpens, zu deutsch: kriechendes Hornhautgeschwür. Es ist deshalb gefährlich, weil das Geschwür über die ganze Hornhaut fortkriecht, wodurch die Hornhaut völlig einschmelzen kann. Dadurch kann sich dann die Regenbogenhaut (Iris), die ja an der Hornhaut liegt, vorwölben, wodurch der Augeninnendruck steigt, und somit wäre dann ein grüner Star vorhanden (Sekundär-Glaukom). Bei einem Durchbruch des Hornhautgeschwürs (Durchbruch = Perforation) kann es auch zu Erkrankungen der Linse kommen, deren Kapsel verdickt und trübe werden kann. Diese aufgeführten Komplikationen, die durch ein Hornhautgeschwür entstehen können, sind nur einige von denen, die möglich sind. Es würde zu weit führen, sie alle aufzuzählen. Der aufmerksame Leser kann aber hieraus schon ersehen, welche komplizierten Vorgänge sich an diesem kleinen Organ Auge abspielen, wie wichtig und auch wie ernst sie zu nehmen sind. Die Hornhauterkrankung gehört in die augenärztliche Praxis, ein Hornhautgeschwür gar sollte nur in einer Augenklinik behandelt werden. Nun heilen diese Erkrankungen der Hornhaut leider nicht immer so aus, daß der Patient anschließend beschwerdefrei ist. Es gibt genügend Beweise, daß durch Akupunktur und Neuraltherapie selbst dann noch bedeutende Besserungen eintreten können, wenn das Leiden bereits mehrere Jahre zurückliegt. Und es ist eine Tatsache, daß diese beiden Behandlungsmethoden im akuten Zustand der Erkrankung noch besser und schneller wirken als Jahre danach. Ideal wäre hier eine sofort einsetzende gleichzeitige Behandlung durch Augenarzt, Neuraltherapeut und eventuell Akupunkteur.

Zu erwähnen ist noch eine andere Erkrankung: die sogenannte Gürtelrose am Auge: der *Herpes Zoster ophthalmicus*. Der Erreger ist ein Virus. Die Krankheit tritt stets einseitig auf, und zwar im Gebiet des ersten oder zweiten Astes des Trigeminusnervs; sie ist sehr schmerzhaft, kann zu oberflächlicher Hornhautentzündung, zu einer Regenbogenhautentzündung wie auch zu einem grünen Star (Glaukom) führen. Auch die Augenmuskeln können beeinträchtigt sein. Die Ergebnisse der üblichen Behandlung ist sehr fraglich. Manchem Leser wird die viele Jahre bleibende Schmerzhaftigkeit dieser Krankheit bekannt sein. Bei dieser Erkrankung können sofort angewandte und gekonnte Neuraltherapie und Akupunktur wesentlich bessere Ergebnisse erzielen als alle üblichen Behandlungen, eine hochdosierte Enzymtherapie darf nicht unterlassen werden.

Erkrankungen der Linse

Die Linse hat die Aufgabe, das Licht zu brechen und somit ein scharfes Bild auf der Netzhaut zu entwerfen. Mit dem Fotoapparat können wir scharfe Bilder in der Nähe wie auch von weit entfernten Gegenständen machen, je nachdem, welche Linse wir dazu verwenden. Die Linse in unserem Auge tut das gleiche, und zwar durch ihre Eigenelastizität. Diese Zunahme der Linsenbrechkraft nennen wir Akkommodation. Im Kapitel Hornhauterkrankungen war bereits die Rede von Lage- und Formveränderungen der Linse.

Die wichtigste Krankheit der Linse ist die Linsentrübung (grauer Star). Seltene Formen der Linsentrübung sind: grauer Star bei jungen Diabetikern, bei Verletzungen, angeborener Star, Cortisonstar (nach längerer Behandlung mit Cortison) und einige andere. Der wichtigste graue Star ist der *Altersstar*. Die Linse hat keine Akkommodationskraft mehr, die Vergrößerung des Linsenkerns im Laufe des Lebens auf Kosten der Linsenrinde hat nun zur Linsentrübung, zur Linsensklerose geführt.

Es gibt hier nur eine richtige Behandlung: Operation. Von wenigen Ausnahmen abgesehen ist sie ungefährlich, und der Patient kann danach mit einer Starbrille wieder sehen. Akupunktur wie

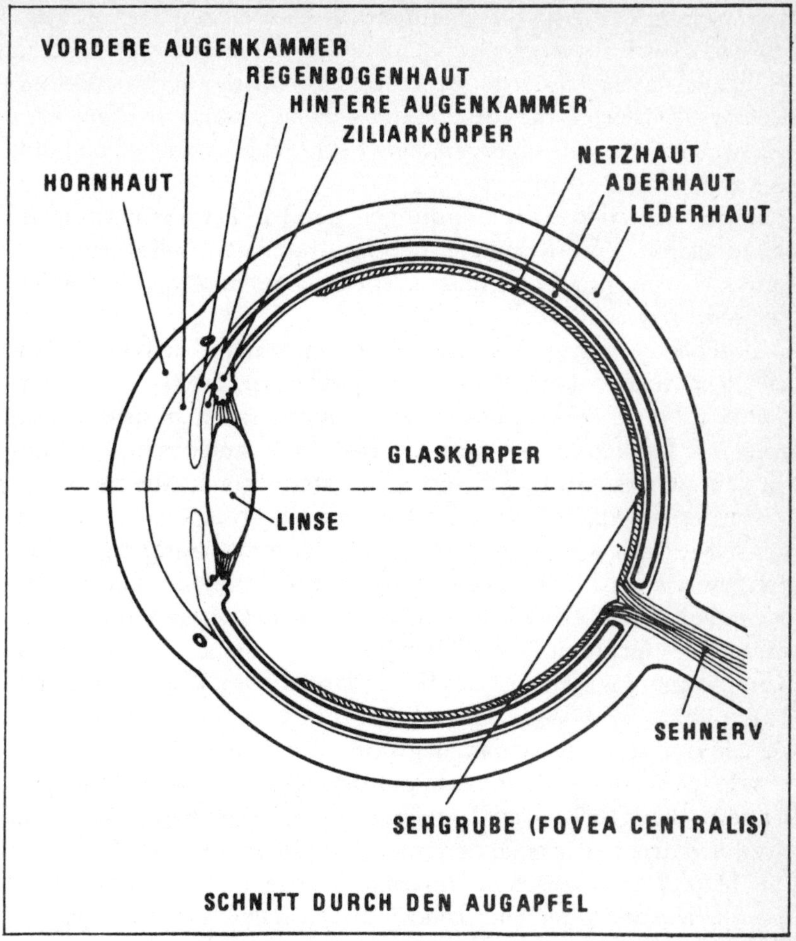

Abbildung 76

auch Neuraltherapie helfen hier nicht. Angebotene Medikamente nützen nur dem Hersteller und den Apotheken, nicht dem Kranken.

Erkrankungen der Regenbogenhaut

Regenbogenhaut (Iris) und Strahlenkörper (Corpus ciliare) bilden anatomisch eine gewisse Einheit. Nach hinten zu geht die Regenbogenhaut in die Aderhaut über (siehe Abbildung 76). Die Regenbogenhaut kann man als die Blende des optischen Systems betrachten. Im Strahlenkörper entsteht das Kammerwasser, er ist auch verantwortlich für die Akkommodationsmuskulatur. Man beachte die kleinen Maße dieser körperlichen Einrichtung und die enorme Leistung, die daraus hervorgeht. In Regenbogenhaut und Strahlenkörper liegen sensible Nerven, eine Erkrankung ist deshalb häufig schmerzhaft.

Bevor wir zu den Entzündungen der Iris kommen, seien die relativ seltenen Verletzungen und Geschwülste der Regenbogenhaut kurz erwähnt. Beide müssen sofort vom Augenarzt behandelt werden.

Eine *Entzündung der Regenbogenhaut* nennt man Iritis. Da die Iris mit dem Strahlenkörper direkt verbunden ist, greift die Entzündung häufig auf diesen über wie auch umgekehrt; man spricht dann von einer *Iridocyclitis*. Bei der Iritis wird ein dumpfer Schmerz empfunden, und es tritt eine Sehverschlechterung ein. Auf der Rückfläche der Hornhaut zeigen sich feinste weiß-graue Tüpfelchen, die Iris selbst sieht wie verwaschen aus. Es kommt häufig zu Verklebungen mit der Linsenvorderfläche oder auch mit der gegenüberliegenden Kammerwinkelwand, manchmal auch mit der Rückfläche der Hornhaut (siehe Abbildung 76). Eine besonders häufige Komplikation der Iritis ist das Sekundärglaukom: Das heißt, durch Entzündung und Verwachsung ist der Augeninnendruck angestiegen und somit sekundär ein grüner Star (Glaukom) entstanden.

Wie schon erwähnt, entsteht aus der Iritis häufig eine Iridocyclitis, also eine gleichzeitige Entzündung von Regenbogenhaut und Strahlenkörper. Auseinanderhalten kann dies nur der Augenarzt mit Hilfe der technischen Untersuchungsmöglichkeiten. Ob nun eine Iritis allein oder eine Iridocyclitis vorliegt, spielt für die Behandlung im allgemeinen keine entscheidende Rolle. Wichtig ist, ob die Entzündung zusätzlich eine Behinderung des Abflusses des Kammerwassers herbeigeführt hat, wodurch der Druck im Auge steigt und somit der schon erwähnte sekundäre grüne Star entstanden ist. Außerdem kann es durch eine Änderung der Zusammensetzung des Kammerwassers, hervorgerufen durch die Entzündung, auch zu einer Linsentrübung kommen.

Die Ursachen der verschiedenen Formen der Entzündung von Regenbogenhaut und Strahlenkörper sind bislang unbekannt. Es kann also somit keine Behandlung durchgeführt werden, die die Ursache an der Wurzel packt und durch Ausschaltung der Ursache eine rechte Heilung herbeiführt. Augenärzte sind der Meinung, daß es möglich ist, daß ein »Herd« im Körper die Ursache sein könnte, und veranlassen deshalb teilweise eine Durchuntersuchung des Patienten, und zwar auf: Zähne, Mandeln, Kiefer, Lunge, Gallenblase, Blinddarm, Eierstöcke und Prostata.

Die Augenheilkunde behandelt folgendermaßen;

1. Ruhigstellung des Auges durch Tropfen oder Salben,
2. Wärmebehandlung und Cortison,
3. entzündungshemmende Medikamente wie in der Allgemeinmedizin.

Erkrankungen der Aderhaut

Die Aderhaut (Chorioidea) ist die Fortsetzung der Regenbogenhaut. Wie der Name schon sagt, enthält sie viele Adern (Blutgefäße). Diese ernähren vor allem die wichtige Netzhaut. So ist es wiederum verständlich, daß bei einer Entzündung der Aderhaut (Chorioiditis) fast immer auch eine Entzündung der Netzhaut besteht, eine Chorioretinitis (Retina = Netzhaut). Die Ursachen für die Entzündung sind hier noch ebensowenig bekannt wie bei der besprochenen Regenbogenhautentzündung. Die Art und der Umfang der Sehstörungen hängen davon ab, an welcher Stelle die Aderhaut-Netzhauterkrankung entsteht.

Da die Ursache nicht bekannt ist, kann man auch nicht entsprechend behandeln. Die Augenärzte geben häufig Cortisontabletten. Akupunktur und Neuraltherapie haben keinen geringeren Heileffekt als eine Cortisonbehandlung und haben zusätzlich keine schädlichen Nebenwirkungen für das Auge wie auch für den gesamten Körper.

Erkrankungen der Netzhaut

Die Netzhaut (Retina) ist der lichtempfindliche Teil des Auges, sie ist die Schicht, die das Bild aufnimmt. Das Bild trifft hier auf die zahlreichen lichtempfindlichen Sehelemente, die Stäbchen und Zapfen, die dadurch erregt werden. Die Netzhaut wandelt also den physikalischen Reiz (Bild durch fotochemische Prozesse) in einen Nervenreiz um, den wir in der Medizin einen nervösen Reiz nennen.

Dieser nervöse Reiz wird dann über den Sehnerv bis an das Sehzentrum, welches an der Hirnrinde des Hinterhauptes liegt, weitergeleitet. Hier nun erfolgt die bewußte Lichtempfindlichkeit. Man beachte dabei auch einmal die Maße: Die Netzhaut hat eine Dicke von 0,2 Millimeter, und in dieser Netzhaut gibt es wiederum zehn verschiedene Schichten mit verschiedenen Zellen und Zellverbänden, von denen jede bestimmte Aufgaben zu erfüllen hat. Die Zahl der Stäbchen wird mit 7,5 Millionen angegeben, die Zahl der Zapfen mit drei Millionen. Die Fovea centralis, die Stelle des deutlichsten Sehens, weist einen Durchmesser von 1,5 Millimeter auf. Das liest sich so einfach und verständlich, dabei ist vieles unvorstellbar, unbegreiflich, und wird es wohl immer bleiben. Etwa die außerordentlich komplizierten und zahlreichen Verbindungen zwischen den verschiedenen Gehirnteilen und den Gebieten des Seelenlebens: Wir kennen sie nicht und wissen noch viel weniger, wie und was sich da ereignet. Optische Erinnerungsbilder werden gespeichert, das ist uns bekannt; aber wie werden sie, zum Beispiel die Erinnerungsbilder von geschriebenen Noten, in Sekundenbruchteilen wieder in Musik übersetzt? Der Dirigent liest Noten, hört gleichzeitig die verschiedenen Instrumente des Orchesters, korrigiert dabei mit einer Hand, während die andere Hand weiterdirigiert, liest gleichzeitig auch die nächsten Takte voraus, die auch sofort in Musik übersetzt werden.

Die Entzündung der Netzhaut (Retinitis) gibt es nicht in der Weise, in der wir die Entzündung des Blinddarms oder die Entzündung des Ischiasnervs kennen. Es gibt verschiedene Entzündungsformen der Netzhaut, meist nach dem Erstbeschreiber der Symptome benannt; aber im allgemeinen ist die Ursache immer noch unbekannt. In den Kapiteln Regenbogenhauterkrankungen und Aderhauterkrankungen wurde schon erwähnt, daß bei diesen Leiden häufig die Netzhaut mit betroffen ist. Hier muß man wieder an die winzigen Maße denken. Der Augenarzt spiegelt und betrachtet den Augenhintergrund und muß versuchen, in diesem winzigen Feld mit verschiedenen Schichten, bei der Kompliziertheit des gesamten Zusammenwirkens und des Sich-Beeinflussens der vielen einzelnen Fakten, herauszufinden, um welche Primärdiagnose es sich handelt. Das ist oft nicht möglich. So kann es nur bei der Beschreibung einzelner Krankheitssymptome bleiben, wie es vor allem bei Krankheiten der Netzhaut geschieht.

Weiter gibt es den Begriff der *Degeneration* der Netzhaut, das heißt, die Netzhaut bleibt nicht voll funktionstüchtig. Auch hier haben wir verschiedene Formen, zum Beispiel die Pigmentdegeneration, die meist vererbt ist. Eine andere Form ist die Makuladegeneration: Makula = gelber Fleck; der lichtempfindlichste Teil unseres Auges. Sie kann schon beim jungen Menschen auftreten, was allerdings selten ist. Am häufigsten ist sie beim älteren

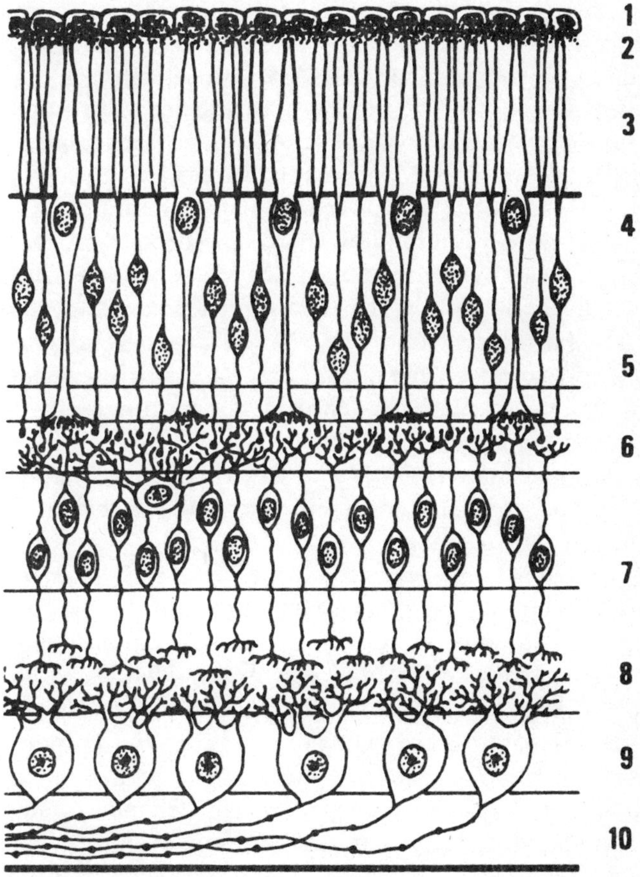

DIE ZEHN VERSCHIEDENEN SCHICHTEN DER NETZHAUT

Abbildung 77

Menschen zu beobachten. Der Patient sieht alles verzerrt, gerade Linien erscheinen ihm wellenförmig, später kommt teilweiser oder völliger Sehausfall hinzu. Durch Kreislaufmittel kann manchmal das Sehen gebessert werden, obwohl der objektive Befund an der Netzhaut sich nicht bessert.

Von Bedeutung sind noch die Gefäßerkrankungen der Retina; sie können die Venen und auch die Arterien betreffen.

Bei der *Venenthrombose* der Retina handelt es sich um eine Erkrankung der Venenwand, die zum völligen Verschluß der Vene führen kann. Ursache: Manchmal ist sie die Folge oder Begleiterscheinung bei Bluthochdruck, manchmal — so sagt die Augenheilkunde — kann ein Entzündungsherd im Körper die Ursache sein. Wenn es sich um einen Seitenast der Vene handelt, ist das Ausbreitungsgebiet in der Netzhaut entsprechend der Lage dieser Astvene. Als Spätfolge bleibt oft eine Makuladegeneration zurück, ein Sekundärglaukom (grüner Star) kann auch auftreten. Betrifft die Erkrankung die Zentralvene, dann ist das Blutungsgebiet mit entsprechender Sehbeeinträchtigung größer. Als Spätfolge tritt häufig nach einigen Monaten ein Sekundärglaukom auf, das man auch hämorrhagisches Glaukom nennt: Die Sehkraft bleibt dann fast immer völlig erloschen.

Wie bei den Venen kommt auch ein Verschluß der Arterien vor. Wahrscheinlich handelt es sich hier um eine Erkrankung der Gefäßwand im Sinne einer Arteriosklerose, die dann zu einem Verschluß des Gefäßes führt. Bei einem *Verschluß der Zentralarterie* besteht höchste Gefahr, denn die Blutzufuhr zur Netzhaut und damit die Versorgung der sehr empfindlichen Sehelemente ist abgeschnitten. Es tritt plötzlich eine einseitige Erblindung ohne Schmerzen auf. Von der augenärztlichen Behandlung her gibt es hier keine Rettung. Es wäre zu begrüßen, wenn Augenärzte in dieser alarmierenden Situation sofort, um den Gefäßkrampf zu lösen, einige Akupunkturnadeln stechen und gleichzeitig um das Auge herum und an das Nervengeflecht des Ganglion ciliare etwas Novocain spritzten. Erstens würde man nichts falsch machen, und zweitens bestände Aussicht, das Auge zu retten.

Eine andere, ernste Erkrankung ist die *Ablösung der Netzhaut*. Es gibt zwei Frühsymptome, die aber manchmal fehlen: Lichtblitze vor den Augen und viele schwarze Trübungen. Danach tritt eine Verdunklung in der Peripherie auf. Wenn die Makula mitbeteiligt ist, entsteht ein Verzerrtsehen und schneller Verlust des Sehvermögens. Es handelt sich immer um einen Einriß der Netzhaut. Die Ursachen dafür sind mannigfaltig. Hier nützt nun kein Medikament, kein Novocain und keine Akupunkturnadel, sondern nur die Operation in der Augenklinik! Je früher die Operation, um so größer die Aussicht auf Heilung. Diese operative Behandlung wird erst seit 30 bis 40 Jahren angewandt und ist kompliziert:

Es werden durch stark gebündeltes Licht oder durch einen auf minus 70 Grad Celsius abgekühlten Metallstift oder neuerdings durch Laserstrahlen künstliche Entzündungsherde in der Gegend des Risses gesetzt, um dadurch eine narbige Anheftung der Netzhaut an die Aderhaut zu erreichen. Der Leser möge hierbei wieder an die winzigen Ausmaße im Auge denken, nur dann kann man solche und ähnliche Operationen voll würdigen.

Veränderungen der Netzhaut werden auch häufig hervorgerufen durch allgemeine Kreislaufstörungen, vor allem durch einen erhöhten Blutdruck. Nicht jeder Bluthochdruck bewirkt Netzhautveränderungen; durch einige Formen des Bluthochdruckes, wenn dieser schon längere Zeit besteht, kommt es aber in der Netzhaut zu charakteristischen Veränderungen der Blutgefäße. Diese sind bei jungen Menschen anders als bei älteren. Wenn es dabei gar zu kleinen Blutungen in der Netzhautmitte oder zu kleinen Degenerationen der Makula kommt, wird das Sehvermögen stark beeinträchtigt. Die Behandlung hat hier nicht nur durch den Augenarzt, sondern auch durch Hausarzt oder Internisten zu erfolgen.

Erkrankungen der Sehnerven

Der Sehnerv (Nervus opticus) ist — ebenso wie die Netzhaut — ein vorgeschobener Teil des Gehirns. Er entsteht in der Makula der Netzhaut (Abbildung 77), nimmt dort die Ganglienzellen der Netzhaut auf und läuft dann zum primären Sehzentrum. Von dort aus bis zu der Gehirnregion im Hinterhauptlappen sprechen wir nicht mehr vom Sehnerv, sondern von der Sehstrahlung. Eine Erkrankung des Sehnervs zeigt sich für den Augenarzt nur in einer Veränderung der Papille, blinder Fleck genannt (Eintritt des Sehnervs in die Netzhaut). Aber auch Hirntumoren verursachen eine Papillenveränderung, Stauungspapille genannt. Meist ist eine Zusammenarbeit notwendig, um hier eine richtige Diagnose stellen zu können.

Bei einer *Entzündung des Sehnervs* besteht eine Sehstörung, die bis zur Erblindung führen kann. Wenn die Entzündung akut auftritt, kann der Patient nicht sehen, und der Augenarzt sieht am Augenhintergrund zunächst keine krankhaften Veränderungen. Erst nach etwa zwei bis drei Wochen werden an der Papille der Netzhaut Entzündungszeichen sichtbar. Die Ursachen: alle entzündlichen Gehirnerkrankungen, Alkoholschaden, Frühsymptom der multiplen Sklerose oder Krankheitsherde im Körper. Die Behandlung muß sich naturgemäß nach der Ursache richten, obwohl diese oft sehr schwierig und manchmal überhaupt nicht festzustellen ist.

Erkrankungen der Sehbahn

Wenn wir uns die Abbildung ansehen, ist zwischen Netzhaut und seitlichem Kniehöcker das Wort Chiasma zu lesen: Das ist die Stelle im Gehirn, wo die Halbkreuzung der Fasern des Sehnervs erfolgt. Bei genauer Betrachtung erkennen wir, daß die Fasern der beiden linken Netzhauthälften zum linken Kniehöcker und die Fasern der beiden rechten Netzhauthälften zum rechten Kniehöcker ziehen. Erkrankungen irgendwo in diesem Bereich zeigen sich dem Augenarzt durch Gesichtsfeldausfälle, das heißt, der Patient hat je nach dem Sitz der Erkrankung Sehausfälle links oder rechts seines Gesichtsfeldes. Störungen an der Innenfläche des Hinterhauptlappens des Gehirns, dort, wo sich das eigentliche Sehzentrum befindet, führen zur sogenannten *Seelenblindheit:* Der Kranke kann die dort gespeicherten optischen Erinnerungsbilder nicht verwenden, er erkennt nichts wieder.

Die Behandlung der verschiedenen Erkrankungen der Sehbahn wird fast ausschließlich vom Neurologen oder auch Neurochirurgen vorgenommen.

Augenmuskellähmungen; Schielen

Schielen (Strabismus) ist eine Abweichung der Augenstellung; die Augenachsen schneiden sich nicht im Fixierpunkt. Beim *Begleitschielen* bilden die Augenachsen bei jeder Blickrichtung den gleichen Winkel (Schielwinkel) miteinander. Begleitschielen beginnt fast immer im Kindesalter.

Die richtige Stellung beider Augenachsen geschieht normalerweise durch den sogenannten Fusionszwang, das heißt, das Auge muß zur Erzielung beidäugigen Einfachsehens den betrachteten Gegenstand jederseits auf dem gelben Fleck (Makula) der Netzhaut zur Abbildung bringen. Beim Schielen bleibt dieser Fusionszwang meist unwirksam, weil ein Auge schwachsichtig ist und das gutsehende Auge die Fixierung übernimmt, wodurch somit das

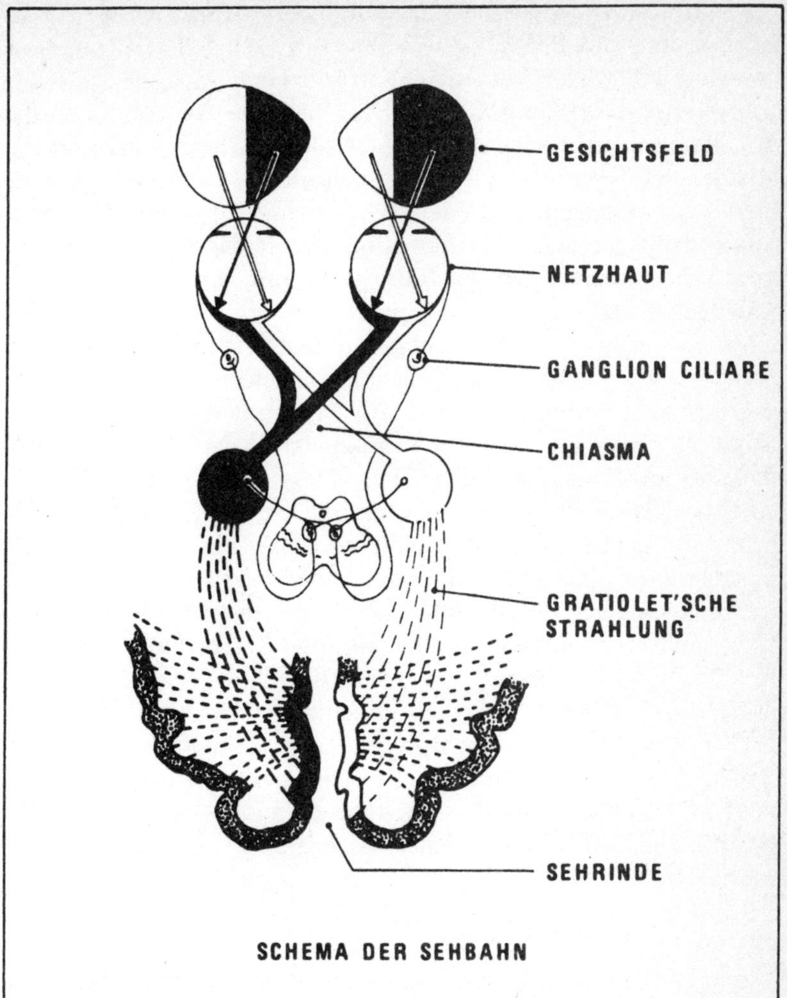

Abbildung 78

schwachsichtige in Schielstellung tritt. Das Einwärtsschielen entsteht meist in den ersten Lebensjahren. Es findet sich überwiegend bei Übersichtigkeit, während das seltenere Auswärtsschielen sich erst später zeigt und vorwiegend bei Kurzsichtigkeit auftritt.

Da das von dem schielenden Auge erzeugte Bild seelisch unterdrückt wird, um Doppelsehen zu vermeiden, wird das Schielauge fast immer zunehmend schwachsichtig. Beim Schielen handelt es sich also nicht nur um einen kosmetischen Fehler, sondern in erster Linie um die Gefährdung der Sehkraft des schielenden Auges.

Das scheint vielen Eltern nicht so recht bewußt zu sein, weil es immer wieder vorkommt, daß sie einfach die Anordnungen des Augenarztes nicht oder schlecht befolgen. Die Behandlung des Schielens muß so früh wie möglich einsetzen. Ob nur das Tragen einer Brille notwendig ist oder ob vor dem fixierenden Auge eine Augenklappe getragen werden muß, damit das schielende Auge zum Sehen gezwungen wird, das kann nur der Augenarzt entscheiden. Manchmal ist eine Operation möglich bzw. notwendig. Dann gibt es noch die Sehübungen in der Sehschule, die aber vor dem vierten Lebensjahr noch nicht durchgeführt werden können, weil das Kind früher noch nicht zur Mitarbeit fähig ist.

Wir kommen nun zu dem Krankheitsbild der *Augenmuskellähmung* (Strabismus paralyticus; Paralyse = Lähmung). Eine vollständige Lähmung ist seltener als die Schwäche (Parese). Die Lähmung geschieht immer plötzlich. Das hierbei auftretende Schielen kann man als Lähmungsschielen bezeichnen. Es handelt sich um die Bewegungsstörung eines Auges, die auf Lähmung eines oder mehrerer Augenmuskeln beruhen (Abbildung 79). Eine Schielstellung ist nur sichtbar, wenn der Blick in den Wirkungsbereich des gelähmten Muskels gerichtet ist. Der Schielwinkel ist hier also bei jeder Blickrichtung wechselnd im Gegensatz zum Begleitschielen beim Kind. Meist schneiden sich die Sehachsen nicht im Fixierpunkt, und es entsteht ein störendes Doppelsehen. Der Patient weiß nicht, welches der beiden gesehenen Bilder das richtige ist, er greift häufig neben den Gegenstand, den er holen will. Beim Gehen oder Bewegen des Kopfes kann Schwindelgefühl auftreten.

Beim Begleitschielen des Kindes gibt es eine Anpassung an die fehlerhafte Augenstellung, allerdings nur bis zum siebenten Lebensjahr, während eine Anpassung beim Erwachsenen nicht möglich ist. Als Ursache kommen in Frage: alle zentralen oder peripheren Erkrankungen der Nerven, alle Gehirnerkrankungen, Blutungen, Tumoren oder Verletzungen.

Die Behandlung richtet sich natürlich nach der Grundkrankheit, vorausgesetzt, daß sie festzustellen ist. Eine Operation der Augenmuskeln kommt nach Ablauf von mehreren Monaten eventuell in Frage. Handelt es sich um Durchblutungsstörungen oder entzündliche Erscheinungen eines Nervs als Ursache, erreicht man mit Akupunktur und Neuraltherapie, am besten beides kombiniert

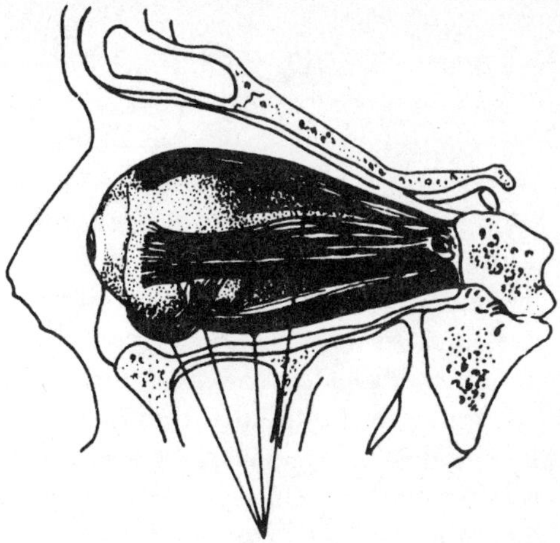
MUSKELN DER LINKEN AUGENHÖHLE VON DER SEITE

Abbildung 79

angewandt, sehr häufig einen schnellen und vollständigen Rückgang der Augenmuskellähmung. Doch niemals darf die Untersuchung durch einen Augenarzt und eventuell zusätzlichen Nervenarzt unterlassen werden.

Das Glaukom

Die Bezeichnung kommt aus der griechischen Sprache, und zwar von glaukos = blaugrün. Im strengen wissenschaftlichen Sinn handelt es sich beim Glaukom (grüner Star) nicht um eine Krankheit, aber doch um einen sehr ernst zu nehmenden Zustand. Es ist das Symptom einer Krankheit, nämlich: Erhöhung des Augeninnendruckes mit schädlichen Folgen. Glaukom bedeutet also schädliche Drucksteigerung im Auge. Und diese Drucksteigerung geschieht durch eine Abflußbehinderung des Kammerwassers. Der Leser möge seine Aufmerksamkeit noch einmal der entsprechenden Abbildung (76) zuwenden, um die Zusammenhänge zu verstehen: In der Mitte des Auges befindet sich die Linse, die wir als schwarze Pupille sehen. Die Regenbogenhaut (Iris), die sich ähnlich wie eine Fotoblende öffnen und schließen kann, erweitert oder verengt durch diese Tätigkeit die Pupille. Die Linse und die Iris werden durch die Hornhaut geschützt, die sich wie eine flache, etwas vorgestülpte Schale darüberlegt. Der Hohlraum unter dieser Schale ist die vordere Augenkammer, sie ist angefüllt mit Flüssigkeit, dem Kammerwasser. Wie schon im Kapitel »Erkrankungen der Regenbogenhaut« besprochen, wird diese Flüssigkeit im Ziliarkörper produziert und gelangt von der hinteren in die vordere Kammer. Der Abfluß des Kammerwassers geht durch ein Filtersystem, welches in dem Winkel liegt, der durch das Zusammentreffen der Hornhaut mit der Iris entsteht. In diesen Filter sickert das Kammerwasser hinein und gelangt in einen kleinen Kanal, um dann von dort aus in ein Blutgefäß zu münden. Wenn aus irgendwelchen Gründen eine Abflußbehinderung des Kammerwassers eintritt, dann erhöht sich der Augeninnendruck, und wir sprechen von einem Glaukom. Geringe vorübergehende Steigerungen des Augendruckes werden vom Auge ohne Schaden vertragen. Bleibt aber eine erhebliche Drucksteigerung längere Zeit bestehen, so schädigt sie die Netzhaut und den Sehnerv und bedingt Sehstörungen, die manchmal zur Erblindung führen. Das Problem beim Glaukom ist also die Regulierung des Augendruckes.

Wann ist der Augendruck schädlich? Bis wie weit ist er als normal anzusehen? Für diese Frage haben die Augenärzte viele Beobachtungen, Messungen und somit viel Zeit verwandt. Diese Frage ist schon deshalb nicht so einfach mit einer einzigen Zahl zu beantworten, weil sich auch am Auge das zeigt, was an allen anderen einzelnen Organen sowie an dem Gesamtbild des Menschen zu beobachten ist: Alles ist individuell. Keine Krankheit ist der anderen völlig gleich, weil kein Mensch dem anderen völlig gleich ist.

Der Augendruck schwankt allgemein zwischen zehn und 20 mmHg. Hinzu kommt, daß es Tagesschwankungen bei jedem einzelnen gibt, wobei das Druckmaximum bei sechs bis acht Uhr liegt. Ein einzelner Wert, vom Augenarzt gemessen, sagt ebensowenig aus wie ein einmal gemessener Blutdruckwert.

Die Messungen müssen wiederholt werden. Bevor der Augenarzt die Behandlung mit Augentropfen festlegt, muß er von früh bis zum Nachmittag mehrere Messungen vornehmen und dies auch im Verlaufe der Behandlung von Zeit zu Zeit wiederholen, um das richtige Medikament zu finden — was übrigens so einfach nicht ist —, und um die Dosis des Medikamentes genau bestimmen zu können. Die Schwankungen des Druckes im Laufe eines Tages betragen bis zu zwei mmHg. Der Augenarzt muß also versuchen, den »persönlichen« Normalwert bei jedem Patienten zu finden, um dann im Vergleich mit dem erhöhten Druckwert sagen zu können, ob der einzelne ein Glaukom hat oder nicht.

Das Messen ist einfach, aber das soeben beschriebene Herausfinden des individuellen Wertes ist oft sehr schwierig. Aufgrund der praktischen Erfahrung kann, von Ausnahmen abgesehen, gesagt werden: Werte von 21 bis 25 mmHg sind verdächtig auf ein Glaukom, solche von 26 mmHg und höher beweisen das Vorliegen eines Glaukoms.

Wenn der Leser die einzelnen Kapitel mit Interesse verfolgt hat, so ist es ihm auch als Nichtmediziner möglich, zu verstehen, wie schwierig es ist, eine genaue Einteilung der verschiedenen Glaukomarten vorzunehmen. Wir haben gesehen, daß bei vielen Augenerkrankungen ein Glaukom entstehen kann, das man sekundäres Glaukom nennt. Die Augenheilkunde trifft hierbei noch weitere Unterteilungen, wir wollen es beim Begriff »sekundäres Glaukom« belassen, wobei wir wissen, daß die Ursachen für dieses Sekundärglaukom mannigfaltig sind und zum großen Teil nur beschrieben werden können, aber nicht völlig erforscht und bekannt sind.

Einteilung der Glaukome:

A) Primärglaukom: hierbei fehlen andere Augenerkrankungen, die als erkennbare Ursache für die Drucksteigerung in Frage kommen.

   1. Glaukoma simplex
   2. Winkelblockglaukom (akutes und chronisches)
   3. Mischform (zwischen eins und zwei)
   4. Hydrophthalmie (Glaukom beim Kleinkind)

B) Sekundärglaukom: Als Ursache der Drucksteigerung kommen verschiedene Augenerkrankungen und noch andere Schädigungen in Betracht.

Glaukoma simplex: Die Ursache für die Abflußbehinderung des Kammerwassers vermutet man in dem Raum zwischen Vorderkammer und dem kleinen Abflußkanal, der in ein Blutgefäß führt. Dieses Glaukom ist in zivilisierten Ländern dasjenige, das die meisten Erblindungen verursacht. Es kommt auch zahlenmäßig am häufigsten vor. Etwa 60 Prozent der Patienten, die an diesem Glaukom erkrankt sind, merken über längere Zeit nichts von ihrer Erkrankung, bis zu dem Zeitpunkt des Spätstadiums, wenn ein Gesichtsfeldausfall auftritt. Der Krankheitsverlauf hängt davon ab, ob das Glaukom im Früh- oder Spätstadium erkannt wird und ob es gelingt, den Augendruck zu normalisieren. Dies geschieht durch Medikamente, worauf später etwas näher eingegangen wird, oder durch Operation.

Winkelblockglaukom: Der Name soll besagen, daß durch eine Blokkierung im Kammerwinkel das Kammerwasser nicht genügend abfließen kann und es somit zum Druckanstieg kommt. Man unterscheidet hier ein akutes von einem chronischen Winkelblockglaukom, wobei auf die weiteren Differenzierungen nicht näher eingegangen werden soll, weil es den Leser verwirren könnte und für den praktischen Zweck dieses Buches auch nicht notwendig ist. Nur soviel sei gesagt: Wenn es nicht gelingt, die akute Glaukomform zu heilen, dann entsteht aus dem akuten immer ein chronisches Winkelblockglaukom. Zeitweilig kann die Verlegung des Kammerwinkels für kurze Zeit aufgehoben sein. Zwischendurch kommt es aber bei dieser Glaukomform immer wieder zu dem sogenannten Glaukomanfall. Hierbei steigt der Augendruck über 60 mmHg, es kommt zu einer Schwellung der Hornhaut, zu Schmerzen in oder hinter den Augen oder im Kopf und zu einer Sehverschlechterung. Das Auge fühlt sich hart an. Die Ursache, die einen Glaukomanfall auslöst, ist zu 75 Prozent unbekannt. Bei 25 Prozent aller Glaukomanfälle haben die Augenärzte festgestellt, daß der Anfall durch die Medikamente ausgelöst wurde, die der Patient wegen seines Glaukoms einnehmen muß — was paradox erscheint und vielleicht zu der Meinung führt, daß es dann eben falsch sei, überhaupt solche Medikamente einzunehmen. Das trifft aber nicht zu, und wir kommen bei der Besprechung dieser Medikamente darauf zurück.

Mischform: Hier können Symptome des Glaukoma simplex und des Winkelblockglaukoms auftreten. Für den Augenarzt eine zusätzliche Schwierigkeit. Die praktischen Konsequenzen sind die gleichen wie bei jeder einzelnen Glaukomform.

Hydrophthalmie: Hiermit bezeichnet man die krankhafte Vergrößerung des Auges bei Kleinkindern, die durch Steigerung des Augendruckes entsteht. Der Augendruck wird, wie immer bei einem Glaukom, durch eine Abflußbehinderung des Kammerwassers erhöht. Die Abflußbehinderung liegt hier fast immer zwischen der Vorderkammer und dem kleinen Kanal, der auch Schlemmscher Kanal heißt. Der Augendruck hat stärkere Tagesschwankungen als beim Glaukom der Erwachsenen, er schwankt zwischen normal und über 70 mmHg. Frühsymptome sind: Lichtscheu, zeitweise Rötung des Auges und Trübung der Hornhaut. Später tritt eine Vergrößerung des Auges auf. Es ist vorgekommen, daß in diesem Stadium Eltern die »schönen und großen Augen« ihres Kindes bewundert haben, ohne zu wissen, daß sich ihr Kind auf dem Wege zur Erblindung befindet. Daß dieses Kind sofort dem Augenarzt vorgestellt werden muß, das bedarf keiner besonderen Erklärung. Hier nutzen auch Medikamente nichts. Vielmehr ist eine Operation in einer Augenklinik notwendig, deren Personal vom Operateur bis zur Krankenschwester praktische Erfahrung hat in dieser sehr diffizilen Operation und auch in der Nachbehandlung.

Sekundärglaukom: Fast bei allen Erkrankungen des Auges kann ein Sekundärglaukom auftreten, auch nach Augenoperationen. Es seien die wichtigsten Augenerkrankungen noch einmal aufgeführt, bei denen ein Sekundärglaukom entstehen kann: Iritis, Iridocyclitis; einige Sonderformen, die aber alle mit einer Iritis einhergehen; hämorrhagisches Glaukom als Folge von Zentralvenenverlegung, Lageveränderungen und Erkrankungen der Linse, Verletzungen des Auges.

Als letztes sei das *sekundäre Glaukom durch Cortison* genannt, wobei eine kurze Aufklärung über dieses schon einige Male genannte Medikament notwendig erscheint. Cortison, auch als Corticosteroid bezeichnet, ist ein Hormon, welches in der Nebenniere des Menschen produziert wird. Man kann es auf rein chemischem Wege herstellen. Es wird bei vielen entzündlichen und nichtentzündlichen Krankheitserscheinungen verordnet, vor allem beim Bronchialasthma und beim Gelenkrheumatismus. Gerade bei diesen beiden Krankheiten hat dieses Mittel oft eine entscheidende Wirkung erzielt: nämlich schneller Rückgang des Asthma-Anfalles und völliges Verschwinden der Rheumaschmerzen, so daß Patient und Arzt von diesem Medikament geradezu begeistert waren. Eine Gewöhnung tritt allerdings auch hierbei auf, so daß bei manchen Kranken dieses vorher so hilfreiche Medikament plötzlich keinerlei Wirkung mehr hervorbringt.

Da Cortison seit etwa 20 Jahren verordnet wird — bei vielen Patienten dazu noch häufig, bei besonderen Erkrankungsformen über Monate und Jahre —, hat man gerade bei diesem Mittel reichhaltige praktische Erfahrungen sammeln können über die Nebenwirkungen, die so schädlich sein können und es auch meist sind, daß selbst einseitig orientierte Verordner von chemischen Arzneimitteln seit einigen Jahren vor diesem Medikament warnen! Auf jede der möglichen Schädigungen kann hier nicht näher eingegangen werden. Eine weitere »Neben«-Erscheinung durch längere Cortisoneinnahme hat sich herausgestellt: die normalerweise in jedem Menschen vorhandene körpereigene Abwehrkraft, die notwendig ist zur Abwehr und Überwindung von Krankheiten, wird gestört und vermindert bzw. manchmal so stark blockiert, daß nichts mehr von diesem natürlichen Abwehrmechanismus vorhanden ist.

Dieses Medikament Cortison kann also ein Sekundärglaukom hervorrufen, und zwar nicht nur, wenn es in Tablettenform eingenommen wird, sondern auch bei Einträufeln von Cortisontropfen in das Auge. Selbst wenn nur das rechte Auge mit Cortisontropfen behandelt wird, kann das linke Auge an Glaukom erkranken.

Behandlung der Glaukome

Das Ziel der Behandlung ist es, den erhöhten Augendruck zu normalisieren. Mehr nicht? — könnte jemand in unserer technisch hochentwickelten Zeit fragen. Nein, mehr nicht. Aber diese vom technischen Fortschritt her gesehene »einfache« Aufgabe ist eben sehr schwierig, leider manchmal nicht möglich. Es scheint heute leichter zu sein, in das Weltall zu fliegen und auch wieder zurückzukommen, als zu verhüten, daß der Mensch einen einfachen Schnupfen oder Migräne bekommt.

Ruhige Atmung, autogenes Training, auch ein Glas Bier oder Wein können den Augendruck senken, nur meistens nicht genügend und nicht auf Dauer. Den Alkoholfreudigen sei gesagt: *mehr* als ein Glas senkt den Druck nicht *mehr*; wenig Alkohol nützt, viel Alkohol schadet. Kaffee in geringen Mengen genossen, schadet nicht. Es gibt mittlerweile viele Medikamente zur Behandlung des Glaukoms, wobei zwei Gruppen unterschieden werden:

1. Miotica, sie verengen die Pupille;
2. Mydriatica, sie erweitern die Pupille.

Je nach Zustand und Art des Glaukoms muß der Augenarzt sich für ein Medikament dieser Gruppe entscheiden. Weiterhin hat sich gezeigt, daß es wichtig und richtig ist, das schwächste aller Medikamente zu wählen, welches gerade noch imstande ist, eine Druckregulierung herbeizuführen. Je stärker und wirkungsvoller nämlich ein Medikament ist, um so stärker sind Unverträglichkeit und Nebenwirkungen. Es wurde schon erwähnt, daß Augentropfen bei einem akuten Glaukom einen Glaukomanfall auslösen können. Weiterhin war auch die Rede davon, daß eine einzige Druckmessung nicht genügt, sondern daß mehrere Messungen an einem Tag durchgeführt werden müssen in entsprechenden Zeitabständen der Behandlung, um zu wissen, ob das Medikament das richtige ist und ob die Dosierung stimmt. Es ist mühsam und oft schwierig für den Augenarzt, hier immer das Richtige zu tun, was nicht an der Qualität des Augenarztes liegt, sondern in der Natur dieses kleinen Organs, des Auges, begründet ist.

Wenn durch Medikamente eine Druckregulierung nicht erreicht werden kann, dann ist — von Ausnahmen abgesehen — eine Operation notwendig. Die ersten erfolgreichen Glaukomoperationen wurden 1857 durchgeführt. In der Folgezeit bis zum heutigen Tag wurden dann verschiedene Operationsmethoden entwickelt, verfeinert und vervollkommnet. Es geht bei der Operation darum, die Störung des Abflusses des Kammerwassers zu beseitigen. Über die Erfolge der verschiedenen Operationsmethoden werden von den Augenärzten keine einheitlichen Angaben gemacht; die Erfolgsquote schwankt hier zwischen 30 und 90 Prozent.

Es ist noch darauf hinzuweisen, daß eine ruhige und menschlich verständnisvolle Führung durch den Augenarzt zur Therapie gehört. Hast und Unruhe wirken nachteilig auf den Glaukompatienten. Erröten, Erblassen, Angstschweiß auf der Stirn können vorübergehend den Augendruck erhöhen.

Zum Schluß dieses Abschnittes noch etwas über das Zentralnervensystem. Dem Leser ist durch die verschiedenen Abschnitte dieses Buches bereits bekannt, daß und wie das Auge direkt mit dem Gehirn verbunden ist, ja daß die Retina (Netzhaut) als ein vorgeschobener Gehirnteil bezeichnet werden kann. Den Augenärzten ist bekannt, daß z. B. seelische Einflüsse einen Glaukomanfall hervorrufen können. Professor Leydhecker, ein anerkannter Fachmann besonders in Sachen Glaukom, sagt dazu:

»... aber man darf dies nicht so leichtfertig annehmen, wie dies oft geschieht: Die extremen seelischen Belastungen des letzten Weltkrieges ließen Glaukomanfälle nicht häufiger werden. Wenn zentrale Einflüsse so wichtig wären, wie es immer wieder behauptet wird, müßten die Anfälle meist beiderseits auftreten, da die Disposition beiderseits gleich ist.«

Professor Leydhecker schreibt am Schluß seines Glaukombuches: »Es sind genügend Waffen im Kampf gegen die Erblindung durch Glaukom vorhanden. Die Aufgabe des Arztes ist es, sie zu kennen und richtig anzuwenden.«

Dies ist zu unterstreichen. Die Aufgabe jedes Augenarztes ist es, besonders zwei dieser Waffen zu kennen und richtig anzuwenden: Akupunktur und Neuraltherapie.

Wenn ich die neuraltherapeutische Ciliarinjektion heute etwas zurückhaltender beurteile als einige Neuraltherapeuten, dann nicht wegen des drohenden Hämatoms, sondern wegen der meist unnötigen Belastung des Patienten mit einer als unangenehm empfundenen Injektion. Sie ist wertvoller bei anderen Beschwerden, etwa bei Linsentrübung oder chronischen Erkrankungen des vorderen Augenabschnittes, aber beim Glaukom, wobei der akute Anfall selbstverständlich hier ausgeklammert ist, empfiehlt sich aus der Erfahrung heraus vorzugsweise die Akupunktur.

Akupunktur

Sterilisierte dünne japanische Stahlnadeln von 3,5 Zentimeter Länge werden zügig nacheinander in bestimmte Hautpunkte im Gesicht und am Körper eingestochen. Am Kopf nur wenige Millimeter tief, am Körper je nach Konstitution und Fettschicht etwas tiefer. Die meisten Punkte sind paarig vorhanden, also symmetrisch auf jeder Körperhälfte einer. Diese Punktpaare werden dicht hintereinander gestochen, wobei man die erste Nadel auf der »gesünderen« (etwa bei einseitigem Glaukom) Seite setzt. Der Patient liegt während der Behandlung entspannt auf einer Behandlungsliege. Die Nadeln verbleiben je nach Sensibilität des Patienten zehn bis 20 Minuten mindestens im Körper und werden dann entfernt. Danach sollte der Patient möglichst einige Minuten noch ruhig liegenbleiben und die Kontrolle des Augendruckes kann erfolgen.

Ein sicheres Vorgehen beim Akupunktieren vermag eine günstige Reaktion des Patienten zu stärken, denn ohne Zweifel sind viele Glaukomleiden wegen der vegetativen Komponente aus dem psychosomatischen Bereich zu beeinflussen. Andererseits wäre es verfehlt, jegliche Wirkung einer bei Glaukom durchgeführten Akupunkturbehandlung mit mehr psychischen als mit somatischen Faktoren zu begründen.

Als Beispiel kann der Fall einer 55jährigen Hausfrau gelten, die mit beidseitigem chronischem Glaukom zum Akupunkteur kam, nachdem eine Operation und eine ständig eingehaltene Medikamentation nichts an einem Augeninnendruck von 25 mmHG beidseitig zu ändern vermochten. Nach der ersten Sitzung, in der die oben angegebene Nadelung angewendet worden war, stellte der Augenfacharzt bei dem linken Auge eine Drucksenkung auf 16 fest, während das rechte Auge nach wie vor auf 25 mmHg blieb. Diese Werte änderten sich auch nach zwei weiteren Sitzungen nicht mehr, das linke Auge behielt — auch über die Zeit der Behandlung hinaus — den als normal anzusehenden Wert, während das rechte Auge nicht zu beeinflussen war.

An diesem Beispiel läßt sich erkennen, daß die Akupunktur mehr ist als ein Effekt der Suggestion oder Autosuggestion, wie bisweilen immer noch angenommen wird. Es zeigt aber auch die Möglichkeit, selbst bei nur teilweisem Erfolg zumindest die Dosis pilocarpinhaltiger Mittel zu verringern.

Solange die angesprochenen Methoden im weit überwiegenden Maße von Akupunkteuren und Neuraltherapeuten angewendet werden, die nicht zugleich Augenfachärzte sind, bleibt die Behandlung der Glaukompatienten mit diesen Methoden eher eine Sache des Zufalles und der Ausnahme.

Um den Wert der Methoden im Bereich der Glaukomleiden zu prüfen und im danach gebotenen Maße zu nutzen, sollten sich die Augenfachärzte des Themas annehmen.

Das wäre keine Einengung des bisherigen therapeutischen Registers, denn Akupunktur und Neuraltherapie sind nicht als ein Ersatz gedacht, sondern als weitere, ergänzende therapeutische Möglichkeit.

Akupunktur und Neuraltherapie sind unschädliche und vielfach erfolgreiche Methoden. Sie wegen des bisher noch nicht zufriedenstellend gelungenen wissenschaftlichen Nachweises ihrer Wirkung abzulehnen, ist ein Luxus, den sich die Medizin nicht erlauben kann.

Eine Medizin, die nicht ihre Herkunft verleugnen sollte: die reine Empirie.

7. Hauterkrankungen

Einleitung

Die Haut, so wird gesagt, ist eigentlich ein Organ. Es ist das größte Organ des Menschen und für den Arzt so sichtbar, fühlbar wie kein anderes.

Dieses Organ zu untersuchen, dessen Erkrankungen zu erkennen und zu behandeln, müßte deshalb dem Arzt am ehesten gelungen sein, sollte man meinen. Aber gerade die Haut gehört heute noch zu den Gebieten des Organismus, über deren Aufbau und Funktion vielfach Unsicherheit oder sogar Unwissenheit herrschen: die äußere Hülle des Menschen ist medizinisch ein ziemlich unbekanntes Terrain.

Ein führender Hamburger Dermatologe wurde auf diesen Umstand hingewiesen: »Ihr Dermatologen seid doch die Ärmsten der ganzen Medizin, denn euer Gebiet ist ein weißer Fleck auf der Landkarte der Forschung.« Der Professor winkte ab und antwortete: »Im Gegenteil, wir sind die Glücklichsten. Denn wo sonst gibt es noch das Abenteuer der Entdeckungen, den Reiz des Neuen, den Triumph des ersten Erfolges? Alles andere ist in der Medizin im großen und ganzen abgegrast, wir aber sind noch so eine Art Pioniere.«

Auf der Haut manifestieren sich nicht nur Erkrankungen der Haut; viele Symptome sind keine zu bekämpfende Zeichen eines Leidens, sondern eher zu fördernde Zeichen eines Selbstheilversuches unseres Körpers: die Haut als Ausscheidungsorgan.

Den Schwierigkeiten einer Diagnose stehen auch die Schwierigkeiten einer Therapie gegenüber. Das therapeutische Arsenal des Dermatologen ist nicht sehr umfangreich, und einige der wirksamsten und wertvollsten Waffen besitzen leider eine nicht immer zu kontrollierende Breitenwirkung, die bei anderen Organen unseres Körpers auf die Dauer gewisse unerwünschte Reaktionen auslösen kann.

Nicht umsonst werden in dem von Huhnstock und Kutscha herausgegebenen Standardwerk »Diagnose und Therapie in der

Praxis« zu den häufigsten Komplikationen von Hautkrankheiten auch Hautentzündungen durch überstarke Behandlung und medikamentöse Überempfindlichkeitsreaktionen gezählt.

Im gleichen Werk wird über den allgemeinen Behandlungsplan bei Hautkrankheiten gesagt: »Man verwende zunächst nur eine kleine Menge (der Mittel) an einer umschriebenen Stelle und beobachte die Hautverträglichkeit während mehrerer Stunden. Man soll Verordnungen nicht auswechseln, bevor ein Mittel nicht ausreichend Zeit hatte, seine Wirksamkeit zu zeigen. Jedoch muß man sofort absetzen, wenn sich eine unerwünschte Überempfindlichkeitsreaktion der Haut zeigt. Der Patient soll sorgfältig über die Anwendungsweise der Medikamente belehrt werden. Im Zweifelsfalle sollte man lieber zu schwach als zu stark behandeln.«

Diesen Sätzen ist für jeden erkennbar die ursprüngliche, die älteste Form der medizinischen Tätigkeit zu entnehmen, nämlich die empirische Therapie: also die rein auf Erfahrung aufbauende Behandlung. Man muß die Mittel ausprobieren, die den größten Erfolg und den geringsten Schaden auslösen, selbst wenn man den Wirkungsmechanismus des Mittels wissenschaftlich noch nicht vorherbestimmen kann.

Dermatologie ist daher, wenn auch aus der Not heraus, mit dem Begriff der Erfahrungsmedizin verbunden wie wohl kein anderes Gebiet der Medizin.

Aus dieser Not vermag sie eine Tugend zu machen. Denn die Erfahrungsmedizin kann, richtig genützt, ungehemmt durch Dogmen und zu gut konservierte Theorien alle ihre gebotenen Möglichkeiten ausschöpfen und — wenn ihr Wert sich erweist — auch anwenden.

Das Mehrzweckorgan

Genaugenommen hält nicht Essen und Trinken, sondern die Haut Leib und Seele zusammen. Dieser Gewebslappen mit einer Fläche, die etwa halb so groß ist wie ein Leintuch, hat eine ganze Reihe von Aufgaben, ohne deren Erfüllung wir nicht leben könnten. Die Haut ist die beste Klimaanlage und das effektivste Nahrungsdepot, das es gibt. Sie schirmt uns gegen die Außenwelt ab wie der Schutzwall eine Festung. Sie hat ein besseres Warnsystem installiert als die modernste Bank. Und schließlich vermittelt sie unserem Organismus auch noch das Lebenselixier Sauerstoff.

Die durchschnittlich anderthalb Quadratmeter Oberfläche der Haut sind glatt oder runzlig, rauh oder geschmeidig, bleich oder gerötet, zart oder welk, gespannt oder schlaff. Damit überflüssige Nahrung nicht verdirbt, wird sie von der Haut gespeichert. Sie wird in Fett umgewandelt und abgelagert. Kein Wunder, daß das Gewicht der Haut rund ein Sechstel des gesamten Körpergewichts ausmacht.

Die Vorratswirtschaft dieses Organs macht es dem Körper in Notzeiten möglich, von Reserven zu leben. Aber noch viel mehr als das: die Haut sorgt dafür, daß die Betriebstemperatur des Organismus ständig konstant bleibt.

Denn nur bei einer Temperatur von 36,5 Grad im Körperinnern können die Stoffwechselvorgänge reibungslos ablaufen. Gleichgültig, wie kalt oder wie heiß es in unserer Umgebung auch sein mag, über einen Thermostat in unserem Gehirn wird ein raffinierter Mechanismus in unserem Körper gesteuert, der über die Klimaanlage Haut die Kerntemperatur im Gleichgewicht hält.

Dazu muß man wissen, daß die Haut von einer Fülle feiner und feinster Blutgefäße durchzogen ist. Pro Stunde strömen 190 bis 285 Liter Blut hindurch. Wird es dem Körper zu warm, erweitern sich diese Gefäße. Dadurch kommt mehr Blut in die Außenbezirke, und die überschüssige Wärme kann über die Haut nach außen gestrahlt werden. Bei Kälte verengen sich die Gefäße dagegen und lassen auf diese Weise möglichst wenig Blut an die Oberfläche gelangen.

Aber nicht nur Verengung oder Erweiterung der Adern spielen eine Rolle, noch wichtiger vielleicht sind Blutumleitungen. Zwischen den einzelnen Gefäßen gibt es nämlich eine Art von Kurzschlußverbindungen, die Anastomosen. Über diese Zwischenstücke kann das Blut in den Körper zurückgeführt werden, bevor es noch die Hautoberfläche erreicht hat. Das heißt, arterielles Blut wird einfach in die Venen umgeleitet. Auf diese Weise kann der Körper vor Wärmeverlust geschützt werden, wenn er friert; ist ihm zu warm, werden die Anastomosen geschlossen, das Blut gelangt dann bis an die Oberfläche. Ähnlich ist es, wenn die Haut viel Blut verbraucht, also etwa bei körperlicher Betätigung.

Steigt die Temperatur zu sehr, um sie mittels so einfacher Maßnahmen unter Kontrolle halten zu können, treten zwei Millionen Schweißdrüsen in Aktion. Sie erzeugen eine wäßrige Flüssigkeit, die auf der Oberfläche verdunstet. Es entsteht Verdunstungskälte, wobei dem Körper eine Menge Wärme entzogen werden kann.

Doch die Haut hat noch andere Funktionen. Wenn wir zum Beispiel im strömenden Regen stehen, werden wir zwar naß, aber eben nur »bis auf die Haut«. Tiefer dringt kein Tropfen ein, denn die Haut ist wasserdicht. Außerdem schützt sie uns vor Staub und einer ganzen Reihe weiterer äußerer Einflüsse, zum Beispiel von krankheitserregenden Mikroben. Und manche Gewalteinwirkung würde innere Organe erheblich in Mitleidenschaft ziehen, hätte nicht die Haut schon das Schlimmste abgefangen.

Außerdem sind in jedem Quadratzentimeter Haut mehrere Meter Nervenleitung eingebettet. Jeder Reiz von außen wird an die zentrale Registratur und Kommandostelle im Gehirn weitergeleitet. Wir reagieren schneller, als uns eine Gefahr zum Bewußtsein kommt: die Hand zuckt vor der heißen Herdplatte zurück, noch ehe wir den Schmerz tatsächlich empfinden. Während uns die Haut vor Sonnen- und anderen Strahlen schützt, vermittelt sie uns über besondere Rezeptoren eine große Zahl von Informationen, die uns gleichfalls mittels elektromagnetischer Frequenzen erreichen.

Zwei weitere Eigenschaften der Haut: sie scheidet Gifte aus, und sie nimmt Sauerstoff aus der Luft auf. Die Entgiftungsfunktion der Haut ist von eminenter Bedeutung, sie ist uns in ihrem ganzen Umfang noch gar nicht richtig bewußt geworden. Nicht nur, daß sie Darm, Niere, Leber und Lunge unterstützt, manche Substanzen können nur über die Haut ausgeschieden werden. Mancher Ausschlag, manche Pustel, manches Furunkel ist nichts weiter als der Versuch, Giftstoffe nach draußen zu transportieren. Auch fast drei Prozent des ausgeschiedenen Kohlendioxyds, eines der wichtigsten Stoffwechselabbauprodukte, werden von der Haut »ausgeatmet«.

Die Haut nimmt etwa zwei Prozent der Sauerstoffmenge aus der Luft auf, die die Lunge bewältigt. Und diese zwei Prozent sind lebenswichtig. Der Romanbösewicht Goldfinger ließ eine seiner Freundinnen, die ihn mit James Bond betrogen hatte, von seinem Leibwächter ermorden. Er ließ sie buchstäblich vergolden. Die Goldfarbe verklebte alle Poren, so daß die Haut nicht mehr atmen konnte — eine exzentrische Rache mit tödlichen Folgen.

Von jeher hat der Mensch die Haut gehätschelt und gestreichelt, gewaschen und gebadet, gepudert und gesalbt, geschmückt und gewandet, genäht und geklebt, geknetet und geliftet, aber auch geschnitten und geschunden, abgezogen und verbrüht, in Streifen geschnitten und gegeißelt, gekitzelt und gezwickt, geteert und gefedert.

Was wissen wir eigentlich alles über dieses Mehrzweckorgan?

Die Epidermis

Die Haut besteht aus drei Gewebsschichten, aus der Oberhaut, der Lederhaut und dem Unterhautbindegewebe.

Jede der Schichten hat eine spezielle Aufgabe. Sie reagieren auch verschieden auf äußere und innere Einflüsse und zeigen bei Verletzungen und Krankheit die unterschiedlichsten Symptome, so daß der Arzt aufgrund dieser Symptome sowohl eine Diagnose stellen als auch die Schwere einer Verletzung ablesen kann. Darüber, ob die dritte Gewebsschicht, das Unterhautbindegewebe, noch zu den Gewebsschichten der Haut gezählt werden soll, ist man sich nicht ganz einig. Die Frage gewinnt allerdings an Bedeutung, wenn bei Krankheiten eine Therapie über die Haut, also perkutan, durchgeführt werden soll.

Die Behandlung trifft dann eben nur die Haut und die darin eingebetteten Mechanismen. Hingegen eine Behandlung, die auf die dritte, unterste Hautschicht einwirkt, beeinflußt auch die Verbindungswege der Haut zum Gesamtorganismus. Das heißt, daß über diese dritte Hautschicht auch die inneren Organe behandelt werden können.

Die äußere Gewebsschicht der Haut ist die Oberhaut, die Epidermis (epi, griech. = auf; derma, griech. = Haut). Darunter liegt die zweite Schicht, die Lederhaut, die Dermis. Epidermis und Dermis zusammen sind ein bis zwei Millimeter dick. Ganz genau kann man es nicht sagen, denn die Hautdicke hängt vom Alter ab. Sie nimmt etwa bis zum 35. Lebensjahr zu, danach nimmt sie langsam wieder ab.

Die Epidermis besteht zum Teil aus lebenden, zum Teil aus toten, verhornten Zellen. Die toten Zellen darf man sich aber keineswegs als schlecht abtransportierte Stoffwechselprodukte vorstellen, von denen die Haut nicht so recht weiß, wohin damit. So unglaublich es auch klingen mag, diese toten Zellen haben eine ganz wichtige Aufgabe. Sie machen die Haut widerstandsfähig gegen Verletzungen, sie machen sie wasserfest und verhindern gleichzeitig, daß schädigende Stoffe von außen in den Körper eindringen können. Und umgekehrt sorgen sie dafür, daß biologisch wichtige Stoffe aus dem Körper nicht verlorengehen.

Die Epidermis besteht wiederum aus zwei verschiedenen Lagen. Zuoberst die Hornschicht, Stratum corneum (stratum, lat. = hinbreiten; cornu, lat. = Horn), darunter die Keimschicht, Stratum germanitivum (germanitivum, lat. = den Keim betreffend). Diese beiden Schichten zusammen bilden den toten Teil der Epidermis. Die abgestorbenen Zellen werden an der Hautoberfläche laufend abgestoßen, um für nachrückende Zellen Platz zu machen. Die Bildung dieser widerstandsfähigen, undurchlässigen Schicht ist die Hauptaufgabe der Epidermis. Wichtigste Voraussetzung für die hohe Widerstandsfähigkeit der Hornschicht sind der unlösliche Zellinhalt Keratin und die dicht miteinander verbundenen Zellwandungen. Keratin ist die griechische Bezeichnung für Horn. Der

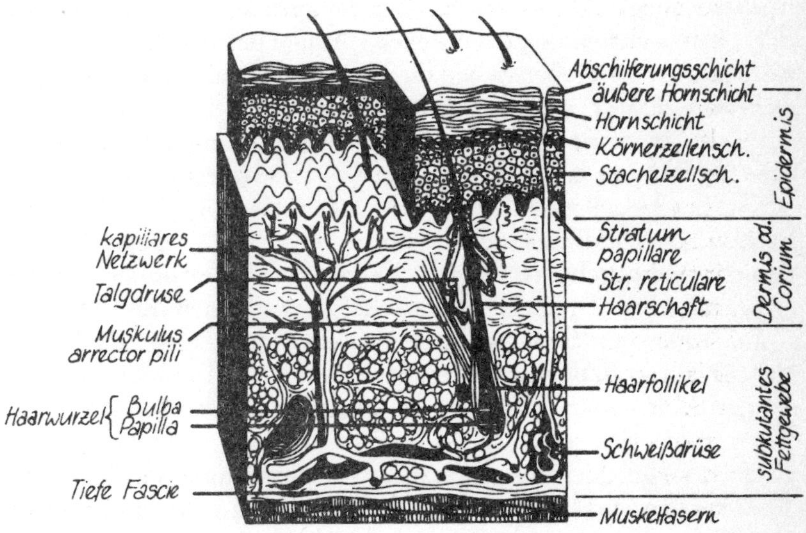

Abbildung 80: Die Schichten der Haut

Hornstoff wird aus schwefelhaltigen Eiweißkörpern gebildet. Er ist wasserunlöslich und elastisch. Es wurden Versuche angestellt, bei denen die Widerstandsfähigkeit der Hornschicht gegenüber eindringenden Substanzen gemessen wurde. Der Versuch wurde mit Medikamenten gemacht. Ergebnis: die Hornschicht verhinderte das Eindringen der meisten Medikamente. Sie bildet zwar keine absolute Sperrschicht, läßt jedoch nur kleinste Mengen durch.

Schicht Nummer drei ist das Stratum lucidum (lucidus, lat. = leuchtend), die Leucht- oder Glanzschicht. Es handelt sich um durchscheinende, abgeflachte Zellen. Sie sind besonders zahlreich in den Hand- und Fußflächen.

Schicht Nummer vier: Stratum granulosum (granulum, lat. = Körnchen), die Körnerzellenschicht, auch Keratohyalinschicht genannt. Hier wird das Keratin produziert, der Baustoff für die Hornzellen. Die Körnerzellenschicht hat ihren Namen von den körnigen Einlagerungen in ihren Zellen. Die Einlagerungen sind Keratohyalin, eine weiche Vorstufe des Keratins. Hier in dieser Schicht und in der darüberliegenden Leuchtschicht wird das Keratohyalin in Keratin umgewandelt.

Der zweite Komplex der Epidermis ist die Keimschicht. Sie wird auch Stratum Malpighi genannt — nach einem Gelehrten aus dem 17. Jahrhundert. Die Keimschicht ist der lebende Teil der Epidermis, denn hier werden die neuen Zellen für die Epidermis gebildet. Die Keimschicht wird ebenso wie die Hornschicht noch einmal unterteilt, jedoch nur in zwei Schichten: in die Stachelzellenschicht, Stratum spinosum (spina, lat. = Stachel), und in die Basalzellenschicht, Stratum basale (basis, griech. = Fundament).

Die Stachelzellenschicht ist eine mehrschichtige, wasserreiche Schicht, die eindringende Fettstoffe abweist. Die Zellen dieser Schicht sind durch eine Art Brücke miteinander verbunden. Diese Brücken geben den Zellen ein stacheliges Aussehen. Die Brücken ermöglichen den Stoffaustausch zwischen den Zellen. Eine Zellteilung ist nur in den untersten Schichten der Stachelzellenschicht möglich. Die neuen Zellen für die Epidermis werden hauptsächlich in der Basalzellenschicht gebildet.

Die dort gebildeten Tochterzellen wandern langsam in Richtung Hautoberfläche. Dabei verwandeln sie sich. Sie verändern sowohl ihre Form als auch ihren Zellkern und die übrigen Zellstrukturen, bis sie schließlich vollkommen verhornen und abflachen. An der Hautoberfläche bilden sie dann die widerstandsfähige Schutzschicht, von der die alten Zellen ständig wie Schuppen abgestoßen werden.

Durch ihre Fähigkeit, neue Zellen zu bilden, ist die Basalzellenschicht wichtig für die Wundheilung. Denn die Epidermis kann sich nur selbst wiederherstellen, solange die Basalzellenschicht intakt ist.

An der Rumpfhaut dauert dieser Erneuerungsprozeß etwa vier Wochen. An der Kopf- und Gesichtshaut allerdings geht es wesentlich schneller. Hier dauert die Regeneration nur 14 Tage.

Die Keimschicht enthält 70 bis 80 Prozent des Eigengewichts Wasser. Der Wassergehalt der Hornschicht dagegen ist wesentlich niedriger, nämlich zehn bis 15 Prozent. Das bedeutet, daß trockene

Haut nicht etwa ein Zeichen von Fettmangel ist. Der wahre Grund ist: die Haut hat zuwenig Wasser. Es ist also unsinnig, auf rauhe und brüchige Haut eine extra fette Creme zu schmieren. Um wieder glatt und geschmeidig zu werden, braucht die Haut Feuchtigkeit. Fette Cremes schützen lediglich vor Kälte.

Die Basalzellenschicht hat außer der Zellerneuerung noch eine andere Funktion: sie beherbergt die Melanozyten. Das sind Zellen, die das Pigment, den Farbstoff der Haut bilden. Der Farbstoff heißt Melanin (melan, griech. = schwarz). Das Melanin ist ein besonders großes Eiweißmolekül. Ob wir hell- oder dunkelhäutig sind, hängt von den Melanozyten ab, die den Hautfarbstoff produzieren. Das heißt aber nicht, daß die Melanozyten für hellhäutige Menschen eine andere Hautfarbe produzieren als für dunkelhäutige. Melanin, der Farbstoff der Haut, ist immer schwarz. Auch die Anzahl von Melanozyten ist sowohl bei hellhäutigen als auch bei dunkelhäutigen gleich. Aber die Melanozyten bei dunkelhäutigen Rassen sind größer, und sie produzieren fleißiger Melanin.

Die Hautfarbe wird zusätzlich durch die Eigenfarbe der einzelnen Hautschichten bestimmt, außerdem von den an dünnen Hautstellen durchschimmernden Blutgefäßen.

Die Melanozyten sind nicht gleichmäßig in der Haut verteilt. In verschiedenen Körperregionen gibt es einmal mehr und einmal weniger davon. Vermehrt kommen die Melanozyten am Kopf, am Hals, an Armen und Beinen und in der Leistengegend vor.

Der Hautfarbstoff wird mit Hilfe des Sonnenlichts produziert. Das Sonnenlicht aktiviert einen Wirkstoff, der wiederum den Produktionsablauf in Gang setzt. Auch Krankheiten und hormonelle Einflüsse können diesen Vorgang auslösen. Nach Abheilung der Krankheit bleiben dann oft dunkle, unschöne Flecken auf der Haut zurück.

Je nachdem, wie stark die Sonnenstrahlen auf die Haut einwirken, wird entweder mehr oder weniger Farbstoff produziert. Produziert wird aber immer. Der Farbstoff wird ständig in die Zellen der oberen Hautschichten geschickt.

Die Dermis

Die zweite Schicht der Haut ist die Dermis (derma, griech. = Haut). Sie heißt auch Lederhaut, weil aus dieser Schicht der tierischen Haut das Leder gewonnen wird. Es gibt noch zwei weitere Bezeichnungen: Korium (corium, lat. = festere Haut) und Kutis (cutis, lat. = Haut).

Die Dermis besteht zu 90 Prozent aus festem Bindegewebe. Sie ist durchzogen von einem dichten Geflecht aus elastischen Fasern, den kollagenen Fasern (kolla, griech. = Leim). Der obere Teil der Dermis ist feinfaserig, der untere Teil dagegen ist derb. Das Kollagen ist der Bindegewebsleim, er besteht aus Gerüsteiweißstoffen. Sie sind auch Hauptbestandteil der Sehnen, des Knorpels und der Knochen. Vom Zustand des Kollagens hängt es ab, wie elastisch und fest die Haut ist. Mit zunehmendem Alter, aber auch durch intensive Sonnenbestrahlung, läßt die Elastizität der Fasern nach. Im Kollagen sind Salze eingelagert. Das bedeutet, daß Kollagen Wasser binden kann. Auch das ist ausschlaggebend für eine straffe, elastische Haut. Läßt das Wasserbindungsvermögen nach, wird die Haut welk.

Die kollagenen Fasern sind zugfest. Sie übernehmen mechanische Aufgaben in der Haut. Wird die Haut verschoben oder verzogen, wird sie automatisch mit Hilfe dieses elastischen Fasersystems in ihre ursprüngliche Lage zurückgeführt. Die Dermis selbst besteht aus zwei Schichten: der Papillarschicht, Stratum papillare (papilla, lat. = Warze), und der Retikularschicht, Stratum reticulare (reticulum, lat. = kleines Netz), oder Netzschicht.

Die Papillarschicht liegt unmittelbar unter der Epidermis. Sie besteht aus Bindegewebszapfen, aus kleinen, sich abwechselnden Erhebungen und Vertiefungen, den Papillen. Durch die Papillen ist die Dermis mit der Epidermis regelrecht verzahnt. Die Rillen auf der äußeren Oberfläche der Haut sind nichts anderes als die Vertiefungen dieser Bindegewebszapfen. An den Handflächen und Fußsohlen sind sie besonders stark ausgeprägt. Diese Rillen verlaufen bei jedem Menschen verschieden. Seit man das weiß, ist es möglich geworden, jeden Menschen anhand seiner Fingerabdrücke zu identifizieren. Die Papillen sind mit feinsten Gefäßen durchzogen. Durch sie wird die gefäßlose Epidermis ernährt.

Die zweite Schicht der Dermis, die Retikularschicht, hat außer den bereits genannten noch zwei weitere Bezeichnungen: kompakte Schicht oder Tunica propria (tunica, lat. = Hülle; proprius, lat. = eigen). Sie besteht aus einem dichten Gewebsgeflecht, aus Retikulinfasern, einer Verbindung von Kollagen und Eiweißkörpern, die einen besonders hohen Schwefelgehalt haben.

Neben dem straffen, festen Stützbindegewebe ist das weiche Bindegewebe der vielleicht wichtigste Bestandteil der Haut. Es umgibt zusammen mit einer Flüssigkeit, der Zwischenzellflüssigkeit, alle Organe beziehungsweise alle Organzellen. Bindegewebe und Zwischenzellflüssigkeit bilden also das Milieu für eine Zelle. Ob eine Zelle lebensfähig ist, hängt von diesem Milieu ab. Das Ganze wird auch Grundsystem genannt. Das weiche Bindegewebe ist also der Nährboden für die Zellen aller Körperorgane, also auch für die Haut. In dieses Grundsystem münden alle Nerven-, Lymph- und Blutbahnen. Rund zwei Drittel unseres Körpers bestehen aus diesem Grundsystem. Es ernährt die Zellen und sorgt für den Abtransport der Stoffwechselschlacken. Es leitet Informationen zu den Zellen und von den Zellen weiter. Es ist in der Lage, die Organzellen vor schädlichen Einflüssen zu schützen. Alles, was den Organzellen schadet, trifft zuerst auf das Grundsystem. Erst wenn diese Barriere überwunden ist, greifen die krankmachenden Reize die Organzelle an.

Das Grundsystem ist auch für die Regulation der Körpertemperatur zuständig, für den Wasserhaushalt und für das Säure-Basen-Gleichgewicht — auch in der Haut.

Die Haut ist mit dem übrigen Organismus durch die Blut- und Lymphgefäße und die Nerven verbunden. Da die Gefäße dort enden, spielen sich in der Dermis die wichtigsten Ernährungsvorgänge für die Haut ab: der Blut- und Säfteaustausch.

Das Unterhautfettgewebe

Die dritte Hautschicht schließlich ist das Unterhautfettgewebe, die Subcutis (sub, lat. = unter).

Das Unterhautfettgewebe besteht aus sehr lockerem Bindegewebe, in das Fettzellen eingelagert sind. Fettzellen schließen in ihrem Zelleib einen großen Fettpfropfen ein, durch den der Kern und das Zytoplasma, der Zellbaustoff, zum Rand hin verdrängt werden. Das Fett der Haut ist fast ausschließlich im Unterhautfettgewebe.

Die dritte Hautschicht besteht meist aus drei Fettzellschichten. Dazwischen sind Grenzflächen aus Bindegewebe. Bei Frauen ist das Unterhautfettgewebe kräftiger entwickelt als bei Männern.

Die Anzahl der in das Bindegewebe eingelagerten Fettzellen ist wahrscheinlich schon von Geburt an bestimmt. Solange ein Mensch wächst, nehmen die Fettzellen sowohl an Zahl als auch an Größe zu.

Die Größe der Fettzellen ist an den einzelnen Körperregionen nicht immer gleich. Bei jungen Männern ist zwar kein großer Unterschied festzustellen, bei jungen Frauen jedoch sind die Fettzellen zum Beispiel am Gesäß größer als im Bereich des Oberbauchs.

Das Unterhautfettgewebe ist für den Wärmehaushalt im Körper verantwortlich. Bei niedrigen Außentemperaturen, wenn wir also frieren, wird das Blut, wie bereits beschrieben, nicht bis an die äußeren Hautgebiete geführt. Es bleibt unter der Fettschicht. Diese wirkt wärmeisolierend.

Das Unterhautfettgewebe ist auch das wichtigste Nahrungsdepot. Überschüssige Nahrung verwandelt der Körper in Neutralfett, das bei Bedarf wieder an den Körper abgegeben werden kann. Außerdem werden — allerdings in geringem Maß — Kohlenhydrate, Kochsalz und Wasser gespeichert. Im Hautfett ist das Provitamin D_3, eine Vorstufe des Vitamins D_3, enthalten. Durch Einwirkung von Sonnenlicht wird das Provitamin in Vitamin umgewandelt. Der Körper braucht das Vitamin für den Kalzium- und Phosphatstoffwechsel.

Zusätzliche Organe der Haut

Haare

Die Haare entstammen der Epidermis. Einfacher gesagt: sie sind umgebildete Haut.

Haare sind mit unterschiedlicher Dichte am ganzen Körper vorhanden, etwa fünf Millionen insgesamt, ausgenommen an Handflächen und Fußsohlen. Die meisten Haare wachsen im allgemeinen auf dem Kopf, etwa 100 auf einem Quadratzentimeter. Durchschnittlich hat der Mensch etwa 100 000 Haare auf dem Kopf. Die Haare wachsen an den einzelnen Körperzonen in unterschiedlicher Dichte, auch mit unterschiedlicher Geschwindigkeit, Stärke und Farbe.

Es gibt verschiedene Arten von Körperhaaren. Der Fötus besitzt in der zweiten Hälfte der Schwangerschaft ein Haarkleid aus Woll- oder Flaumhaaren. Nach der Geburt bilden sich dann die Dauerhaare, die Haare in ihrer endgültigen Struktur. Man unterscheidet Langhaare — dazu gehören Kopf-, Bart-, Achsel- und Schamhaare — und Borstenhaare, nämlich Wimpern, Augenbrauen, Nasen- und Ohrenhaare.

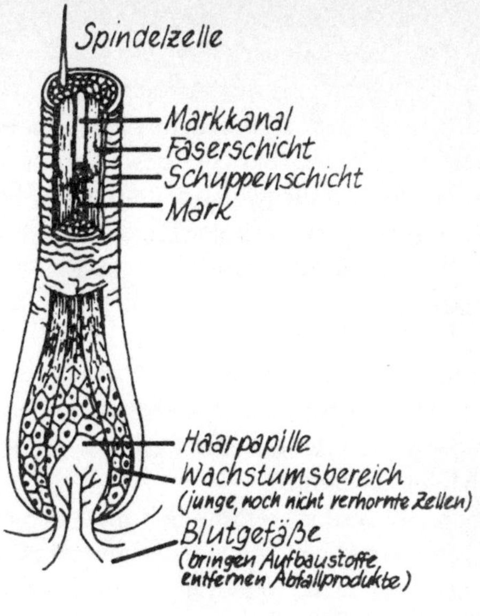

Abbildung 81: Anatomischer Bau des Haares

Das Haar wächst aus dem Haarkeim, einer Verdickung der Oberhaut, die sich bereits beim Embryo im dritten Monat bildet. Der gesamte Haarkomplex entwickelt sich also bereits vor der Geburt. Das bedeutet, daß sich weitere Anlagen für Haare in späteren Leben nicht mehr neu bilden können. Zerstörte Haaranlagen, zum Beispiel im Narbengewebe, können also nicht mehr ersetzt werden.

Der Haarkeim wächst nach unten in die Lederhaut. Ein Haarzapfen entsteht. Durch Teilung von Bindegewebszellen bildet sich am Boden dieses Zapfens die Haarpapille. Später stülpt sich der Haarzapfen über diese Papille, durch weitere Zellteilung entsteht darüber dann die Haarzwiebel. Erst aus der Haarzwiebel — sie ist im Unterhautfettgewebe verankert — entsteht das Haar selbst. Der Haarzapfen bildet sich um zum Haarkanal. Darin verhornt das Haar; es wächst nach oben. Zwei Ausbuchtungen des Haarzapfens sind Ansatzstellen für den Haaraufrichtmuskel und die Talgdrüse. Der ausgebildete Haarzapfen, das heißt der Haarkanal, wird zum Haarfollikel umgebildet, eine Röhre, in der sich das Haar befindet.

Ernährt wird das Haar aus den Blutgefäßen, die in der Haarpapille enden. Sie führen dem Haar Aufbaustoffe zu und transportieren Stoffwechselprodukte ab. Außerdem wird das Haar vom Bindegewebe ernährt.

Von innen nach außen unterscheidet man am Haar das Mark, die Faserschicht und die Schuppenschicht.

Das Mark ist von einer Faserschicht umgeben, außenherum ist die Schuppenschicht. In der Faserschicht sind Farbkörper (Melanin) abgelagert. Die Menge der Farbkörper bestimmt die Haarfarbe. Die Haare werden grau, wenn die Melanozyten in der Haarmatrix verschwinden, oder wenn sie nicht in der Lage sind, Melanin zu bilden.

Das Haar hat einen Durchmesser von 0,03 bis 0,09 Millimeter.

Die Faserschicht ist die stärkste Schicht des Haares. Von ihrer Beschaffenheit hängen Stärke, Elastizität und Reißfestigkeit des Haares ab. Beim Aufbau des Haares hat die Natur Filigranarbeit geleistet. Allein die Faserschicht besteht im Haarquerschnitt aus 100 bis 400 Spindelzellen. Jede dieser Zellen besteht wiederum aus etwa 400 000 Mikrofibrillen.

Die äußere Schicht des Haares, die Schuppenschicht, besteht aus abgeflachten, verhornten Zellen, insgesamt aus acht bis zehn übereinanderliegenden Schichten. Die Zellen sind wie Dachziegel angeordnet — der freie Schuppenrand ist nach oben gerichtet zur Haarspitze. Sie schützen die Haare vor äußeren Einflüssen. Liegen diese Schuppen fest aneinander, dann glänzt das Haar.

Ein Kopfhaar schiebt sich täglich um 0,35 Millimeter aus der Kopfhaut heraus, einen Zentimeter im Monat. Ein Haar hat eine Lebensdauer von zwei bis sechs Jahren. Dann fällt es aus. Der normale Haarverlust liegt bei etwa 80 Haaren pro Tag. Die Lebensdauer eines Haares hängt vom Alter des Menschen ab, ebenso die Wachstumsgeschwindigkeit. Bei älteren Menschen verkürzt sich die Lebensdauer eines Haares mehr und mehr, außerdem wächst es langsamer. Dadurch kommt es mit zunehmendem Alter zwangsläufig zu einer allmählichen Lichtung der Haardichte.

Das Wachstum des Haares ist einem bestimmten Zyklus unterworfen. Es gibt eine Wachstumsphase — sie dauert etwa fünf Jahre — und eine Ruhepause — sie dauert nur ein paar Monate. Vier bis sechs Jahre unterschiedlichen Alters bilden jeweils eine Wachstumsgruppe. Von den 100 000 Haaren auf der Kopfhaut sind 15 bis 20 Prozent immer in der Ruhepause.

Die eigentliche Aufgabe der Haare ist es, Haut und Körper vor Kälte und Verletzungen zu schützen. Doch diese Schutzfunktionen sind mit der Entwicklung der Menschen unbedeutend geworden. Einzige Erinnerung an die ureigenste Bedeutung der Haare sind Reaktionen auf bestimmte Reize. Wenn wir frieren, stellen sich die Körperhaare mit Hilfe des Haarbalgmuskels auf. Dadurch soll ein zu hoher Wärmeverlust im Körper verhindert werden. Wir bekommen eine Gänsehaut. Auch seelische Reaktionen können solche Empfindungen auslösen. Dann sollen die aufgestellten Haare die Tastfähigkeit der Haut erhöhen.

Die Reaktionsfähigkeit des Haarbalgmuskels auf äußere Reize haben sich Hersteller von Rasierwasser zunutze gemacht. Wenn sich nämlich die Barthaare sträuben, können die Scherköpfe des Elektrorasierers die Haare möglichst tief erfassen. Dadurch hält die Rasur länger vor.

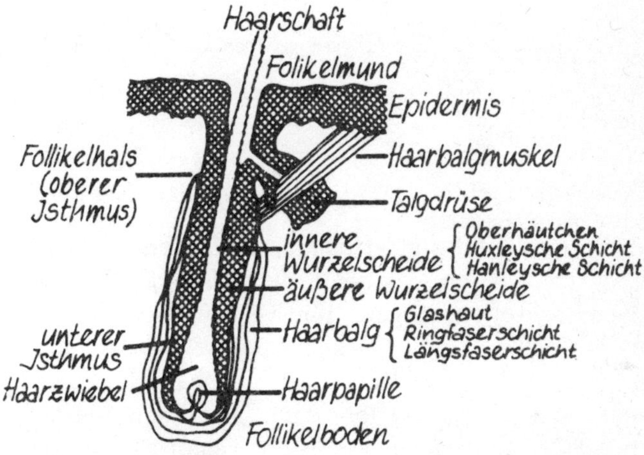

Abbildung 82: Haarwurzel

Der aus den Talgdrüsen ausgepreßte Talg fettet und schützt das Haar. Eine gesunde Talgdrüse überfettet das von ihr zu versorgende Haar aber niemals. Trotzdem wird frisch gewaschenes Haar oft schnell wieder fett und unansehnlich. Der Grund: das Fett der Talgdrüse breitet sich über die Kopfhaut aus. Erst von dort nehmen es die Haare auf. So ist es auch verständlich, daß langes, glattes Haar nach dem Waschen wieder viel schneller fettig wird als gewelltes Haar. Denn das lange, glatte Haar liegt dicht auf der Kopfhaut auf. Gewelltes Haar dagegen ist aufgerichtet und kommt mit der Kopfhaut nicht so schnell in Berührung.

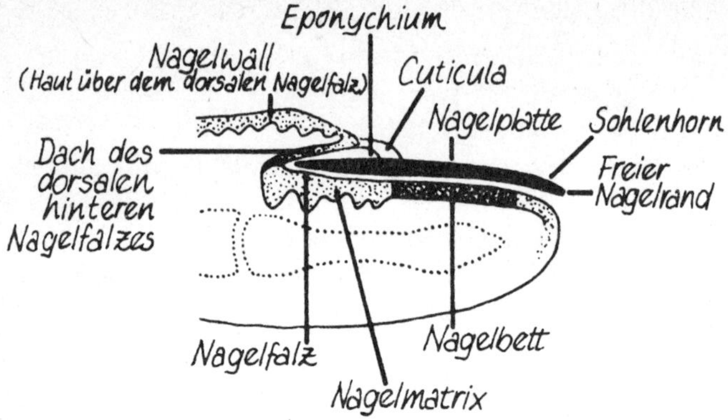

Abbildung 83: Die Fingernägel (von der Seite gesehen)

Talgdrüsen

sind ein Bestandteil des Haarfollikels. Sie liegen in der Dermis. Es sind holokrine Drüsen, das heißt, die Zellen der Talgdrüsen zerfallen beim Sekretionsvorgang und verwandeln sich in Talg. Der Talg ergießt sich durch die Follikelmündung, aus der auch das Haar wächst, auf die Hautoberfläche. Der Talg hält Haut und Haar geschmeidig. Bei Unterfunktion der Talgdrüsen wird die Haut trocken, spröde und rissig. Wenn die Talgdrüsen verschmutzen, bilden sich Mitesser, wenn sie sich entzünden, entstehen Furunkel. Die Zahl der Talgdrüsen auf einem Quadratzentimeter Haut ist verschieden. Besonders viele und besonders große Talgdrüsen sind auf der Nasen- und Stirnpartie. Vom Kopf abwärts nimmt die Zahl der Talgdrüsen ab. Da sie ein Bestandteil des Haarfollikels sind, gibt es an Handflächen und Fußsohlen keine Talgdrüsen.

Talgdrüsen produzieren am Tag etwa zwei Gramm Hauttalg. Davon wird ein Gramm allein von den Talgdrüsen der Kopfhaut gebildet.

Nägel

Die Nägel sind ein Schutz der Finger- und Zehenkuppen; dort nämlich sind empfindliche Nerven eingebettet. Mit Hilfe der Nägel können wir besser greifen. Nägel wachsen, im Gegensatz zu den Haaren, während des ganzen Lebens gleichmäßig weiter.

Es gibt also keine Ruhepause. Fingernägel wachsen schneller als Fußnägel. Ein Nagel wächst etwa 0,5 bis 1,2 Millimeter pro Woche. Bis ein Nagel vollständig nachgewachsen ist, vergehen drei bis vier Monate. Der Nagel besteht aus hartem Horn. Im Gegensatz zur Haut schuppen sich die Hornzellen aber nicht.

Man unterscheidet am Nagel: Nagelbett, Nagelplatte, Nagelwall, Nagelfalz, den Nagelrand, die Nagelwurzel, den Nagelhalbmond, das Nagelhäutchen.

Die Schweißdrüsen

bestehen aus zu einem Knäuel gewundenen Schläuchen. Sie liegen an der Grenze zwischen Lederhaut und Unterhaut. Ihr Sekret wandert durch den Schweißdrüsengang und die Ausführungsöffnung (Poren) an die Hautoberfläche. Der Mensch hat etwa zwei Millionen Schweißdrüsen, die sich unterschiedlich über das Gesamtgebiet der Haut verlieren. Am zahlreichsten sind sie in den Achselhöhlen, an den Handinnenflächen, den Füßen, in der Genitalgegend und an der Brust. Sie fehlen dagegen ganz an den Lippen und am Nagelbett.

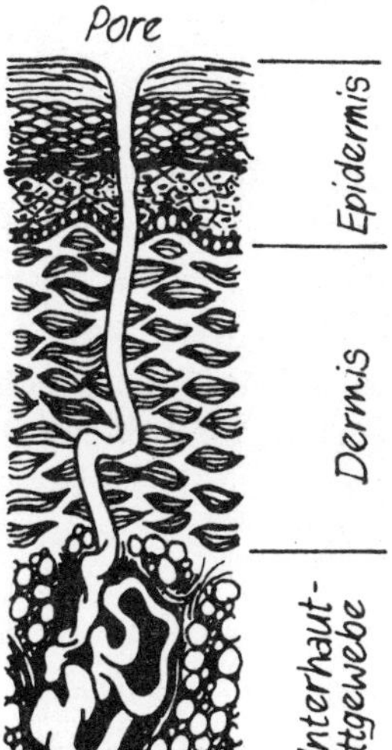

Abbildung 84: Schweißdrüse

Auch die Schweißdrüsen werden aus Epidermis gebildet. Ihre Funktion wird vom vegetativen Nervensystem gesteuert. Schweißabsonderungen werden durch Wärme ausgelöst, aber auch durch seelische Impulse. Gefühle und geschmackliche Reize.

Man unterscheidet zwei Arten von Schweißdrüsen: die ekkrinen, die kleinen Schweißdrüsen — ihr Sekret ist geruchlos —, und die apokrinen, die großen Schweißdrüsen, die Duftdrüsen.

Wenn die ekkrinen Schweißdrüsen ihr Sekret absondern, zersetzen sich dabei ihre Zellen nicht, wie es bei den Talgdrüsen der Fall ist; das Sekret wird tropfenweise und klar ausgepreßt.

Die apokrinen Schweißdrüsen dagegen nehmen eine Zwischenstellung in der Art ihrer Sekretabsonderung ein. Die Zellen lösen sich zwar nicht ganz auf wie bei den Talgdrüsen, aber das Sekret enthält Zellbestandteile. Nach dem Ausscheidungsvorgang nehmen die Zellen wieder ihre ursprüngliche Form an und scheiden eine Flüssigkeit aus in derselben Weise wie die kleinen Schweißdrüsen. Die Funktion der apokrinen Schweißdrüsen setzt erst mit der Pubertät ein. Naturvölker haben mehr apokrine Schweißdrüsen als Kulturvölker. Bei den Kulturvölkern nimmt die Zahl der apokrinen Schweißdrüsen mehr und mehr ab.

Schweiß besteht zu 99 Prozent aus Wasser, ein Prozent bilden Harnstoff, Milchsäure, Fettsäure, Cholesterin und andere Stoffe.

Der Schweiß bewahrt den Körper vor dem Hitzetod. Durch das Schwitzen wird außerdem der Wasserhaushalt des Körpers geregelt, die Körpertemperatur ausgeglichen und Stoffwechselschlacken ausgeschieden.

An der Schweißabsonderung müssen allerdings nicht immer die Schweißdrüsen beteiligt sein. Eine Schweißabsonderung über die Schweißdrüsen ist eine Transpiration. Es gibt aber auch eine Perspiration, ein Schwitzen ohne Beteiligung der Schweißdrüsen.

Die Perspiration ist eine unsichtbare Schweißabsonderung. Sie erfolgt direkt durch die Haut über das Blutgefäßsystem. Aus den tiefen Schichten der Epidermis wird das Wasser an die trockene Hautoberfläche abgeführt. Dort verdunstet das Wasser.

Wasser kann auch mit der Atemluft abgegeben werden. Die eingeatmete Luft nimmt durch den Kontakt mit den Schleimhäuten des Atemtraktes Wasserdampf auf und gibt ihn dann beim Ausatmen nach außen ab. Durch die Perspiration kann der Körper bei einer Außentemperatur von 31 Grad innerhalb von 24 Stunden einen halben bis drei Liter Wasser abgeben. Erst wenn die Außentemperatur auf über 31 Grad ansteigt und die Körpertemperatur nur um Bruchteile von einem Grad, werden die Schweißdrüsen aktiv. Die Schweißabgabe über die Schweißdrüsen ist sichtbar. Auf der Haut bilden sich feine Tröpfchen.

Durch das Schwitzen kann der Körper Wärme abgeben, wenn der Schweiß auf der Haut verdunstet. Das funktioniert aber nur, wenn der Dunstmantel auf der Haut durch Luftzirkulation abgeführt wird, damit auch der nachdringende Schweiß verdunsten kann. Ist keine Luftzirkulation vorhanden und ist die Luft dazu noch sehr heiß und mit Feuchtigkeit bereits gesättigt, kommt es im Körper zu einer Wärmestauung, die zum Hitzschlag führen kann.

Die Rezeptoren in der Haut

Die Haut ist auch eine Alarmanlage. Alles, was um uns herum vorgeht, vermittelt sie dem Körper. Die Empfindungen werden durch Tastkörperchen, die in die Haut eingebettet sind, und durch freie Nervenendigungen in der Haut aufgenommen und weitergeleitet. Diese Sicherungsapparate werden sensorische Rezeptoren der Haut genannt. Sie sind überall auf der ganzen Körperoberfläche verteilt, allerdings nicht gleichmäßig. In der Gesichtshaut sind zum Beispiel weniger Rezeptoren als in den Fingerspitzen.

Im ganzen gibt es fünf Arten von Rezeptoren:

- die freien Nervenendigungen, die für Schmerzen zuständig sind, 200 auf jedem Quadratzentimeter.

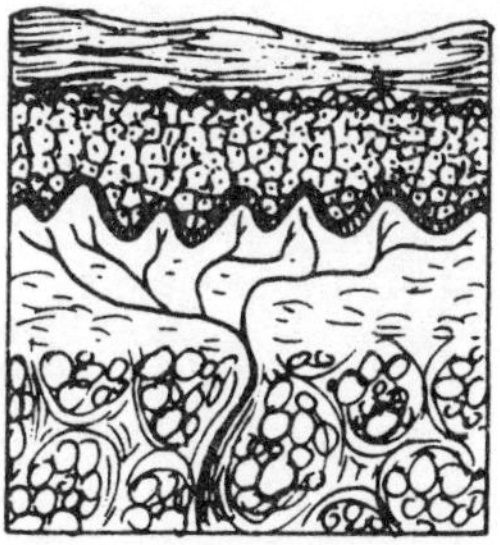

Abbildung 85: Schmerzrezeptoren

- Die Meissnerschen Tastkörperchen melden Berührung.

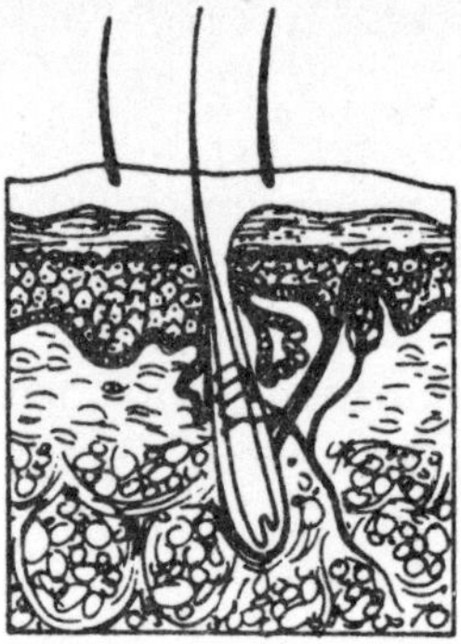

Abbildung 86: Berührungsrezeptoren

- Die Vater-Pacinischen Lamellenkörperchen leiten Druckempfindung weiter. 25 Druck- und Berührungsrezeptoren sind auf einem Quadratzentimeter Haut.

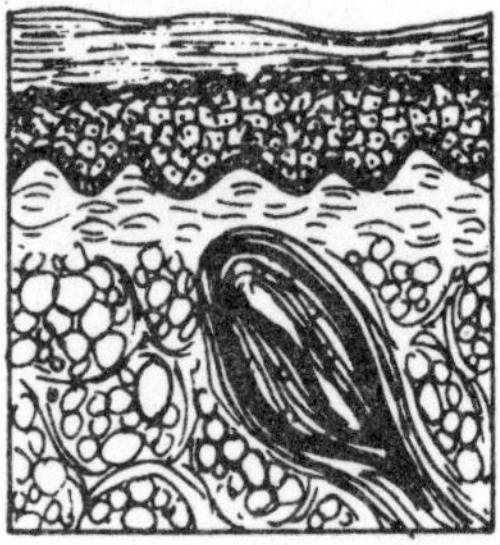

Abbildung 87: Druckrezeptoren

- Die Krauseschen Endkolben sind zuständig für Kälte. Auf einem Quadratzentimeter Haut findet man zwei davon.

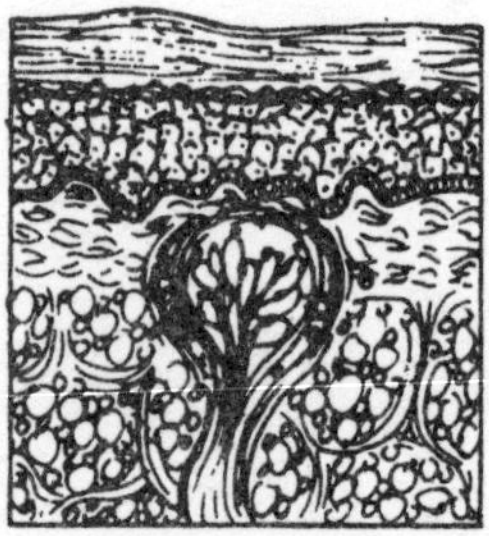

Abbildung 88: Kälterezeptoren

- Die Ruffinischen Endkörperchen vermitteln die Wärme. Davon sind zwölf auf einem Quadratzentimeter Haut zu finden.

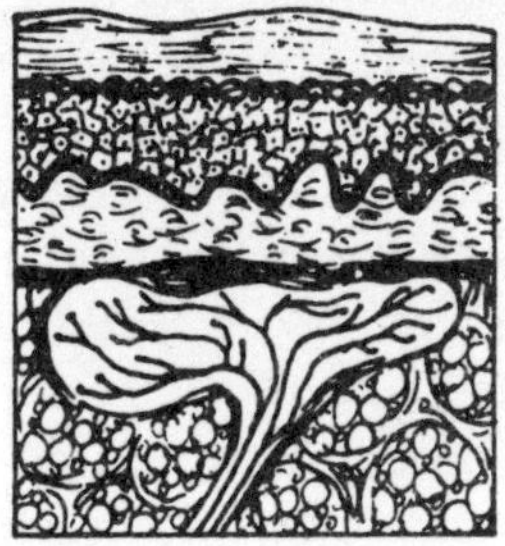

Abbildung 89: Wärmerezeptoren

Hilfe durch die Erfahrungsmedizin

Versucht man einmal zu überblicken, welche Mittel und Methoden in der offiziellen Medizin angewendet werden, um den Hautkrankheiten beizukommen, dann ist das Resultat eigentlich ziemlich kläglich. Eine Heilung ist in den meisten Fällen nicht möglich, weil die Ursache der Krankheit gar nicht bekannt ist. Deshalb tobt sich die Therapie an den Symptomen aus.

Man rückt der Haut mit Puder, Salben und Mixturen, mit Strahlen und mit dem Messer zu Leibe. Und der Erfolg? In vielen Fällen kommt es so weit, daß sich die Symptome noch verschlimmern, von den Nebenwirkungen gar nicht zu reden. Denn oft haben die Medikamente dazu geführt, daß noch eine weitere Erkrankung auftritt.

Eine solche Bilanz verleitet dazu, Umschau zu halten nach anderen, wirksamen Behandlungsmethoden. Es gibt eine ganze Reihe von Verfahren in der sogenannten Erfahrungsmedizin, mit deren Hilfe die Chancen weitaus besser stehen. In einer großen Zahl von Fällen wurden Patienten entweder von ihren Hautleiden ganz befreit, oder diese wurden zumindest so weit gebessert, daß die Symptome kaum noch auftreten.

Methoden also, die zu guten Behandlungsergebnissen führen. Darauf kommt es ja in erster Linie an. Aber man sollte auch den zweiten großten Vorteil nicht übersehen: bei Anwendung dieser Therapien kommt es zu keinen krankmachenden Nebenwirkungen.

Fasten ist die beste Kosmetik

Eine der wirkungsvollsten Maßnahmen zur Gesundung der Haut ist das Fasten oder, »moderner« gesagt, die Nulldiät. An keinem anderen Organ ist so deutlich ablesbar, wie sehr Gesundheit und Schönheit übereinstimmen. Eine bleiche, graue, gelbliche, grünliche, schmutziggraue, blaurote oder violette Hautverfärbung weist auf Störungen der Gesundheit hin. Läßt die Spannkraft der Haut nach, so daß sie aufquillt, kommt es zu Faltenbildung, zum Welken der Haut, dann sind giftige Prozesse daran beteiligt.

Fasten entgiftet. Fasten säubert vor allem den Darm von Stoffwechselschlacken, es beseitigt die Gärungs- und Fäulnisprozesse. Dadurch werden vor allem die Lymphbahnen von ihrer Überbelastung befreit, die Müllabfuhr des Organismus kann wieder normal funktionieren. Das hat zur Folge, daß schädliche Substanzen auch in anderen Bereichen des Organismus wieder vermehrt abtransportiert und ausgeschieden werden. Der Zustand dieser allgemeinen Entschlackung ist vor allem an der Haut ablesbar. Sie wird straff, glatt, Ablagerungen und ungesunde Farbtöne verschwinden zum großen Teil wieder. Fasten ist Kosmetik von innen. Manche Menschen halten es für normal, wenn ihre Haut dünn wird und sich die Konturen des Schädels stärker abzeichnen, sich Runzeln und Falten überall eingraben. Das ist eine normale Alterserscheinung, meinen sie. In Wirklichkeit ist das ein Irrtum. Es handelt sich um eine krankhafte Voralterung, denn nach einer Fastenkur bilden sich solche Erscheinungen oft zum größten Teil wieder zurück, es kommt zu regelrechten Verjüngungen.

Das ist wohl auch der Grund dafür, weshalb fast alle Religionen das Fasten für gewisse Zeiten vorschreiben. Jeder, der seinen Körper in gewissen Abständen auf die Weise entschlackt, kann die positiven Auswirkungen am eigenen Leib studieren. Es handelt sich dabei keineswegs um eine der üblichen Diätkuren, die zu einer raschen Gewichtsabnahme führen sollen. Es geht vielmehr um eine Art inneren Großputz. Deswegen bekommt ein ärztlich überwachtes Heilfasten nicht nur den Übergewichtigen, sondern auch den »Dünnen« unter uns.

Fasten hat auch den Vorteil, daß sich der Patient wieder mit den Vorgängen seiner Verdauung auseinanderzusetzen beginnt. Er begreift, daß das gehetzte Hinunterschlingen der Nahrung nur den Darm vollpfropft, ohne daß es dabei zu einem richtigen Aufschließen der Nahrung kommt. Das wird nur durch gründliches

Kauen und Einspeicheln erreicht. Außerdem kann jeder feststellen, daß er bei vernünftigen Eßgewohnheiten schon mit viel kleineren Mengen als gewohnt satt wird: die gründlich aufgeschlossene Nahrung wird voll verwertet und führt zu einem frühen Sättigungsgefühl.

Wir können also durch vernünftiges Essen und eine richtige Ernährung entscheidend auch zu unserer Hautgesundheit beitragen. Weil wir aber — auch auf diesem Gebiet — alle Sünder sind, empfiehlt es sich, einmal eine regelrechte Fastenkur einzulegen. Bei langbestehenden, hartnäckigen Hautleiden kann es allerdings eine ganze Weile dauern, bis diese Therapie anschlägt. Im Falle einer Akne, die schon zu starken Hautvernarbungen geführt hatte, dauerte es beispielsweise vier Wochen, bis die Erkrankung nach strenger Fastendiät abheilte. Es versteht sich, daß ein solch starker Eingriff in den Stoffwechsel nur in einem Sanatorium unter ärztlicher Kontrolle vorgenommen werden darf.

Es kann also sehr hilfreich sein, wenn man den Körper in seinem Entgiftungsbestreben unterstützt. Aber man kann ihm auch noch auf manch andere Weise helfen. Zum Beispiel durch *Injektionen von Eigenblut*.

Diese Therapie besteht darin, daß man dem Patienten Blut aus der Vene entnimmt und in das Muskelgewebe wieder einspritzt, meist in das Gesäß. Wenn der Organismus das eigene Blut, das jetzt auf ganz andere Weise als sonst in die verschiedenen Gewebsschichten gelangt, abbaut, wird eine ganze Reihe von Stoffwechselvorgängen aktiviert. Vor allem werden jetzt Fremdstoffe im Blut von der körpereigenen Abwehr als solche erkannt und wirksame Abwehrstoffe gebildet. Im Organismus beginnt daraufhin eine regelrechte Säuberungsaktion abzulaufen. Die Mobilisierung der Heilkräfte kann dazu führen, daß der Körper innerhalb von Tagen oder von wenigen Wochen mit langwierigen Erkrankungen fertig wird. Besonders wirksam ist die Behandlung zum Beispiel bei Nesselsucht oder bei Furunkulose.

Krankheiten der Haut

Müsset im Naturbetrachten immer eins wie alle achten;
Nichts ist drinnen, nichts ist draußen,
Denn was innen, das ist außen.

Goethe

Allergien (Nesselsucht)

Allergie heißt erworbene, veränderte Reaktion. Eine Allergie entsteht, wenn der Körper bei wiederholtem Kontakt mit einem allergieerzeugenden Stoff, einem sogenannten Allergen, anders reagiert als bei der Erstberührung. Die Wirkungsweise eines Allergens besteht darin, daß der Organismus bei wiederholtem Kontakt zur Bildung von Antikörpern veranlaßt wird. Aufgrund dieser veränderten Reaktionslage kommt es beim »Zusammentreffen« von Allergen und Antikörper zur allergischen Reaktion. Nach dem ersten Kontakt hat sich also die Geschwindigkeit, die Intensität und die Art der Reaktion des Körpers gegenüber der Norm verändert. »Erfolgsorgan« einer allergischen Reaktion stellen bevorzugt die Haut und die Schleimhäute dar. Die häufigste allergische Reaktion der Haut äußert sich in der sogenannten Urticaria = Nesselsucht. Der Name leitet sich von der lateinischen Bezeichnung für die Brennessel = urtica urens ab. Die Ursachen einer Urticaria können wesensmäßig alle verschieden sein. Eine Nesselsucht kann ebenso durch Nahrungsmittelallergene wie durch eine allergische Überempfindlichkeit gegenüber Arzneimitteln hervorgerufen werden. Grundsätzlich ist wohl eine Allergiesierung gegen alle körperfremden Substanzen möglich, sogar gegen körpereigenes Gift können sich Allergien entwickeln wie die sogenannten Autoaggressionskrankheiten, z. B. die Polyarthritis, zeigen. Weit verbreitet sind auch die sogenannten Kontaktallergien, die gegenüber Metallen, Kunststoffen und Kosmetika und wegen anderem auftreten. Bezeichnend für derartige allergische Hautreaktionen ist, daß sie alle in Form einer Urticaria auftreten können. Typisch ist hierbei die Bildung von Quaddeln in Linsen- bis Handtellergröße. Sie sind stark begrenzt und haben ein gelblich-weißes Aussehen, verursacht durch ein lokales Ödem. Die Quaddeln schießen in kurzer Zeit von wenigen Minuten bis zu ein bis zwei Tagen auf, vergrößern sich und verschmelzen girlandenförmig miteinander. Zuweilen kommt es zu Blasenbildung und gelegentlich sogar zu Blutungen. Subjektiv besteht zunächst Brennen, später intensiver Juckreiz. Charakteristisch ist der schubartige Verlauf. Nicht selten ist eine Mitbeteiligung der Schleimhäute von Mund, Bronchien und Magen-Darm festzustellen. Die Urticaria kann ein einmaliges Ereignis sein, das sich zeitlebens nicht wiederholt, jedoch kommt es in einem Drittel der Fälle zu immer neuen Schüben oder aber die allergischen Reaktionen erstrecken sich kontinuierlich über Wochen, Monate und Jahre. Die chronische Urticaria ist leicht zu erkennen, aber ihre Ursache ist schwer festzustellen und sie setzt der Behandlung oft erhebliche Schwierigkeiten entgegen. An ursächlichen Faktoren kommen wie gesagt Nahrungsmittelallergene, medikamentös bedingte Allergien, physikalische Faktoren z. B. Kälte und Ultraviolettbestrahlung und auch psychische Faktoren in Frage. Weiterhin kann eine Urticaria durch Sensibilisierung gegenüber Pollen, Staub und dergleichen, also über die Atemwege, ausgelöst werden.

Die Schwierigkeit der Urticariabehandlung besteht darin, daß das auslösende Allergen trotz Allergientestung nicht mit Sicherheit gefunden werden kann und im Verlaufe der Krankheit oft eine Sensibilisierung gegen eine ganze Reihe von Allergenen auftritt.

Eine hundertprozentige Symptomfreiheit ließe sich nur mittels einer Allergenkarenz erreichen, was jedoch bei der Vielfalt der möglichen Faktoren nicht immer möglich ist.

Die symptomatischen Maßnahmen in Form einer Cortisonbehandlung oder anderer, antiallergisch wirkender Substanzen ist zwar einfach und meist von promptem Effekt, eine Heilung jedoch damit nicht zu erreichen. Die praktisch wichtigste Maßnahme der Urticariabehandlung besteht in der spezifischen Desensibilisierung. Durch Zufuhr geringster Allergendosen versucht man eine Unter- oder Unempfindlichkeit gegenüber dem Allergen herbeizuführen. Für eine derartige Desensibilisierung verwendet man käufliche, sterile Allergenextrakte, eine erfolgversprechende Behandlung muß sich jedoch über Monate und Jahre erstrecken. Es ist eine Erfahrungstatsache, daß eine unspezifische Desensibilisierung in Form einfacher Eigenblutinjektionen bei der Urticaria ebenso hilfreich sein kann, wie eine langwierige spezifische Desensibilisierung.

Da es sich bei der Urticaria wie bei vielen Hautkrankheiten um die Ausscheidung eines Giftstoffes oder als Gift empfundenen Stoffes handelt, sind Entschlackungsmaßnahmen, insbesondere eine Darmreinigung nach Mayr, sehr erfolgversprechend und bringen oftmals eine jahrelang bestehende Allergie zur Ausheilung, die zuvor allen erdenklichen medikamentösen Maßnahmen getrotzt hat.

Ekzeme

Zwei Hauttypen sind grundsätzlich zu unterscheiden. 90 Prozent aller Menschen gehören zum seborrhöischen Hauttyp. Sie zeigen eine erhöhte Talg- und Schweißdrüsensekretion, so daß die Fingerspitzen fettig werden, wenn man dem Patienten über die Stirnhaut streicht. Es besteht eine Neigung zur Akne und zur Ekzembildung. Der sebostatische Hauttyp, zu dem die restlichen zehn Prozent gehören, zeigt trockene, fettarme Haut, Unterfunktion der Schweiß- und Talgdrüsen sowie eine Neigung zur Pollen- und Sonnenallergie. Hier besteht eine Neigung zur Neurodermitis = endogenes Ekzem, das meist schon im Säuglingsalter auftritt und bevorzugt im Gesicht, am Hals und an den großen Gelenkbeugen lokalisiert ist. In der Vorgeschichte finden sich vielfach Milchschorf, Asthma und die vasomotorische Rhinitis (= allergischer Schnupfen).

Grob verallgemeinernd kann man behaupten, daß die Mehrzahl aller Hauterkrankungen eine allergische Komponente hat und krankhafte Hautreaktionen sich bevorzugt in allergischer Form äußern. Das Erscheinungsbild von allergischen oder »halballergischen« Hautkrankheiten kann äußerst vielgestaltig sein, so daß auch dem Facharzt die Diagnose nicht immer leicht fällt. Die letzte Ursache vieler Hautkrankheiten ist nämlich noch immer nicht geklärt. Wir wissen nicht, warum die Haut des einen Menschen gegenüber denselben Einflüssen in überhaupt nicht vorauszusehender Weise ganz anders reagiert als die eines anderen Individuums. Weiterhin ist ungeklärt, weshalb der gleiche Patient zu einem bestimmten Zeitpunkt seines Lebens ein Ekzem gegenüber einem Stoff entwickelt, den er unter Umständen jahrzehntelang vorher reaktionslos toleriert hat. 50 Prozent aller akzematösen Krankheitserscheinungen sind nämlich Kontaktekzeme (Ekzem von griechisch ekzeo = ich blühe auf). An Hauterscheinungen finden sich alle nur denkbaren Formen, meist gleichzeitig nebeneinander wie Rötung, Bläschenbildung, Papeln, Schuppung, subjektiv oft unerträglicher Juckreiz. Hinweise auf das auslösende Allergen kann die Lokalisation der Hautveränderungen geben. Am Kopf- und Halsbereich vorwiegend durch Kosmetika, Schmuck, Brillen, Hörapparate usw.; am Körper Kleidungsstoffe, Reißverschlüsse, Waschmittel usw. Selbst die Salbengrundlage von Cortisonsalben, die ja bevorzugt zur Behandlung von Ekzemen verwendet werden, können zusätzlich allergische Hauterscheinungen auslösen. Der einzig sichere Weg zur Diagnose von Kontaktekzemen ist der Hauttest, der mit speziellen Testpflastern durchgeführt wird.

Die sicherste Methode, ein Kontaktekzem zur Abheilung zu bringen, besteht in der Allergenkarenz, d. h. im Vermeiden eines Allergenkontaktes. Desensibilisierungsbehandlungen sind häufig nicht in der Lage, eine Kontaktallergie endgültig zu beseitigen.

Neben den Kontaktekzemen gibt es das sog. *vulgäre Ekzem*, bei dem keine Kontaktallergie nachzuweisen ist. Man muß annehmen, daß in diesen Fällen Ekzeme auch als Folge einer inneren Erkrankung oder Stoffwechselstörung auftreten. Das Ekzem ist ein Zeichen dafür, daß sich der Körper gegen ein Gift wehrt und es ausscheiden will. Dabei bedient er sich einer wichtigen Funktion der Haut: sie wird zum Ausscheidungsorgan. Jeder aufmerksame Naturheilarzt hat bestimmt schon die Feststellung gemacht, daß ein ausschließlich äußerlich behandeltes und damit »unterdrücktes« Ekzem eine »innere« Erkrankung wie z. B. ein Asthma entstehen ließ.

Nach Dr. Stephan heilen jahrelang nur äußerlich behandelte Ekzeme bei naturgemäßer, biologischer Kost in einigen Wochen oder oft in noch kürzerer Zeit bei einer Fastenkur. »Man muß sich wundern, daß die offizielle Medizin diese Tatsache so spät erkannt hat, ja zum Teil heute noch Hautausschläge rein lokal behandelt und daher therapeutisch schwer vom Fleck kommt.«

Daß allgemein umstimmende Maßnahmen nicht vernachlässigt werden dürfen, wie z. B. die Eigenblutbehandlung und geeignete homöopathische Medikamente, ist selbstverständlich.

Äußerst schwer zu beeinflussen sind die Ekzeme bei Flaschenkindern wie der Milchschorf und die aufgrund des heftigen Juckreizes äußerst quälende Neurodermitis (= endogenes Ekzem), weil bei diesen Krankheiten eine erhebliche Komponente mitspielt. Lediglich eine mit Geduld und Ausdauer durchgeführte Symbioselenkung bietet Aussichten auf Erfolg. Die Heilung eines kindlichen Ekzems gehört nach Prof. Mommsen zu den höchsten Leistungen der ärztlichen Kunst. Als lindernd und heilungsfördernd bei Ekzemen aller Art und in allen Stadien erweisen sich Milchserum (Molke-)bäder. Darüber hinaus sind Milchserumbäder ein ausgezeichnetes allgemeines Hautpflegemittel, besonders bei empfindlicher Haut. Man verwendet Vollbäder oder Teilbäder 35 bis 38 Grad Celsius etwa zehn bis 20 Minuten, zweimal wöchentlich. Lactomederm® — Milchserumbad gibt es vom Typ t = für trockene Haut mit Rückfetter und Typ f = für fette Haut.

Psoriasis vulgaris (Schuppenflechte)

Die Psoriasis = Schuppenflechte bekam ihren Namen von den charakteristischen Hauterscheinungen, die als kleinere oder größere, scharf abgegrenzte rote mit silbrigweißen Schuppen bedeckte Flecken auftreten. Bevorzugt befallen sind mechanisch beanspruchte Körperstellen wie Ellenbogen, Knie, Kreuzbein und der behaarte Kopf. Das Gesicht am seltensten. In Extremfällen kann die gesamte Hautfläche betroffen sein. Juckreiz fehlt oder ist nur sehr geringfügig. In ein bis fünf Prozent der Fälle bleibt es nicht allein bei Hauterscheinungen, es kommt zu schmerzhaften Gelenkbeteiligungen, die äußerst schwer zu beeinflussen sind.

Familiäres Vorkommen und eine genetische Komponente können bei der Psoriasis heute als gesichert gelten. Dazu kommen noch mannigfache Umweltfaktoren. Sonne, heißes Klima und Schwangerschaft führen häufig zu einer Besserung, Verletzungen, kaltes Wetter, Alkohol, Gewichtszunahme und Infekte hingegen zu einer Verschlechterung. Auch der Einfluß seelischer Belastungen ist unbestritten.

Die Therapie der Psoriasis ist auch heute noch voller Probleme, welche durch die modernen Medikamente (z. B. Cortison) nicht vereinfacht worden sind. Ein spezifisch wirksames Mittel, welches die Krankheit wirklich zu heilen vermag, fehlt noch immer. Auch die in den letzten Jahren propagierte Fotochemotherapie, eine Kombinationsbehandlung mit ultraviolettem Licht und einem Präparat, das die DNS-Synthese in den Hautzellen hemmt, erlaubt noch keinen Rückschluß auf den wirklichen Wert der Therapie. Eine alte Regel besagt, daß jede Psoriasis anders ist. Das erfordert ein individuelles Vorgehen.

Die Psoriasis stellt für alle therapeutischen Richtungen ein schweres Problem dar. Ein Teil der Fälle dürfte aufgrund der genetischen Komponente wohl als unheilbar gelten. Zumindest kommt es auch nach kurmäßiger Behandlung — Meerklima, Mayr-Kur — immer nur zu einer vorübergehenden Beschwerdefreiheit. Durch hochdosierte Ozon-Eigenblut-Injektionen bzw. Infusionen läßt sich nach unseren Erfahrungen immerhin etwa ein Viertel der Fälle ausheilen. Eine den ganzen Körper betreffende Psoriasis spricht überraschenderweise besser an als wenn die Erkrankung etwa nur Ellbogen- oder Knieregion betrifft.

Akne vulgaris

Die Akne ist eine Erkrankung des Jugendalters, Knaben und Mädchen sind etwa gleich häufig von der »Mitesserkrankheit« betroffen. Die Talgdrüsen spielen eine wesentliche Rolle bei der Ausbildung der Akne, es kommt zur bakteriellen Infektion des vermehrt gebildeten Talges, die schmerzhafte Entzündungen hervorruft. Es besteht eine enge Beziehung zwischen Talgdrüsen und Sexualhormonen, die sich darin äußert, daß die Akne in der Regel mit der Pubertät beginnt und in der Mitte des dritten Lebensjahrzehntes verschwindet. Androgene regen die Talgproduktion an, Östrogene vermindern sie. Weitere, die Akne begünstigende Faktoren sind Obstipation und Ernährungsfehler, insbesondere reichlicher Genuß von Kohlenhydraten und Gewürzen. Auch eine familiäre Häufung von Aknefällen ist nicht selten.

Für die ärztliche Behandlung der Aknekrankheit ist immer eine Kombination äußerer Hautpflegemittel mit innerer Medikation erforderlich. Die überschießende Talgsekretion muß regelmäßig beseitigt werden. Hierfür bietet sich eine Reihe von synthetischen Waschmitteln an sowie zahllose Salben und Tinkturen. Zur inneren Behandlung bei weiblichen Patienten werden Ovulationshemmer (Pille) empfohlen. Die Erfolge sind teilweise gut, manchmal zeigen sich jedoch auch Verschlechterungen. Eine orale Antibiotikatherapie mit Tetracyclinen gegen die bakterielle Superinfektion ist abzulehnen, weil durch unvermeidliche Schädigungen der Darmflora die ohnehin gestörte Verdauung der Aknepatienten zusätzlich gestört wird.

Die biologische Behandlung der Akne erfordert eine entsprechende diätetische Beratung zwecks Vermeidung der genannten Reizmittel und eine Verbesserung der Darmfunktion bzw. Darmflora. Hierbei hat sich das Hefepräparat Perenterol bewährt, denn es begünstigt die Entwicklung einer besonders Vitamin B produzierenden Darmflora. Wie bei allen chronischen Entzündungsprozessen erweist sich auch bei der Akne eine Eigenblutbehandlung als hilfreich. Die körpereigene Produktion von Gelbkörperhormon kann durch das biologische Präparat Agnolyt gesteigert werden, ohne daß man die Nebenwirkungen der »Pille« in Kauf nehmen muß. Die Erfolgsaussichten einer derartigen Aknebehandlung bei Frauen betragen 50 bis 60 Prozent, bei der männlichen Akne ist sie leider gleich Null, weil es nicht möglich ist, die gesteigerte Androgenproduktion zu beeinflussen. Eine gegengeschlechtliche Hormontherapie bei jungen Männern ist selbstverständlich unzulässig.

Viruserkrankungen

Hautveränderungen durch Viren sind *Warzen* und verschiedene *Geschwüre*. Aber auch durch Viren hervorgerufene innere Krankheiten lösen Symptome auf der Haut aus: zum Beispiel Masern, Röteln, Pocken, Windpocken und die Gürtelrose.

Herpes simplex

Die stecknadelkopfgroßen Bläschen hatten sich bisher eigentlich immer nur auf den Lippen gebildet. Deshalb wurde die Krankheit auch nicht sonderlich ernst genommen. Herpes simplex = das einfache Reizbläschen. Nun hat sich die Viruserkrankung aber als eine Geschlechtskrankheit entlarvt. Freizügige Liebespraktiken haben die Krankheit auf die genitalen Schleimhäute übertragen. Allein in der Bundesrepublik sollen über 200 000 Menschen davon befallen sein. Schmerzen, Juckreiz und Lymphknotenschwellungen sind noch die harmlosesten Erscheinungen, die dabei auftreten, denn die Bläschenkrankheit ist in schlimmen Verdacht geraten: bei infizierten Frauen steigt das Risiko, an Gebärmutterhalskrebs zu erkranken, stark an.

Beim Herpes simplex wirken wie bei allen Viruserkrankungen proteolytische Enzyme (Wobe-Mugos). Im Mundbereich können Lutschtabletten angewandt werden, tritt der Herpes im Genitalbereich auf, sind Klistiere erforderlich.

Auch der *Herpes zoster, die Gürtelrose*, ist eine Viruserkrankung, die gleichmäßig über das ganze Jahr verteilt auftritt. Häufigkeit und Schwere der Erkrankung nehmen mit dem Alter zu, das siebente Lebensjahrzehnt ist bevorzugt. Das Zostervirus ist das gleiche, das auch die Windpocken bei Kindern hervorruft. Bei der Auslösung der Gürtelrose spielen Streßsituationen wie psychischer Schock, Erkältung, Röntgenbestrahlung, Giftbelastungen usw. eine Rolle, ebenso Infekte, die die Abwehrkraft des Körpers herabsetzen. Typsich ist das Vorausgehen von meist einseitigen, heftigen Nervenschmerzen. Die Gürtelrose kann überall vorkommen, halbseitig am Kopf, Rumpf, seltener an den Armen und Beinen. Am häufigsten ist ein Befall im Bereich der Nerven der Brustwirbelsäule.

Bei der Gürtelrose handelt es sich um keinen gewöhnlichen, harmlosen Hautausschlag, sondern um eine »echte« Erkrankung von drei bis vier Wochen Dauer. Die Prognose ist zwar sehr günstig, in einem Teil der Fälle treten jedoch nach Abheilung des Hautausschlages heftige neuralgische Schmerzen auf, die therapeutisch kaum mehr zu beeinflussen sind und den Patienten meist lebenslang quälen.

Die Komplikation einer Postzosterneuralgie (post = nach) wird allerdings praktisch nie beobachtet, wenn gleich zu Beginn der Erkrankung eine gezielte biologische Therapie durchgeführt wird, d. h. im einzelnen Wobe-Mugos = Klistiere in hoher Dosierung, Akupunktur mit Silbernadeln im Bereich der Hauterscheinungen, Eigenblutbehandlung sowie Procainunterspritzung.

Pilzerkrankungen

Mehr und mehr Sorgen bereiten den Hautärzten Pilzerkrankungen auf der Haut (Dermatomykosen). Pilze sind pflanzliche Parasiten, Lebewesen, die den Organismus befallen und sich durch ihn ernähren. Pilzerkrankungen nehmen zu, und oft sind die gegen sie entwickelten Medikamente nach kurzer Zeit schon wirkungslos. Auch Finger- und Fußnägel, ebenso Haare können von Pilzen befallen werden. Sie verursachen juckenden und schuppenden Hautausschlag, Nagelmißbildungen und Haarausfall. Pilze setzen sich auch auf den Schleimhäuten fest. Ihr Wachstum wird begünstigt nach längeren Behandlungen mit Antibiotika, durch Zytostatika, ja sogar durch Schwangerschaft und Antibabypille.

Häufige Infektionsquellen für Hautmykosen sind Bade-, Sauna- und Sportanlagen. In Badeanstalten kommen vor allem Einrichtungsgegenstände wie Holzroste, Badematten usw. als Überträger in Betracht. Weiterhin können Kleider, Strümpfe, Schuhwerk die Pilze von der chronisch infizierten Haut bzw. den Nägeln der

Menschen übertragen. Auch Hunde, Katzen und andere Tiere können Träger von Hautpilzen sein, ohne sichtbare Hautveränderungen aufzuweisen.

Am häufigsten sind bei unkomplizierten Hautpilzerkrankungen Zehen, Finger und Fußsohlenrand befallen: es kommt zu Bläschen mit entzündlich geröteter Umgebung und erheblichem Juckreiz, in den Zehenzwischenräumen zur Schuppung und zur »Aufweichung« des Gewebes.

Eine Lokalbehandlung mit Tinkturen und Salben ist meist ausreichend; die überlegene Methode beim einfachen »Fußpilz« ist jedoch die Begasung mittels Ozon in einem Plastikbeutel. Ozon wirkt sehr stark antibiotisch, so daß schon in den meisten Fällen nach zwei bis drei Behandlungen die lästige Pilzerkrankung beseitigt ist. Schwieriger gestaltet sich die Behandlung, wenn die Anhangsgebilde der Haut, die Haare und die Nägel, von den Pilzen befallen sind. Hierbei müssen gegebenenfalls auch Antibiotika eingenommen werden, die zum Teil erhebliche Nebenwirkungen haben.

Zellulitis

Sie ist der Schrecken aller Frauen: die Orangenhaut. Plötzlich bilden sich beim Zusammenschieben der Haut häßliche Grübchen. Sie treten hauptsächlich am Gesäß und an den Oberschenkeln auf.

Geschäftstüchtige Arzneimittelhersteller haben aus diesem Phänomen neuerdings eine Krankheit gemacht. Die Krankheit hat auch einen Namen bekommen: Zellulitis. Und wo eine Krankheit ist, da ist auch ein Medikament. Das Medikament verkauft sich gut, aber die Krankheit verschwindet davon nicht. Denn die Krankheit gibt es gar nicht. Das, was die Frauen so fürchten, ist nichts anderes als die Folge von Übergewicht. Die Grübchen entstehen durch die natürliche Anordnung der weiblichen Fettzellen in der obersten Schicht des Unterhautfettgewebes. Dort sind die Fettkammern groß und nach oben gerichtet. Die Scheidewände des Bindegewebes verlaufen strahlenförmig nach oben. Die Verankerung des Unterhautfettgewebes ist locker. Der Entstehung größerer Fettzellen wird dadurch Vorschub geleistet.

Beim Mann hingegen ist die obere Schicht des Unterhautfettgewebes dünner als bei der Frau. Die Scheidenwände des Bindegewebes überkreuzen sich schräg. Das Unterhautfettgewebe wird dadurch mit der Dermis fest zusammengehalten.

Medikamente helfen da nicht. Die beste Maßnahme gegen dieses Phänomen ist, Übergewicht zu vermeiden.

Die kosmetische Chirurgie

Wer die Werbung der Industrie näher betrachtet und älter ist als 30 Jahre, muß schon über ein gesundes Selbstbewußtsein verfügen, um nicht einen Minderwertigkeitskomplex zu bekommen. Denn in der Werbung ist fast alles jung. Schokolade ist jung, Zigaretten sind jung, Unterhosen sind jung, das Waschpulver ist jung — selbst der Brotaufstrich wurde »verjüngt«. Auch die, die das alles anpreisen, sind natürlich jung. Vom Alter spricht man nicht, damit zu werben, gilt geradezu als unanständig.

Wen wundert es da, wenn eine Frau vor dem Spiegel ängstlich ihre ersten Falten zählt, die so gar nicht zu der Jungmasche passen wollen, und immer mehr Frauen — aber auch Männer — zum kosmetischen Chirurgen laufen, um sich »raffen« zu lassen, in der Hoffnung, sich mit jeder glattgezogenen Falte um einige Jahre mehr der Jugend zu nähern.

Ab dem 40. Lebensjahr etwa bilden sich die elastischen Fasern der Haut zurück. Dadurch verliert die Haut nach und nach ihre Elastizität, sie wird schlaff. Die Gesichtshaut sackt allmählich zu beiden Seiten des Kinns nach unten ab. Auch die Haut am Hals verliert ihre Elastizität. An den Augen senken sich die Oberlider mehr und mehr auf die Wimpern. Unter den Augen bilden sich Tränensäcke, um den Mund herum zeigen sich allmählich Runzeln. Stirnfalten vertiefen sich, die Mundwinkel ziehen bedenklich nach unten, vor den Ohren bilden sich Längsfalten. Auch die Haut der weiblichen Brust verliert an Elastizität. Dazu schwinden bei schlanken Menschen die leichten Fettpolster; die Falten vertiefen sich dadurch noch mehr.

Auf der Haut — meistens im Gesicht — bilden sich warzenartige, mit Haaren bewachsene Auswüchse, Fibrome, gutartige Bindegewebsgeschwülste. Im Gesicht und am Körper entstehen dunkelbraune, fleckenartige Wölbungen, die bohnengroß werden können — sogenannte Greisenwarzen, die man allerdings schon im rüstigen Alter von 40 Jahren bekommen kann. Alterspigmentflecke treten auf, flache, braungefärbte Flecke, die aussehen wie zu groß geratene Sommersprossen.

Auch sie treten nicht erst auf, wenn man ein biblisches Alter erreicht hat.

Sie verunzieren die Haut bereits bei 50jährigen. Mit Beginn des Klimakteriums wächst vielen Frauen ein »Damenbart«.

Das alles zu kaschieren ist Aufgabe des kosmetischen Chirurgen. Die Haut wird gehoben, gerafft, nach oben gezogen, sie kann unterspritzt, abgeschliffen und entfärbt werden, lästige Gesichtshaare verschwinden.

Die erste Gesichtshebung (Liftung) wurde in Deutschland während des Ersten Weltkriegs durchgeführt. Der Chirurg Joseph Jacques operierte in Berlin eine 48jährige Frau, deren Wangen zu stark herabhingen. Die Operationsmethode war einfach: der Chirurg schnitt die überflüssige Haut um das Ohr herum weg und zog die Wunde zusammen.

Nach dieser Methode wurde lange Zeit gearbeitet. Doch niemand war so recht glücklich über den Erfolg. Denn die Wirkung hielt nicht lange vor. Mit der Haut zog man nämlich auch die darunterliegende und mit ihr verbundene Muskulatur nach oben. Die Muskeln aber, bestrebt, ihre ursprüngliche Lage wiedereinzunehmen, zogen nach unten. Durch den andauernden Zug leierte die Haut bald wieder aus.

Deshalb wenden die Chirurgen heute ein Verfahren an, bei dem die Haut von ihrer Unterlage abgetrennt wird. Dadurch wird also nur noch die erschlaffte Haut nach oben gezogen. Die Muskeln bleiben in ihrer alten Lage. Die gestraffte Haut kann auf ihrer neuen Unterlage ohne weiteres wieder festwachsen.

Der Schnitt wird beim Eingriff so ausgeführt, daß er später fast unsichtbar bleibt. Er beginnt im Schläfenhaar oberhalb des Ohres, wird vor dem Ohr nach unten geführt und geht hinter dem Ohr dann wieder nach oben.

Die Haut wird mit einer Spezialschere von ihrer Unterlage getrennt. Am Hals müssen oft noch störende Fettpolster entfernt werden. Würden ihre Wölbungen mit nach oben gezogen, gäben sie dem Hals an ihrem neuen Standort eine völlig veränderte Form. Läßt sich das zu entfernende Fettpolster von der Ohrwunde aus nicht erreichen, muß ein zusätzlicher Schnitt in der Halsfalte gemacht werden.

Im allgemeinen dauert es 14 Tage bis drei Wochen, bis die Spuren der Operation verschwunden sind. Die Wirkung einer solchen Gesichtshebung hält vier Jahre an. Dann machen sich die Altersspuren erneut bemerkbar. Eine Gesichtshebung läßt sich mehrmals wiederholen. Es ist jedoch nicht ratsam, eine Gesichtshebung zu früh vornehmen zu lassen. Auf keinen Fall vor dem 45. Lebensjahr.

Die Gesichtshebung nützt nichts bei kleinen Runzeln um den Mund, ebensowenig gegen die senkrechten Falten über der Nase zwischen den Augenbrauen. Auch gegen die Verbindungsfalte Nase-Mundwinkel ist mit kosmetischer Chirurgie nichts auszurichten. Diese Falten müssen mit einem Füllmittel unterspritzt werden.

Auf die Idee ist man schon zu Anfang dieses Jahrhunderts gekommen. Als Füllmittel hatte man Paraffin benützt. Nur leider geriet das Mittel der Wahl schon bald in bösen Verdacht. Bei den Patienten traten unangenehme Komplikationen auf: die Haut rötete sich und schwoll an, oft brach das Paraffin nach außen durch. Es bildeten sich fistelnde Geschwüre. Manchmal rutschte das Paraffin zu tiefergelegenen Körperstellen und verursachte dort unerwünschte Ausbuchtungen, Paraffinome genannt. Wurde das Paraffin in der Nasengegend eingespritzt, bestand die Gefahr einer Erblindung; das Paraffin zerstörte den Sehnerv. Auch Krebserkrankungen löste es aus.

Das Paraffin aus dem Körper wieder zu entfernen, war sehr schwer. Erst einmal eingespritzt, hatte es sich verflüssigt und das Gewebe überschwemmt. Endlich fand man ein anderes Mittel. Wismut, ein Metall, das früher, als man das Penicillin noch nicht kannte, als das Heilmittel gegen Syphilis galt. Doch leider hielt die straffende Wirkung des Injektionsmittels nicht lange an. Denn der Körper transportierte Bestandteile des Spritzmittels innerhalb weniger Wochen ab.

Heute wird Silikon verwendet. Vom Silikon wurden bisher noch keine schädlichen Nebenwirkungen festgestellt. Die Wirkung einer solchen Silikonunterspritzung hält im allgemeinen ein bis zwei Jahre an. Danach muß sie wiederholt werden.

Wer Pigmentflecke auf der Haut hat, kann sie sich abschleifen lassen. Diese Flecke liegen nahe an der Hautoberfläche. Der Chirurg schleift sie mit einer schnellrotierenden Bürste oder Fräse ab. Dabei muß so viel Haut abgeschliffen werden, bis nichtpigmentierte Haut zum Vorschein kommt. Allerdings muß der Patient unmittelbar nach der Behandlung das Sonnenlicht meiden, da sich sonst an den abgeschliffenen Hautstellen gleich wieder neue Pigmentflecke bilden.

Ebenso können Braunfärbungen auf der Haut abgeschliffen werden, Chloasmen, die während und nach der Schwangerschaft und oft nach Einnahme der Pille auftreten. Auch Alterswarzen und Fibrome lassen sich mit dem Schleifapparat entfernen. Bleiben beim

Abschleifen des Fibroms aber Gewebsreste in der Haut zurück, bildet sich schon nach kurzer Zeit ein neues Fibrom.

Die abgeschliffenen Hautpartien dürfen eine Woche lang nicht mit Wasser in Berührung kommen. Die Kruste könnte aufweichen und eine Infektion auftreten. Erweiterte Äderchen (Teleangiektasien), meist auf Wangen und Nase, werden mit Hochfrequenzstrom verödet. Für eine Dauerheilung kann jedoch auch der kosmetische Chirurg nicht garantieren. Die behandelten Äderchen verschwinden zwar, aber dafür treten andere auf.

Eine Abart der Teleangiektasien ist der Spinnennävus. Das sind rote Punkte, von denen erweiterte Äderchen ausgehen, die wie Spinnenarme aussehen. Auch der Spinnennävus kann verödet werden. Dabei genügt es, wenn man nur das Zentralgefäß behandelt.

Das Feuermal (Nävus vasculosus) ist eine Art Gefäßgeschwulst in der Haut. Versuche, die erweiterten Adern mit Kohlensäureschnee einzufrieren und damit zu zerstören, schlugen fehl, denn anstelle des Mals hatte sich nach der Behandlung eine weiße Narbe gebildet. Ist das Feuermal nicht allzu groß, kann es herausgeschnitten und die umliegende Haut über die Wunde gezogen werden.

Die Beseitigung eines Muttermals (Nävus pigmentosus) ist problematisch. Der Eingriff ist nicht ganz ungefährlich. Denn ein Muttermal kann bösartig werden. Durch den Eingriff werden die Krebszellen aktiv. Vorsicht deshalb bei Selbstbehandlung mit ätzenden Salben! Wer ein lästiges Muttermal loswerden will, sollte immer den Arzt aufsuchen.

Grießkörner, stecknadelgroße gelblich-weiße Ablagerungen in der Haut, werden mit einem Spezialmesserchen entfernt. Grießkörner sind übereinandergelagerte Hornperlen, die von einer dünnen Hautschicht bedeckt sind. Sie lassen sich leicht entfernen, wenn diese Hautschicht geöffnet wird.

Stoffwechselerkrankungen äußern sich auf der Haut oft durch häßliche, strohgelbe Geschwulstbildungen, den Gelbknoten (Xanthelasmen). Sie können stecknadelkopfgroß sein, aber auch größer, so daß sie das gesamte Augenlid bedecken. Auch diese Geschwulstbildungen können chirurgisch entfernt werden. Die Gelbfärbungen reichen allerdings bis tief ins Gewebe hinein. Wird nicht jeder Punkt gewissenhaft entfernt, wächst ein neuer Gelbknoten sehr schnell nach. Die Patienten werden von dem Übel erst dann ganz befreit sein, wenn auch die Ursache behandelt wird, also die Stoffwechselerkrankung.

Hautkrebs

Jede Fehlbildung auf der Haut und Hautveränderungen sollten grundsätzlich dem Arzt gezeigt werden, denn es könnte Krebs sein. Meist sind diese Erscheinungen harmlos, aber das kann nur der Arzt feststellen. Wird ein Hautkrebs rechtzeitig erkannt, sind die Heilungschancen groß. Im Frühstadium kann die Geschwulst meist noch entfernt werden. Die Behandlung von Hautkrebs weist unter allen Krebserkrankungen die größten Erfolge auf.

Beim Hautkrebs muß sich nicht unbedingt ein Tumor bilden. Es kann ganz plötzlich eine Wunde im Gesicht entstehen, die trotz der aufgetragenen Medikamente nicht mehr zuheilen will.

Ober es bildet sich eine kleine Wölbung auf der Haut, die allmählich größer wird wie eine Haselnuß. Die kleine Geschwulst bricht auf, das Innere ist schmierig, der Rand drumherum ist derb.

Hautkrebs kann am Anfang sogar wie ein Ekzem aussehen. Es bilden sich zuerst bräunliche, schuppende Herde, die sich dann später zu kleinen Erhebungen wölben.

Selbst kleine Papeln und Knötchen entpuppen sich manchmal als Hautkrebs.

Hautkrebs kann sich überall, am ganzen Körper, bilden. Bevorzugte Gegend ist allerdings das Gesicht. Auch Lippen und Zunge bleiben nicht verschont.

Intensive Sonnenbestrahlung kann die Entstehung von Hautkrebs ebenso begünstigen wie mechanische Reize auf der Haut. Ein kalifornischer Arzt, der die Krankengeschichten von 10 000 Krebspatienten studierte, kam zu folgenden Ergebnis: Sonne und Wind haben offenbar einen Einfluß auf die Entstehung von Krebsgeschwülsten auf der Gesichtshaut. Denn bei Männern hat sich der Krebs immer auf der linken Gesichtshälfte entwickelt, bei Frauen dagegen auf der rechten Seite. Beim Fahrer ist die linke Gesichtshälfte der Sonne ausgesetzt, bei der Beifahrerin die rechte. Hingegen konnte der Arzt anhand der Krankengeschichten von älteren Patienten, die an Hautkrebs erkrankt waren, als das Automobil noch nicht für jedermann selbstverständlich war, einwandfrei darstellen, daß bei Männern und Frauen sowohl die linke wie die rechte Gesichtshälfte befallen war. Im allgemeinen wächst ein Hautkrebs nur langsam. Es dauert auch ziemlich lange, bis er gefährlich wird. Eine Ausnahme ist das bösartige Melanom, das in Leberflecken entsteht. Normalerweise ist so ein Leberfleck völlig harmlos. Es ist ein Hautfleck, in dem sich besonders viele Pigmentzellen angesammelt haben. Doch manchmal schlummern in diesen Leberflekken Krebszellen. Wird der Leberfleck dauernden Reizen ausgesetzt — die Kleidung kann zum Beispiel scheuern —, werden die Krebszellen plötzlich wild. Ob so ein Pigmentfleck harmlos ist oder bösartig, kann nur der Arzt feststellen. Melanome bilden sehr bald Tochtergeschwülste.

Besonders ältere Menschen sollten Leberflecke genau beobachten. Alarmzeichen sind Entzündungen, Blutungen, Dunkler- und Größerwerden der Flecke. Juckreiz und das Auftreten von kleineren Pigmentflecken um einen größeren.

8. Schlafstörungen

Einleitung

Ein Leben ohne Schlafen gibt es sowenig wie ein Leben ohne Atmen.

Darum leidet kein Mensch unter dem Problem, nicht schlafen zu können. Worunter viele Millionen in unseren zivilisierten Ländern leiden und wohl immer mehr leiden werden, das ist vielmehr das Problem, nicht richtig schlafen zu können. Also nicht der fehlende Schlaf, sondern der falsche Schlaf bedarf der Behandlung. Der gestörte Schlaf.

Die Schwierigkeit, einem Schlafgestörten zu helfen, beginnt bereits bei diesem Hinweis auf seine Fähigkeit, durchaus nachts schlafen zu können.

Ich habe es erlebt, daß Schlafgestörte böse wurden und erregt daran festhielten, »seit Jahren keine Nacht ein Auge geschlossen« zu haben. Die Anzahl und die Schwere der jeden Abend geschluckten Tabletten wurde als eine Art Leistung präsentiert, und das komplizierte Ritual des Zubettgehens nahm einen wichtigen Rang im Leben der Betroffenen ein.

Sie beschäftigen sich intensiv mit dem Gedanken an das »Nichteinschlafen-Können« und an das »Einschlafen-Müssen«.

So empört deshalb auch manche Leser vielleicht darauf reagieren mögen, es muß klar gesagt werden, daß wir aufhören müssen, unserem gesunden Schlaf selbst im Wege zu stehen.

Die Sorge, ob man heute abend einschlafen kann oder nicht, ob etwa das Essen zu schwer, zu heiß, zu kalt, zu gewürzt war oder das Fernsehprogramm zu aufregend oder ob das Kissen zu weich oder zu hart ist oder ob die vielen anderen zu Schlafstörungen ernannten Dinge als Sündenbock einsetzbar sind oder nicht — diese Sorge ist so unsinnig wie die Sorge, ob man denn weiteratmen wird. Man kann den Atem nur eine kurze Weile anhalten, dann ist der Atemvorgang stärker als jeder dagegenstehende Wille. So kann man auch nur wenige Tage und Nächte ohne Schlaf aushalten, dann ist die Macht des Schlafes stärker als alles andere. Wenig ist im Leben so sicher wie der kommende Schlaf.

Der Beginn des Schlafes ist das Vergessen des Schlafes. Man sollte gegenüber der kommenden »schläflosen« Nacht eine echte Gleichgültigkeit aufbringen. Man sollte nur das Ruhen im Bett, das Entspannen und Dösen als Ziel nennen. Mehr nicht.

Einige entspannte Stunden der Nachtruhe, im langsamen Fluß träger Gedanken verbracht, die schon halb dem Träumen ähneln — das bringt mehr Gesundheit, mehr Energie und mehr Lebensmut als eine ganze Nacht der bleischweren Narkose unter Medikamentenwirkung.

Ist das zu hart? Wird hier nicht einem leidenden Menschen — und jeder von dauernder Schlafstörung bedrängte Mensch ist ein Leidender — zu brutal die Hoffnung genommen, von außen her Hilfe zu erfahren, vom Stärkeren gerettet zu werden, nämlich vom verständnisvollen Arzt mit seinen rasch wirkenden und käuflich zu erwerbenden Heilmitteln? Ist es nicht zu billig, dem Schlafgestörten zu sagen, er solle sein Problem einfach vergessen, dann würde sich der Schlaf schon automatisch einstellen?

Menschen mit chronischen Schlafstörungen sind leicht zu entmutigen. Es sind Menschen, von denen man fast ausnahmslos den resignierenden Satz hören kann: »Ich habe schon alles probiert, nichts hilft.«

Die Absage an die üblichen Schlafmittel und der Hinweis auf die Selbstbehandlung wird möglicherweise manche Leser in dieser Meinung bestätigen, daß auch hier keine Lösung geboten würde, daß dies wohl wirklich keine »Erfolgsmethoden« sein könnten.

Diese Leser fühlen sich enttäuscht. In Wirklichkeit täuschen sie sich selbst. Sie haben Angst vor dem Verlust der Krücke ihrer Tabletten und Rituale, sie haben Angst vor der Einsicht, die Ursachen der Schlafstörung nicht mehr in die Umwelt verlagern zu können und sie im eigenen Verhalten suchen zu müssen.

Angst ist eines der Schlüsselwörter auf dem Gebiet der Schafstörung. Angst in ihrer vielfältigen Form, oft kaum noch als solche erkennbar, ist zu einem allgemeinen Symptom unserer Existenz in einer Welt geworden, die sich immer schneller verändert.

Erst die seelische Ursache führt meistens zur körperlichen Unruhe, etwa zum gestörten Schlaf. Dies geschieht über den Weg, den alle stark psychosomatisch bedingten Leiden nehmen, über die Brücke des vegetativen Nervensystems und des damit eng verknüpften Hormonsystems.

Diese neurohormonale Brücke, über die hinweg sich seelische und körperliche Störungen gegenseitig aufschaukeln können, ist der zentrale Punkt, an dem die Methoden wirksam werden, die ich bei Schlafstörungen empfehle und deren Erfolge sich erfreulich oft gezeigt haben. Es sind, das möchte ich bei dieser Gelegenheit nochmals betonen, nicht »meine« Erfolgsmethoden. Den Anspruch eine der von mir empfohlenen ärztlichen Maßnahmen erfunden zu haben, habe ich noch nie erhoben. Mein Einsatz gründet sich vielmehr auf die Kenntnis der Methoden und auf die Kenntnis der Möglichkeiten und Grenzen der Methoden.

Bei Schlafstörungen kann also nicht nur ein maßvolles autogenes Training zur notwendigen Spannungslösung beitragen, sondern beispielsweise auch die Anwendung der Akupunktur, deren ausgleichende Wirkung auf das neurohormonale Gleichgewicht heute kaum noch bestritten wird.

Wenn Ärzte der Schlafakupunktur gegenüber mit Zweifeln begegnen, weil der genaue Nachweis des Wirkungsmechanismus noch nicht vorliegt, so kann dieses Argument gerade hier weniger denn je durchdringen. Denn der Nachweis des Wirkungsmechanismus unseres Schlafes selbst ist noch nicht erbracht.

Nur wenige Universitäten und Institute in der Welt beschäftigen sich speziell mit der Erforschung des Schlafes. Sie sind mit ungenügenden finanziellen Mitteln ausgestattet, und ihr Forschungsgebiet gilt anscheinend als ein zu vernachlässigender Seitenzweig der Wissenschaften.

Es ist erstaunlich: Der Zustand, in dem wir ein Drittel unserer Lebenszeit verbringen, ist für die exakte Wissenschaft ein noch ungelöstes Rätsel.

Uns bleibt die Erfahrung. Alles, was wir für einen ungestörten und gesunden Schlaf tun können, beruht auf ihr. Hier wird sie genutzt.

Das Mysterium des Schlafs oder unsere zweite Existenz

Der Mensch verbringt ein Drittel seines Lebens im Schlaf. Die Frage nach dem Sinn und Zweck dieses rätselhaften Phänomens ist so alt wie die Menschheit selbst. Niemand hat bis heute herausgefunden, was der Schlaf eigentlich ist und weshalb wir ihn so dringend benötigen. Auch die moderne Naturwissenschaft kann noch keine befriedigende Antwort auf diese Fragen geben. Aus naturwissenschaftlicher Sicht müssen wir uns deshalb mit der Definition zufriedengeben, daß der Schlaf ein regelmäßig wiederkehrender Erholungsvorgang des Organismus ist, gekennzeichnet durch Veränderungen des Bewußtseins und durch Umstellen im vegetativen Nervensystem. Worin der eigentliche erholende Effekt besteht, ist bis heute ungeklärt. Wir wissen nicht, warum wir ein Drittel unsers Daseins im Schlaf verbringen müssen, um uns für die Erhaltung und Tätigkeit in den anderen zwei Dritteln zu erholen.

Alles Leben ist auf rhythmischen Vorgängen aufgebaut. Es gibt große Rhythmen: etwa die Jahreszeiten, das Leben eines Menschen, ein Zeitalter. Und es gibt kleine Rhythmen: Innerhalb 24 Stunden erleben wir immer einen Tag-Nacht-Rhythmus. Am Morgen nach dem Aufwachen kommen wir in das Wachbewußtsein, wir werden hellwach; nach dem Mittagessen gibt es eine Tiefkurve, man wird leicht schläfrig; am Nachmittag erholt sich der Organismus wieder, und am Abend, in der Nacht fallen wir in den Schlaf. Nicht wir lösen den Schlaf aus, der Schlaf überwältigt uns. Auch wenn wir nicht schlafen wollen, wir müssen schlafen. Schlafen und Wachen sind zwei Vorgänge, die ineinander übergehen können.

Jede wache Stunde kennt das Pausieren, und auch im tiefsten Schlaf besteht noch Wachbereitschaft. Bewußtes und Unbewußtes sind ständig miteinander verflochten.

Der Schlaf ist somit nicht einfach das Gegenteil des Wachseins, in ihm wird vielmehr ein anderer Teil des Bewußtseins erfaßt, das Unterbewußte und das Unbewußte. Der Schlaf ist nicht identisch mit dem Unterbewußten, steht aber in Beziehung zu ihm. Das

Unterbewußte vermag sich im Schlaf ungestört und unbefangen auszuleben. Mittels des Traumes leben, handeln, leiden, freuen wir uns ebensosehr im Schlaf wie im wachen Zustand. Im Schlaf sind wir in Verbindung mit dem Urgrund des Lebens. Der Schlaf ist die Nabelschnur, die uns mit dem Weltall verbindet, sagt Friedrich Hebbel.

Das Bewußtsein ist als Ganzes nicht erfaßbar. Wir unterscheiden Unbewußtes, Unterbewußtes, Wachbewußtes und Überbewußtes. Das Überbewußte kann man noch einteilen in das Hellwachsein, in das Überwachsein und in die Exzitation. Es gibt also sehr viele Stufen des Bewußtseins. Das, was wir als eigentliches Bewußtsein ansehen — das Wachbewußtsein —, ist im Grunde genommen ein primitives Bewußtsein, und ein Würzburger Professor hat nachgewiesen, daß mindestens zehn Prozent der Bevölkerung in ihrem Wachbewußtsein ständig an der Grenze zur Schläfrigkeit stehen. Nur bei wenigen läßt sich ein Überwachsein nachweisen. Eine Mutter, die in Sorge um ihr Kind ist, kann in das Stadium des Überwachseins kommen. Auch jene besondere Geistigkeit eines Menschen, die man unter Esprit versteht, hat mit einem überwachen Zustand zu tun. Im hellwachen Zustand kann der Mensch u. U. Zusammenhänge sehen, die ihm im einfachen Wachbewußtsein verborgen bleiben. Im Hellwachsein findet der Mensch oft eine Möglichkeit, wie aus einer verzweifelten Situation herauszukommen sei; auch die Lösung eines wissenschaftlichen Problems kann in diesem Zustand vor dem geistigen Auge aufscheinen.

Die nächste Stufe ist die Stufe der Exzitation, die Stufe der Verzückung. In Barockkirchen sind die Heiligen oft im Zustand der Verzückung dargestellt. Es soll damit zum Ausdruck gebracht werden, daß diesen Menschen eine Erkenntnis zuteil geworden ist, die über die zeitliche und räumliche Wirklichkeit hinausgeht. Ihre Sinnesentrückung erschließt ihnen überbewußte Welten.

Auch Schlafzustände sind Zustände der Sinnesentrückung. Allerdings nicht in Richtung auf das Überbewußte, sondern in Richtung auf das Unterbewußte und Unbewußte. Auch hier gibt es natürliche und außernatürliche Zustände. Zu den natürlichen Schlafzuständen gehört der traumlose Schlaf, während der Traumschlaf zu den außernatürlichen Schlafzuständen zählt. Man hat ihn deshalb auch als paradoxen Schlaf bezeichnet.

Bei allen Schlafzuständen ist das Sensorium, das heißt die Aufnahmebereitschaft unserer Sinnesorgane für äußere Einflüsse, getrübt. Der Wachzustand ist dadurch gekennzeichnet, daß unserer Wahrnehmung ein wirklicher Augengegenstand entspricht. Im Schlaf geht die Aufmerksamkeit auf die Außendinge zurück, und die Einbildungsvorstellungen, die Imaginationen, nehmen überhand. Wir nennen dies Träumerei. Sie kommt oft auch schon im wachen Zustand vor. Es gibt Zustände, bei denen die Menschen nicht mehr auf die äußere Wirklichkeit achten, sich Ideenbildern überlassen, Luftschlösser bauen, Fantasie und Einbildungskraft wird freier Lauf gelassen. Dabei sind Sinneswahrnehmungen und der vernünftige Wille, etwa die Kritikfähigkeit, aufgehoben. Im eigentlichen Schlaf führt die Träumerei zum Traum. Jetzt sind nämlich die Sinne fast vollständig aufgehoben.

In der Frühgeschichte der Menschheit bis in die Zeit der Hochkultur und der Antike herrschte ein magisches Denken im Gegensatz zu dem logisch kausalen Denken im Zeitalter der Naturwissenschaft. Das Bild, das *imago*, stand im Vordergrund, und dem Bild wurde eine magische Kraft zugesprochen. Diese Bildkraft wurde daher auch verehrt in den verschiedenen Götterbildern. Bis in unsere Zeit hat sich der Glaube an die Heilkraft des Gnadenbildes in den Wallfahrtsorten der katholischen Kirche erhalten.

Nach altägyptischer Auffassung tritt der Mensch im Schlaf in Verbindung mit dem Jenseits, und die Träume sind Spuren eines Lebens, das sich in anderen Regionen abspielt. Der Mensch taucht im Jenseits unter, und aus der Bilderwelt seiner Träume schöpft er seine Kraft zum Leben. Zahlreiche Überlieferungen berichten von der heilenden Wirkung der Träume beim Tempelschlaf in den Heiligtümern des Asklepios im alten Griechenland.

Die nächtlichen Bilderlebnisse im Traum wurden als Erleuchtungen und als Weg zur Heilung betrachtet, wobei der Arzt-Priester die Bilder zur Genesung des Kranken hypnotisch herbeizuführen und zu steuern wußte. Mit dieser Bildkraft, mit dieser Magie, arbeitet auch unser Unterbewußtsein. In das Unterbewußtsein hinein vermag sich die Seele in Gestalt des Traumes ungestört und unbefangen auszuleben. Sigmund Freud bezeichnet deshalb den Traum als den königlichen Weg zum Unterbewußtsein. Träume sind das Seelenleben des Schlafenden, sagte Aristoteles. Und Cicero, der berühmte Redner und Philosoph, schrieb: »Wenn die Seele im Schlaf von ihrer engen Verbindung und von dem Kontakt mit dem Körper hinweggeholt wird, dann wird die Vergangenheit lebendig, die Gegenwart erkannt und die Zukunft vorhergesehen. Obwohl der Körper liegt, als ob das Leben ausgelöscht wäre, ist die Seele ganz lebendig.

Das Unterbewußte ist der Regler unserer Gesundheit. Das ganze Vegetativum, also alle Organe, das Herz, die Leber, die Nieren, der Magen und zum größten Teil auch die Lungen, werden vom Unterbewußten gesteuert. Insbesondere aber auch der Schlaf. Das *Unter*bewußte wird deshalb symbolhaft auch »die Mutter« genannt. Es ist sozusagen das Mütterliche in uns, das ständig für einen Ausgleich in den Körperfunktionen sorgt. Das *Über*bewußte wird in der Religionsphilosophie analog als »der Vater« bezeichnet.

Interessant ist jedoch, daß dieses Unterbewußte in unseren Schlafzuständen auch einen seelischen Reinigungsprozeß durchführt. Was am Tage nicht verarbeitet wurde, bekommt der Mensch nachts in szenischer Weise als Traumerlebnisse vorgeführt. Nach den Traumforschungen von Sigmund Freud sind Träume der Versuch des Menschen, nicht verarbeitete Erlebnisse zu bewältigen. Vielen Trauminhalten liegen auch Affekt- und Triebspannungen zugrunde, die anscheinend abreagiert werden sollen, und zwar auf unschädliche Weise (Finke-Schulte).

Traumwelten können aber auch zu einer großen Gefahr werden, wenn sich Menschen aus Lebens- und Existenzangst in Traumbilder flüchten, die dann zu Krankheitszuständen führen — zu Halluzinationen. In den verschiedenen seelischen Gemütserkrankungen ist die Halluzination ein entscheidendes Merkmal, sowohl in der Schizophrenie wie im manisch-depressiven Irresein. Die Halluzination ist die Zuflucht, in der sich der Mensch so intensiv aufhält, daß er zur Außenwelt keinen Bezug mehr hat. Nur noch die Innenwelt bedeutet für ihn die eigentliche Wirklichkeit, und er spricht von Dingen und redet mit Menschen, die nur er sieht — nicht seine Umwelt —, da er eben in einer Traumwelt lebt. Nicht von ungefähr hat man diese Psychosen als einen Einbruch der Traumwelt in den Wachzustand betrachtet, und es ist bezeichnend, daß Geisteskranke meist keine Träume im Schlaf haben. Es gibt keine psychische Erkrankung, bei der gestörter Schlaf nicht eine bedeutende Rolle spielt.

»Im Schlaf hat das Leib-Seele-Phänomen einen seiner Kristallisationspunkte« (Weitbrecht). Jedenfalls hat der Schlaf auf den Menschen nicht nur eine reinigende und klärende Wirkung hinsichtlich seiner Geist-Seele, sondern zugleich auch auf die Regeneration seines Körpers. Das Märchen von den Heinzelmännchen berichtet in gleichnishafter Form der Arbeit des Unterbewußten der Stille der Nacht, die der Selbstverwirklichung und der Regeneration dienen soll. Schlafen und Wachsein, beide Zustände unseres

Daseins, ergänzen einander, wobei der eine dem anderen zur Gesundheit verhilft und keiner den anderen entbehren kann.

Der »gesunde« Schlaf

Schlafen und Wachen sind die auffälligsten Rhythmen im menschlichen Leben. Schon bei einfachen Lebewesen finden wir einen Wechsel zwischen Ruhe und Aktivität, der durchaus dem Wachen und Schlafen vergleichbar ist. Ohne Entspannung gibt es keinen Spannungszustand und ohne Spannung keine Leistung. Der Schlaf ist eine Urfunktion und dem Leben immanent. Eine der wenigen Fähigkeiten, die der Säugling mitbringt und nicht erst erlernen muß, ist das Schlafen.

Wie schon gesagt, der Schlaf wird aktiv vom Vegetativum gesteuert und ist nicht nur durch einen bloßen Wegfall der Bewußtseinsfunktion bestimmt. Die Abnahme der Aktivität kann dabei durch hemmende Einflüsse erfolgen, die, ähnlich wie eine Bremswirkung, durch einen aktiven Eingriff geschehen kann.

Letztlich besteht im Schlaf ein Nebeneinander von verminderter und erhöhter Aktivität, die jedoch anders verteilt ist als im Wachsein. So läßt sich im Schlaf eine deutliche Zunahme der Tätigkeit des Nervus vagus feststellen, ablesbar an den trotz der Dunkelheit hochgradig verengten Pupillen. Die Hirndurchblutung nimmt in den Traumstadien, besonders an der Hirnbasis, um ca. 200 Prozent zu, der Hautwiderstand steigt um 100 Prozent. Auch die Geschlechtssphäre ist in den Träumen regelmäßig beteiligt, selbst wenn die Träume keinen sexuellen Inhalt haben. Weitere körperliche Erscheinungen des Schlafes sind die geschlossenen Lider, eine erloschene Mimik und die erschlaffte Muskulatur. Die Muskelerschlaffung im Traumstadium ist so hochgradig, daß sie nur durch eine aktive Reflexminderung erklärt werden kann; und es besteht kein Zweifel, daß Traumerlebnisse mit einer äußerst lebhaften Tätigkeit im Gehirn verbunden sind. Die Sinnespforten sind nicht vollständig geschlossen, der Schlafende ist ja jederzeit erweckbar. Im Gegensatz zu allen anderen schlafähnlichen Bewußtseinsstörungen — Ohnmacht, Narkose, Koma — bleiben immer einige Kanäle offen. Im Schlaf erfolgt sogar eine Differenzierung der Reize: ob sie für den Schlafenden wichtig oder bedeutungslos sind. So registriert beispielsweise eine Mutter die geringste Unruhe ihres Kindes, während sie von gleichzeitig bestehendem starken Straßenlärm nicht gestört wird. Außerdem kommt es zu regelmäßigen Bewegungen im Schlaf in Form eines Lagewechsels, wobei der Schläfer durchaus orientiert zu sein scheint, denn auch bei noch so schmaler Liege fällt er nur höchst selten aus dem Bett. Der Schlaf ist also kein statischer Zustand, sondern ein dynamisches Geschehen, bei dem Regenerationsvorgänge ablaufen.

Bioelektrische Erscheinungen sind notwendige Begleiterscheinungen aller Lebensvorgänge, auch der lebhaften Vorgänge im Gehirn. Seit der Erfindung des Enzephalographen, der die Gehirnströme, das Elektroenzephalogramm — EEG — aufzeichnet, kann man auch die Aktivität des Gehirns im Schlaf messen. Das EEG zeigt an, daß etwas geschieht, läßt aber nicht erkennen, was geschieht. Aus einer Änderung des EEG erkennt man jedoch, daß sich ein Vorgang ebenfalls geändert haben muß. Die EEG-Aufzeichnungen am schlafenden Menschen im Laufe einer Nacht haben hochinteressante Ergebnisse erbracht. Den Schlaf des gesunden Menschen kennzeichnet eine erstaunliche Ordnung und eine periodische Abwechslung von verschiedenen Schlafstadien und Schlafphasen. Außerdem wurde festgestellt, daß der Schlaf in den verschiedenen Lebensstadien unterschiedlich beschaffen und das Schlafmuster bei körperlich und geistig Kranken erheblich verändert sein kann. Erst seit eine intensive Schlafforschung betrieben wird, lernt man verstehen, wie bestimmte Faktoren den normalen Schlaf stören können und wie er sich gegebenenfalls wiederherstellen läßt.

Schlaflosigkeit ist keine Einzelkrankheit, da sie einer Vielfalt von Ursachen entspringen kann, weshalb es auch niemals nur *ein* Heilmittel gegen Schlafstörungen geben wird.

Der Schlaf setzt sich aus verschiedenen Stufen — Schlafstadien — zusammen. Man unterscheidet die Stufen A—E, wobei A den Wachzustand mit Ermüdung bezeichnet. Im EEG finden sich hier sogenannte Alphawellen. Je nach Schlaftiefe unterscheidet man Stadium B, C, D und E.

B entspricht dem Stadium unmittelbar nach dem Einschlafen, aber auch dem Traumstadium. Leichten Schlaf ordnet man dem C-Stadium zu, mittleren Schlaf dem D-Stadium und den Tiefschlaf dem E-Stadium. Hier finden sich besonders große und langsame Wellen, sogenannte Deltawellen (Abbildung 90).

Während des Schlafes kommt es zu einem ziemlich regelmäßigen Wechsel der Schlafstadien. Die auffallendste Änderung tritt immer nach Beendigung eines Tiefschlafstadiums ein. Drei- bis fünfmal im

Laufe einer Nacht treten Traumphasen auf, die im EEG zwar dem Stadium B entsprechen, also dem Leichtschlaf, jedoch ist die Weckbarkeit gegenüber dem Tiefschlaf erheblich erschwert. Man bezeichnet dieses Stadium deshalb auch als paradoxen Schlaf oder als REM-Schlaf. REM-Schlaf deshalb, weil es im Traumstadium immer zu raschen Augenbewegungen kommt (englisch *r*apid *e*ye *m*ovement = REM). Die Augenbewegung als Begleiterscheinung der Traumstadien ist erst vor etwa 15 Jahren entdeckt oder, besser gesagt, wiederentdeckt worden. Schon Aristoteles hatte vor mehr als 2000 Jahren vermutet, daß die Augenbewegungen bei schla-

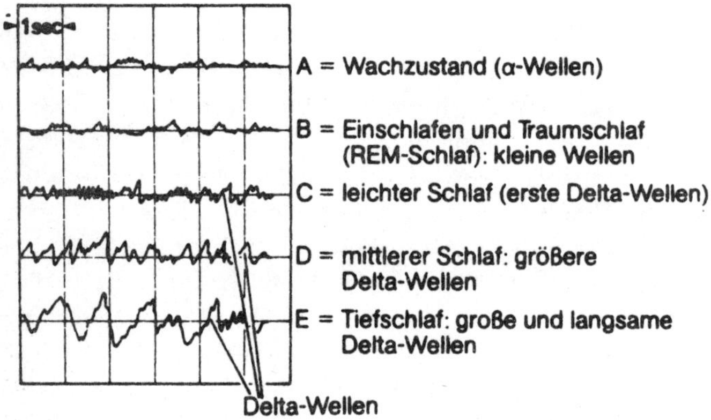

Abbildung 90: Schematisierte Darstellung der Aktionsströme des Gehirns, wie sie im EEG vom Elektroenzephalographen (Hirnstromschreiber) in Kurvenform aufgezeichnet werden (nach Kirch).

fenden Hunden ein Traumstadium anzeigten. Wird ein Mensch während oder zu Beginn einer REM-Phase geweckt, kann er fast immer angeben, geträumt zu haben, was in anderen Schlafstadien die Ausnahme ist.

Eine Traumphase dauert von wenigen Minuten bis zu einer halben Stunde, also viel länger, als man früher vermutet hat.

Der erwachsene Mensch verbringt ein Fünftel bis ein Viertel der gesamten Schlafzeit im Traum. Mit dem Traum wird sozusagen eine Schlafperiode abgeschlossen und eine neue eingeleitet.

Das Träumen ist keine spezifisch menschliche Fähigkeit. Zumindest bei allen Säugetieren werden Traumstadien nachgewiesen, die mit den gleichen Erscheinungen — Änderungen im EEG, Augenbewegungen und verstärkter Erschlaffung der Muskulatur — einhergehen. Bemerkenswerterweise ist der Traumanteil im Säuglings- und Kindesalter sehr viel höher als im Erwachsenenalter. Beim Neugeborenen beträgt er bis zu 90 Prozent, bis zum Erwachsenenalter sinkt er auf 20 Prozent und weniger ab. Der Embryo im Mutterleib »träumt« fast ständig. Da die Trauminhalte vorwiegend bildhaften Charakter haben, muß man annehmen, daß die Erlebnisse des Embryos oder Kleinkindes mittels spiritueller Sinne zustande kommen, von denen Gesicht, Geruch, Gefühl, Geschmack und Gehör des physischen Körpers nur Abbilder sind. Daß es so etwas wie spirituelle Sinne geben muß, zeigt das Phänomen des Schlafwandelns. Der Schlafwandler orientiert sich zielsicher mit geschlossenen Augen, kann Farben unterscheiden, schreiben und auf Dächern und Häusern sicher balancieren, wozu er im Wachzustand kaum fähig wäre. Daß Somnambulismus (Schlafwandeln) fast nur bei Kindern vorkommt, läßt vermuten, daß die kindliche Seele noch tiefer in jenem Urgrund allen Seins zu Hause ist, im kollektiven Unbewußtsein, wie C. G. Jung es nennt.

Die Aufzeichnung der einzelnen Schlafstadien ermöglicht die Erstellung eines Schlafprofils. Der Weg vom Wachsein über die verschiedenen Schlaf- und Traumstadien ergibt dann eine rhythmische, wellenförmige Kurve, die durchaus mit einem Weg über Berg und Tal verglichen werden kann. Die Wortschöpfung »Schlafreise«, die der Mensch absolviert, ist wohl sehr zutreffend (Abbildung 91).

Wie geht nun eine solche Schlafreise im einzelnen vor sich? Schlafbedürfnis stellt sich fast immer ein, wenn der Mensch müde wird. »Müde bin ich, geh' zur Ruh, schließe meine Augen zu«, heißt es in einem Kindergebet. Daß das Kind vielleicht trotzdem nicht schläft, beweist, daß die Müdigkeit zwar in der Regel schlaffördernd ist, jedoch keineswegs allein den Schlaf auslöst. Eine Übermüdung aufgrund eines vielleicht ungewohnten Trainings oder zu langen Aufbleibens führt nicht immer auch zum Schlaf. Der Mensch kann andererseits nach erholsamer Nacht und gut ausgeschlafen bereits am Vormittag wieder einschlafen. Es braucht dazu nur eine langweilige, monotone Situation. Der Schulschlaf und der Büroschlaf sind beinahe sprichwörtlich geworden. Die entscheidende Voraussetzung für den Schlaf ist wohl, daß man sich ihm bedingungslos hingibt. Der Wille zum Schlaf dagegen führt paradoxerweise nicht zum Schlaf; Wille und Schlaf sind einander feindlich. Wille ist Sache des Wachseins. Solange man noch irgend etwas will, weckt man sich geradezu auf. Das Aufhörenlassen des Willens ist daher schon ein

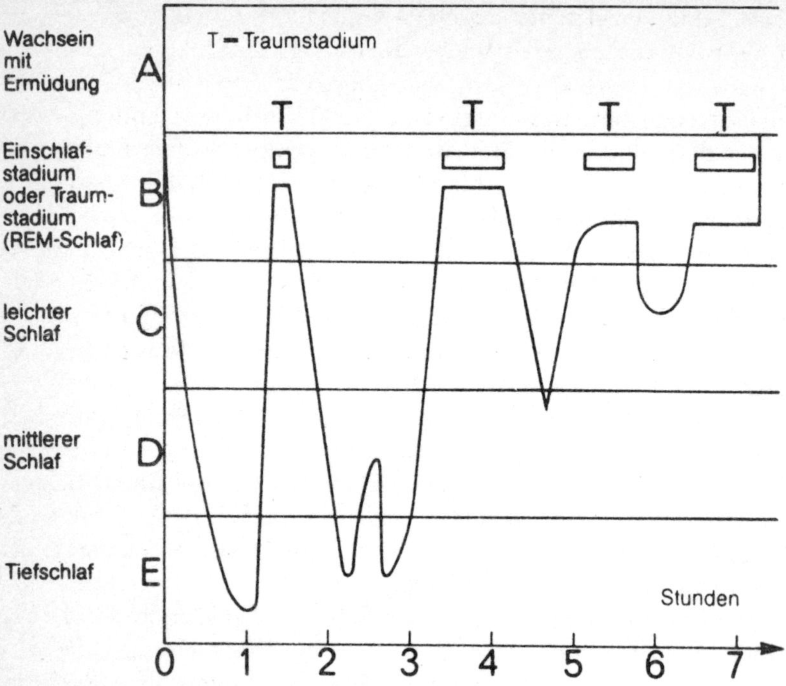

Abbildung 91: Beispiel für ein Schlafprofil während eines normalen Nachtschlafes des Menschen. T = Traumstadien (nach Finke-Schulte schematisiert).

Stück des Schlafes. Hat sich der Mensch nun unbefangen und im festen Vertrauen auf sein »Schlafenkönnen« hingelegt, so dauert es normalerweise nur zwei bis fünf Minuten, bis das Wachsein verlassen wird. Der Einschlafprozeß findet im Stadium B statt, der rund zehn Minuten dauert. Die Einschlafzeit ist damit nach zehn bis 20 Minuten bereits überschritten, und der Mensch kommt in den leichten Schlaf, in das Stadium C. Nach kurzem Aufenthalt im Stadium D ist das Stadium E, der Tiefschlaf, bereits nach 30 bis 50 Minuten erreicht. 90 Minuten nach dem Schlafengehen verläßt der Schläfer das Tal des Tiefschlafes und durchläuft die Schlafstadien in umgekehrter Richtung. Etwa zwei Stunden nach dem Schlafengehen gerät man in die erste Traumphase, wobei nach Jovanović die Traumbilder blitzartig aufleuchten. Eine Schlafvertiefung und eine Schlafverflachung bezeichnet man als Schlafperiode. Bis zu fünf dieser Schlafperioden treten im Verlauf einer

Nacht auf, wobei in den folgenden Perioden die tieferen Stadien ab- und die Traumphasen zeitlich zunehmen.

Aus dem Kurvenverlauf ist zu ersehen, daß der Mensch die meiste Zeit einer Nacht im leichten Schlaf und in den Traumphasen verbringt. Gegen Morgen, also nach etwa achtstündiger Schlafdauer, will das Vegetativum wieder in das Wache kommen. Es kommt zum spontanen Aufwachen. Nur der spontan Erwachende fühlt sich regeneriert und ausgeruht; der Mensch, der geweckt wird, empfindet seinen Zustand eher noch unerquicklich oder bleiern, wenn der Weckreiz in die letzte Vertiefungsphase fällt.

Das aufgezeichnete Schlafprofil gibt natürlich nur einen durchschnittlichen Schlafverlauf wieder.

Keine Schlafkurve gleicht der anderen, auch nicht bei derselben Person. Wir sind im Schlaf ebensolche Individualisten wie im Wachen. Bekanntlich gibt es Langschläfer und Kurzschläfer — »Eulen« und »Lerchen«. Bei Langschläfern ist die Traumphase meist doppelt so lang wie bei Kurzschläfern. Kurzschläfer gelten allgemein als tatkräftig, während Langschläfer eher als introvertiert, ängstlich und zurückgezogen angesehen werden. Zu den berühmten Kurzschläfern zählten Friedrich d. Gr. — sein Versuch, das Schlafen ganz aufzugeben, ist allerdings schnell gescheitert —, Napoleon, Alexander v. Humboldt und Edison, der den Schlaf nur als schlechte Angewohnheit betrachtete. Zur Verteidigung aller Langschläfer sei gesagt, daß sie in Goethe den würdigsten ihrer Vertreter haben. Er konnte sogar ganze Tage verschlafen.

Das Schlafbild ist in den verschiedenen Lebensstadien unterschiedlich: Im Säuglingsalter wechseln Wach- und Schlafperioden kurzfristig ab, im Kindesalter verlagert sich der Schlaf zunehmend auf die Nacht, wobei Kinder durchschnittlich länger schlafen als Erwachsene. Für den Durchschnittsmenschen dürfen acht Stunden Schlaf das optimale Quantum darstellen, wobei Quantität und Qualität nicht gleichzusetzen sind und die Stärke der Erholung nicht aus der Zahl der im Schlaf verbrachten Stunden abzulesen ist. Der Schlafbedarf bleibt für den einzelnen im ganzen Leben mehr oder minder gleich, nur die Qualität des Schlafes ändert sich.

Im Alter werden Tiefschlafstadien kaum mehr erreicht, und die Traumphasen werden kürzer. Ob der eigene Schlaf normal ist, kann durch einen bloßen Vergleich nicht ohne weiteres festgestellt werden, denn die Schlafqualität, die für einen 60jährigen normal ist, kann für einen 20jährigen pathologisch sein.

Was geschieht, wenn der Mensch am Schlafen gehindert wird?

Im Durchschnitt dürfte es dem Menschen nicht möglich sein, länger als fünfmal 24 Stunden wach zu bleiben. Der Schlaf setzt sich dann gegen alle Widerstände und noch so starken Reize durch — er überwältigt den Menschen im wahrsten Sinne des Wortes. Körperliche Schäden durch längeren Schlafentzug sind nicht festgestellt worden. Es treten in erster Linie psychische Phänomene auf, die bei sonst gesunden Personen krankhafte Symptome zeigen können. Es bestätigt sich, daß der Schlaf vorwiegend eine seelische Angelegenheit ist, deshalb sind Schlaffragen vorwiegend eine psychologische Frage. Bei freiwilligem oder erzwungenem Schlafentzug kommt es zu Reizbarkeit und Erregbarkeit bis zu Wahnphänomenen und Halluzinationen. Depressivität und Apathie werden beobachtet.

Neben dem totalen Schlafentzug — die Methode der Gehirnwäsche basiert vorwiegend auf Schlafentzug — hat man im Experiment auch einen partiellen Schlafentzug durchgeführt, das heißt, man hat versucht, verschiedene Schlafstadien zu unterbinden. Da aufgrund der EEG-Aufzeichnungen sofort ersichtlich ist, in welchem Schlafstadium sich der Schläfer befindet, kann man den Schläfer zu Beginn einer neuen Schlafphase wecken und damit hindern, diese zu »erleben«. Der Tiefschlaf, das Stadium D—E, scheint eine besondere regenerative Rolle zu spielen, denn bei Schlafentzug und auch bei alleinigem Entzug des Stadiums D wird diese Stufe zuerst aufgeholt. Der Mensch verbringt dann längere Zeit im Tiefschlaf; außerdem besteht ein echtes Nachholbedürfnis, was sich in einer Verlängerung der gesamten Schlafdauer ausdrückt.

Bei Behinderung des Traumschlafes können Menschen krank werden. Es kommt zu Wesensveränderungen und sogar zu Halluzinationen, also zu Traumerlebnissen im Wachzustand. Es besteht heute kein Zweifel mehr, daß der Mensch ein bestimmtes Quantum an Traumbedarf decken muß, wenn er gesund bleiben will. Bei Traummangel kommt es vorwiegend zu Reizbarkeit und Ängstlichkeit, bei Mangel an Tiefschlaf besonders zu Depressionen. Es ist in diesem Zusammenhang interessant, daß bei depressiven Menschen die Stufe D im Schlafprofil nicht mehr erreicht wird. Bei Krankheitszuständen vorwiegend halluzinativer Art werden Schlafträume nur noch selten beobachtet.

Anhaltende Veränderungen des Schlafes verdienen immer Aufmerksamkeit. Vor die Therapie haben jedoch die Götter die Diagnose gesetzt: Um der Ursache einer Schlafstörung nachzugehen und um diese zu beseitigen, bedarf es der ärztlichen Kunst. Sie hat nach Hippokrates drei Aspekte: die Krankheit, den kranken Menschen und den Arzt.

Im Altertum galt der Gott des Schlafes, Hypnos, als Bruder des Todes. Das Gleichnis ist nicht ganz abwegig — verlieren wir doch im Schlaf unsere Wirklichkeit, hören auf, zu sein, und tauchen ein in eine Sphäre außerhalb von Raum und Zeit. Mag das Müdewerden am Abend symbolhaft für das Müdewerden am Abend des Lebens stehen, so können wir doch erwarten, uns nach erholsamem Schlaf anderntags wie neugeboren zu fühlen. Insofern ist der Schlaf nicht Bruder des Todes, sondern Wiedererwecker der Lebenskraft. Das Wort: »Schlaf dich gesund« hatte seine Gültigkeit nicht nur in den alten Mysterienstätten Ägyptens und Griechenlands. Für den Menschen von heute ist es noch aktueller, denn der moderne Mensch muß sicherlich mehr Schlafprobleme bewältigen als die Menschen vorangegangener Zeiten.

Der gestörte Schlaf und die »Schlaflosigkeit«

Schlaflosigkeit ist keine Einzelkrankheit, da sie aus einer Vielfalt von Ursachen entstehen kann. Zunächst ist festzustellen, daß es eine absolute Schlaflosigkeit nicht gibt, da völliger Schlafentzug schon nach etwa fünf Tagen mit dem Leben des Menschen nicht mehr vereinbar ist. Das Vegetativum sorgt immer für ein gewisses Mindestquantum an Schlaf, das auch die größte Gegensteuerung überwindet. Ähnlich wie mit dem Willen die Atmung nicht so lange angehalten werden kann, daß die Gefahr des Erstickens besteht, ebensowenig ist eine lebensbedrohende Gefährdung des Organismus selbst bei extremen Schlafstörungen möglich. Die Schlafstörungen wurden ihrer Form nach häufig in Einschlafstörungen und Durchschlafstörungen eingeteilt, was jedoch nicht befriedigt, da dieser Aufgliederung keinerlei Hinweise auf die Ursache der Schlafstörungen zu entnehmen ist. Außerdem kommen Ein- und Durchschlafstörungen häufig als Mischform vor. Verzögertes Einschlafen hat meist auch eine schlechte Nacht zur Folge, zumindest kommt es zum Wegfall von wenigstens einer Tiefschlaf- und Traumperiode. Bei Durchschlafstörungen wird das Schlafdefizit oft als besonders groß empfunden, da wegen des häufigen Erwachens der Eindruck entsteht, kaum geschlafen zu haben. Durchschlafstörungen sind vor allem durch Fehlen des Tiefschlafs bedingt und in der Wichtigkeit den Einschlafstörungen gleichwertig. Grundsätzlich ist zu sagen, daß bei Schlafstörungen nur das Schlafmuster verändert wird, wobei es zu einer Verminderung oder zum Ausfall einzelner Schlafphasen kommt.

Da die Angaben der betroffenen Menschen über die *Art* der Schlafstörungen sehr unzuverlässig sind und diese Art nur mit Hilfe des EEG genau zu diagnostizieren wäre, ist man dazu übergegangen, die Schlafstörungen nach ihren *Ursachen* einzuteilen. Ganz grob kann man unterscheiden zwischen organisch bedingten Schlafstörungen — also Schlafstörungen, die eine körperliche Ursache haben — und sogenannten funktionellen Schlafstörungen, die hauptsächlich seelisch bedingt sind. Schlafstörungen als Folge akuter seelischer Erschütterungen oder länger anhaltender emotioneller Belastungen sind am häufigsten. Wir haben sicherlich mehr Schlafprobleme zu bewältigen als unsere Vorfahren. Die Hektik unserer Zeit, die Isolation des einzelnen, vor allem seine Existenzangst fordern ihren Tribut nicht nur am Tag, sondern auch in der Nacht. Schlafstörungen sind in den letzten Jahrzehnten so häufig geworden, daß man von einer Volkskrankheit sprechen kann. Nach neuesten Statistiken ist die Schlafstörung eine der verbreitetsten Erkrankungen. In Frankreich soll jeder fünfte, in England jeder vierte, in den USA jeder dritte an Schlafstörungen leiden. In der Bundesrepublik rechnet man, daß etwa 20 Prozent der Bevölkerung schlafgestört sind.

Die Häufigkeit der Schlafstörung ändert sich mit dem Lebensalter. Während im Alter von 20 Jahren höchstens zehn bis 20 Prozent der Bevölkerung über schlechten Schlaf klagen, sind es im Alter von 55 Jahren bis zu 60 Prozent.

Seelisch bedingte Schlafstörungen

Konflikte

Schon bei Aristoteles findet sich der Hinweis, daß in erster Linie psychische Störungen den Schlaf beeinträchtigen. Die durch psychische Reaktionen ausgelöste Schlafstörung ist ein spezifisch menschliches Phänomen. Der Grund hierfür liegt in dem Unterschied zwischen tierischem und menschlichem Bewußtsein: Im Gegensatz zum tierischen Bewußtsein verfügt das menschliche Bewußtsein über die Fähigkeit, zu reflektieren. Ein einfaches Beispiel soll dies veranschaulichen: Ein friedlich äsendes Reh, das plötzlich einen Jagdhund wittert, flieht; in großen Sprüngen versucht es zu entkommen. Doch sobald es merkt, daß der Hund die Spur verloren hat, hält es an — schon nach einer Minute wird es friedlich weiteräsen. Ein Mensch dagegen, einer unmittelbaren Lebensgefahr entronnen, wird sich kaum hinsetzen und ruhig eine Mahlzeit beenden. Die Reflexionsfähigkeit des Menschen hat also auch ihre Schattenseite: Leidvolle Erfahrungen können in unserem Bewußtsein Spuren hinterlassen wie Aufzeichnungen in einem Buch.

Man bezeichnet diese Spuren von Ereignissen deshalb auch als *Engramme* (griech.: einkerben). Die Beeinträchtigung unserer Lebensgefühle, die mit einemmal scheinbar ohne jeden Grund niedergeschlagen und deprimiert sein können, hängt mit diesen verborgenen Engrammen zusammen, die sich plötzlich wieder bemerkbar machen. Mit einemmal tauchen Erinnerungen aus dem Gedächtnis auf, und es zeigt, daß Konflikte nicht gelöst, sondern nur verdrängt wurden und nun nach einer Lösung verlangen. Als Ursache der chronischen, psychisch-reaktiven Schlafstörungen findet man deshalb oft Unbewältigtes, Unerledigtes, Versäumtes, Schuldgefühle und ängstliche Erwartungsspannungen im Hinblick auf die Zukunft. Die akute psychisch-reaktive Schlaflosigkeit kennt jeder Mensch, wenn Geschehnisse oder bevorstehende Ereignisse die Gedanken so stark beschäftigen, daß er in der Nacht nicht zur Ruhe kommt. Diese kurzdauernde reaktive Schlafstörung, verursacht durch Kummer oder Sorgen, gehört zum normalen Leben.

Beim chronisch schlafgestörten Menschen ist diese Situation jedoch zu einem Dauerzustand geworden, deren Ursachen der Mensch in seinem Zustand nicht mehr klar erkennt, da sie oft ins Unbewußte verdrängt werden. Viele Menschen klagen daher über Schlaflosigkeit und nicht über deren Ursachen wie Einsamkeit, Unzufriedenheit, Ausweglosigkeit.

Besonders hinderlich ist die *Angst*. Der Schlaf ist ein Phänomen, dem man sich unbefangen hingeben muß. Der Schlafgestörte ist oft auch ein an Hingabe gestörter Mensch (Jores). Der ängstliche Mensch befindet sich in einem andauernden inneren Spannungszustand und ist in ständiger Sorge um Dinge, die sich vielleicht ereignen können. Er bringt es nicht fertig, in den Zustand des seligen Vergessens zu fallen. Er kann nicht einschlafen oder schreckt immer wieder hoch, wenn ihn der Schlaf gerade umfangen will. Der ängstliche Schlafgestörte befindet sich nun wirklich in einer schier ausweglosen Situation, denn er hat natürlich auch Angst, daß sein Schlafdefizit die Gesundheit angreift. Er fühlt sich unmittelbar in seinem vitalen Gefüge betroffen, und aus dieser Urangst heraus entwickelt sich die Angst vor dem Nicht-schlafen-Können. Ein solch unglücklicher Mensch pflegt auch nicht zu sagen: Ich schlafe nicht, oder ich schlafe schlecht, sondern ich *kann* nicht schlafen. Breuninger spricht in diesem Zusammenhang deshalb von einer Ohnmachtsautosuggestion, wodurch auch eine akut reaktive Schlafstörung in eine chronische Form übergehen und damit zu einer Gewohnheitsstörung werden kann.

Als krankhaft ist eine Schlafstörung erst dann anzusehen, wenn sie in keinem Verhältnis mehr zum Anlaß steht. Das ist immer dann der Fall, wenn ein Mißverhältnis zwischen Erlebnis und gestörter Erlebnisverarbeitung auftritt (Finke-Schulte). Der chronisch Schlafgestörte spürt sehr bald auch die Folgen des Schlafdefizits: Unlustgefühle, Leistungsschwäche, Störung der Konzentrations- und Merkfähigkeit, abnorme Reizbarkeit und Störung des vitalen Gefüges im allgemeinen. Wenn seelische Harmonie fehlt, ist der Schlaf wenig erholsam, und der Mensch erwacht unerquickt. Lebensangst führt zur Schlafstörung; durch die Angst vor dem Nicht-schlafen-Können wird der Schlaf noch zunehmend gestört. Die Erwartungsspannung, endlich einschlafen zu müssen, verscheucht geradezu den Schlaf, und der Schlafgestörte befindet sich in der paradoxen Situation, auf ein Ereignis zu warten, das sich dem bewußten Erleben entzieht. Die schlaflosen Stunden werden in einem Zustand der Unzufriedenheit und Trübsal verbracht und verzweifelt abgezählt.

Schlafen heißt Lösung von der Ich-Welt und Aufhörenlassen des Willens. Jede Disharmonie des Alltags, jedes »Welt-in-die-Seele-Nehmen« bringt eine Disharmonie in das Gleichgewicht des vegetativen Lebens. Nur der Schlaf ist in der Lage, den vollständigen Ausgleich zwischen Vagus und Sympathikus herzustellen und in der Seele selbst jene Harmonie zu erzeugen, die für ein erfülltes Leben unerläßlich ist.

Dr. Kirch erzählt in seinem Buch über Schlafstörungen eine köstliche Anekdote: Ein Bischof beklagte sich einst bei Papst Johannes XXII., daß ihm die Bürde seines Amtes den Schlaf raube. »In den ersten Wochen meines Pontifikats ging es mir ebenso«, erwiderte der Heilige Vater. »Aber eines Nachts erschien mir mein Schutzengel und sagte: ›Nimm dich nicht so wichtig, Giovanni.‹ Seitdem schlafe ich prächtig.«

Überforderungen

Ein Großteil der chronischen Schlafstörungen in unserer Zeit kann durch eine Überforderung des Menschen bedingt sein. Es bedarf keineswegs einer besonderen seelischen Labilität oder einer herabgesetzten seelischen Belastbarkeit, damit Schlafstörungen auftreten.

Der Dauerstreß, dem allzu viele Menschen und besonders Berufstätige ausgesetzt sind, kann jeden Menschen mürbe machen und Auslöser von Schlafstörungen sein. Häufig sind es nicht körperliche Überforderungen im Beruf, die dem Menschen Schlafstörungen einbringen, sondern Monotonie und unproduktive Atmosphäre am Arbeitsplatz. Dies gilt nicht nur für die sogenannte Fließbandarbeit in den Fabriken, auch Büroarbeiten, die tagaus, tagein an der Schreibmaschine erledigt werden müssen, vor allem wenn mehrere Angestellte gleichzeitig in einem Raum arbeiten, erzeugen auf die Dauer eine Reizüberflutung. Diese Anforderungen scheint der gesunde Mensch zwar auch auf lange Sicht oft erstaunlich gut zu erfüllen — er reagiert seelisch völlig normal und fühlt sich unter Umständen gar nicht überfordert —, auftretende Schlafstörungen zeigen jedoch, daß hier das vegetative Gleichgewicht gestört und die innere Harmonie gefährdet ist. Das Kernproblem der Schlafstörung durch Überforderung ist wie gesagt die Monotonie und der Mangel an sinnvoller Aktivität am Tage. Der Mensch arbeitet sich weniger körperlich müde, er fühlt sich vielmehr seelisch abgespannt. Dieses Abgespanntsein fördert keineswegs einen gesunden, erholsamen Schlaf, sondern löst das bekannte Gefühl des Nicht-abschalten-Könnens aus. Der Doppelberuf vieler Frauen bedingt zudem zusätzliche monotone Hausarbeit; hinzu kommen noch die Reizüberflutungen des Fernsehens. Daß Schlaf von einer sinnvollen Aktivität am Tage abhängt, zeigt auch die Tatsache, daß Rentner am häufigsten über Schlafstörungen klagen (bis zu 60 Prozent), selbst wenn man dabei berücksichtigt, daß ältere Menschen auch vielerlei körperlich bedingte Schlafprobleme haben. Wenn das Tagbewußtsein durch Aktivität keine Ausweitung erfährt, kann der Organismus verlernen, den Schlaf als eigene aktive Leistung herbeizuführen.

Auch wenn die Schlafstörung durch persönlichkeitsneutrale Überforderungen wie Berufs- und Hausarbeit, dauernde optische und akustische Reizüberflutungen hervorgerufen wird, ist einem chronisch gestörten Schlaf-Wach-Rhythmus doch immer besondere Aufmerksamkeit zu widmen, da er der Vorbote einer gravierenden seelischen Störung sein kann, zum Beispiel einer Depression.

Depressionen

Es gibt keinen seelischen Ausnahmezustand, bei dem Störungen des Schlaf-Wach-Rhythmus nicht eine wichtige Rolle spielen. Bei Depressionszuständen ist oft die Schlafstörung das führende körperlich-vegetative Symptom, über das der Patient klagt. Dies gilt insbesondere für die larvierten Depressionen, das heißt für Depressionszustände, bei denen die auslösenden Verstimmungen vom Patienten sorgfältig verschwiegen und nur die körperlichen Beschwerden geäußert werden (larvierte Depression = »versteckte« Depression). Oft wird über Schlafunregelmäßigkeit, Kopfschmerzen, Herz- und Magenbeschwerden geklagt, unter der Vorstellung, man müsse körperlich krank sein, um den Arzt zu interessieren. Für eine depressionsbedingte Schlaflosigkeit spricht vor allem das vorzeitige Erwachen mit Morgenflaute oder »schwarzen« Gedanken. Ferner besteht oft eine Antriebsminderung, wobei der Patient unfroh, interesselos, auf seine Beschwerden eingeengt ist und sich zu nichts mehr aufraffen kann, verbunden mit innerer Unruhe, Konzentrationsstörung und pessimistischer Grundeinstellung.

Das wichtigste Zeichen für das Vorliegen einer larvierten Depression ist das vorzeitige Erwachen, das bei fast 95 Prozent melancholischer Patienten gefunden wird. Wird vom Arzt, ohne nach der Ursache zu forschen, hier nur das Symptom Schlaflosigkeit behandelt, und dies vielleicht mit hypnotisch wirkenden Medikamenten, wie zum Beispiel Barbitursäure, kann möglicherweise eine Situation heraufbeschworen werden, bei der es tatsächlich um Leben und Tod geht, weil Barbiturate eine bestehende Depression erheblich verschlimmern können und der depressive Mensch besonders von Selbstmordgedanken bedrängt ist.

Die Symptome einer ausgeprägten Depression können sehr vielfältig sein. Im Vordergrund steht meist eine tiefe Traurigkeit mit dem Gefühl der Erstarrung und Leblosigkeit, hinzu kommen Gleichgültigkeit, Angst, innere Unruhe, Denkhemmungen und Zwangsideen, Antriebsmangel, Weinerlichkeit und Apathie. Im Gegensatz zu den psychisch-reaktiven Verstimmungen, die durch abnorme Erlebnisreaktionen, Überforderungen oder Erschöpfungszustände ausgelöst werden, erscheint die Melancholie meist als motiv- und gegenstandslos (Schulte-Finke).

Es kann in diesem Zusammenhang nicht weiter auf die Problematik der Depression und schon gar nicht auf die Therapie dieses schwerwiegenden Leidens eingegangen werden. Die Behandlung muß ausschließlich dem Facharzt vorbehalten bleiben. Wichtig ist jedoch die Feststellung, daß Änderungen im Lebensgefühl des Menschen fast ausnahmslos mit einer Änderung der Schlaffähigkeit verbunden sind. Der physische Leib kann nie aus sich heraus bestehen, sondern nur im Zusammenhang mit einem »feinstofflichen« Leib, den wir Seele nennen, von der die Medizin im allgemeinen noch viel zu wenig weiß und die sie deshalb auch nicht heilen kann. Es ist nur eine scheinbare Heilung, die mit Spritzen und Psychopharmaka erreicht wird. Findet die Seele aber wieder eine Rückverbindung (Re-ligio), eine Harmonie zwischen Über- und Unterbewußtsein, können selbst schwere körperliche Krankheitszustände geheilt werden. Denn nur in der Seele, dem eigentlichen Leben, liegt die absolute Gesundheit. Es ist kein Zufall, daß sich aus dem Schlaf heraus im Traum ein Krankheitswandel zur Gesundung hin ankündigen kann. Prof. Weitbrecht berichtet über die beeindruckende Tatsache, daß sich bei schwer depressiven Kranken eine Besserung oft dann einstellt, wenn sie morgens erleichtert berichten können, sie hätten in der Nacht zum erstenmal ganz deutlich davon geträumt, daß sie sich glücklich und entspannt fühlten.

Die Heilkraft erklärt sich nicht aus einer bloß verstandesmäßig bedingten Erinnerung, sondern aus der Tatsache, daß dieses Gefühl im Schlaf wirklich *erlebt* wurde. Die Patienten fühlen sich oft beruhigt, weil ihnen im Schlaf gewissermaßen eine Kostprobe davon zuteil geworden ist, wie es wieder sein kann.

Besondere Schlafstörungen

Gestörter Schlaf ist nicht immer durch das Auftreten von Wachzuständen bedingt. Im Schlaf selbst können erhebliche Störungen in unserem Vegetativum ablaufen, ohne daß dies zu einem Aufwachen führt.

Oft wird der Schlaf geradezu zum Ausdrucksmittel für psychische Affekte, die im Wachzustand nicht im gleichen Maße ausgelebt werden können, da die Zensur des Über-Ichs derartige Reaktionen verbietet. In diesem Sinne wirken beim gesunden Menschen die Träume: psychische Abreaktionen und Entladungen können gewissermaßen gratis ablaufen und lösen keine weiteren Verhaltenskonsequenzen und Umweltkonflikte aus (R. Jung).

Zu den psychischen Entgleisungen, die sich im Tiefschlaf — also im Zustand völliger Unbewußtheit — durch eine aktive Handlung Ausdruck verschaffen, gehört das *Bettnässen*. Es kommt zwar vorwiegend bei Kindern und Jugendlichen vor, wird aber auch bei Erwachsenen beobachtet. Vom Bettnässen spricht man, wenn es nach dem vierten Lebensjahr ohne organische Gründe immer noch zu nächtlichem Einnässen kommt. Meist ist ein Milieuschaden die Ursache, eine unruhige, überforderte oder depressive Mutter kann dabei eine wesentliche Rolle spielen. Für eine neurotische Struktur des Kindes selbst spricht, wenn das Kind bereits trocken war, später aber wieder einzunässen begonnen hat, also ein sekundäres Bettnässen vorliegt. Dies ist häufig nach der Geburt eines Geschwisters festzustellen und wird in der Psychologie als Ausdruck einer Protesthandlung des Kindes gewertet. Nach außen muß sich das Kind über die Geburt eines Geschwisters freuen, seine ablehnende Haltung kann sich nur in einer im Unbewußten ablaufenden Handlung darstellen. Erst die neuen Schlafforschungen haben gezeigt, daß Einnässen nicht in den Traumstadien, sondern im Tiefschlaf stattfindet und als aktive Leistung anzusehen ist, keineswegs nur als eine Überfüllung der Blase. Die Überlastung des kindlichen Nervensystems äußert sich in einer seelisch gesteuerten Reaktion. Daß diese Reaktion im Zustand tiefster Bewußtseinstrübung, im Tiefschlaf, auftritt, ist einmal mehr ein Beweis, daß die Seele auch während der Nacht »arbeitet«.

Die Psychotherapie richtet sich mehr an die Eltern als an das Kind. Die Eltern müssen belehrt werden, daß Bettnässen keine Unart ist und Strafen hier unangebracht sind. Es bedarf vielmehr des Trostes und der Ermutigung. Die therapeutische Hilflosigkeit der modernen Medizin auch bei so harmlosen seelischen Störungen wie das Bettnässen im Kindesalter hat dazu geführt, daß selbst Kleinkindern auf das Gehirn wirkende Antidepressiva verordnet werden, da sie einerseits das Tiefschlafstadium verhindern, andererseits als hier »erwünschte« Nebenwirkung Harnverhaltungen auslösen.

Abgesehen davon, daß Psychopharmaka nicht geeignet sind, Erziehungsfehler der Eltern auszugleichen, wirken diese Medikamente nur während der Dauer ihrer Einnahme. Nach Absetzen der Medikamente kommt es in der Regel wieder zur Verschlimmerung.

Beim Bettnässen sollte statt dessen immer ein Versuch mit Akupunktur gemacht werden, die gerade bei psychisch-vegetativen Störungen oft rasche Hilfe zu bringen vermag. Mag die Akupunktur noch so sehr als Suggestivtherapie in Verruf stehen, auch wenn sie »nur« suggestiv wirken würde, so erfüllt sie hier ihren Zweck. Jeder Kinderarzt sollte deshalb das halbe Dutzend jener Akupunkturpunkte lernen, die zur Behandlung des Bettnässens in Frage kommen; denn mit Psychopharmaka kann man mehr noch als mit anderen Mitteln Nutzen, aber auch Schaden stiften und unter Umständen großes Unheil anrichten, gerade wenn es sich um die Seele eines Kindes handelt.

Zwei weitere Störungen im Schlaf, die ebenfalls vorwiegend im Kindesalter vorkommen, seien noch erwähnt:

Das nächtliche Aufschrecken (pavor nocturnus) und *das Schlafwandeln* (Somnambulismus). Beide Aktionen beginnen ebenfalls im Tiefschlaf, und es besteht sowohl beim ängstlich schreienden wie beim schlafwandelnden Kind, wenn es geweckt wird, völlige Erinnerungslosigkeit über das Vorgefallene. Es können keine Trauminhalte angegeben werden. Die Kinder erwachen nicht durch ihr angstvolles Schreien, und sie sind in dem Zustand nur schwer erweckbar. Man vermutet, daß bestimmte Ähnlichkeiten mit dem Alptraum beim Erwachsenen bestehen. Früher hat man mit Sicherheit angenommen, daß es sich beim Schlafwandeln um einen gelebten Traum handle, daher auch die Bezeichnung Somnambulismus, was soviel heißt wie Traumwandeln. Doch der Schlafwandler hat keinerlei Erinnerungsvermögen an irgendwelche Traumbilder, die den Anlaß zu dieser motorischen Aktivität gegeben haben könnten. Wird ein Schläfer im Traumstadium geweckt, kann er fast immer präzise Angaben über Traumereignisse machen, nicht so der Schlafwandler. Das Schlafwandeln war schon immer Gegenstand besonderen Interesses, ohne daß man bis heute einen »plausiblen Grund« für dieses Phänomen gefunden hätte. Der Schlafwandler bewegt sich nicht nur zielsicher in seiner vertrauten Umgebung, etwa der Wohnung, mit geschlossenen oder geöffneten Augen und leerem Blick, öffnet Schränke und Kästen, macht vielleicht im Herd Feuer oder dreht die Heizung auf, unter Umständen kleidet er sich sogar an, geht auf die Straße, benutzt ein öffentliches Verkehrsmittel. Vom Balancieren auf schmalen Mauersimsen war schon die Rede. Nach einer halben bis einer Stunde kehrt der unruhige Wanderer wieder zielstrebig ins Bett zurück und weiß am anderen Morgen nicht das geringste von seinem Ausflug. Das Phänomen des Schlafwandelns ist mit dem derzeitigen Wissen über Seelenzustände nicht erklärbar. Es wurde bereits von der Vermutung gesprochen, daß der Mensch wohl über spirituelle Sinne verfügen muß, mit deren Hilfe er sich in diesem bewußtlosen Zustand orientieren kann. Vielleicht ist die Seele im Schlaf wirklich außerhalb des Körpers, wie die Ägypter glaubten. Zumindest ist hypothetisch denkbar, daß sie sich in einem »halbleibfreien« Zustand befindet, in dem sie sich ungestört und unbefangen im Unbewußten auszuleben vermag, außerhalb der vom Bewußtsein gesetzten Raum- und Zeitbegrenzung.

Körperlich bedingte Schlafstörungen

Herz- und Kreislauferkrankungen

Im Grunde genommen können alle Funktionsstörungen und Krankheitszustände den Schlaf in irgendeiner Form beeinträchtigen. Eine weitverbreitete Ursache für Schlafstörungen, besonders im höheren Lebensalter, dürften die Herz-Kreislauf-Erkrankungen darstellen.

Es ist seit langem bekannt, daß hoher Blutdruck das Einschlafen oft erschwert, besonders wenn durch die Blutdruckerhöhung Kopfdruck, Kopfschmerzen und unangenehmes Herzklopfen hervorgerufen werden. Auch das sehr lästige, mit Angstgefühlen verbundene, anfallsweise Herzjagen tritt häufig nachts auf und kann zu schlaflosen Nächten führen. Die Ursache ist allerdings meist »nervös« bedingt und beruht oft auf unbewältigten Konfliktsituationen. Der Patient wacht in angstvollem Zustand auf, das gleichzeitig auftretende Herzrasen führt zu einer weiteren schweren Beunruhigung des Patienten. Die meisten Anfälle von Herzjagen hören jedoch von selbst und ebenso schlagartig auf, wie sie eingesetzt haben.

Zu nächtlicher Unruhe führt vielfach auch der chronische Herzmuskelschaden, die Herzinsuffizienz. Wenn sich das kranke Herz in der Ruhelage wieder etwas erholen kann, kommt es nachts zu einer Ausschwemmung der Gewebsflüssigkeit, und der Patient muß mehrmals nachts die Blase entleeren.

Eine wirksame Behandlung dieser Art von »Schlafstörungen« kann natürlich nur in einer gezielten Herz-Kreislauf-Therapie bestehen. Gerade bei älteren Menschen muß man an eine Stabilisierung der Herz-Kreislauf-Verhältnisse denken, vor allem wenn sie behaupten, die ganze Nacht hindurch hellwach gewesen zu sein. Ihr Schlaf ist dabei so oberflächlich und von häufigem Erwachen unterbrochen, daß das Erlebnis des Schlafes gar nicht mehr registriert wird. Häufig liegt hier eine Mangeldurchblutung des Gehirns vor, nicht nur aufgrund einer Gefäßsklerose, sondern auch infolge einer Herzleistungsminderung.

Die Schlafstörungen des älteren Menschen bessern sich meist, wenn eine Herzbehandlung durchgeführt wurde oder durchblutungsfördernde Maßnahmen angewendet werden. Eine Tasse Kaffee am späten Nachmittag kann zu einer besseren Gehirndurchblutung und damit paradoxerweise zu einem besseren Schlaf führen.

Die genannten Schlafstörungen sind zwar mit großer Wahrscheinlichkeit Ausdruck einer unregelmäßigen Durchblutung, sollten aber nicht zu dem Pauschalurteil verleiten, jeder alternde oder altgewordene Mensch sei ein Zerebralsklerotiker. Das Alter ist keine Krankheit, sondern eine Lebensphase, für die lediglich andere Gesetzmäßigkeiten gelten. Das Schlafbedürfnis ist im Alter entgegen früherer Meinung nicht wesentlich reduziert. Auch der ältere Mensch braucht sieben bis acht Stunden Schlaf. Die Einengung der Interessen und eine Verringerung des Wachheitsgrades im allgemeinen bewirken bei manchen alten Menschen eine gewisse Schlafumkehr mit Schläfrigkeit am Tag und Schlaflosigkeit in der Nacht. Wenn zudem noch ein Mittagsschlaf absolviert wird, der Patient aus Langeweile um neun Uhr abends zu Bett geht, so ist es kein Wunder, wenn er ab drei Uhr nachts kein Auge mehr zutun kann. Die Therapie muß deshalb auf die besondere Schlafform im Alter ausgerichtet sein. Schlafmittel-Hypnotika können hier erhebliche Verwirrtheitszustände auslösen.

Eine harmlose, aber sehr lästige Zirkulationsstörung, die den Patienten nachts aus dem Bett treibt, sind Wadenkrämpfe. Sie können einige Minuten bis zu einer halben Stunde dauern und haben ihre Ursache vermutlich in der Anhäufung von Stoffwechselprodukten. Meistens sind Krampfadern mitbeteiligt. Manchmal hilft die Einnahme eines Venenmittels, zuverlässiger ist die Wirkung des homöopathischen Medikaments Cuprum aceticum D_4, dreimal eine Tablette. Von dauerhafter Wirkung sind ferner Ozon-Sauerstoff-Injektionen, wobei meist schon ein bis zwei Behandlungen genügen. Schmerzzustände an den Armen und Händen äußern sich meist in Form des sogenannten nächtlichen Einschlafens der Hände, das mit unangenehmen, schmerzhaften

Sensationen und »Kribbeln« verbunden ist. Hier handelt es sich wohl um eine reflektorische Durchblutungsstörung, die durch Fehlhaltungen im Bereich der Hals- und Brustwirbelsäule ausgelöst wird. Zumindest lassen sich die Beschwerden mit Novocaininjektionen neben die Wirbelsäule und vor allem durch eine chiropraktische Behandlung oft rasch beseitigen.

Schmerzzustände und andere Ursachen

Der Schmerz ist natürlich grundsätzlich ein Schlafhindernis ersten Ranges, weil er entweder das Einschlafen verhindert oder plötzlich auftretende Schmerzzustände zum Erwachen führen. Bei einer nächtlichen Gallen- oder Nierenkolik ist der Schlafverlust von untergeordneter Bedeutung, denn hier geht es zunächst ausschließlich um die Beseitigung des Schmerzanfalles. Das gleiche gilt für alle anderen, anfallsweise auftretenden Schmerzzustände, ob es sich nun um eine Migräne, eine Trigeminusneuralgie oder um einen Asthmaanfall handelt, bei dem die akute Atemnot im Vordergrund steht.

Auch durch ein Zwölffingerdarmgeschwür kann infolge des sogenannten Nüchternschmerzes die Nachtruhe erheblich gestört werden. Es ist selbstverständlich, daß bei Schmerzzuständen dieser Art immer die Grundkrankheit behandelt werden muß.

Schwieriger gestaltet sich die Behandlung chronischer Schmerzzustände, zum Beispiel bei manchen Kopfschmerzarten, beim chronischen Gelenkrheuma, der Polyarthritis, und bei den Abnutzungserkrankungen der Gelenke, bei den Arthrosen. Die Patienten werden bei jedem Versuch, die Lage zu wechseln oder sich umzudrehen, durch die Schmerzen geweckt, und die Inaktivität in der Nacht bedingt vielfach, daß die Gelenke am Morgen noch steifer und unbeweglicher sind.

Das Hauptproblem bei Schlafstörungen infolge chronischer Schmerzzustände ist jedoch, daß viele Schmerzmittel bei ständiger Verwendung Schlaflosigkeit verursachen können. Insbesondere die phenazethinhaltigen Schmerzmittel erzeugen Schlaflosigkeit, fahlgraue Hautfarbe und hartnäckige Kopfschmerzen. Es liegt hier kein Irrtum vor: Schmerzmittel können Schmerzen verursachen. Die Medizin sieht sich heute vielfach in der widersinnigen Situation, daß gegen Schmerzen Schmerzmittel gegeben werden, die bei längerem Gebrauch gerade die Beschwerden hervorrufen, gegen die sie eigentlich helfen sollen.

Dies gilt nicht nur für Schmerzmittel, sondern auch in vielleicht noch höherem Maße für Schlafmittel. Das Schlafmittel, das Schlaflosigkeit erzeugt, ist eine Realität gemäß dem Lehrsatz des Paracelsus: »Alle Dinge sind Gift, und nichts ist ohne Gift, allein die Dosis macht, daß ein Ding kein Gift ist.« Immerhin ist die Giftigkeit von Schlafmitteln auch dem Laien bekannt. Viele Selbstmorde werden mit Schlafmitteln begangen.

Es soll nicht geleugnet werden: Ein Teil der produzierten Schlafmittel wird von Kranken unbedingt gebraucht. Ein großer Teil aber wird von gesunden Menschen eingenommen. Prof. Lembeck stellt deshalb die Fragen:

Braucht der Kranke das Schlafmittel oder nimmt es der Gesunde?

Gibt es der Arzt oder will es der Patient?

Die Entscheidung kann im Einzelfall nur der Arzt treffen. Voraussetzung dafür ist eine richtige Indikationsstellung. Unter Indikation versteht man die Begründung für eine ärztliche Maßnahme. Der Arzt weiß, daß er mit einem Schlafmittel keinen normalen Schlaf erzeugt, sondern eine schlafähnliche Bewußtseinsveränderung. Der Patient bekommt kein Heilmittel, sondern ein Hilfsmittel in die Hand. Er bekommt den Schlaf sozusagen geborgt.

Der geborgte Schlaf

Die Schlafmittel und ihre Wirkungen

Etwa eine Milliarde Schlaftabletten im Wert von 100 Millionen DM werden in Deutschland jährlich verbraucht. Fast zehn Prozent aller Verschreibungen lauten auf Schlaftabletten. Die wichtigste Substanz bei den sogenannten klassischen Schlafmitteln ist immer noch die Barbitursäure, die erstmals 1903 unter dem Namen Veronal in den Handel kam. Die Barbitursäure gehört zu den hypnotisch wirkenden Substanzen, die in höherer Dosierung Bewußtlosigkeit hervorrufen. Die dämpfen die Erregbarkeit der Hirnrinde sowie des Hirnstammes und erzwingen das Schlafen. Sie zeigen am Morgen eine Nachwirkung in Form von Benommenheit, häufig auch von Kopfschmerzen, und sie können zur Gewöhnung führen. Es kommt zu einer Unterdrückung der Tätigkeit des zentralen Nervensystems und auch zu einer Verlangsamung der Aktivität von Nervenbahnen und Muskeln einschließlich des Herzens. Bei langwirkenden Barbituraten kann eine Dosis bis zu 14 Stunden nachwirken. Die Aufmerksamkeit und die geistige Leistung werden herabgesetzt, man fühlt sich müde, verdrießlich, hat am Morgen einen Kater und sieht sich daher gezwungen, Aufputschmittel zu nehmen, da der medikamentöse Schlaf keine Erfrischung brachte.

Im EEG finden sich nach Barbiturateinnahme erhebliche Abweichungen vom Normalzustand. Die Traumphase wird deutlich verkürzt oder unterdrückt. Es ist verständlich, daß nach Absetzen der Traumbedarf in vehementer Form nachgeholt wird. Diese zusätzlichen Traumphasen werden oft als sehr unangenehm empfunden, da sie auch alptraumähnliche Ausmaße annehmen können. Der Patient greift deshalb lieber wieder zur Schlaftablette, um in traumlosen Schlaf zu versinken. Grundsätzlich ist zu sagen, daß alle Schlafmittel einen anormalen Schlaf produzieren. Auch Hypnotika ohne Barbiturate können einen normalen Schlaf nicht herbeiführen. Vor allem kommt es bei Schlafmitttteln zu einer Gewöhnung des Körpers, das heißt, der Abbau des Schlafmittels erfolgt ziemlich rasch, so daß bei Dauermedikation kein schlaffördernder Effekt mehr festzustellen ist.

Wie sehr sich Nebenwirkungen bemerkbar machen können, ergab ein einfacher Versuch bei gesunden Personen ohne Schlafstörungen, die 14 Tage lang freiwillig Schlaftabletten einnahmen. Nach Absetzen der Medikamente dauerte es bis zu einem Monat, bis das normale Schlafprofil sich wieder eingependelt hatte.

Wenn es zutrifft, daß in den USA 20 Millionen Menschen regelmäßig Barbiturate und 30 Millionen andere Beruhigungsmittel einnehmen, die ebenfalls auf das Gehirn wirken, so ist die Befürchtung gar nicht so abwegig, daß durch die moderne Chemie der Bewußtseinsgrad ganzer Völker beeinträchtigt wird.

Die Verwirrungszustände, die Barbitursäure bei alten Menschen hervorruft, und ihre depressionsfördernde Wirkung wurden schon erwähnt. Es gibt zwar noch eine Reihe anderer Substanzen, die ebenfalls schlaferzwingend wirken, jedoch bietet keine gegenüber den Barbituraten nennenswerte Vorteile. Es sei an das Conterganunglück erinnert, das ja durch ein angeblich besonders gut verträgliches Schlafmittel, das Talidomid, hervorgerufen wurde. Alle Nebenwirkungen eines Mittels lassen sich eben durch Tierversuche allein nicht vorhersagen.

Die Beruhigungsmittel
(Tranquilizer)

Als besonderer Fortschritt gegenüber den Hypnotika wurde die Entdeckung und Entwicklung der Tranquilizer angesehen. Die Bezeichnung ist von dem lateinischen *tranquillus* abgeleitet, was soviel wie ruhig, beruhigend bedeutet. Sie wirken vorwiegend auf das übergeordnete vegetative Zentrum, den Hypothalamus, und beseitigen Angst und Spannung, innere Unruhe und Erregung. Fehlen diese Symptome, so können die Tranquilizer enorm ermüdend wirken, besonders in den ersten Behandlungstagen, und zu einer Beeinträchtigung der Fahrtüchtigkeit führen. Zweifellos sind die Tranquilizer mit ihrer schlafanstoßenden und beruhigenden Wirkung eine Bereicherung, aber sie sollen nicht einen künstlichen Seelenfrieden und eine Verarmung des Gemüts bewirken. Außerdem entwickelt sich auch hier rasch eine Abhängigkeit. »Die Seelenheilkunde muß sich daher mit Nachdruck gegen die inflationistische Produktion, den Massenkonsum von Tranquilizern, auch gegen die großzügige Rezeptierung mancher Ärzte wenden.« Die tonnenweise Produktion der gebräuchlichsten Tranquilizer wie Librium, Valium, Adumbran und Mogadan — letzteres speziell zur Schlafanbahnung — läßt sich nur durch den enormen Bedarf für derartige Drogen erklären. Dabei ist keineswegs sicher, daß legale Drogen im Gegensatz zu den illegalen ungefährlich sind. In den USA vermutet man, daß die Zahl der Verkehrsunfälle infolge Medikamenteneinfluß der Zahl der durch Alkohol bedingten Unfälle bereits gleichkommt. Eine besonders verheerende Wirkung zeigt sich bei Tranquilizereinnahme und gleichzeitigem Alkoholkonsum.

Die Abhängigkeit vieler Patienten ist so groß, daß sie dem Arzt gegenüber kategorisch erklären, ohne ihr Valium oder Adumbran auf keinen Fall mehr schlafen zu können. Sie glauben dabei fest an die Wirkung einer winzigen Menge eines Beruhigungsmittels, das jedoch aufgrund der Gewöhnung keinen schlaffördernden Effekt mehr haben kann. Sie glauben fest daran, daß das Heil auf Rezept aus der Apotheke kommt, und vergessen darüber, daß sie Ruhe und Harmonie nur in sich selbst finden können. Für die Scheinlösung der Probleme aber muß eines Tages Tribut gezahlt werden, da keine anhaltenden Besserungen zu erwarten sind, wenn nicht gleichzeitig die Lebensweise geändert, ein sinnvolles Training oder Psychotherapie durchgeführt werden.

Daß die Einbildungskraft eine große Rolle spielt, belegt überzeugend die Wirkung von sogenannten Placebos (Scheinmedikamenten) bei Schlafstörungen. Aber nicht nur der Glaube und die Vorstellung, ein wirksames Medikament einzunehmen, sogar der optische Eindruck beeinflußt die Wirkungsstärke des Scheinmedikaments: In 49 Prozent wirkten neutral aussehende Tabletten, 69 Prozent Erfolg brachte ein roter, bitterer Schlaftrunk, das beste Ergebnis mit 81 Prozent brachte die Anwendung einer farbenprächtigen Gelatinekapsel — alle waren ohne jeglichen pharmakologischen Wirkstoff (zitiert nach Schnorrenberger).

Leider betrachtet auch die Medizin die tausendfach demonstrierte Placebowirkung noch immer eher als ärgerliche Enthüllung denn als wertvolle therapeutische Hilfe.

Es soll noch eine dritte Gruppe von Medikamenten Erwähnung finden, die ebenfalls wegen ihrer schlafanstoßenden Wirkung fälschlicherweise selbst bei banalen Schlafstörungen zur Anwendung kommen: die *Antidepressiva* und *Neuroleptika*. Sie gehören zweifellos zu den ganz großen Errungenschaften der Medizin in diesem Jahrhundert. Ihre antipsychotische Wirkung ermöglichte eine entscheidende Besserung bei unheilbar erscheinenden Geisteskrankheiten wie Schizophrenie und manisch-depressivem Irresein. Diese Psychopharmaka greifen zentral und peripher in zahlreiche Funktionen des vegetativen Nervensystems ein. Im Vordergrund steht die allgemeine zentrale Dämpfung, aber auch eine Stimmungsaufhellung. Ihre Verordnung geht aber bei nicht psychotischen Zuständen weit über das Gebiet ärztlicher Therapie im engeren Sinne hinaus und kommt dem Wunsch nach subjektiv angenehm erlebter Änderung der Befindlichkeit nach bis hin zum Wunsch nach Euphorie und Rauscherleben. »Die Medizin wird in der Zukunft dem Problem nicht ausweichen können, daß sie gerade mit den Psychopharmaka im Begriff ist, ihr ureigenstes Gebiet des Heilens zu überschreiten« (Hippius).

Wenn bei einer einfachen reaktiven Schlafstörung dem Patienten hochwirksame Neuroleptika wie Megaphen, Psyquil oder Omca verabreicht werden, so bedeutet das nichts anderes, als daß mit chemischen Kanonen auf vegetative Spatzen geschossen wird (Thiele).

Die Nebenwirkungen können erhebliche Ausmaße annehmen, da es keine tier-experimentelle Versuchsanordnung gibt, die als Psychosemodell angesehen werden könnte. Diese Nebenwirkungen werden oft verkannt und als eine Verschlechterung der Grundkrankheit angesehen. Es kann zu Kopfschmerzen, Appetitlosigkeit, Verstopfung, Mundtrockenheit, Störungen der Blasenfunktion und der Potenz kommen; eigenartige Verkrampfungen der Muskulatur des Kopfes, vor allem der Hals-, Kau- und Schlundmuskulatur sind möglich. Nach Langzeitbehandlung können sogar Muskelspasmen und grobschlägiges Zittern wie bei der Parkinsonschen Krankheit auftreten. Vorsicht ist geboten bei Herz- und Kreislaufschäden, Leber- und Nierenschäden und beim grünen Star.

Der Alkohol

Zu den suchterzeugenden Schlafmitteln muß auch der Alkohol gerechnet werden. Im Gegensatz zur landläufigen Meinung sind alkoholische Getränke nicht so sehr als Schlummertrunk geeignet, wenn man von den in Bayern üblichen ein bis zwei halben Bier am Abend absieht. Auch ein Glas Wein, das schon Wilhelm Busch gepriesen hat: »Rotwein ist für alte Knaben eine von den besten Gaben ...« dürfte das Schlafgefüge nicht durcheinanderbringen.

Im Alkoholrausch jeoch kommt es zu einer Bewußtseinstrübung auch im Wachzustand, und der normale Schlaf kann erst nach Abklingen der Vergiftungserscheinungen beginnen, daß heißt erst nach sechs oder mehr Stunden, so daß man entsprechend erst nach 14 oder mehr Stunden ausgeschlafen ist.

Bei vorzeitigem Aufstehen ist der Katzenjammer in Form von Benommenheit, Kopfschmerzen und Gleichgewichtsstörungen wohl allgemein bekannt. Trotzdem versuchen viele Suchtgefährdete den Alkoholmißbrauch mit ihrer mehr oder minder gravierenden Schlafstörung zu rechtfertigen; aber gerade bei steigendem Alkoholkonsum nehmen auch die Schlafstörungen zu, und in der schlimmsten Form des Alkoholismus, im Alkoholdelirium, fehlt der Schlaf fast völlig.

Es gibt noch unzählige andere Ursachen, die unsere zweite Existenz, den Schlaf, stören und beeinträchtigen können. Denn das Leben ist ja ständig in Fluß; und wenn wir es im Schlaf auch nicht bewußt erleben, so gelangen wir doch gerade in diesem Zustand an die Quellen des Lebens, aus denen wir Kraft und Energie für einen neuen Tag schöpfen. Ist der Zugang zu diesem Urgrund menschlichen Seins erschwert oder gestört, gilt es der Ursache der Störung nachzugehen. Um diese zu beseitigen, bedarf es der ärztlichen Kunst; denn die Medizin ist nicht allein eine Wissenschaft, sondern auch eine Kunst (Paracelsus). Sie besteht nicht in der Bereitung von

Pillen, Pflastern und Drogen aller Art, sondern sie befaßt sich mit den Vorgängen des Lebens, die man begreifen muß, wenn man sie beeinflussen will. Im Kampf der Natur gegen die Krankheit ist der Arzt nur eine Hilfsperson, die der Natur die Waffen liefert. Die Natur selbst ist der Arzt: »Ich versuche, die Kranken zu heilen, nicht die Apotheker reich zu machen«, sagte Paracelsus.

Die Heilung von Schlafstörungen

Beseitigung äußerer Ursachen

»Schlaflosigkeit« ist keine Primärerkrankung. Das heißt: Eine Schlafstörung ohne Ursache gibt es nicht. Schlafstörungen sind also immer Folgeerscheinungen. Schon beim Säugling kann man dies beobachten: Wann »kräht« der Säugling, wann hat er seine ersten »Schlafstörungen«?

- wenn er hungrig ist,
- wenn er zuviel gegessen hat,
- wenn Lärm um ihn ist,
- wenn ihm organisch etwas weh tut,
- wenn ihm seelisch etwas weh tut.

Normaler Schlaf kann sich erst dann wieder einstellen, wenn die zugrunde liegende Störung erkannt und beseitigt wurde. Die Behandlung von Schlafstörungen umfaßt deshalb die Ausschaltung äußerer Ursachen, die Behandlung seelischer Probleme und die Therapie organischer Krankheiten.

Wenn dem Schlafgestörten hier Wege gezeigt werden, wie er wieder zur Normalisierung seines Schlafverhaltens finden kann, so dürfen diese Hinweise natürlich nicht als Patentrezepte aufgefaßt werden. Der Mensch ist auch im Schlaf Individuum, so daß auch die Schlafhilfe individualisiert werden muß. Kombinierte Ursachen verlangen auch eine kombinierte Therapie.

Der Schlaf ist eine der natürlichen Funktionen. Das Schlafen und Wachen ist rhythmischen Gesetzen unterworfen, es ist dem Leben immanent.

Der Schlaf-Wach-Rhythmus gehorcht seinen eigenen, autonomen Gesetzen. Er wird gesteuert durch das autonome, dem Willen weitgehend entzogene Nervensystem, das Vegetativum.

Der Schlaf-Wach-Rhythmus ist dem Menschen, wie auch jeder anderen Kreatur, eingeboren; er ist eine Urfunktion und geschieht von selbst, unbewußt, aus sich selbst heraus. Der Schlaf wird, wie jede angeborene Verhaltensweise, wie jeder Instinkt, um seiner selbst willen angestrebt und nicht, um einen Zweck zu erreichen (Ploog).

Es ist seltsam, daß dem Menschen gerade bei den Verhaltensweisen, die er kultiviert hat — das Essen, das Trinken und das Schlafen —, so oft seine Natur, das heißt der Instikt für richtiges Verhalten, verlorengeht. Mangelhafte Schlafkultur und vor allem unvernünftige Schlafvorbereitungen sind sicher die wesentlichsten äußeren Ursachen für mangelhaften Schlaf.

Voraussetzung für guten Schlaf ist eine sinnvolle Aktivität am Tage. Nicht Betriebsamkeit, sondern die Erfüllung seiner Aufgaben ist das Wesentliche. Eine unvernünftige Lebensweise am Tag wird in der Nacht ihren Tribut fordern. Die Einnahme von Aufputschmitteln oder Appetitzüglern und der Konsum von anderen Stimulantien, von Nikotin und Alkohol bleiben nicht ohne Folgen. Üppige Mahlzeiten am Abend überlasten die Verdauungsorgane und bringen Unruhe in den Schlaf, der bleiern und unerquicklich wird.

»Wer vor dem Schlafengehen ein reichliches Nachtmahl einnimmt, gleicht einem Lokomotivführer, der seine Maschine vollheizt und danach in den Schuppen stellt«, sagt Franz Xaver Mayr. Tägliche Reizüberflutungen durch das bis zum Sendeschluß genossene Fernsehprogramm tun das ihre, damit der moderne Mensch in immer größere Schlafnot gerät, die ihn immer öfter zur Nothilfe, zur Schlaftablette, greifen läßt. Doch statt der gefährlichen Hypnotika sollte man lieber den Effekt harmloser pflanzlicher Präparate nutzen. Leider ist die Anwendung von Baldrian und Hopfenpräparaten in letzter Zeit zunehmend in Vergessenheit geraten, obwohl diese nachweislich auf das Vegetativum ausgleichend wirken. Bewährte Präparate in diesem Sinne sind Valmane® oder Sedisporal®, die auch tagsüber eingenommen werden können und die, ohne müde zu machen, Unruhezustände und leichtere Verstimmungen beseitigen. Auch in den Kliniken glaubt man vielfach, daß der Mensch ohne Schlaftabletten nicht mehr schlafen könne, und vergißt, daß die alten Baldriantropfen oft eine gleich gute Wirkung zeigten wie die modernen Psychopharmaka. Am Ende ist dies doch nicht nur ein Witz: Die Nachtschwester weckt ärgerlich einen schlafenden Patienten — es handelte sich wohl um einen der letzten Naturschläfer — mit den Worten: »He, Sie, aufwachen! Sie haben Ihre Schlaftabletten noch nicht genommen.«

Zum guten Schlaf gehört ein gutes Bett und nach Möglichkeit

auch ein behaglicher Schlafraum. Die für beengte Wohnverhältnisse vielgepriesene Schlafcouch ist einem erholsamen Schlaf nicht gerade förderlich.

Die Atemluft sollte frisch sein und nicht mit Tabaksqualm vernebelt. Ob geöffnetes oder geschlossenes Fenster, soll jeder nach Belieben halten. Gegen Geräusch kann man sich, vor allen in den Städten, nicht immer abschirmen, doch scheint der Mensch sich an gleichbleibende, montone Geräusche gewöhnen zu können.

Zur selbstverständlichen Schlafhygiene sollte es gehören, sich am Abend nicht nur die Zähne zu putzen, sondern sich auch zu waschen. Sehr gut ist eine Kneippsche kalte Ganzwaschung, wenn man unmittelbar danach in ein warmes Bett steigen kann.

Die Kneippsche kalte Ganzwaschung zitiert nach Dr. Angelé: Sie unterscheidet sich grundsätzlich von der üblichen Reinigungswaschung. Unter der Kneippschen Waschung versteht man eine gleichmäßige Befeuchtung der Haut unter leichtem Druck. Die Waschung soll bei geschlossenem Fenster in einem von Luftzug freien Raum durchgeführt werden. Ein möglichst grobleinenes Tuch wird dafür verwendet, das man mehrfach zusammenfaltet und in kaltes Wasser taucht; Schwamm und Waschlappen sind nicht zu empfehlen.

Man beginnt auf dem rechten Handrücken, streicht auf der Seite des kleinen Fingers unter leichtem Druck bis zur Schulter hoch und daumenwärts bis zur Hand zurück. Dann dreht man das Tuch und wäscht über den Handteller aufwärts die Innenseite des Armes und die Achselhöhle und streicht zum Handteller zurück. Nachdem das Tuch wieder eingetaucht wurde, wird am linken Arm ebenso wie rechts gewaschen. Nach erneutem Eintauchen des Tuches fährt man mit fünf bis sechs zügigen Längsstrichen über Brust, Leib und Rumpfseiten und vordere Seite der Beine.

Nach erneutem Eintauchen des Tuches läßt man sich den Rücken in fünf bis sechs Längsstrichen waschen. Ist man allein, so verwendet man am besten ein grobleines Tuch, das man zur Rückenwäsche auseinanderfaltet und mit beiden Händen hin und her über den Rücken zieht. Zum Abschluß der Ganzwaschung streift man noch kurz mit dem Waschtuch über die Fußsohlen.

Merke: Die Waschung zügig und rasch durchführen, aber mit dem Tuch flächenhaft auf der Haut bleiben. Zur Ganzwaschung braucht man nicht länger als 30 bis 45 Sekunden.

Nach der Ganzwaschung darf man sich nicht abtrocknen, sondern legt sich zur Nacherwärmung ins gut warme Bett.

Meist werden durch diese Ganzwaschung auch kalte Füße beseitigt, die ein lästiges Einschlafhindernis sein können.

Ein gesunder Schlaf ist nicht etwa ein Geschenk des Himmels, das einem zuteil wird oder nicht, einen Großteil der Gesundheit schenkt vielmehr der Mensch sich selbst.

Dazu gehört ein Mindestmaß an Intelligenz und menschlicher Reife. Schon im alten Griechenland wußte man, daß der Arzt auch eine vernünftige Lebenshaltung vorschreiben muß. Alle guten Ratschläge sind aber nutzlos, wenn der Patient sich nicht selbst helfen will.

Der Schlaf ist vorwiegend eine seelische Angelegenheit und die Frage nach den Ursachen der Schlafstörung deshalb meist eine psychologische Frage. Wenn nun der weitaus größte Teil der Schlafstörung durch eine Störung im Seelischen, im Unterbewußtsein, hervorgerufen wird, so muß die Heilung der Schlafstörung mit einer Sanierung im Unterbewußtsein beginnen. »Das Gewissen plagt den Schuldigen, Neid und Haß haben ähnliche Effekte. Dadurch können die verschiedenen Krankheiten verschiedenster Art ausgelöst werden. Deshalb sollte man nicht eine Behandlung wie bei einer gewöhnlichen Krankheit einschlagen, sondern die Psyche behandeln, denn es ist die Psyche, die krank darniederliegt« (Paracelsus).

Es gilt also, einen Zugang zur Seele, zum Unterbewußtsein, zu finden. In allen Epochen haben Menschen diesen Weg nach innen gesucht und auch gefunden. Viele Wege sind beschritten worden, von der Meditation über die Yogapraktiken bis zum hypnotischen Heilschlaf im Tempel des Asklepios. Generell könnte man alle diese Bemühungen als Entspannungsübungen bezeichnen. Je mehr man wissenschaftlich über die Funktionszusammenhänge von Bewußtsein und Unterbewußtsein nachforschte, um so gezielter konnten auch moderene Entspannungsmethoden entwickelt und eingesetzt werden.

Auch hier gilt der Satz: nil nocere — nicht schaden. Also kein durch Drogen vorbereiteter Weg, sondern die Wahl eines natürlichen Zugangs. In der westlichen Welt hat sich eine Methode als Entspannungsübung ganz besonders durchgesetzt, die sich auch bei Schlafstörungen besonders bewährt:

Das autogene Training

Autogenes Training ist nämlich *die Methode der Wahl zur Schlaf»anbahnung«*, es ist kein Schlafmittel und schon gar nicht ein Schlafersatz — wenn auch ein zweiminütiges autogenes Training eine ebenso gute, wenn nicht gar eine intensivere Erholung und Erquickung wie ein zweistündiger Mittagsschlaf sein kann.

Wir wissen: Der Schlaf kann nicht erzwungen werden. Wenn ich schlafen »will«, schalte ich das Wachbewußtsein ein. Den Schlaf muß man kommen lassen, um schlafen zu *können*, muß man »schlafbereit« sein.

Da es im autogenen Training zu einer Ruhetönung kommt — nichts mehr ist wichtig, außer dieser in sich fühlbaren Ruhe — die Außenwelt wird gleichgültig — die Muskulatur ist entspannt, und man fühlt ihre Schwere (Bettschwere!) — die Gefäße sind entkrampft, und man fühlt eine wohlige Wärme — alle Aktivität ist ausgeschaltet —, so braucht es nicht mehr viel, um ganz von selbst aus dieser Ruhe in den Schlaf hinüberzugleiten.

Das Training zur Schlafanbahnung wäre eine weitere Übung. Sie hat einige Besonderheiten. So wird diese Übung *immer* im Liegen durchgeführt. Der Patient legt sich »schlaffertig« ins Bett und löscht das Licht. Er nimmt die Übungshaltung (Rückenlage) ein und beginnt sein Training (Ruhe — Schwere — Wärme — Ruhe). Falls er dabei nicht unversehens einschläft, bleibt er in der Ruhetönung liegen, bis er sich in die ihm genehme »Schlafhaltung« hineindreht. (Im autogenen Training ist man durchaus nicht gezwungen, auf dem Rücken zu schlafen.) Beim Umdrehen aus der Rückenlage zur gewohnten Schlafhaltung wird das Schwere- und Wärmegefühl verschwinden. Die Ruhe wird weiter trainiert. Die Übung zur Schlafanbahnung ist sozusagen ein permanentes Einstellen der Ruhetönung, und es erfolgt keine Zurücknahme (die ja wieder wachmachen würde). Eine Übung zur Schlafanbahnung ist durch das natürliche Erwachen von selbst zurückgekommen.

Für den Durchschlafgestörten bietet sich das autogene Training jedesmal zur neuen Schlafanbahnung an, wenn er in der Nacht erwacht.

Eine formelhafte Vorsatzübung für den Schlafgestörten wäre: »Jetzt schlafe ich ein und wache morgen früh erquickt und munter auf.« Im ersten Anlauf kann dieses »morgen früh« vielleicht schon nach einer Stunde Schlaf sein. Ein jahrelang mit einem »Ich kann nicht schlafen« gefüttertes Vegetativum braucht einige Zeit, um den neuen, richtigen Vorsatz zu begreifen.

Der vielgeübte Mechanismus: »Tablette einnehmen bedeutet schlafen können«, ist falsches autogenes Training, bei dem der Patient sich doppelt schadet: durch die Giftwirkung des Medikaments und psychisch durch die weiterhin ungelösten Probleme. Der schwerst schlafgestörte Patient, der »seit zwanzig Jahren keine Nacht ein Auge zugemacht hat« und jeden Abend Schlafmittel nimmt, muß vor allem seine Fixierung auf das »Schlafen-Müssen« abbauen.

Seine Trainingsformel muß lauten: »Schlaf ist völlig gleichgültig, Ruhe ist wichtig.« Er wird erleben, daß dann aus dieser Ruhe heraus der Schlaf wie von selbst kommt. Er muß aber auch lernen, daß wache Stunden eine regenerierende Wirkung haben können, wenn sie im Zustand der Ruhe und Entspannung verbracht werden.

Die Probleme vieler Menschen sehen in der Nacht noch viel schwärzer aus als am Tag; trotzdem kann man durch ruhige Überlegung in der Nacht der Lösung eines Problems vielleicht näherkommen als während der Ablenkungen des Tages. Und der Skeptiker sollte ganz einfach denken: Jetzt, in der Nacht, löse ich mein Problem auch nicht! Also wäre es besser, zu schlafen.

Es soll hier kein Zweifel aufkommen, daß Schlafstörungen, die ihre Ursache im seelischen Bereich haben, ebenso wie viele andere vegetativ bedingte Leiden und Krankheitszustände nur durch die Mithilfe des Patienten geheilt werden können. Nicht passives Geheiltseinwollen, sondern aktiver Heilungswille ist entscheidend. Was der Patient durch autogenes Training erreicht, hat er aus eigener Kraft geschafft, und das vermittelt ihm ein neues Vertrauen zu sich selbst und in seine eigenen Fähigkeiten, auch in die wiedererlernte Fähigkeit, gut zu schlafen.

Akupunktur

Die Behandlung von Schlafstörungen mit Akupunktur ist ein heikles Thema. Der schlafgestörte Patient ist besonders leicht beeinflußbar, wie das Beispiel mit den Placebomitteln beweist. Die Frage ist nun, ob die Akupunktur in bezug auf Schlafstörungen ausschließlich als Suggestionsvehikel, als »instrumentelle Psychotherapie« (Stiefvater) wirkt. Der Akupunktur kommt — wie allen anderen Behandlungsmethoden — sicherlich auch eine nicht zu unterschätzende Suggestivwirkung zu. Der Glaube des Patienten wird noch verstärkt, wenn er liest, daß sich prominente Persönlichkeiten bei Bedarf von ihrem Akupunkturarzt beruhigende Nadeln in die Haut stechen lassen.

Über die Wirkung der Akupunktur müßte sich gerade bei Schlafstörungen ein überzeugender Beweis liefern lassen, denn Schlafstörungen sind par excellence durch eine Störung des Fließgleichgewichts, durch ein Mißverhältnis zwischen Yin und Yang, zwischen Sympathikus und Vagus, gekennzeichnet. Im Wachzustand überwiegt der Sympathikus, im Schlafen der Vagus. Ein anhaltendes Überwiegen des Sympathikus ruft zum Beispiel mit Sicherheit eine Einschlafstörung hervor. Gerade diese fehlerhafte Energieverteilung läßt sich mit Akupunktur beeinflussen und wieder ins Lot bringen. Der Akupunktur kommt also eine energetische Ausgleichswirkung zu, die auch psychische Regulationsstörungen mit einschließt.

Die Einwirkung der Akupunktur auf die Psyche zeigte sich sogar bei schwer schlafgestörten Patienten, nämlich bei Suchtkranken. Der Psychiater Dr. Marx berichtet über eine allgemeine Beruhigung, über den Ausgleich innerer Spannungen, über verbesserten Schlaf, Stimmungsaufhellung, Gewinn an Selbstsicherheit und Zuversicht bei suchtkranken Patienten, die mit Akupunktur behandelt wurden (zitiert nach Schnorrenberger).

Es ist selbstverständlich, daß durch Akupunktur keine Energie zugeführt wird, sondern nur ins Stocken geratene Energiekreisläufe wieder funktionstüchtig gemacht und eigene Energien freigesetzt werden können.

So sehr die Akupunktur dem schlafgestörten Menschen vielleicht sogar in einer besonderen Krisensituation Hilfe bringen kann, sowenig kann sie ihm auf die Dauer helfen, da sie eine passive Therapiemethode darstellt, die nicht die Probleme des Patienten beseitigen hilft. Viele Patienten kommen deshalb immer wieder in Behandlung, weil die Wirkung zeitlich begrenzt ist und wieder nachläßt, da ihre »Kreisläufe« immer wieder ins Stocken geraten.

Was sich aber staut und was stagniert, das sind die seelischen Kreisläufe; deshalb ist immer auch etwas in der Seele in Ordnung zu bringen. Dieses In-Ordnung-Bringen ist die wichtigste Arbeit. Viele Menschen tragen eine tiefe Unzufriedenheit in sich; Groll und Neid, Eifersucht und Eigensinn sind oftmals die Ursachen. Heilung hat in diesen Fällen auch etwas mit Vergebung zu tun. Der Mensch muß sich und anderen vergeben können. Das erfordert Selbstüberwindung. Dieses wohl schwerste Stück innerer Arbeit muß der Mensch selbst leisten, und keine Akupunktur und kein autogenes Training können sie ihm abnehmen, denn: »Von der Macht, die alle Wesen bindet, befreit der Mensch sich, der sich überwindet« (Goethe).

Register